"十三五"国家重点图书出版规划项目
上海高校服务国家重大战略出版工程
毕业后医学教育出版工程

Pediatric Surgery

CASE STUDY

名誉总主编　王振义　汤钊猷
总　主　编　黄　红　李宏为
执行总主编　张　勘

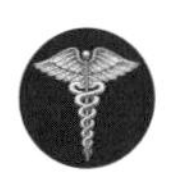

住院医师规范化培训示范案例丛书

住院医师规范化培训儿外科示范案例

本册主编：郑　珊
副主编：吴晔明　董岿然
组织编写：上海市卫生与计划生育委员会
上海市医药卫生发展基金会
上海市住院医师规范化培训事务中心

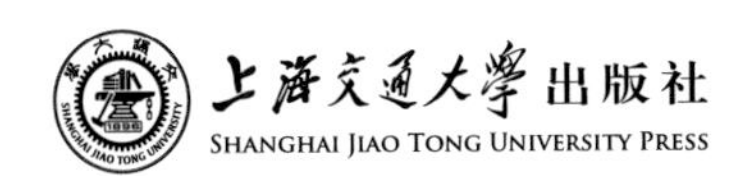
上海交通大学出版社
SHANGHAI JIAO TONG UNIVERSITY PRESS

内容提要

本书以上海市小儿外科专业住院医师规范化培训要求为纲，针对小儿外科临床实践过程中遇到的实际病例为切入点，详细介绍了小儿外科常见疾病的诊疗过程和处理原则。旨在通过112例典型病例的介绍，培养小儿外科住院医师的临床诊治思维能力。

本书主要为小儿外科专业规范化培训的住院医师参考学习，也适用于小儿外科专业本科生、研究生、从事小儿外科临床工作的医师及其他相关专业医师。

图书在版编目(CIP)数据

住院医师规范化培训儿外科示范案例/郑珊主编.—上海：上海交通大学出版社，2016

(住院医师规范化培训示范案例丛书)

ISBN 978-7-313-14635-9

Ⅰ.①住… Ⅱ.①郑… Ⅲ.①儿科学—外科学—岗位培训—自学参考资料

Ⅳ.①R726

中国版本图书馆CIP数据核字(2016)第051131号

住院医师规范化培训儿外科示范案例

主　　编：郑　珊

出版发行：上海交通大学出版社

地　　址：上海市番禺路951号

邮政编码：200030

电　　话：021-64071208

出 版 人：韩建民

印　　制：苏州市越洋印刷有限公司

经　　销：全国新华书店

开　　本：889mm×1194mm　1/16

印　　张：31.5

字　　数：922千字

版　　次：2016年5月第1版

印　　次：2016年5月第1次印刷

书　　号：ISBN 978-7-313-14635-9/R

定　　价：148.00元

“住院医师规范化培训示范案例”

丛书编委会名单

本书编委会名单

主　编　郑　珊　复旦大学附属儿科医院

副主编　吴晔明　上海交通大学附属新华医院

　　　　董岿然　复旦大学附属儿科医院

秘　书　沈　淳　复旦大学附属儿科医院

编　者（按姓氏拼音为序）

毕允力　复旦大学附属儿科医院

陈　纲　复旦大学附属儿科医院

陈　功　复旦大学附属儿科医院

董岿然　复旦大学附属儿科医院

耿红全　上海交通大学附属新华医院

黄焱磊　复旦大学附属儿科医院

李　昊　复旦大学附属儿科医院

李　凯　复旦大学附属儿科医院

刘　颖　复旦大学附属儿科医院

吕　凡　上海交通大学附属新华医院

马　杰　上海交通大学附属新华医院

马瑞雪　复旦大学附属儿科医院

潘伟华　上海交通大学附属新华医院

沈　淳　复旦大学附属儿科医院

沈　剑　复旦大学附属儿科医院
宋　君　复旦大学附属儿科医院
王　俊　上海交通大学附属新华医院
邬文杰　上海交通大学附属新华医院
吴晔明　上海交通大学附属新华医院
叶　明　复旦大学附属儿科医院
张　斌　复旦大学附属儿科医院
赵　黎　上海交通大学附属新华医院
赵　阳　上海交通大学附属新华医院
郑继翠　复旦大学附属儿科医院
郑　珊　复旦大学附属儿科医院
钟海军　复旦大学附属儿科医院
周　莹　上海交通大学附属新华医院
庄利恺　复旦大学附属儿科医院

序

Forword

住院医师规范化培训是毕业后医学教育的第一阶段，是医生成长的必由之路，是提高医疗技术和服务水平的需要，也是提升基层医疗机构服务能力，为基层培养好医生，有效缓解“看病难”的重要措施之一，是深化医药卫生体制改革的重要基础性工作。

自2010年以来，在市政府和国家卫计委的大力支持和指导下，上海根据国家新一轮医改精神，坚持顶层设计，探索创新，率先实施与国际接轨的住院医师规范化培训制度，并把住院医师规范化培训合格证书作为全市各级公立医院临床岗位聘任和晋升临床专业技术职称的必备条件之一。经过6年多的探索实践，上海市已构建了比较完善的组织管理、政策法规、质控考核、支撑保障等四大体系，在培养同质化、高水平医师队伍方面积累了一定的经验，也取得了初步成效。

因一直立足于临床一线，对医生的培养特别是住院医师规范化培训工作有切身体验，我曾希望编写一套关于“住院医师规范化培训”的教材。如今，由上海市卫生计生委牵头组织编写的这套“住院医师规范化培训示范案例”丛书书稿已出炉，不觉欣然。丛书以住培期间临床真实案例为载体，按照诊疗流程展开，强调临床思维能力的培养，病种全、诊疗方案科学严谨、图文并茂，是不可多得的临床诊疗参考读物，相信会对住院医师临床思维能力和技能培训有很大帮助。这套图书是上海医疗界相关专家带教经验的传承，也是上海6年来住院医师培养成果的集中展示。我想这是上海住院医师规范化培训工作向国家交出的一份阶段性答卷，也是我们与其他兄弟省市交流的载体；它是对我们过去医学教育工作的一种记录和总结，更是对未来工作的启迪和激励。

借此机会，谨向所有为住院医师规范化培训工作做出卓越贡献的工作人员和单位，表示衷心的感谢，同时也真诚希望这套丛书能够得到学界的认可和读者的喜爱。我期待并相信，随着时间的流逝，住院医师规范化培训的成果将以更加丰富多彩的形式呈现给社会各界，也将愈发彰显出医学教育功在当代、利在千秋的重大意义。

是为序。

王振义

2016年3月

前言

Preface

2013年7月5日，国务院7部委发布《关于建立住院医师规范化培训制度的指导意见》，要求全国各省市规范培训实施与管理工作，加快培养合格临床医师。到2020年，在全国范围内基本建立住院医师规范化培训制度，形成较为完善的政策体系和培训体系，所有新进医疗岗位的本科及以上学历临床医师均接受住院医师规范化培训，使全国各地新一代医师的临床诊疗水平和综合能力得到切实提高与保障，造福亿万人民群众。

上海自2010年起在全市层面统一开展住院医师规范化培训工作，在全国先试先行，政府牵头、行业主导、高校联动，进行了积极的探索，积累了大量的经验，夯实了上海市医药卫生体制改革的基础，并积极探索上海住院医师规范化培训为全国服务的途径，推动了全国住院医师规范化培训工作的开展。同时，上海还探索住院医师规范化培训与临床医学硕士专业学位研究生教育相衔接，推动了国家医药卫生体制和医学教育体制的联动改革。上海的住院医师规范化培训制度在2010年高票入选年度中国十大最具影响力医改新举措，引起社会广泛关注。

医疗水平是关系国人身家性命的大事，而住院医师规范化培训是医学生成长为合格医生的必由阶段，这一阶段培训水平的高低直接决定了医生今后行医执业的水平，因此其重要性不言而喻，它肩负着为我国卫生医疗事业培养大批临床一线、具有良好职业素养的医务人员的历史重任。要完成这一历史重任，除了构建合理的培养体系外，还需要与之相配套的文本载体——教材，才能保证目标的实现。目前国内关于住院医师规范化培训方面的图书尚不多见，成系统的、以临床能力培养为导向的图书基本没有。为此，我们在充分调研的基础上，及时总结上海住院医师规范化培训的经验，编写一套有别于传统理论为主的教材，以适应住院医师规范化培训工作的需要。

本套图书主要围绕国家和上海市出台的《住院医师规范化培训细则》规定的培训目标和核心能力要求，结合培训考核标准，以《细则》规定的相关病种为载体，强调住院医师临床思维能力的构建。

本套图书具有以下特点：

(1) 体系科学完整。本套图书合计23册，不仅包括内、外、妇、儿等19个学科(影像分为超声、放射、核医学3本)，还包括《住院医师法律职业道德》和《住院医师科研能力培养》这两本素质教育读本，体现了临床、科研与医德培养紧密结合的顶层设计思路。

(2) 编写阵容强大。本套图书的编者队伍集聚了全上海的优势临床医学资源和医学教育资源,包括瑞金医院、中山医院等国家卫生计生委认定的"住院医师规范化培训示范基地",复旦大学"内科学"等15个国家临床重点学科,以及以一批从医30年以上的医学专家为首的、包含1000多名临床医学专家的编写队伍,可以说是上海各大医院临床教学科研成果的集中体现。

(3) 质量保障严密。本套图书编写由上海市医师协会提供专家支持,上海市住院医师规范化培训专家委员会负责审核把关,构成了严密的质量保障体系。

(4) 内容严谨生动,可读性强。每本图书都以病例讨论形式呈现,涵盖病例资料、诊治经过、病例分析、处理方案和基本原则、要点与讨论、思考题以及推荐阅读文献,采取发散性、启发式的思维方式,以《住院医师规范化培训细则》规定的典型临床病例为切入点,详细介绍了临床实践中常见病和多发病的标准诊疗过程和处理规范,致力于培养住院医师"密切联系临床,举一反三"的临床思维推理和演练能力;图书彩色印刷,图文并茂,颇具阅读性。

本套图书的所有案例都来自参编各单位日常所积累的真实病例,相关诊疗方案都经过专家的反复推敲,丛书的出版将为广大住院医师提供实践学习的范本,以临床实例为核心,临床诊疗规范为基础,临床思维训练为导向,培养年轻医生分析问题、解决问题的能力,培养良好的临床思维方法,养成人文关怀情操,必将促进上海乃至国内住院医师临床综合能力的提升,从而为我国医疗水平的整体提升打下坚实的基础。

本套图书的编写得到了国家卫生与计划生育委员会刘谦副主任、上海市浦东新区党委书记沈晓明教授的大力支持,也得到了原上海第二医科大学校长王一飞教授,王振义院士,汤钊猷院士,戴尅戎院士的悉心指导,上海市医药卫生发展基金会彭靖理事长和李宣海书记为丛书的出版给予了大力支持,此外,上海市卫生与计划生育委员会科教处、上海市住院医师规范化培训事务中心以及各住院医师规范化培训基地的同事都为本套图书的出版做出了卓越贡献,在此一并表示感谢!

本套图书是上海医疗卫生界全体同仁共同努力的成果,是集体智慧的结晶,也是上海多年住院医师规范化培训成效的体现。在住院医师规范化培训已全国开展并日渐广为接受的今天,相信这套图书的出版会在培养优秀的临床应用型人才中发挥应有的作用,为我国卫生事业发展做出积极的贡献。

"住院医师规范化培训示范案例"编委会

编写说明

Instructions

一、儿外科简介

1950年以前，我国仅有上海与北京两个很小的儿童医院，主要诊治儿内科疾病。小儿需要手术时，都到成人医院由成人外科医生施行手术和治疗。1943年诸福棠院士主编的第一版实用儿科学一书中，包含有小儿外科疾病内容，也主要是介绍国外知识。1950年全国卫生工作会议上决定要加快我国的妇幼卫生事业发展，诸福棠院士提出要有专人建立小儿外科，至此"小儿外科"一词第一次在中国正式使用，65年来我国小儿外科的中国特色道路，造就了我国小儿外科领域的开拓者，他们是著名的北京张金哲教授，上海马安权和佘亚雄教授，武汉童尔昌教授等；也造就了几代小儿外科临床专家和科研专家，更培养了一批目前活跃在临床一线的小儿外科医师，使我国小儿外科事业蓬勃发展，挽救了无以计数的儿外科疾病患儿，其先进的临床和科研水平更在国际上有了一席之地。

小儿外科学是一门研究小儿营养、生长发育、身心健康、疾病诊疗和预防的综合性临床医学，内容涉及畸形、肿瘤、感染和创伤，既包括诊断学和治疗学，又包括医学教育和科学研究。小儿外科专业范围包括：普通外科、急症外科、骨科、泌尿外科、烧伤整形外科、新生儿外科、肿瘤外科、心胸外科、神经外科等。小儿外科医师的服务对象从新生儿到青少年(出生～18岁)。

二、儿外科医师规范化培养

加强住院医生规范化培训，是目前卫生系统工作一大重点，也是深化医药卫生体制改革的重要内容之一。通过3年的规范化培训，使住院医师打下扎实的小儿外科临床工作基础，能够掌握正确的临床工作方法，准确采集病史、规范体格检查、正确书写病历，了解各轮转科室诊疗常规(包括诊疗技术)和临床路径。对小儿外科常见疾病的诊断、治疗、预防、随访具备初步的经验，初步掌握小儿外科手术操作技能，能够独立完成常见小儿外科手术，以及在上级医师指导下完成比较复杂的小儿外科手术。培训结束时，住院医师能够具有良好的职业道德和人际沟通能力，具有独立从事小儿外科临床工作的能力等，是小儿外科规范化培养的目的。

国内儿外科专业规范化培训大致分为两种情况：一种是在儿童专科医院内的轮转培训，儿童专科医院均为规模较大，亚专科设置齐全，儿外科病人和病种丰富齐全的基地；另一种是在具有儿外科主干专业的成人大型综合性医院，其儿外科具有国内先进水平，虽未设置儿外科的亚专业，但成人外科相应专业病人病种数量满足培训需要。这两种模式都能进行充分的外科基础培训和相应的专科基础训练。目前我国有专职和兼职的小儿外科医师4 000余人，专职的小儿外科医师多是由儿童医院的外科或亚专业设置较齐全的大型综合医院小儿外科培养，兼职的小儿外科医师多是成人外科医师在小儿外科进一步培训后兼任。目前国内除西藏、海南外，各省、自治区、直辖市均有儿童医院，而且大部分小儿外科亚专业设置齐全，规模较大，甚至是重点科室。上述两者相加使达到一定规模的小儿外科单位已有50余家，形成规模，治疗大量儿外科病人，承担小儿外科专科教学、科研和培训任务。

三、上海市儿外科住院医师规范化培训教材特点

在大学本科期间，学生对小儿外科疾病的知识包含在儿科学教程中，不够详尽；目前的儿外科研究生专用教材，以热点问题及热点研究为主要内容，缺乏临床操作指导；为积极响应卫生部住院医师规范化培训的相关指示精神，人民卫生出版社已经完成了儿外科培训教材的编写，但此种单纯病例分析模式仍不能满足临床操作时的具体路径掌握。因此，我们将此上海市儿外科规培教材定位于高于本科生教材，但较国家卫计委规培教材更实用、更贴切于日常工作，是上海市每个小儿外科规范化培训的住院医师必须遵循和掌握的路径和分析手段。

本书作为上海市儿外科住院医师规范化培训配套教材，共罗列了112种小儿外科常见病、多发病，均为临床上必须掌握的疾病，强调几方面内容特点：①依据上海市住院医师规范化培训手册及轮转要求，提供需要掌握的相关疾病知识。②强调三基培训，注重临床工作指导性，更实用。③理论知识和临床应用相结合，反映小儿外科疾病特点，同时体现循证医学的理念，融入医学伦理概念。

针对每个疾病首先提供了相应的病史和检查结果，即告诉住院医师遇见这种疾病完成病史、体检和检查一般必须包含的内容；随即提供了该疾病的诊治经过，包括治疗方案、治疗经过和随访内容，让学生全面了解疾病的过程；接着通过病史特点、诊断和鉴别诊断进行简单的病例分析；从处理方案及依据进一步展示给学生应该掌握的诊治原则，特别是术前谈话，简要概括了与家属交流的内容，这部分对规培医师的沟通能力培训非常必要；要点讨论中简要回顾该疾病的基础知识；思考题帮助学生掌握要点和精髓，提示了考核的纲要和内容。总之，通过本教材的学习，满足了上海市儿外科规范化培养的住院医生对儿外科临床常见病和多发病诊治原则掌握的需求，为进一步培养高素质、高水平、应用型的儿外科专科医学人才，打下坚实的基础。

郑 珊 教授，主任医师

复旦大学附属儿科医院外科

2016年3月

目录

Contents

小儿神经外科

小儿心胸外科

小儿泌尿外科

小儿骨科

案例 1

先天性膈疝

一、病例资料

1. 现病史

患儿，男，出生72小时，G_1P_1，孕36周早产，出生体重2.9 kg，出生1 min时，Apgar评分9分，生后2.5 h出现呼吸急促，口唇青紫，经吸氧、吸痰后好转，后反复出现呼吸困难伴有发热2天入院，病程中呕吐一次，为浅黄色液体。

2. 既往史

产前28周B超发现疑似肠管样组织在胸腔出现，否认孕时存在宫内感染，父母无肝炎及肝炎病毒携带病史，孕期未口服药物，已接种1次乙肝疫苗。

3. 体格检查

患儿头罩吸氧中，皮肤巩膜轻度黄染，口唇吸氧后无明显发绀，胸廓饱满，右肺呼吸音清，左肺未闻及呼吸音，偶可闻及肠鸣音，心尖搏动位置右侧偏移，腹部瘪陷，触诊较软，肝脏肋下2 cm，质地软，肛门、四肢未见畸形。

4. 实验室及影像学检查

RBC 4.58×10^{12}/L，PLT 325×10^{9}/L，WBC 11.46×10^{9}/L，N 30%。

肝功能检查：TB 54.1 μmol/L，IB 33.6 μmol/L，ALB 32 g/L。

血气分析：动脉血pH 7.232，BE −9 mmol/L，K^+ 3.5 mmol/L，Na^+ 145 mmol/L，Cl^- 97 mmol/L，PaO_2 70 mmHg，$PaCO_2$ 50 mmHg。

心脏超声：肺动脉高压，房间隔缺损，卵圆孔未闭，动脉导管未闭，可见左向右分流及双向分流。

X线胸片及结肠造影片（见图1-1）：

二、诊治经过

1. 治疗方案

尽快稳定患儿内环境，控制通气压力，积极准备手术。

2. 治疗经过

患儿入院后予以置入暖箱、斜坡位，胃肠减压并予以预防感染，补液，碳酸氢钠纠正酸中毒，术前心脏超声显示患儿有室间隔缺损直径约2 mm，可见双向分流，肺动脉高压，患儿吸氧浓度40%时左手氧饱和度85%～90%，改为高频通气后，患儿氧饱和度可维持在92%。情况稍稳定，且各项准备工作就绪

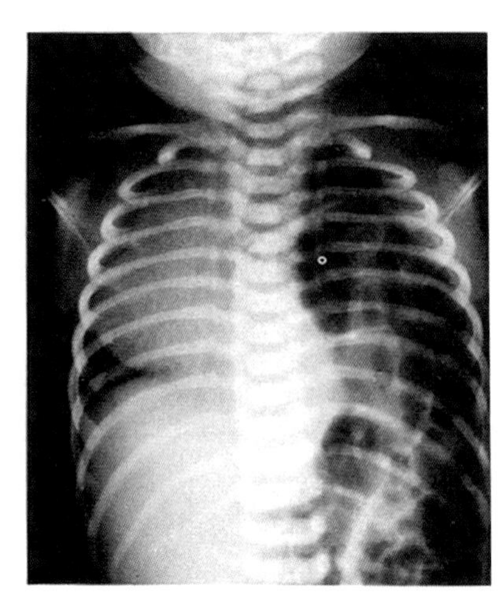
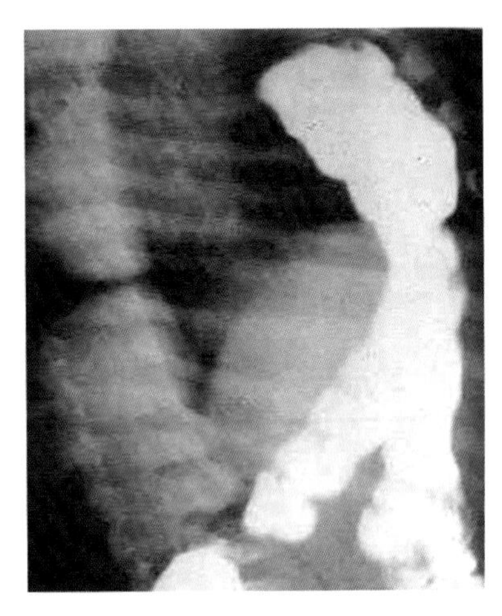

图 1-1 胸腹部 X 线平片见左侧胸腔内充气的肠管影，提示左侧膈疝；结肠造影片显示结肠位于左侧胸腔内

后，于入院 18 h，行急诊手术。手术采用左肋缘下切口，①回纳脏器：找到缺损后，12 号导尿管经缺损插入胸腔，注入少量空气将胃、小肠、结肠与脾脏逐一回纳。②游离膈肌边缘，切除部分囊皮样结构。③修补关闭膈肌缺损：缺损两边采用不吸收丝线做间断缝合，缝合最后一针时向胸腔插入排气管，加压胀肺，同时抽气，打结，未放置胸腔引流管。术后患儿返回 NICU，第一天氧饱和度在常规通气可达到 99%，但第二天出现氧饱和度下降，经改为低压高频通气后逐渐好转，术后 4 天顺利拔管，开始人工喂养，术后 8 天出院。

3. 随访

术后随访 X 线胸片及肺功能，合并心脏畸形需要复查心脏超声。术后分别为 1 个月、6 个月和 1 年复查。

三、病例分析

1. 病史特点

(1) 患儿产前 B 超发现左侧膈疝，生后 2.5 h 出现呼吸困难，并有呕吐。

(2) 体检：胸部听诊可闻及肠鸣音，心尖波动位置右移。

(3) 实验室检查发现患儿有呼吸性酸中毒及轻度黄疸。

(4) 胸片显示为左侧胸腔为肠管占据，纵隔右移。心超显示肺动脉高压，房室间隔缺损，双向分流。

2. 诊断及诊断依据

(1) 诊断：先天性左后外侧膈疝。

(2) 诊断依据：①产前 B 超发现肠管疝入胸腔；②生后早期发现呼吸困难，左侧胸部听诊可闻及肠鸣音；③胸片发现大量肠管进入胸腔，纵隔右移；④患儿诊断膈疝同时伴有呕吐，需警惕肠管嵌顿绞窄可能。

3. 鉴别诊断

先天性后外侧膈疝需要与肺炎、肺部囊腺瘤、隔离肺等疾病鉴别，胸部平扫 CT 可以协助确诊。

四、处理方案及依据

1. 治疗方案

患儿头罩吸氧状态下仍然有缺氧、酸中毒，应考虑使用机械通气辅助呼吸，注意控制通气压力，同时纠正血气指标，积极做好手术准备，由于患儿有呕吐，需尽早手术。手术可采取经腹或经胸方式。

2. 术前谈话

要根据发病时间、患儿体重及术前血气分析情况交待病情的轻重。术前谈话内容需包括：手术后膈疝可能复发，较大膈疝需要补片；由于患儿肺部发育情况不等，部分患儿可能存在术后“蜜月期”，之后出现肺动脉高压；此外，患儿存在伴发畸形可能，部分由于肠旋转不良可能出现肠梗阻；气胸可能需要闭式引流。

3. 依据

先天性后外侧膈疝目前多认为延期至适当稳定内环境情况下准备手术，机械通气可采取允许性高碳酸血症的策略，降低通气压力，以减少气压伤可能。患儿有呕吐，需要警惕肠管嵌顿，待适当稳定后需及早手术。手术纠正解剖异常后需注意“蜜月期”之后的肺动脉高压及肺泡、支气管发育不良的监测。

五、要点讨论

1. 概述

先天性膈疝，本案例主要是左后外侧膈疝，是由于胚胎发育异常，膈肌缺损、部分腹腔脏器进入胸腔，导致同侧及对侧肺泡、支气管及肺血管发育不良。它不仅是一种解剖关系异常，而且由于胚胎早期始动因素和早期解剖关系异常的压迫因素所共同导致的呼吸、循环等多个系统异常。尽管近年膈疝的诊断、监护及治疗水平取得了长足进步，许多中心重症膈疝的病死率仍有30%～60%。因而先天性膈疝仍是摆在小儿外科医生面前极具挑战性的课题。产后活婴中该病发生率介于1/2 600至1/3 700，约80%发生在左侧，右侧发病率约15%，双侧发病率约5%。

2. 胚胎学

先天性膈疝多数呈散发性，少数家族性病例为染色体隐性遗传。经典学说认为：胚胎期第8周胸腹膜管闭合缺陷，通过缺损处腹腔的肝脏、肠管疝入胸前压迫发育中的肺，导致肺泡减少，肺泡壁厚度增加，间质组织增生，肺泡气腔及气体交换面积减少；肺血管数目减少，内膜增厚，中膜发育不良；不仅患侧肺受损严重，对侧肺也受到一定影响。遗传异常基础上，一定的诱因可能是构成人类膈疝发病的基础。

3. 病理生理

肺发育不良、肺血管异常、持续性肺动脉高压和胎儿循环、表面活性物质缺乏以及伴发畸形等局部因素和系统因素，导致不同程度的缺氧、高碳酸血症和酸中毒的恶性循环是先天性膈疝病理生理的核心。先天性膈疝往往伴发其他一些先天畸形。畸形中最主要的是心血管系统病变，约占63%，包括心肌发育不良、房间隔以及室间隔缺损。其他常见畸形还有：泌尿生殖系统畸形、神经管发育缺陷、肺隔离症等。

4. 临床表现

(1) 呼吸系统症状：严重患儿出生后数小时即出现阵发性呼吸困难、急促、发绀，往往因哭闹、吸奶或变动体位致更多脏器进入胸腔，使症状加重。

(2) 消化系统症状：约有25%的患儿伴发中肠旋转不良，脏器发生嵌顿者会出现呕吐。

(3) 循环系统症状：持续性肺动脉高压可出现呼吸短促、酸中毒、低氧血症、高碳酸血症、低体温、低血钙、低血镁等。

(4) 体征：患侧胸部呼吸运动减弱，心脏向健侧移位；胸壁叩诊可呈浊音或鼓音，有时可听到肠鸣音，这是先天性膈疝诊断的重要体征之一，新生儿膈肌位置达8、9胸椎水平，胸腹壁较薄，容易将肠鸣音传至胸部，需反复检查方能确认。当疝入胸腔脏器较多时会出现舟状腹。

5. 诊断

(1) 产前诊断：孕20周左右膈疝可经超声诊断，胎儿右肺一头超声面积比(LHR)偏低、肝脏疝入胸腔被列为“高危因素”。超高速核磁共振(MRI)近几年逐渐成为产前诊断的重要工具。鉴别诊断需要考虑先天性囊状腺瘤样畸形、隔离肺、膈膨升以及支气管源性囊肿等。

(2) 产后诊断:新生儿期往往症状凶险,病死率高。新生儿出现呼吸窘迫、青紫、呛咳应高度怀疑本病。婴幼儿如果反复出现咳嗽、气促以及随体位变动的呼吸困难,进食后有呕吐、呛咳、呕血和黑便,伴有营养发育受限,应考虑本病。X线上膈疝表现为:膈肌横行边界中断、不清或消失;胸腔内含有液气平面或蜂窝状积气肠管影像与腹腔相连;患侧肺萎缩,纵隔向健侧移位。对高度怀疑本病,平片难以确诊的患儿可行上消化道含碘液体造影。

6. 治疗原则和方法

(1) 术前准备:新生儿期胸腹裂孔疝术前准备通常包括:保温、适当斜坡卧位、胃肠减压、吸氧、监测血气分析指标、纠正酸中毒、预防感染、呼吸机辅助呼吸、超声心动图监测肺动脉高压等。其中吸氧需尽可能避免用面罩以防止胃肠道压力升高增加胸腔压力。近年多数中心主张对膈疝延期手术,等待患者肺循环相对稳定,血气分析等指标好转再行手术。

呼吸机辅助通气策略近年有较大发展。保证氧合,采用适当的技术尽可能减少气压伤是其主要原则。吸气峰压限制在1.96 kPa(14.7 mmHg)左右,注意避免气道损伤。呼吸峰压值大于30 cmH_2O,仍有低氧及高碳酸血症($PaCO_2$>60 mmHg)可使用高频振荡通气。

(2) 手术治疗分为:经腹手术、经胸手术和腹腔镜手术。较大膈疝可用补片或皮瓣修补。

① 经腹手术:适用于新生儿和婴幼儿的左侧膈疝及肝脏疝入较少的右侧膈疝。其优点在于:回纳内脏方便,且损伤较小;可以同时纠正肠旋转不良等伴发畸形;部分腹腔较小,无法回纳脏器的患儿可以在原切口暂时性做腹壁疝或缝合人工无菌袋等候二期关闭。

② 经胸手术:适用于右侧膈疝患儿,可避免肝脏影响膈肌修补。

③ 腹腔镜或胸腔镜手术:腹腔镜对判断合并肠管畸形有优势,而胸腔镜则对右侧膈疝及膈肌缝合空间上占一定的优势。

④ 膈肌缺损较大膈疝修补:聚氟四乙烯类、自体血管神经肌瓣均可用于修复。

(3) 术后处理原则及并发症防治:术后多数患儿需要辅助呼吸,呼吸机参数需遵循允许性高碳酸血症原则,控制通气压力,必要时高频通气。抗生素预防性使用48 h,如感染指标较高可继续使用。术后2~3天可根据肠道功能恢复情况进行喂养。

气胸是膈疝术后常见并发症之一,吸气峰压通常控制在1.96 kPa(14.7 mmHg)以内。术中需尽可能探查是否合并肠旋转不良等畸形,放置肠梗阻等并发症。

7. 随访要点和预后

随访主要为肺部听诊、摄片,排除肺部感染及膈疝复发可能,远期可复查肺功能,合并心脏畸形需做相应检查。

先天性膈疝患儿总体生存率仅55%~70%。染色体畸形、肝脏疝入胸腔是预后不良的标志。B超动态测量LHR及MRI对于肺容积的计算能对肺发育情况作出初步判断。膈疝手术后的并发症主要包括:肺功能异常、胃食管反流、肠梗阻、膈疝复发、生长发育障碍等。

六、思考题

1. 先天性膈疝发病的病理生理机制是什么?
2. 延期手术及允许性高碳酸血症概念是什么?
3. 先天性膈疝的主要手术方式有哪些?

七、推荐阅读文献

1. Ruano R, Ali RA, Patel P, et al. Fetal endoscopic tracheal occlusion for congenital diaphragmatic hernia: indications, outcomes, and future directions [J]. Obstet Gynecol Surv. 2014 Mar;69(3):147 - 158.

2. Chan E, Wayne C, Nasr A. Minimally invasive versus open repair of Bochdalek hernia: a meta-analysis [J]. J Pediatr Surg. 2014 May;49(5):694 - 699.

3. Lally KP, Lasky RE, Lally PA, et al. Standardized reporting for congenital diaphragmatic hernia—an international consensus. Congenital Diaphragmatic Hernia Study Group [J]. J Pediatr Surg. 2013 Dec;48(12):2408 - 2415.

4. Haroon J, Chamberlain RS. An evidence-based review of the current treatment of congenital diaphragmatic hernia [J]. Clin Pediatr (Phila). 2013 Feb;52(2):115 - 124.

（陈　功）

案例 2

食道裂孔疝

一、病例资料

1. 现病史

患儿，男，13 个月，体重 7 kg，因“反复呕吐及呼吸道感染，添加辅食后喂养困难”前来就诊，呕吐与进食无明显关联，呕吐物偶有咖啡色物质，呼吸道感染平均 1～2 个月发作一次。

2. 既往史

足月顺产，G_2P_1，否认孕时存在宫内感染，父母无肝炎及肝炎病毒携带病史，孕期未口服药物，按序预防接种。

3. 体格检查

患儿皮肤弹性差，精神萎，两侧胸廓对称，两侧肺底部可闻及细湿啰音，心脏听诊无明显异常，腹部软，肋下 1 cm 可触及肝，脾脏未及，肛门四肢未见畸形。

4. 实验室及影像学检查

RBC 4.8×10^{12}/L，PLT 219×10^{9}/L，WBC 15.0×10^{9}/L，CRP 18 mg/L。

血气分析：动脉血 pH 7.435，BE −2 mmol/L，K^+ 3.8 mmol/L，Na^+ 142 mmol/L，Cl^- 98 mmol/L，PaO_2 80 mmHg，$PaCO_2$ 30 mmHg。

X 线检查：心脏后方见透亮含气影；上消化道造影显示大部分胃体疝入胸腔（见图 2－1）。

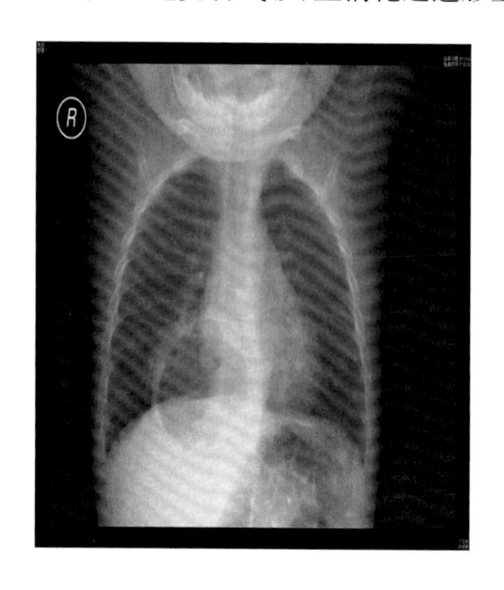

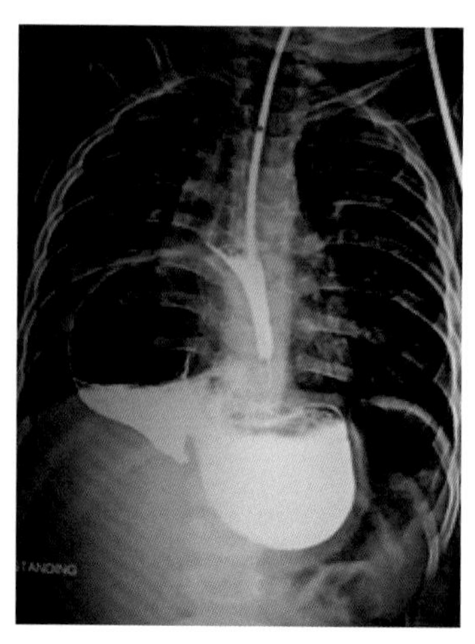

图 2－1　X 线平片见右侧心影旁透亮含气影；上消化道造影显示部分胃组织疝入右侧胸腔

二、诊治经过

1. 治疗方案

轻度滑疝可保守治疗，当有严重反流症状或有旁疝及混合疝需要手术治疗，部分患儿近端由于反流引起食道狭窄，可食道扩张与抗反流同时进行。

2. 治疗经过

患儿入院完成术前常规检查，胸部平扫 CT 证实胃从心脏后方向上疝入胸腔，确诊为食道裂孔疝，24 h 食道 pH 值测定显示中、重度反流。经抗感染治疗呼吸道症状好转，于入院第 5 天行腹腔镜手术，术中充分游离食管下段 4 cm，注意避免损伤迷走神经，用纱条向下牵拉食管，食道内插入 14 号左右较粗胃管，以免食管狭窄，修补膈肌角裂孔 2 针后将胃底绕食道后方 360°(Nissen 术)在前壁汇合，缝合 3 针，包绕食道下端约 2 cm，检查无出血，关闭手术切口。术后 3 天进食，1 月后随访膈肌及食道包绕较好，无吞咽困难及呕吐症状。

三、病例分析

1. 病史特点

(1) 患儿 13 个月，因反复呕吐、呼吸道感染入院，呕吐物偶有血丝。

(2) 体检：患儿营养状况差、两侧肺下部可闻及细湿啰音。

(3) 实验室检查：WBC 15.0×10^9/L，CRP 18 mg/L。

(4) 胸片显示：心影后含气腔隙影，钡剂造影显示为胃底及部分胃体疝入胸腔。

2. 诊断及诊断依据

(1) 诊断：食道裂孔疝(混合型)。

(2) 诊断依据：①患儿有反复呕吐及呼吸道感染病史，肺部听诊及实验室检查支持肺部感染；②胸片及上消化道造影显示：胃大部分由膈肌中部疝入胸腔，His 角消失；③食道 24 小时 pH 测定显示：中重度胃食管反流。

3. 鉴别诊断

食道裂孔疝有时与隔离肺、胸骨后疝及后外侧膈疝较难鉴别，胸部 CT 平扫发现后纵隔有胃肠道影可协助诊断。

四、处理方案及基本原则

(1) 治疗方案：抗感染对症处理后应积极准备手术，由于患儿大部分胃疝入胸腔，需要手术将解剖复位，将胃回纳入腹腔，修补膈肌裂孔，同时患儿有中重度反流，需要行抗反流手术，其中胃底 360°包绕的 Nissen 手术抗反流效果确切，较为常用。

(2) 术前谈话：术前须告知患儿家属手术方案，术中患儿有气胸、迷走神经损伤、出血、食道破裂的风险，术后部分患儿可能出现食道裂孔疝复发、胃瘫及吞咽困难，需要再次手术或食道扩张。

(3) 依据：食道裂孔疝是胃食管反流性疾病的一种，对于保守治疗无效的滑疝、旁疝及混合型食道裂孔疝，需要手术治疗，恢复解剖关系、缝合膈肌裂孔、同时由于食道下端括约肌松弛以及抗反流的 His 角消失，需要行胃底折叠抗反流手术。

五、要点与讨论

通常膈肌从第10胸椎水平包绕食管下段形成膈食管裂孔，由于先天性原因导致膈肌食管裂孔、膈下食管段、胃之间这些结构发生异常，出现膈下食管、贲门、胃底随腹压上升而进入纵隔以及胃内容物向食管反流，称之为先天性食道裂孔疝。本病欧美地区发病率高达0.5%，但出现症状的仅占其中的5%。

1. 病理及分型

先天性食道裂孔疝分为：滑动型、食管旁疝和混合型三种。

(1) 滑动型食道裂孔疝：占新生儿食道裂孔疝的70%。当膈食管韧带、膈肌角、胃悬韧带发育不良、松弛，食管裂孔开大合并，腹压增大时，腹腔食管、贲门和胃底依次滑入膈上，平卧后回纳，构成该疝。食管黏膜长期受反流酸性物质的刺激，发生炎症，易溃疡出血，晚期炎症波及食管肌层及食管周围组织，形成食管炎和食管周围炎，最终使食管纤维化，瘢痕狭窄。严重的反流有时会进入气管造成误吸，新生儿偶可突发窒息死亡。

(2) 食管旁疝：仅占食道裂孔疝的3.5%。当胚胎早期食管两侧隐窝持续存在，食管裂孔后方膈肌出现缺损，胃大弯及部分胃体沿贲门及幽门长轴突向食管后方，形成食管旁疝。由于食道下段贲门位置、腹腔段食管长度以及胃His角未受影响，因而胃食管反流现象相对较少，部分胃底可发生扭转、嵌顿。

(3) 混合型：随着病情发展，食管裂孔扩大明显，膈食管韧带松弛，贲门、胃底可在食管裂孔上下滑动，胃底疝入胸腔并可扭转，临床常表现为巨大疝。患儿年龄越大，该型所占比例越高，为手术的常见类型。

2. 临床表现

(1) 消化道症状：①呕吐：80%～90%左右的新生儿及婴幼儿出现呕吐，可生后第一周即发生，症状轻微的仅溢奶，严重的可呈喷射性；平卧或夜间，呕吐比较频繁；当患病8～9个月后，部分患儿呕吐可因食管下段纤维化狭窄而缓和。②呕血、便血：严重的反流性食管炎，可有慢性呕血和便血，导致贫血，甚至发育不良。③吞咽困难：反流性食管炎逐渐加重，食道下段肌层受累，出现纤维化，导致食管短缩、狭窄，以及贲门胃底疝入胸腔，出现吞咽困难。

(2) 呼吸道症状：由于胃食管反流多见于夜间，可造成误吸，致上呼吸道反复感染，近一半患儿以此症状前来就诊，故久治不愈的呼吸道感染需想到该病。部分患儿有过敏体质，误吸时可诱发哮喘。

3. 检查方法

(1) X线检查：可以明确解剖结构异常，并粗略判断食道清除率。大于50%的胃疝至膈上，考虑为巨大疝；部分仅有胃黏膜向上滑动，胃食管交界区无明显上移，为滑动疝。

(2) 内镜及活检：内镜可直接观察食管黏膜有无充血、水肿、糜烂、狭窄及贲门松弛度，胃黏膜疝入多少，食管、胃黏膜交界上移的程度等。病理有助于炎症程度的判断及治疗。

(3) ^{99m}Tc核素扫描：核素扫描可以准确地反映胃食管反流状况，对胃食管反流状况进行动态观察，并判断食管清除率及食管的排空情况，是胃肠动力学检查的重要参考。

(4) 食管24小时pH值动态监测：微电极置于食管括约肌上方约2 cm，并记录、标记进食、睡眠、体位、呕吐的起止时间，当pH值小于4时定为反流，记录反流持续时间、次数，并根据DeMeester评分制订治疗方案。

(5) 食道压力的测定：食管下段高压区，食道裂孔疝时压力下降。观察食管下段的压力以及胃、食道压力差，对手术方案及疗效的评价有一定意义。

4. 治疗原则及手术要点

(1) 保守治疗：对于轻度滑疝，可采取保守治疗，患儿斜坡卧位，进食稠厚食物，服用抑酸剂或质子泵抑制剂，疗程通常为3周。

（2）手术治疗：单纯地将疝入胸腔脏器回纳，切除疝囊，并修补食道裂孔，很多患儿仍然会有呕吐症状，所以多年研究证实对于这类患儿需要行胃底折叠。胃底折叠术根据其不同包绕程度也分为完全包围的Nissen术和前方包围210°的Thal以及食道后方包绕270°的Toupet术等，具体手术方式选用，目前尚无统一标准，一般认为反流严重者，以Nissen手术抗反流比较切实；而当食道下端狭窄时则Thal或Toupet手术并发症较少。

5. 术后处理及并发症防治

术后患儿常规禁食2～3天，需留置胃肠减压并根据胃肠减压量决定是否拔出胃管，术后早期需注意患儿呼吸情况，必要时复查胸片。抗生素作为预防性应用，通常不超过48 h。

食道裂孔疝术后主要问题是复发。具体可分为无症状解剖复发；并发反流症状解剖复发；解剖正常反流症状严重的复发及术后吞咽困难四类，复发率有报道在7%～40%之间。再次手术常会发现：胃底折叠部疝入胸腔、胃底折叠部下滑或包绕位置错误、膈肌脚破裂或过于松弛、食道狭窄，过度腹胀等。手术时，充分游离食道下段，切实缝合膈肌裂孔及包绕胃底是防止复发的主要措施。

6. 随访要点和预后

患儿分别于术后1个月、6个月、12个月复查，做上消化道造影，对于仍有呕吐症状患者需复查24小时pH值测定以及同位素检查，观察反流情况。

术后患儿通常预后良好，少数患儿可能由于食道裂孔缝合处崩开，包绕的胃和食道再次疝入胸腔，或胃底折叠方法不当，需再次手术修补。多次复发患儿排除技术问题，可能存在胶原发育障碍。

六、思考题

1. 食道裂孔疝常见病理类型有哪些？
2. 食道裂孔疝的主要手术方式？
3. 食道裂孔疝术后复发的常见原因有哪些？

七、推荐阅读文献

1. Mitiek MO, Andrade RS. Giant hiatal hernia. [J] Ann Thorac Surg, 2010, 89:S2168 - S2173.
2. Arpad Juhasz, Abhishek Sundaram, Masato Hoshino, et al. Outcomes of surgical management of symptomatic large recurrent hiatus hernia [J]. Surg Endosc, 2012, 26:1501 - 1508.
3. Luketich JD, Nason KS, Christie NA, et al. Outcomes after a decade of laparoscopic giant paraesophageal hernia repair [J]. J Thorac Cardiovasc Surg. 2010 Feb; 139(2):395 - 404.

（陈　功）

案例 3

先天性膈膨升

一、病例资料

1. 现病史

患儿，男，2 岁，因“咳嗽伴发热”入院，门诊检查时，发现左侧肠管在胸腔，因此收治入院。

2. 既往史

患儿既往曾多次呼吸道感染，予以门诊抗感染治疗，经口服药物好转，无传染病史及家族遗传性疾病，按序预防接种。

3. 体格检查

患儿左侧胸腔叩诊，呈浊音；左侧胸部听诊，呼吸音低，右下肺可闻及少量湿啰音及哮鸣音；心浊音界右移，腹部无压痛。

4. 实验室及辅助检查

RBC 3.9×10^{12}/L，PLT 115×10^{9}/L，WBC 9.0×10^{9}/L，CRP 12 mg/L。

血气分析：动脉血 pH 值 7.35，BE 1 mmol/L，K^{+} 3.9 mmol/L，Na^{+} 145 mmol/L，Cl^{-} 99 mmol/L，PaO_2 70 mmHg，$PaCO_2$ 30 mmHg。

胸部 X 线检查：左侧膈肌抬高，部分胃及肠管向胸腔突出，纵隔向右侧移位。透视下可见纵隔摆动。

二、诊治经过

1. 治疗方案

膈肌上升超过对侧 4 个肋单位，患儿反复呼吸道感染或纵隔不稳定，需要手术治疗。

2. 治疗经过

患儿入院后经化痰对症治疗，患儿肺部感染情况明显好转，于入院第 3 天在胸腔镜辅助下予以膈肌折叠手术治疗，术后复查胸片显示膈肌恢复到腋前线第 9 肋间水平。

3. 随访

术后一年内随访 1～2 次，有呼吸困难需复查胸片。

三、病例分析

1. 病史特点

(1) 患儿因呼吸道感染入院，呼吸道感染曾多次发作。

(2) 左侧胸部呼吸音低，叩诊呈浊音，心浊音界右移。

(3) 胸片显示左侧胸腔可见胃及肠管，纵隔右移。膈肌抬高至第4肋，可见纵隔摆动。

2. 诊断及诊断依据

(1) 诊断：左侧膈膨升。

(2) 诊断依据：①患儿因呼吸道感染多次发作；②左肺呼吸音低，叩诊浊音；③胸片显示左侧膈肌抬高，胃和肠管进入胸腔，上方可见隔膜样结构。

3. 鉴别诊断

膈膨升和先天性膈疝在影像学上有时很难区分，膈疝通常为膈肌的缺损或膈肌仅为一层上皮细胞构成的膜性结构，膨升的膈肌则有完整的肌层结构。手术时需根据实际所见变换手术方案。

四、处理方案及基本原则

患儿抗感染治疗后，胸透以及胸片检查显示膈肌抬高，纵隔摆动，予以胸腔镜辅助膈肌折叠手术。

术前谈话需告知家属，膈肌修补的入路及修补时可能出现腹腔脏器损伤、修补后复发以及损伤肺部血管等风险。

有反复呼吸道感染患儿，偶然胸片检查发现膈肌抬高、纵隔摆动，需要手术恢复解剖结构，才能改善血流动力学不稳定及反复呼吸道感染的状况，手术可经胸或经腹，其中经胸手术视野清晰易于进行。

五、要点与讨论

1. 概述

先天性膈膨升发生率约为4%，然而由于膈肌膨升的程度不同，其临床症状出现的早晚也不同，有些患儿甚至没有临床症状，故其实际临床发病率约1/10 000。先天性膈膨升一般左侧比右侧多见。而部分性膈膨升则右侧多见，有少数为双侧膈膨升。

2. 胚胎学及病理生理

在胚胎发育至第8～10周时，中胚层的肌颈节长入胸膜腹膜皱褶，最终发育成为横膈。如果肌层不能顺利长入横膈，将形成一侧或双侧完全性膈膨升，如果仅部分长入引起肌发育不良或肌纤维消失则形成局限性膈膨升。病理上根据膈肌的肌化程度分为3种类型：完全性膈膨升、部分性膈膨升和双侧型膈膨升。腹腔脏器位置改变时会出现胃扭转、肠扭转等并发症。

3. 诊断和检查方法的选择

临床上有不少患儿仅在胸片检查时，偶然发现诊断为本病。有症状者多在新生儿期及婴幼儿期即有所表现，以呼吸困难及反复发作呼吸道感染为主。由于患侧膈肌抬高，肺被压缩，肺容量和肺活量均明显减少，纵隔移位可以使得对侧肺也受到压迫，这时肺不张、肺炎发生的机会明显增加。体检时患儿有气急、口唇青紫，胸壁活动减少，叩诊呈现浊音，纵隔向对侧移位；听诊时患侧呼吸音减弱或消失，有时可听到肠鸣音。严重患儿吸气时会出现“跷板”样周期运动，即吸气顺序依次为健侧上腹部隆起，之后为患侧上腹部、患侧前胸壁、健侧前胸壁。

辅助检查首选X线，典型影像学特点为患侧膈肌抬高，常达到第二、三肋间水平。抬高膈肌呈弧形拱顶状，其下方为充气胃肠道影。透视下可见患侧膈肌膨升部分与健侧膈肌有“矛盾呼吸”现象，有时可见肺不张。

30%患儿有呼吸困难，进食、哭吵后口唇青紫色，需常规摄X线胸腹直立位平片以确立诊断。大多数患儿则表现为呼吸道感染或肺炎，胸片和胸透有助于确立诊断。局限性膈膨升和有疝囊的胸腹裂孔疝很难鉴别，但两者在治疗方法上相似。

4. 治疗原则

患儿有呼吸困难或反复感染，X线发现膈肌位置抬高达第3～4肋间，双侧膈肌有矛盾呼吸运动时需要安排择期手术。手术目的是：消除矛盾呼吸运动，稳定纵隔，恢复膈肌正常位置，从而增加肺潮气量。常用方法有经胸或经腹进行膈肌重叠缝合术。通常认为经胸手术视野清晰、重叠缝合切实。而当患儿消化道症状较重时，由于可能伴有胃肠扭转，则经腹手术相对较为安全。需要注意，纵隔侧缝合或分离粘连时需谨慎避免损伤心脏大血管和肺血管，右侧膈膨升下方注意保护肝脏。

5. 术后处理原则及并发症防治

术后早期复查胸片观察气胸吸收情况。常见并发症有感染、气胸及腹部脏器损伤。为避免气胸，术中操作避免损伤胸膜，术后需麻醉医师配合膨肺同时予以抽气，减少气体残留。手术中缝合深度适中。

6. 随访要点和预后

术后3个月和1年可各随访1次，复查胸片，观察膈肌情况。患儿术后大多恢复良好，复发率约1%～2%。

六、思考题

1. 先天性膈膨升与先天性膈疝的鉴别诊断要点有哪些？
2. 先天性膈膨升的手术指征？
3. 近年先天性膈膨升的手术方法有哪些改进？

七、推荐阅读文献

1. Olusoji OO, Thomas MO, Ogunleye EO, et al. Eventration of the diaphragm—case reports and review of the literature [J]. Nig Q J Hosp Med. 2013 Apr-Jun; 23(2):142-144.

2. Groth SS, Andrade RS. Diaphragmatic eventration [J]. Thorac Surg Clin. 2009 Nov; 19(4): 511-519.

（陈　功）

案例 4

先天性巨结肠

一、病历资料

1. 现病史

患儿，男性，1 个月。因"出生后排便困难伴腹胀"入院。

患儿 G_1P_1，足月顺产，出生后 2 h 喂奶，生后 24 h 未排便，同时开始有腹胀，予以开塞露通便后解出中等量胎粪，之后每天需用开塞露可解出少量粪便，生后第 6 天粪便转黄，因仍有腹胀、排便困难为进一步诊治来外科就诊。患儿出生后胃纳可，有溢奶，无发热，小便正常。

2. 既往史

产前胎儿超声检查未见异常。已接种卡介苗和 1 次乙肝疫苗。母亲孕期无特殊异常，未口服药物，否认宫内感染。父亲体健。无食物及药物过敏史。否认家族遗传病史。

3. 体格检查

T 36.8℃，HR 130 次/min，一般情况可，精神反应佳，呼吸浅促，口唇无青紫；皮肤巩膜无黄染；无脱水貌；胸廓平坦，三凹征阴性，听诊双肺呼吸音清，未闻及啰音，心音有力，律齐，未闻明显杂音；腹部膨隆，软，无腹壁静脉显露，未见肠型，肝肋下 1 cm，质地软，脾脏未及，无触痛，未及包块，腹腔叩诊无移动性浊音，肠鸣音 4 次/min；四肢无畸形，未见明显脊柱侧弯；外生殖器未见异常，肛门位置正常，直肠指检可及壶腹部空虚，退出指套见大量气粪冲出。

4. 实验室及影像学检查

血常规：RBC 4.5×10^{12}/L，PLT 300×10^{9}/L，WBC 11.2×10^{9}/L，N 40%。

凝血功能：APTT 28 s，PT 12 s，活动度 110%，INR 1.0，Fib 4 g/L，TT 13 s。

肝功能：AST 25 IU/L，ALT 30 IU/L，TB 56.4 μmol/L，DB 6.7 μmol/L，IB 49.7 μmol/L，ALB 40 g/L，GLB 25 g/L。

腹部正侧位 X 片：结肠显著扩张含液平面，直肠远端未见气体，提示低位结肠梗阻。

钡剂灌肠（见图 4-1）：直肠细小僵硬，乙状结肠远端扩张明显，直肠乙状结肠交界处呈移行段改变。

肛门直肠测压：直肠肛门抑制反射未引出。

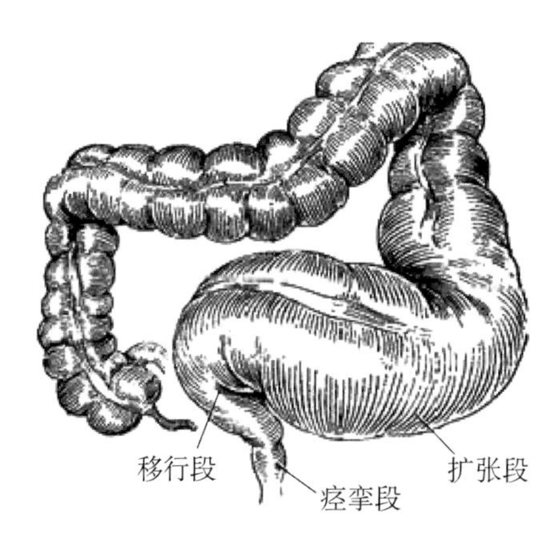

图 4-1　钡剂灌肠示意

二、诊治经过

1. 治疗方案

完善术前准备,行经肛门结肠活检及巨结肠根治术。

2. 治疗经过

(1) 入院后给予温盐水灌肠,灌肠有效,腹胀缓解,同时完善术前常规检查。术前2天肠道准备,口服抗生素,术前晚清洁灌肠,灌肠后禁食。

(2) 术前谈话:术前与家属沟通,着重指出术中风险、手术方式及术后并发症,详细交代术后小肠结肠炎的危险性、如出现吻合口漏需要再次手术以及术后排便功能等问题。

(3) 入院第六天行经肛门巨结肠根治术(Soave术),术中快速冰冻病理明确诊断及病变段。

(4) 术后将病情详细告知家属。患儿生命体征监护、禁食、胃肠减压、静脉给予抗生素、补液、导尿管护理及肛门口伤口清洁护理等相关治疗。术后第3天患儿生命体征平稳、肠道功能恢复,拔胃肠减压管;术后第5天停静脉给予抗生素,少量肠道喂养,尿管夹管训练;术后第6天拔尿管,增加肠道喂养;术后第8天出院。术后2周门诊随访,扩肛治疗。

3. 随访

术后2周随访及扩肛训练,术后6个月、1年、2年、3年分别随访控便能力、钡剂灌肠及直肠肛管测压等。

三、病例分析

1. 病史特点

(1) 患儿,男性,5天。因"出生后排便困难伴腹胀"入院。

(2) 出生后24 h未排胎粪,6天粪便转黄。家族无遗传病史。

(3) 体检阳性体征发现:腹部膨隆,软,无肠型,无触痛,未及包块,肛门位置正常,直肠指检可及壶腹部空虚,退出指套见大量气粪冲出。

(4) 辅助检查:腹部正侧位X片见结肠显著扩张含液平面,直肠远端未见气体,提示低位结肠梗阻;钡剂灌肠示直肠细小僵硬,乙状结肠远端扩张明显,直肠乙状结肠交界处呈移行段改变;肛门直肠测压示直肠肛门抑制反射未引出。

2. 诊断及诊断依据

(1) 初步诊断:先天性巨结肠(常见型)。

(2) 诊断依据:①胎粪延迟排出;②直肠指检示壶腹部空虚,退出指套见大量气粪冲出;③钡剂灌肠和肛门直肠测压支持巨结肠诊断。

3. 鉴别诊断

新生儿先天性巨结肠与低位小肠闭锁、结肠闭锁、胎粪性便秘、新生儿腹膜炎等鉴别。较大婴幼儿、儿童应与直肠肛门狭窄、继发性巨结肠(管腔内外肿瘤压迫、肛门直肠畸形术后、腰骶部脊髓病变、Down综合征等排便不畅引起的)、结肠无力(如甲状腺功能低下引起的便秘)、习惯性便秘、特发性巨结肠以及内括约肌功能失调等鉴别。并发小肠结肠炎时需与病毒性、细菌性肠炎或脓毒症肠麻痹相鉴别。

四、处理方案及基本原则

1. 治疗方案

(1) 患儿临床表现、辅助检查典型，提示常见型先天性巨结肠，且钡剂灌肠检查显示扩张段仅限于乙状结肠远端，因此可直接经肛门行巨结肠根治术，术中冰冻病理明确病变段，且同时切除扩张段。

(2) 术前谈话：术前与家属沟通，着重指出术中风险、手术方式及术后并发症，详细交代术后小肠结肠炎的危险性、出现吻合口漏需要再次手术以及术后排便功能等问题。

(3) 术前准备按腹部外科的常规准备：每日清洁灌肠，术前2天作肠道准备，口服抗生素，术前晚灌肠后禁食。

(4) 术后消炎、肛门口伤口清洁护理等对症治疗。术后2周扩肛治疗。

(5) 定期随访控便能力、钡剂灌肠等。

2. 依据

目前随着新生儿护理水平的提高、重症监护技术的成熟以及直肠吸引活检的应用，大多数小儿外科医师主张先天性巨结肠的早期诊断和婴儿期的早期治疗，因此使得先天性巨结肠一期根治成为可能。

五、要点与讨论

1. 概述

先天性巨结肠(Hirschsprung disease, HD)又称肠管无神经节细胞(aganglionsis)，是一种肠道先天性发育畸形，特征是结肠远端及直肠缺乏神经节细胞，导致远端肠管呈痉挛性狭窄状态，近端结肠则继发性扩张与肥厚。目前病因尚未明确，考虑可能与遗传、基因突变、细胞外基质改变以及肠神经缺血缺氧、炎症感染等因素有关。

2. 病理与分型

HD受累肠管(具推进功能)的胆碱能神经元发生病变，加上肾上腺素能神经及非肾上腺素能神经抑制性输入的缺乏，导致肠神经系统功能异常。病变肠管有效的肠蠕动减少，肠管经常处于痉挛状态，粪便通过困难，从而出现肠梗阻。痉挛肠管的近端由于长期粪便淤积逐渐扩张、肥厚而形成巨结肠。参照病变范围和结合治疗方法的选择，一般将HD分为6型：超短段型、短段型、常见型、长段型、全结肠型和全肠型。

3. 检查方法的选择

90%以上HD患儿出生后24～48 h内无胎便，以后即有顽固性便秘和腹胀，必须经灌肠、服泻药或塞肛栓才能排便，直肠指检感到直肠壶腹部空虚不能触及粪便，拔出手指时见爆破样排便排气。对疑似HD症状的病例，首先拍摄立位或左侧卧位腹部平片，寻找肠梗阻和腹腔内游离气体的证据。钡剂灌肠对于有典型的痉挛段、移行段和扩张段病例而言仍是重要的诊断方法。直肠肛门抑制反射消失也是诊断HD的一个可靠指标。而直肠黏膜或全层活检则是诊断HD的金标准。

4. 治疗原则和进展

HD一期根治还是分期手术存在争议，研究显示一期手术具有很多优越性，但在下列特殊情况下，结肠或回肠造口术仍是治疗的重要辅助方法：①并发威胁生命的小肠结肠炎；②新生儿短段型HD并发盲肠穿孔；③结肠严重扩张；④病理学检查存在疑问；⑤长段型HD；⑥Down综合征或发育延迟；⑦行根治术时发生下托肠管有张力、血供不良，可行保护性近端肠管造口术。

5. 术后处理和并发症防治

术后消炎、肛门口伤口清洁护理等对症治疗，术后2周扩肛治疗。小肠结肠炎及肠穿孔是HD的主要并发症。前者是HD最严重的并发症，往往危及生命，以3个月以内婴儿发病率最高，即使在根治术后或结肠造瘘术后也会发生，可能与肠梗阻、感染、黏膜屏障缺陷、免疫功能低下等因素有关。

6. 随访要点和预后

术后2周随访及扩肛训练，术后6个月、1年、2年、3年分别随访控便能力、钡剂灌肠及直肠肛管测压等。部分巨结肠术后仍然会出现便秘、污粪、便失禁等排便功能障碍，需要行个体化肠道管理。

六、思考题

1. 先天性巨结肠的病理特点和分型有哪些?
2. 先天性巨结肠的诊断方法有哪些?
3. 先天性巨结肠的并发症及防治方法有哪些?

七、推荐阅读文献

1. 肖现民. 临床小儿外科学[M]. 上海:复旦大学出版社,2007:348-370.
2. 张金哲,潘少川,黄澄如. 实用小儿外科学[M]. 杭州:浙江科学技术出版社,2003:766-770.
3. Szylberq L, Marszalek A. Diagnosis of Hirschsprung's disease with particular emphasis on histopathology: a systematic review of current literatures [J]. Prz Gastroenterol, 2014,9(5):264-269.

(黄焱磊)

案例 5

脐膨出

一、病历资料

1. 现病史

患儿，男性，出生 6 h。因“脐部肿块”入院。

患儿，男婴，37^{+5}周，剖宫产，BW 2 300 g。母亲孕 26^{+2}周时，外院产检发现胎儿脐带根部肿块，约 2 cm×2.5 cm×2.5 cm 大小，疝入脐带，肿块内容物见肠管回声，肿块有包膜。未提供其他产前检查资料，继续妊娠。6 h 前因“胎儿宫内窘迫”在当地医院行剖宫产。出生后见新生儿脐带根部肿块突出，约 4 cm×4 cm×3 cm 大小，为进一步诊治，转诊专科医院，收治入 NICU。

2. 既往史

G_3P_1，母亲年龄 36 岁，有两次自然流产史。否认孕期高血压、糖尿病、感染等病史。出生时 Apgar 评分 10 分。生后未开奶。排尿 1 次，未解胎粪。否认家族遗传病史，无食物、药物相关过敏史。

3. 体格检查

T 37.2℃，HR 128 次/min，呼吸无明显急促，特殊面容，眼距增宽，口唇无明显青紫，皮肤巩膜无黄染。脐带位于根部膨出物的中央，膨出物内脏表面覆有一层半透明、无血管的囊膜。囊膜略带白色，半透明。囊膜内可见肠管。膨出物大小约 4 cm×4 cm×3 cm，基地宽（见图 5-1）。肛指检查可见墨绿色胎粪排出。

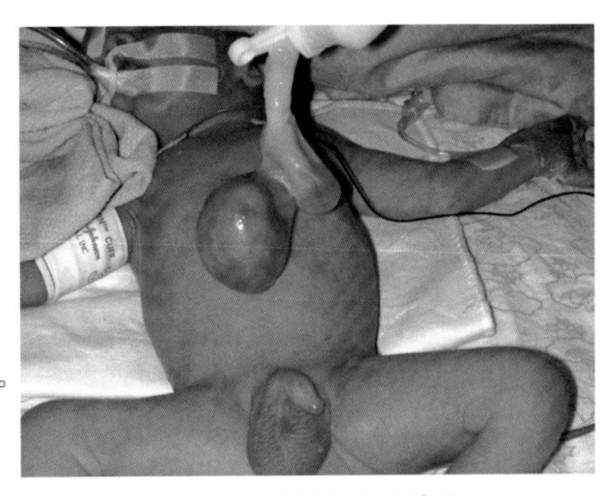

图 5-1　脐膨出患儿外观

4. 实验室及影像学检查

血常规、血气分析、血生化各项检查基本正常，凝血功能正常。

胸腹联合正侧位片：提示脐膨出外，肠道充气未见异常。

腹部超声：腹腔脏器未见明显异常。

心超检查：法洛四联症。

FISH 快速染色体 DNA 检查：21-三体。

二、诊治经过

1. 治疗方案

完成术前评估与准备，心外科医师会诊，同时与家属交代病情，告知有关手术指征及手术相关风险。

家属同意手术前提下，安排手术治疗。

2. 治疗经过

（1）术前评估：患儿脐膨出合并染色体异常及法洛四联症，为多发畸形，需要多次手术，并且染色体异常患儿长期生存质量受到影响。因此术前心外科医师会诊，评估心功能及是否耐受腹部手术操作；同时临床遗传咨询医师会诊，分析染色体异常发生原因及遗传特性。

（2）术前谈话：告知家属患儿病情及治疗方案，患儿多发畸形合并染色体异常，经心外科医师会诊，目前心脏畸形暂时不影响腹部手术耐受性，心脏畸形可选择在生后 3～6 月龄手术治疗；而染色体异常目前不具治疗手段，患儿的染色体异常可能与受精卵分裂异常有关，如为非平衡易位，则其与父母亲染色体核型无关；考虑患儿脐膨出一旦囊膜破裂可诱发感染，外露脏器受损等风险，目前针对脐膨出畸形具有手术指征。告知脐膨出手术相关风险及患儿整体预后，家属经认真考虑，考虑前两胎不良孕史，最终签署手术同意书及麻醉同意书。

（3）术前准备：常规血生化学检查包括肝肾功能、凝血功能、肝筛、梅筛、HIV、血气、电解质；定血型及交叉配型，准备少浆血，签输血同意书；禁食、保暖、补液；术前静脉给予预防性抗生素。

（4）手术方法：患儿在入院后第三天，进行手术治疗。术中检测膀胱压力，维持在 15～18 mmHg，检查肠管合并肠旋转不良，因不引起梗阻，未做处理，无合并肠闭锁。疝内容物以小肠为主，手术进行了一期回纳修补，切除囊膜，回纳肠管，缝合关闭脐部缺损，重建脐环。术后带气管插管返回 NICU。

（5）术后处理：呼吸机辅助通气 2 天后拔管，术后 4 天胃肠减压引流量减少、色变白，开始肠道喂养，静脉营养支持至经口喂养量达需要量一半，抗生素使用 5 天，于术后 20 天出院。出院时患儿达到完全经口喂养，体重稳定，略有增加。腹壁伤口愈合可。

3. 随访

出院 1 个月随访，伤口愈合良好，体重增加满意，进食好，两便解。出院 3 个月随访，准备心脏手术。出院 6 月随访，已完成心脏手术，心脏外科继续随访中。患儿父母双方染色体核型正常。

三、病例分析

1. 病史特点

（1）患儿，男性，出生 6 h。因“脐部肿块”入院。

（2）足月、剖宫产，低体重出生儿，存在宫内发育迟缓；

（3）母亲高龄初产妇，有不良孕史。

（4）产前超声提示胎儿脐部肿块，但未提供胎儿心超及染色体检查情况。

（5）阳性体征：特殊面容，眼距增宽，脐带位于根部膨出物的中央，膨出物内脏表面覆有一层半透明、无血管的囊膜。囊膜略带白色，半透明。囊膜内可见肠管。膨出物大小约 4 cm×4 cm×3 cm，基地宽。

（6）胸腹联合正侧位片：提示脐膨出外，肠道充气未见异常。心超检查：法洛四联症。FISH 快速染色体 DNA 检查：21-三体。

2. 诊断和诊断依据

（1）诊断：脐膨出，法洛四联症，21-三体，低体重出生儿（宫内发育迟缓）。

（2）诊断依据：产前超声图像和生后查体所见，脐带位于膨出物的中央，肿块由脐带根部膨出，并且肿物表面有透明囊膜覆盖，诊断脐膨出明确。心超诊断法洛四联症和 FISH 快速染色体 DNA 检测到 21-三体，诊断亦明确。患儿出生体重不到 2 500 g，所以是足月小样儿，低体重出生儿，存在宫内发育迟缓。

3. 鉴别诊断

脐膨出主要与脐疝、腹裂、膀胱外翻等腹壁缺损性疾病相鉴别。

脐疝与脐膨出的最大区别是疝囊外有正常皮肤覆盖。

腹裂与脐膨出的最大区别是腹裂的脐眼和脐带形态正常，位于正常位置，脐带和腹壁缺损之间偶尔存在皮桥。腹壁裂口多位于脐部右侧，裂孔较小，通常小于4 cm。没有囊膜或囊膜残余物覆盖，腹壁和肌层正常。脱出体腔外的脏器，常为小肠与结肠，偶尔有生殖腺脱出，肠管粗大，肥厚，短缩，相互粘着，有薄层的胶冻样物覆盖。很少伴有其他脏器畸形。脐膨出囊膜破裂需要与腹裂鉴别。脐膨出与腹裂鉴别要点如表5-1所示。

表5-1 脐膨出与腹裂的鉴别要点

	腹裂	脐膨出
位置	脐带右侧	脐环
缺损大小	小(2～4 cm)	大(2～10 cm)
脐带	正常	位置异常
包囊	无	有
膨出内容	肠管、胃	肝脏、肠管等
肠管外观	无光泽、水肿僵硬	颜色正常光润
肠旋转不良	存在	存在
腹腔容量	减小	减小
肠管功能	差、肠梗阻	正常
合并异常	约有10%～15%消化道畸形如肠闭锁	常见(30%～70%)合并其他系统畸形
	小于胎龄儿、早产儿	脐膨出-巨舌-巨体综合征
		13-三体、18-三体、21-三体

四、处理方案及基本原则

术前充分评估患儿合并畸形，告知家属患儿可能的预后，在家属签署手术同意书及麻醉同意书后，手术纠正脐膨出。术中注意心脏畸形对麻醉的影响。术后继续随访心脏功能，等待择期心脏手术。对染色体异常患儿，同时建议早期康复科就诊，适当合理的康复训练，有助于改善生存质量。

五、要点与讨论

1. 概述

脐膨出(omphalocele)是新生儿外科重症疾病之一。脐膨出是腹壁发育不全，在脐带周围发生缺损，腹腔内脏由此膨出体外的先天性畸形。发生率约为(1～2.5)个/5 000活产婴，男婴发病率高于女婴，比率约为3∶2。据国外学者统计，过去20年全世界脐膨出已由以往腹壁缺损中最常见的类型而退居第二位，排在腹裂之后。

2. 病理与分型

脐膨出的内脏表面覆有一层半透明、无血管的囊膜，囊膜由腹膜、羊膜和中间加有一层较薄的胶冻样结缔组织构成。囊膜略带白色、透明、厚度仅1 mm。脐膨出的大小不一，腹壁缺损直径1～8 cm不等，甚至更大。根据膨出物中是否含有肝脏，将其分为小型(肠管)和巨型(肝脏)。

3. 检查方法的选择

根据临床望诊即可确诊，不易漏诊。由于脐膨出合并畸形率高，且可以合并各种畸形。因此脐膨出患儿的多脏器评估及检查更为重要。常规新生儿超声心动图、腹部大脏器超声检查、脊柱正侧位片、四肢、肛门等外观检查等，是评估预后的重要参考资料。对特殊面容或考虑特殊综合征的脐膨出患儿，必要时可以进行染色体检查及基因芯片检查。

4. 治疗原则和进展

产前诊断的脐膨出，还应进行胎儿心超检查和染色体检查，如胎儿为多发严重畸形或染色体异常，在胎儿为有机生儿之前可选择优生性引产。继续妊娠的产前诊断的脐膨出胎儿，不主张宫内修补。大多数脐膨出患儿应该到期分娩。分娩方式的选择：巨型脐膨出应采用剖腹产术以免损伤膨出内的肝脏，而小型脐膨出除有其他产科的剖腹产指征外，可采用阴道分娩。

5. 术后处理和并发症防治

术后处理主要包括呼吸管理，必要时给予呼吸机支持；禁食、持续胃肠减压；静脉给予抗生素；当胃肠功能恢复时可以开始喂养；静脉营养支持，低蛋白血症时补充血浆白蛋白。患儿静脉给予抗生素，使用广谱抗生素时间较长情况下，应注意预防真菌感染。脐膨出患儿术后可能存在发育落后，需要随访评估其营养状态。

并发症的防治主要为呼吸困难和全身水肿。脐膨出合并有肺发育不良或由于将大量脱出物还纳于狭小的腹腔，引起腹压升高，横膈膜的位置提高而造成的呼吸障碍，应及时给予呼吸支持。膨出脏器还纳后下腔静脉受压迫而减少静脉血回流到心脏、减少流到肾脏的血液而引发肾功能衰竭等均可导致全身水肿。因此，治疗大型脐膨出时要循序渐进，不要急于关闭腹腔缺损。

6. 随访要点和预后

定期随访患儿营养状态及合并畸形的诊治。脐膨出的存活率为 70%～95%。预后主要取决于是否合并畸形及合并畸形的严重程度，合并危及生命的结构或染色体异常者预后差，在进行任何进一步治疗前要与新生儿病学专家及家长进行坦率讨论。如无染色体异常、严重的肺或心脏畸形，绝大多数患儿存活并能正常生长发育，除可发生粘连性肠梗阻外，并无其他严重后遗症。

六、思考题

1. 脐膨出与腹裂的主要鉴别要点有哪些？
2. 脐膨出常见的合并畸形有哪些？
3. 巨大脐膨出手术治疗的进展有哪些方面？

七、推荐阅读文献

1. Michael D. Klein. Congenital defects of the abdominal wall. Pediatric Surgery. [M] 7th edition, (Elsevier), 2012,973 - 984.

2. Kristin M Corey, Christoph P Hornik, Matthew M Laughon, et al.. Frequency of anomalies and hospital outcomes in infants with gastroschisis and omphalocele [J]. Early Human Development, 2014,90(8),421 - 424.

3. Enrico Danzer, Marsha Gerdes, Jo Ann D'Agostino, et al. Patient characteristics are important determinants of neurodevelopmental outcome during infancy in giant omphalocele [J]. Early Human Development, 2015,91(3),187 - 193.

（沈　淳）

案例 6

腹裂

一、病历资料

1. 现病史

患儿，男性，出生 4 h。因“生后发现肠管位于腹腔外”入院。

患儿，男婴，38^{+4}周，顺产，BW 2 850 g。母亲孕期没有进行常规产检，未提供产前胎儿畸形筛查资料，自述怀孕期间一切正常。4 h 前，孕妇顺产娩出一男婴，接生医生和护士见新生男婴肠管外露腹腔外，为进一步诊治，即刻转诊专科医院，收治入 NICU。

2. 既往史

G_2P_2，母亲年龄 23 岁，2 年前顺产 1 男婴，喂乳期间再次怀孕。否认孕期感染史。出生 Apgar 评分 10 分。生后未开奶。排尿 1 次，未解胎粪，无呕吐。否认家族遗传病史，无食物、药物相关过敏史。

3. 体格检查

T 36.0℃，HR 175 次/min，呼吸略有急促，口唇无明显青紫，皮肤巩膜无黄染，四肢循环差，皮肤温度低。脐带位置正常，脐带右侧可见纵向腹壁裂口，以小肠为主的肠管经腹壁裂口脱出腹腔，肠壁水肿增厚，脱出物表面无囊膜覆盖，肠壁间见纤维素样组织粘连（见图 6－1）。肛门外观无殊，肛指检查可见墨绿色胎粪排出。

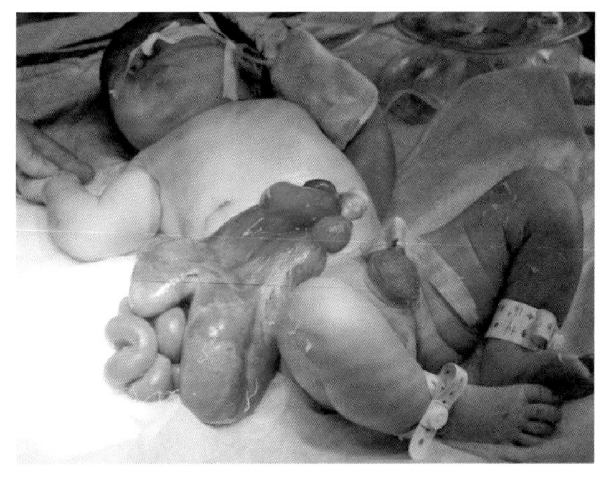

图 6－1　腹裂患儿外观

4. 实验室及影像学检查

血常规、血生化各项检查基本正常，凝血功能正常。

血气分析：pH 值 7.28，BE 6.5 mmol/L，Na^+ 148 mmol/L，K^+ 4.2 mmol/L，Cl^- 101 mmol/L。

胸腹联合正侧位片：两肺纹理增粗，所见脊柱未见异常，见肠管脱垂于腹壁外。

腹部超声：肝、双肾未见异常，胰腺因外露肠管及体位原因，显示不清。

心超检查：卵圆孔未闭，动脉导管未闭。

二、诊治经过

1. 治疗方案

处理低体温、保暖，纠酸、补液，静脉给予抗生素，并积极完成术前评估与准备，胃肠减压及开塞露通便，必要时可温盐水灌肠，减少消化道内容物同时，有助于低体温的复温，尽快手术治疗，回纳脏器，关闭腹壁裂口。

2. 治疗经过

(1) 术前处理：患儿因肠管外露热量及水分丢失增多，转院途中没有进行补液和足够的保暖，进入NICU后存在低体温和轻度脱水。需要复温和补液。放置暖箱、温热无菌生理盐水冲洗、浸泡外露肠管及下肢，建立静脉通路，液体经加热后静脉输注，并静脉给予抗生素。胃肠减压、开塞露通便、温盐水灌肠，完善术前交叉配血、备血等准备。

(2) 术前谈话：告知家属患儿病情及治疗方案，患儿腹裂需要尽快手术，低体温及脱水影响手术进行，因此需积极处理低体温和脱水，待病情稳定后尽早手术治疗。告知腹裂合并其他系统畸形相对较少，术前因疾病因素可能不能进行完整评估，部分检查可能需要术后完成。告知腹裂手术相关风险及患儿整体预后，家属经认真考虑，签署手术同意书及麻醉同意书。

(3) 手术方法：患儿在入院后3 h，进行了手术治疗。麻醉后手术前将外露肠管内容物向上尽量通过胃肠减压排出，向下尽量通过肛门排出。并检测膀胱压力，维持在15～20 mmHg，检查肠管合并肠旋转不良，因不引起梗阻，未做处理，无合并肠闭锁。疝内容物以小肠为主、部分胃组织，手术一期回纳肠管，不缝合腹壁裂口，因裂口纵向直径约2.5 cm，以脐带根部覆盖裂口，蝶形胶布抗张力拉合裂口，腹带包扎固定。术后带气管插管返回NICU。

(4) 术后处理：呼吸机辅助通气3天后拔管，术后8天胃肠减压引流量减少、色变白，术后9天开始微量肠道喂养，静脉营养液支持至经口喂养量达需要量一半，抗生素使用12天，于术后28天出院。出院时患儿达到完全经口喂养，体重稳定，但无增加。腹壁伤口完全愈合，脐带根部脱落。

3. 随访

出院1个月随访，伤口愈合良好，体重略有增加，进食好，两便解。出院3个月随访，体重增加满意。出院8个月因呕吐1次、怀疑粘连性肠梗阻住院1次，经保守治疗好转，进食恢复后出院。术后2年随访，身高体重同于正常同年龄儿。

三、病例分析

1. 病史特点

(1) 患儿，男性，出生4 h。因“生后发现肠管位于腹腔外”入院。

(2) 出生后即刻由医护人员发现肠管外露畸形，足月、顺产，母亲年龄小，没有常规产前检查资料。

(3) 阳性体征：四肢循环差，皮肤温度低。脐带位置正常，脐带右侧可见纵向腹壁裂口，小肠为主的肠管经腹壁裂口脱出腹腔，肠壁水肿增厚，脱出物表面无囊膜覆盖，肠壁间见纤维素样组织粘连。

(4) 辅助检查：血气分析pH值7.28，BE −6.5 mmol/L，Na^+ 148 mmol/L，超声心动图示卵圆孔未闭、动脉导管未闭。

2. 诊断和诊断依据

(1) 诊断：腹裂伴低体温、轻度脱水。

(2) 诊断依据：腹壁裂口多位于脐部右侧，裂孔较小，通常小于4 cm。没有囊膜或囊膜残余物覆盖，腹壁和肌层正常。脱出体腔外的脏器，常为小肠与结肠，偶尔有生殖腺脱出，肠管粗大，肥厚，短缩，相互粘着，有薄层的胶冻样物覆盖。因此，腹裂出生后即可明确诊断。

3. 鉴别诊断

妊娠12周后产前B超检查，发现胎儿仍存在位于腹腔外的肠管，可诊断为病理性腹壁缺损。孕早期很难区分腹裂和脐膨出，孕中期以后可通过以下方面将两者区分开，腹裂胎儿有：①正常发育的脐带；②腹腔疝出物没有囊膜；③疝出脏器多不含肝脏；④不含腹水；⑤肠壁增厚；⑥不合并其他畸形；⑦胎儿腹围停止增长(胎儿宫内生长停滞)。羊水测定可发现羊水中AFP和乙酰胆碱酯酶(AchE)明显升高，同时母亲血清胎甲球蛋白(MSAFP)100%升高。应用母亲血清筛查和B超检查，腹壁缺损诊断的特异性和敏感性达到100%。

腹裂主要与脐膨出囊膜破裂、膀胱外翻等腹壁缺损性疾病相鉴别。具体鉴别要点如表6-1所示(见案例6)。

四、处理方案及基本原则

1. 治疗方案

患儿肠管外露于腹腔外，需要急诊手术。但患儿术前存在低体温，术前需要复温、补液等处理，改善患儿术前内环境状态，积极准备后尽早手术，尽量一期关闭腹壁缺损。腹裂患儿合并消化道畸形需要根据具体畸形类型可做一期或二期治疗。

2. 依据

腹裂是腹壁缺损的一种，手术主要以还纳外露肠管、修补腹壁缺损为主要目的。还纳过程中需要评估腹腔压力，为避免腹腔间隙综合征的发生，有时需要运用silo袋技术进行延期手术或分期手术。

五、要点与讨论

1. 概述

腹裂(gastroschisis)是以腹腔内脏通过脐环的一侧(绝大多数为右侧)腹壁缺损脱出腹腔外为特征的先天性畸形。过去20年全世界腹裂的发生率明显增高，随着20世纪80年代NICU的出现和迅速发展，目前在发达国家腹裂患儿的存活率可高达90%以上。

2. 病理与分型

腹裂发生的确切机制仍然不清。腹裂本身没有遗传因素，发现最后能够确定的危险因素只有一个是母亲年幼。腹裂合并其他畸形的发生率低。绝大多数合并的畸形为消化道畸形，肠闭锁的发生率为10%～15%，一般认为是继发于血管意外或缺损部位肠管血运受压障碍所致。也可见到Meckel's憩室和肠重复畸形。

由于肠管在胎儿早期即暴露在羊水中，脱出的肠管及肠系膜水肿增厚，肠管长度明显变短，运动及营养吸收功能障碍。虽然肠管损伤的程度有很大的变异，多数婴儿肠管运输和吸收需要6个月后恢复正常。

腹裂分为小型腹裂和大型腹裂2种。裂口直径大于5 cm者为大型腹裂。

3. 检查方法的选择

腹裂患儿合并其他畸形较少，按常规胸腹联合平片、腹部超声、超声心动图等检查完成术前评估即可。

4. 治疗原则和进展

产前处理：对于腹裂不主张子宫内修补，而分娩的时间、地点和分娩方式可以影响腹裂患儿的结果。

对腹裂患儿可以适当提前分娩以减少肠管暴露羊水造成的损伤。虽然仍存在争议，很多医院或中心选择在孕37周分娩，此时肺发育成熟。大多数证明剖腹产没有益处，建议提早分娩而不是剖腹产。分娩地点应该在有新生儿和儿外科专家的医院分娩，使得腹裂胎儿一旦出生即可得到及时、正确的治疗和护理。

5. 术后处理和并发症防治

术后护理主要包括呼吸支持、营养支持、应用抗生素，防止感染、败血症等。腹裂一期修补术后有时给予机械通气以抵消腹腔内由于肠管复位后膈肌活动度减低而导致的通气不足。必要时可给予肌肉松弛剂和镇静剂。腹裂患儿术后给予TPN支持，术后当胃肠功能恢复时可以喂养，腹裂患儿与脐膨出患儿比较需要更长时间才能喂养，可以数周甚至数月。

并发症的防治主要是坏死性小肠结肠炎、短肠综合征和喂养不耐受。坏死性小肠结肠炎相对常见，通过还纳内脏时防止腹腔内过高压力，发生的危险性降低。腹裂术后的短肠综合征主要由于肠道发育短小，或因肠闭锁、肠穿孔、肠坏死等原因引起，需长期接受TPN。腹裂术后的胃肠道喂养不耐受与肠功能恢复缓慢、肠道喂养时间延迟有关。

6. 随访要点和预后

腹裂患儿随访要点，胃肠道喂养情况、营养状态、有无粘连性肠梗阻或短肠综合征表现。腹裂患儿的预后依赖于肠管的条件，无并发症的腹裂病例，总的存活率大于90%。由于短肠综合征需要长期应用TPN，或尽管肠管长度正常但是不能耐受肠道喂养的患儿在出生后头两年中的病死率为50%。这些患儿多数需要另外的手术，通常是粘连性肠梗阻，少部分短肠综合征或长期肠动力功能紊乱患儿，最终需要肠移植术。

六、思考题

1. 腹裂产前诊断的表现有哪些？
2. 腹裂手术治疗的方法有哪些？
3. 产房外科手术对腹裂患儿治疗的意义有哪些？

七、推荐阅读文献

1. Piergiorgio Gamba, Paola Midrio. Abdominal wall defects: Prenatal diagnosis, newborn management, and long-term outcomes [J]. Seminars in Pediatric Surgery, 2014,23(5),283-290.

2. Howard B. Panitch. Pulmonary Complications of Abdominal Wall Defects [J]. Pediatric Respiratory Reviews, 2015,16(1),11-17.

3. Sarah N. Kunz, Joel S. Tieder, Kathryn Whitlock, et al. Primary fascial closure versus staged closure with silo in patients with gastroschisis: A meta-analysis [J]. Journal of Pediatric Surgery, 2013,48(4),845-857.

（沈　淳）

案例 7

食道闭锁/食道气管瘘

一、病历资料

1. 现病史

患儿，男性，出生 4 h。因“生后口吐泡沫 4 h”入院。

患儿，男婴，37^{+2}周，阴道分娩，出生体重 2.80 kg。母亲怀孕期间，孕 26 周胎儿结构大畸形筛查时提示胎儿胃泡偏小，孕晚期(33 周)超声检查提示孕妇羊水过多，当时产科医生拟诊胎儿消化道畸形可能。出生后新生儿出现口吐泡沫，经新生儿内科医生吸痰处理时，发现放置胃管受阻，怀疑食道闭锁，即转诊专科医院进一步诊治，收治入 NICU。

2. 既往史

G_2P_1，孕妇否认孕期高血压、糖尿病、感染等病史，以往人流 1 次。出生时 Apgar 评分 10 分。生后未开奶。已解胎粪。否认家族遗传病史，无食物、药物相关过敏史。已肌肉注射维生素 K_1。

3. 体格检查

T 37.6℃，HR 135 次/min，呼吸无明显急促，无特殊面容，口唇无青紫，皮肤巩膜无黄染，肺部听诊右上肺有少量湿啰音。右手拇指多指，肛门开口无殊，见少量墨绿色胎粪。腹软，上腹部略显饱满，无压痛，可及肠鸣音。

4. 实验室及影像学检查

血常规、血气分析、血生化各项检查基本正常，凝血功能正常。

胸腹联合摄片：提示右上肺渗出影，胃管盘曲在近端食道。

食道造影：食道近端为盲端，位于 T_3 下缘、T_4 上缘，腹部肠道充气(见图 7-1)。

超声心动图：动脉导管未闭、卵圆孔未闭，未见其他心脏结构异常。

腹部超声：未见腹腔脏器异常。全脊柱片未见异常。

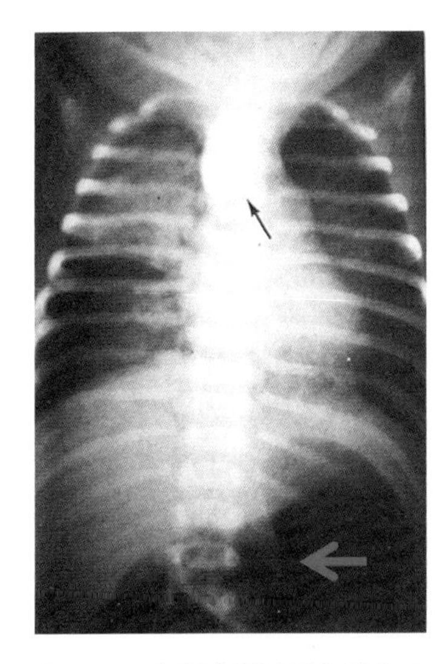

图 7-1 食道造影显示盲端在 T_3 下缘、T_4 上缘(黑色箭头)，腹部肠管充气(红色箭头)

二、诊治经过

1. 治疗方案

完善术前检查、评估与准备，安排胸腔镜下食道气道瘘结扎及食道吻合术。

2. 治疗经过

(1) 术前评估:食道闭锁可能合并 VACTER 综合征,术前完成新生儿心脏、脊柱、腹腔脏器、肛门、四肢等常规检查,评估合并畸形的脏器功能。

(2) 术前准备:常规血生化学检查包括肝肾功能、凝血功能、肝筛、梅筛、HIV、血气、电解质;定血型及交叉配型,准备少浆血,签输血同意书;禁食、保暖、补液;术前持续性静脉给予广谱抗生素。术前气管镜检查,未发现罕见的近端食道气道瘘。

(3) 术前谈话:告知家属病情及治疗方案,患儿食道闭锁合并食道气道瘘,同时右手拇指多指,前者需要限期手术,后者为非危及生命之畸形,暂时不处理,等待专科随访后再手术。告知食道闭锁手术风险(吻合口漏、吻合口狭窄、肺部感染加重、败血症、术后撤离呼吸机困难等),签署手术同意书及麻醉同意书。

(4) 手术方法:气管插管全身麻醉下,进行了胸腔镜下食道气道瘘结扎、食道端吻合术。术中保留胃管入胃。术后带气管插管返回 NICU,继续呼吸机辅助通气。

(5) 术后处理:术后 48 h 撤离呼吸机,同时经鼻胃管开始肠道喂养。术后 7 天,食道造影显示吻合口有 1 cm 长的细线样可疑瘘管,继续禁食,术后 2 周复查食道造影,吻合口瘘愈合。开始经口喂养,术后 3 周出院。

3. 随访

出院后 1 个月,3 个月,6 个月,1 年门诊随访,复查食道造影,未见吻合口狭窄与食道气道瘘复发。患儿身高、体重达同龄儿正常范围,位于第 50～80 个百分位。

三、病例分析

1. 病史特点

(1) 患儿,男性,出生 4 h。因“生后口吐泡沫 4 h”入院。

(2) 产前检查提示胎儿胃泡小、孕妇羊水过多。

(3) 阳性体征:放置胃管受阻,右上肺少量湿啰音,右手拇指多指,上腹部略显饱满,无压痛。

(4) 辅助检查:胸腹联合摄片提示右上肺渗出影,胃管盘曲在近端食道。食道造影显示食道近端为盲端,位于 T_3 下缘、T_4 上缘,腹部肠道充气。

2. 诊断和诊断依据

(1) 诊断:食道闭锁合并食道气道瘘,右拇多指,新生儿肺炎。

(2) 食道闭锁诊断依据:①产前发现胎儿胃泡小合并羊水过多,胎儿超声或 MRI 见近端食道盲端。②生后口吐泡沫,禁食呛咳,可伴有呼吸急促或青紫。③放置胃管受阻,胃管盘曲在口腔或近端食道。④食道造影可确诊食道闭锁,腹部肠管有无充气可以帮助诊断是否合并食道气道瘘。

3. 鉴别诊断

依据典型的临床表现、胸腹联合平片和食道造影检查,食道闭锁的诊断明确且相对简单。主要需要鉴别的是食道闭锁是否合并食道气道瘘、是否合并其他脏器或染色体异常,有无特殊瘘管存在、有无合并吞咽不协调等可引起进食困难的疾病。术前充分评估,对手术恢复状态及预后判断具有重要参考价值。

特殊瘘管如食道近端气道瘘或 H 型气管食道瘘。前者术中易遗漏,术后可表现为食管气管瘘复发而需要再手术。后者常在出生后第一次进食时就出现症状,包括特征性进食窒息史及缺氧发作史。部分患儿表现为频繁肺部感染,由于瘘管造成的反复右侧肺炎。可以行支气管镜检查。从颈部切口寻找、离断、结扎瘘管。并发症包括喉返神经麻痹(包括单侧或双侧),以及罕见的瘘管再发。

四、处理方案及基本原则

1. 治疗方案

患儿诊断明确,需要手术治疗。目前,食道闭锁往往采用限期手术。一般来说,急诊手术对婴儿不利;但接受机械通气治疗的新生儿出现以下情况时需要考虑急诊手术:严重的呼吸窘迫,以及大量胃扩张合并穿孔风险而急需瘘管结扎挽救生命。

2. 依据

根据解剖复位原则,对发育异常的食道气道瘘进行分离,离断和结扎,对异常离断的食道端端进行修复吻合。食道吻合无张力或低张力情况下,可完成一期吻合;食道吻合张力高或无法一期吻合情况下,实施分期手术或食道替代术。

五、要点与讨论

1. 概述

食道闭锁合并食道气道瘘(esophageal atresia and tracheo-esophageal fistular, EA/TEF)是新生儿期消化道重症疾病之一。1939 年第一例手术成功,随后被广泛认为是新生儿外科学中具有里程碑意义的一项手术。到 20 世纪 80 年代,随着现代医疗技术的提高,世界范围内的儿科外科中心食道闭锁的治疗达到 85%～98%的生存率,新生儿病死率低于 10%。与此同时,人们越来越多地关注新生儿期治疗后的致残率、长期预后及成年后生活质量。

2. 病理特点和分型

EA/TEF 有很多表现型。最近的研究表明,EA 病患中 VACTER 综合征相关的异常占 19%,表现为 3 个或 3 个以上脏器的发育异常。EA 有关的胃食道反流,如果没有对胃出口梗阻引起足够重视,常可导致诊断延误。EA 患儿所表现出的气管软化症状更能说明其与胚胎期支气管和肺发育异常有关。在进行支气管镜检查的患儿中 47%表现为明显的气管、支气管解剖异常。EA - TEF 也可合并肺发育不全、肠重复畸形、先天性囊性腺瘤样畸形以及隔离肺等畸形。其他罕见的合并畸形包括喉气管食道裂以及先天性食道狭窄也会与 EA - TEF 并存。

食道闭锁分型如图 7 - 2 所示。

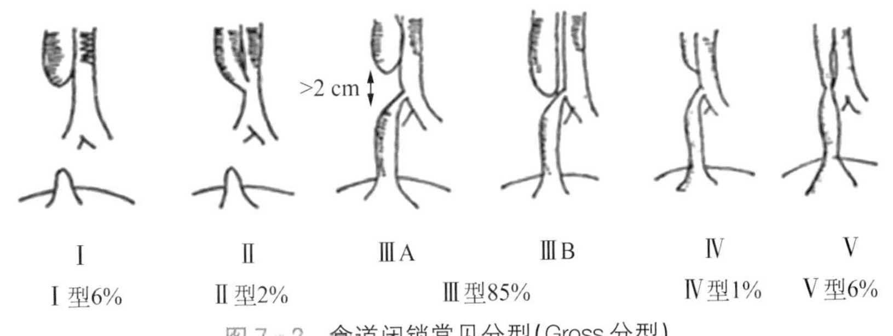

图 7 - 2　食道闭锁常见分型(Gross 分型)

3. 辅助检查方法的选择与意义

食道闭锁患儿需要仔细检查全身体表,可以发现染色体异常特殊面容(如 21 -三体)、肛门闭锁、多指(趾)等异常;存在特殊面容或怀疑染色体异常或遗传综合征,可进行染色体核型及基因芯片检查。听诊,心脏杂音;注意腹部有无膨隆。同时需要进行辅助检查,胸片了解肺、心影情况,腹部超声检查腹腔脏器有无异常,新生儿超声心动图检查有无心脏结构异常并评估心脏功能与肺动脉压;全脊柱摄片观察脊柱、肋骨发育有无异常。

胸腹部平片能提示鼻胃管停留于近端食道盲端，同时可显示腹部是否充气，以证实是否存在食管气管瘘；食道造影可进一步明确诊断，并清楚显示食道近端盲端位置，以便初步判断手术难易程度。食道闭锁患儿的食道造影需要用水溶性造影剂，且造影剂使用量少，仅显示食道盲端即可，不宜过多推注造影剂，通常约1～1.5 ml。支气管镜检查可以帮助确认食管气管瘘的瘘管位置与瘘管个数。

4. 治疗原则和进展

食道闭锁手术原则：缝扎、离断远端食道气道瘘，关闭异常通道；食道端端吻合，恢复食道连续性。同时还需仔细排除有无合并近端食道与气道之间的瘘管。

食道闭锁合并畸形的治疗原则：先处理紧急情况，如同时一期处理肛门闭锁等可能发生肠穿孔的畸形；如食道闭锁合并十二指肠高位梗阻，可根据患儿条件，选择一期或分期手术；而对于多指、小型室间隔缺损等非危及生命的畸形，通常选择分期手术。

目前食道闭锁合并食道气道瘘开展胸腔镜下治疗越来越广泛。H型食道闭锁大多数可通过颈部切口完成手术操作。长段缺失型食道闭锁手术方法争议较多，预后评估也较为复杂。

5. 术后处理和并发症防治

术后处理：首先是呼吸管理。EA/TEF术后需转至NICU进行治疗。继续静脉补液及广谱抗生素使用；食道吻合满意的患儿待情况稳定后可以撤离呼吸机；食道吻合口张力较大的患儿，建议给予3～5天的镇痛麻痹及机械通气。其次为术后营养、喂养管理。大多数情况下，术后48 h后可以通过术中放置、超过吻合口、进入胃内的胃管进行喂养，当患儿耐受后可以逐渐增加进食量。术后7～9天可行食道造影检查评估吻合口愈合情况。一旦吻合口愈合，即可开始经口喂养。

并发症防治：

(1) 吻合口漏：发生率11%～21%，以小漏为主，通过保持引流通畅、使用广谱抗生素、完全肠外营养，可以使吻合口漏自愈，但是胸腔引流管放置时间延长。大的吻合口漏不常见，而吻合口完全破裂更是罕见，一旦发生吻合口漏后不可控制的败血症、保守治疗失败，必须行颈部食道造口和胃造口。

(2) 胃食管反流：40%～50%发生率，影响患儿生长发育，导致反复肺炎、食道炎和食道狭窄的发生。体位治疗配合严格的饮食调理、配方奶粉提供足够热卡，以及夜晚选择性使用持续经鼻饲管喂食和白天频繁性少量喂食，对部分患儿是有效的治疗策略。以上治疗方案失败可行胃底折叠术。

(3) 吻合口狭窄：发生率20%～55%不等。表现为明显地喂食延长、喂食不完全以及相关的呼吸道症状，食道造影检查可明确。食道扩张包括球囊扩张与传统食道探条扩张。

(4) 气管软化：导致特征性TEF犬吠样咳嗽、呼吸喘鸣、SaO_2降低、呼吸暂停、发绀以及心动过缓，常和进食相关，还可发生危及生命的“死亡发作”。气管软化是自限性疾病，只有在患儿出现危及生命的症状时才需要进行外科干预。

(5) 食道气道瘘复发：5%～15%发生TEF复发。症状包括反复胸部感染以及进食呛咳，诊断最早倾向食道造影检查，如果该检查并未发现瘘管，但仍然怀疑TEF复发，可以食道镜结合支气管镜进行检查。手术是目前最好的方法，其他方法包括透热电灼瘘管，硬化剂注射、组织粘合剂以及纤维蛋白胶堵塞瘘管。

6. 随访要点和预后

术后短期随访主要关注有无吻合口狭窄、瘘复发等情况，出现临床症状及时再手术。术后长期随访需要关注患儿整体生长发育状态及有无食道功能障碍等问题，评估是否合并神经系统发育落后、胃食管反流等影响生存质量疾病的发生及进展，适时需要外科干预或康复训练及心理辅导。

对于常见的Gross Ⅲ型食道闭锁，Spitzer分类与存活率如表7-1所示。

表7-1 Spitzer分类与存活率

分组	特征	存活率
Ⅰ	出生体重>1 500 g，无主要心脏疾病	97%
Ⅱ	出生体重>1 500 g，或有主要心脏疾病	59%
Ⅲ	出生体重<1 500 g，有主要心脏疾病	22%

六、思考题

1. 食道闭锁的常见产前发现与临床症状有哪些？
2. 食道闭锁的临床分型有哪些，各有什么特点？
3. 食道闭锁的手术治疗原则是什么？
4. 食道闭锁术后最常见并发症有哪些？

七、推荐阅读文献

1. 郑珊. 实用新生儿外科[M]. 北京：人民卫生出版社. 2013：363－377.

2. Nicola Smith. Oesophageal atresia and tracheo-oesophageal fistula [M]. Early Human Development，2014，90(12)，947－950.

3. Dingemann C，Meyer A，Kircher G，et al. Long-term health-related quality of life after complex and/or complicated esophageal atresia in adults and children registered in a Germen patient support group [J]. J Pediatr Surg，2014，49(4)：631－638.

（沈　淳）

案例 8

新生儿坏死性小肠结肠炎

一、病历资料

1. 现病史

患儿,女,16 天。因“发现腹胀 1 天伴便血 1 次”入院。

患儿系双胎之小,母亲因妊娠期高血压行剖宫产,31^{+2}周早产,出生体重 1 250 g,生后因“早产、极低出生体重儿”在当地 NICU 住院。生后第二天少量配方奶经口肠道喂养,开始喂养顺利,并给予间歇性辅助排便。在逐渐加奶过程中,于生后 14 天出现胃纳减少伴反应差,生后 15 天出现腹胀、呕吐及精神萎靡,即给予禁食、胃肠减压及静脉抗生素等处理,胃肠减压引流黄绿色液体,今日凌晨排暗红色脓血便 1 次,肠鸣音减弱。为进一步诊治,转诊专科医院。

2. 既往史

G_1P_2,产前超声检查胎儿未见明显结构异常。孕妇有妊娠期高血压病史。否认孕期感染史。出生时 Apgar 评分 8 分—10 分—10 分。双胞胎之姐姐,出生体重 1 550 g,目前喂养良好。否认家族遗传病史,无食物、药物相关过敏史。

3. 体格检查

T 37.6℃, HR 170 次/min,呼吸浅促,口唇无青紫;皮肤、巩膜无明显黄染;无明显脱水貌,前囟平;腹胀,脐周无红肿,腹壁无水肿,右下腹触之有不适感伴右下肢回缩,未扪及明显腹部包块,肠鸣音弱,双侧阴唇略有肿胀。棉签代替肛指检查见染血,暗红色、黏冻样,移动性浊音阴性。

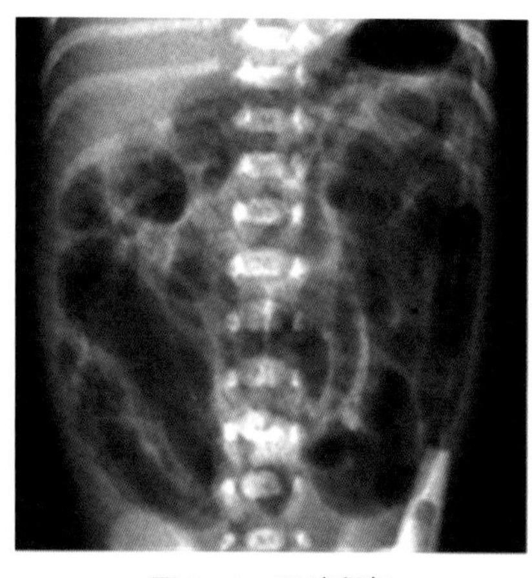

图 8-1 肠壁积气

4. 实验室及影像学检查

血常规:WBC 3.4×10^9/L, Hb 88 g/L, PLT 56 $\times10^9$/L, CRP 126 mg/L。

血气分析:pH 值 7.214, BE −9.4 mmol/L, Na^+ 135 mmol/L, K^+ 4.2 mmol/L, Cl^- 96 mmol/L。

腹部平片(见图 8-1):提示肠壁积气,肠道充气不均匀,局部肠管扩张,肠壁间隙增宽。

二、诊治经过

1. 治疗方案

禁食、胃肠减压、静脉抗生素联合肠外营养保守治疗，观察病情变化，出现外科手术指针时，外科干预。

2. 治疗经过

（1）入院后完善常规血生化及腹部正侧位片检查后，给予置暖箱、禁食、胃肠减压、静脉广谱抗生素联合抗厌氧菌、以及积极静脉营养支持。在内科保守治疗 4 h 后，复查腹部正侧位片，肠壁积气吸收消失，但肠管固定、肠袢僵硬，肠壁间隙增宽明显，右下腹变致密。患儿腹胀缓解不明显，开塞露通便排出少量褐色便及淡黄色黏液。入院保守治疗 10 h 后，再次摄片提示少量腹水伴腹腔游离气体，肠穿孔（见图 8－2）。

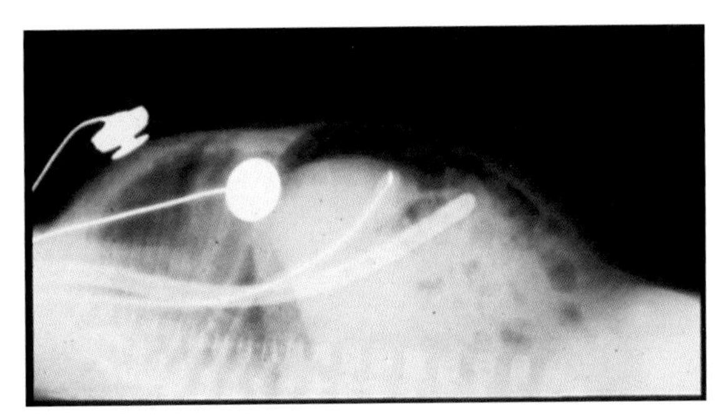

图 8－2 脐部下方腹腔游离气体

（2）与家属术前谈话交代病情。早产儿、极低体重出生儿发生坏死性小肠结肠炎，保守治疗后病情无明显好转，且腹部正侧位片提示气腹、肠穿孔，为急诊手术探查指征。谈话中需要着重指出术中风险（休克、出血、死亡）、手术方式（手术以挽救生命为前提进行造瘘、二期手术、短肠综合征等相关风险）、术后并发症（瘘口相关并发症、肠道狭窄、败血症、颅内感染等），不要遗忘早产儿并发问题（颅内出血、视网膜病变等）。取得家属充分了解、签字后，急诊手术。

（3）2 h 内积极完善术前准备及备血，行手术探查。术中见末端小肠 20～30 cm 及回盲部、升结肠多发病灶，严重处局部肠壁菲薄、弹性消失，于末端小肠 10 cm 处发现一处穿孔，直径约 1 cm，肠内容物外渗，腹腔污染。术中切除末端小肠坏死组织约 15 cm，分别行近、远端小肠造瘘。

（4）术后病情详细告知家属，患儿带气管插管返回 NICU，生命体征监护、禁食、胃肠减压、静脉营养、针对腹腔穿刺液培养药敏结果选择抗生素使用、输少浆血、改善贫血、纠正凝血功能等相关治疗。

术后 3 天患儿拔气管插管；术后 1 周，患儿开始少量肠道喂养，造瘘口排便畅；术后 2 周依据临床症状及实验室感染类检查指标情况，停用抗生素；术后 3 周肠道喂养达全量；术后 4 周，行造瘘远端肠管造影检查，提示造瘘远端小肠及升结肠两处狭窄，开始经肛门灌注林格氏液和无糖藕粉，以避免远端废用；术后 6 周，患儿体重 2 150 g；出院随访。出院前完成早产儿视网膜病筛查及早产儿头颅 MRI 检查，均无特殊异常。

3. 随访

第一次出院后患儿经口喂养耐受，按需喂养，造瘘口 24 h 排便量在 60 ml 左右，体重增加满意，同时坚持经肛门灌注远端肠管。出院 2 月，体重 5 kg，再次入院行造瘘关闭术。术中证实造瘘远端小肠、升结肠两处狭窄，行狭窄肠管切除、小肠结肠吻合。术后恢复良好，术后 9 天出院。第二次手术后 3 月、半年、1 年随访。至 1 周岁时，患儿身高、体重均在同龄儿的第 25 个百分位。同时在新生儿内科长期随访神经发育等情况。

三、病例分析

1. 病史特点

（1）患儿，女，16 天。因“发现腹胀 1 天伴便血 1 次”入院。

(2) 因母亲妊娠期高血压行剖宫产,31^{+2}周早产,出生体重1 250 g,在配方奶喂养下于生后2周出现腹胀、纳差及血便。

(3) 阳性体征:呼吸浅促;腹胀,右下腹触之有不适感伴右下肢回缩,肠鸣音弱,双侧阴唇略有肿胀。棉签代替肛指检查见染血,暗红色、黏冻样。

(4) 辅助检查:腹部正侧位片提示肠壁积气,肠道充气不均匀,局部肠管扩张,肠壁间隙增宽;复查腹部平片提示气腹。

2. 诊断和诊断依据

(1) 诊断:新生儿坏死性小肠结肠炎(NEC)伴肠穿孔;早产儿、极低体重出生儿。

(2) 坏死性小肠结肠炎诊断依据:①高危因素:早产儿、低出生体重儿;孕妇妊娠期高血压可能造成胎儿缺氧病史;配方奶肠道喂养。②临床表现:喂养过程中出现喂养不耐受、纳差、体温波动或间歇性呼吸暂停;腹胀、呕吐,进而血便。③查体可见腹胀;腹部压痛,肠鸣音弱,有时可伴腹壁水肿、脐周红肿触痛等。④腹部平片提示肠壁积气、门静脉积气、肠壁增厚、肠间隙增宽、腹腔游离气体等典型坏死性小肠结肠炎征象。

3. 鉴别诊断

(1) 中毒性肠麻痹:原发病为腹泻或败血症时,可发生腹胀、肠道动力性改变,通常无便血,X线片上无肠壁积气。

(2) 机械性小肠梗阻:腹部正侧位X片中可见宽大的液平面,肠壁较薄,有时肠壁间隔增宽模糊,但无肠壁积气,再结合临床病史则易区别。

(3) 先天性巨结肠:有便秘史,伴有小肠结肠炎表现为腹胀伴腹泻和呕吐等,通常经开塞露通便或温盐水灌肠可好转,必要时行钡剂灌肠检查,了解24 h钡剂残留情况。

(4) 新生儿出血症:有便血但腹部不胀,X片无肠腔充气和肠壁积气,维生素K治疗有效。

(5) 肠旋转不良伴中肠扭转肠坏死:腹胀、呕吐、便血,同时存在腹膜炎体征,X线片示腹部致密、肠道充气分布不均,但无肠壁积气,钡剂灌肠显示回盲部位于中上腹或左上腹。

(6) 局灶性肠穿孔(FIP):也常见于极低出生体重儿,由于与NEC病理特征不同,一般认为是不同于NEC的一项独立疾病。FIP常发生于合并有慢性肺部疾病以及有症状的动脉导管未闭的极低体重早产儿。

四、处理方案及基本原则

1. 治疗方案

新生儿坏死性小肠结肠炎首选治疗方案为非手术保守治疗。主要禁食、胃肠减压、静脉抗生素和静脉营养支持、纠正低血容量等。非手术治疗无效或病情进展,具外科干预指征时,需外科手术探查。

新生儿坏死性小肠结肠炎诊断Bell分期ⅠA、ⅠB和ⅡA期的多数保守治疗可治愈;部分患儿可能出现治愈后并发症(肠狭窄),可检查明确后择期手术;进展期ⅡB、ⅢA和ⅢB期NEC患儿多数需要外科干预。

2. 依据

坏死性小肠结肠炎Bell分级修正版。

(1) Ⅰ可疑病变:

ⅠA:轻度全身性症状(呼吸暂停、心动过缓、体温波动);
轻度肠道症状(腹部扩张、胃潴留、大便隐血)。

ⅠB:轻度全身性症状(呼吸暂停、心动过缓、体温波动);

轻度肠道症状(腹部扩张、胃潴留、大便隐血);
非特异性或正常影像学检查结果。

(2) Ⅱ明确病变:

ⅡA:轻度全身性症状(呼吸暂停、心动过缓、体温波动);
其他肠道症状(肠鸣音消失、腹部触痛);
特异性影像学检查结果(肠壁积气或门静脉积气);
实验室检查异常(代谢性酸中毒、血小板减少)。

ⅡB:中度全身性症状(呼吸暂停、心动过缓、轻度代谢性酸中毒、轻度血小板减少);
其他肠道症状(肠鸣音消失、腹部触痛)。

(3) Ⅲ严重病变:

ⅢA:严重全身性症状(同ⅡB,加上血压降低和休克);
肠道症状(腹胀加剧、腹壁色泽改变、腹膜炎、无肠穿孔);
严重影像学检查结果(腹水明确);
进行性恶化的实验室检查(代谢性酸中毒、DIC)。

ⅢB:严重全身性症状(同ⅡB,加上血压降低和休克);
肠道症状(较大的腹部脓肿、腹壁颜色改变、腹膜炎、肠穿孔);
严重影像学检查结果(明确性腹水以及气腹);
进行性恶化的实验室检查(代谢性酸中毒、DIC)。

五、要点与讨论

1. 概述

坏死性小肠结肠炎(necrotizing enterocolitis, NEC)是新生儿重症监护室常见消化道疾病之一。NEC在早产儿中发病率约为1%～5%。NEC早期采取内科非手术治疗,但50%需要外科干预,术后病死率在20%～50%之间;累及全小肠的NEC病死率可高达100%。随着新生儿医学的进步,极低出生体重儿存活增加,NEC发病率也呈上升趋势。

2. 病理特点与分型

NEC患儿病变肠段的组织学检查可发现上皮细胞松解、水肿、黏膜下积气。严重的病例可发现全层坏死,伴或不伴穿孔。虽然NEC可发生于小肠或结肠的任何部位,但末端回肠和升结肠是最常见受累区域,最严重的病例可发生全肠、广泛性坏死。尽管在病理表现上有其特点,但NEC依然是临床性诊断疾病,而非病理性诊断。

NEC主要依据临床表现及辅助检查征象按Bell分级修正版进行临床评估分级;手术中按病变累及范围可分为局灶型、多发病灶型和全肠道或广泛型NEC。

3. 辅助检查方法的选择与意义

辅助检查重点是血常规、血生化和腹部正侧位片检查。WBC发病之初升高,但减少也常有发生,约37%严重NEC患儿WBC低于1.5×10^9。血小板减少也很常见,严重的血小板减少($<100\times10^9$)常提示预后不良。CRP非特异性升高,持续性CRP升高常常提示并发症的发生,如腹腔或肠道脓肿、肠道狭窄或者提示需要手术干预。50%的患儿可出现菌血症。血生化检查如酸中毒和电解质异常提示病情加重。

肠管扩张、充气是NEC早期非特异性表现;间隔数小时随访的平片中肠攀固定、肠管不随时间发生位置改变,常常提示肠壁发生全层坏死。肠壁积气是NEC腹部平片特异性表现,而非手术指征。30%的早产儿NEC表现门静脉积气,主要是由于肠壁积气经静脉吸收所致。

其他检查的意义：超声检查可以提示肠壁增厚，还可看到肠腔内液体积聚，其敏感性高于腹部平片。超声也可以评估肠腔气体存在形式，是肠壁内积气，或腹腔内游离气体，或门静脉积气。没有证据表明NEC诊断初期需要肠道造影检查。但对曾经有NEC病史，后出现肠梗阻征象患儿，需要造影检查评估有无肠狭窄。

4. 治疗原则和进展

一旦怀疑或确诊NEC，治疗上首先应进行肠道休息，禁食并放置鼻胃管进行胃肠减压，应用广谱抗生素。积极纠正酸中毒、输注相应血制品、液体复苏纠正低血容量、纠正凝血功能异常以及血小板减少。可能需要呼吸机通气支持或升压药物维持血液动力学。通过随访腹部平片监测疾病进展情况，并需密切观察实验室检查结果的变化。内科治疗有效患儿，保守治疗轻者持续5～7 d，一般持续8～12 d，严重者3周，直至停止肠道休息和抗生素治疗。

NEC发生肠全层坏死及出现穿孔时需要手术治疗。有时广泛性肠坏死可以不伴穿孔或在腹平片上不出现游离气体，但其可出现广泛性腹膜炎和血流动力学不稳定，此时，也需要外科进行手术干预。

NEC手术目标是尽可能去除坏死组织，减少腹腔污染和感染源，尽可能限制小肠手术切除范围，尽可能保留多的有活力肠管以避免短肠综合征。NEC手术方法依旧是广受争议的领域。腹腔引流术与剖腹探查术、一期肠吻合与肠造瘘术均各有优缺点，可依据术中病变范围、腹腔污染程度及患儿手术耐受情况等因素综合考虑后选择。对全肠道或广泛型NEC的手术治疗更存在困难性，“clip and drop-back”技术是可能有效的一种尝试。

5. 术后处理和并发症防治

（1）术后处理：NEC术后肠功能恢复前仍然需要静脉营养支持，一般术后4～5 d肠功能逐渐恢复，开始少量肠道喂养。术后抗生素的使用可依据术中脓培养和药敏结果进行调整，或延续术前用药，在临床感染症状消失和实验室检查指标恢复正常后停用抗生素。部分早产儿术后仍需要呼吸机辅助通气直至安全撤离。NEC肠造瘘患儿需要观察造瘘出量，记录体重增长情况，评估术后营养状态，造影检查了解造瘘远端肠管情况并进行远端肠管灌注治疗，择期行二期手术。

（2）急性期并发症：NEC感染性并发症包括脓毒血症、脑膜炎、腹膜炎，偶尔也有腹腔内脓肿形成。产生的炎症反应可以导致凝血功能障碍或弥漫性血管内凝血、呼吸或心血管功能缺陷以及代谢性并发症，例如低血糖和酸中毒。因此，每一个怀疑或确诊NEC的患儿都应该密切监护并积极复苏。

（3）慢性期并发症：包括肠狭窄和短肠综合征。大于30%的NEC患儿可发生肠狭窄，以及10%外科治疗NEC患儿发生短肠综合征。肠狭窄可发生于受累肠管的任何部位，但最常见的部位还是结肠。任何部位的肠狭窄都需要外科切除。当NEC病变肠管切除后剩余的功能性肠管不能充分吸收液体以及营养物质时，可发生短肠综合征。短肠综合征或肠功能衰竭病例因需要肠外营养，而增加静脉输注相关性感染或脓毒血症、胆汁淤积性肝病以及肝衰竭的危险。短肠综合征部分患儿可通过外科手术延长小肠长度，达到一定的治疗效果，另有部分需要小肠移植。

6. 随访要点和预后

NEC术后随访需要注意有无粘连性肠梗阻发生，同时还要评估患儿生长发育和神经系统发育情况。NEC存活患儿中，特别是极低出生体重儿，神经系统发育迟滞的危险增加；接受外科干预的NEC患儿概率更高，可能与病情严重有关。

六、思考题

1. 新生儿坏死性小肠结肠炎高危因素和主要临床表现有哪些？
2. 新生儿坏死性小肠结肠炎治疗方案和原则是什么？
3. 新生儿坏死性小肠结肠炎的手术指针、手术原则和手术方法有哪些？

七、推荐阅读文献

1. Jobe A. H. What to feed very preterm infants to avoid necrotizing enterocolitis [J]. The Journal of Pediatrics，2015,166(3),507-510.

2. Mehul V. Raval，R. Lawrence Moss. Current concepts in the surgical approach to necrotizing enterocolitis [J]. Pathophysiology，2014,21(1),105-110.

3. 郑珊. 实用新生儿外科[M]. 北京:人民卫生出版社. 2013:435-441.

（沈　淳）

案例 9

先天性肠旋转不良

一、病历资料

1. 现病史

患儿，男，5岁。因“反复脐周疼痛半年，加重伴呕吐一周”入院。

患儿于入院前半年，常于剧烈活动或受凉后出现腹痛，主要为脐周痛，阵发性发作，疼痛持续10～20 min后可自行缓解，当时无发热，无呕吐，无腹胀，无便秘，无便血，无呕血，无皮肤巩膜黄染等。于当地医院就诊，建议随访观察，未行特殊治疗。入院前一周起，患儿腹痛发作较前频繁，程度逐渐加重伴呕吐，疼痛多为持续性，呕吐物初为胃内容物，量中等，后含有黄绿色液体，无腹胀，无呕血，无便血，无发热，近两日无排便。为进一步治疗于我院就诊，门诊查GI提示肠旋转不良。现为进一步诊治，拟“腹痛待查(先天性肠旋转不良?)”收入院。患儿自发病来，精神反应可，胃纳尚可，小便可。

2. 既往史

G_2P_2，孕38周顺产娩出，BW 3 400 g。出生后无青紫、窒息抢救史，Apgar评分不详。生后混合喂养，按时添辅食。生长发育同正常同龄小儿。否认肝炎、结核等传染病史；否认药物、食物过敏史；按时按计划预防接种；否认手术、外伤、输血史。

3. 体格检查

神清，精神可，全身皮肤未及瘀点瘀斑紫癜，皮肤巩膜无黄染。呼吸平稳，双肺呼吸音清，未及明显干湿啰音。HR 92次/min，心律齐，未闻明显杂音。腹部平坦，未见胃肠型，无腹壁静脉显露，无压痛，无反跳痛，无肌卫，肝脾肋下未及，未触及腹部包块等，移动性浊音(－)，肠鸣音4～5次/min，无亢进。四肢活动可。

4. 实验室和影像学检查

血常规：RBC 4.92×10^{12}/L，WBC 7.26×10^{9}/L，N 42.6%，PLT 265×10^{9}/L，Hb 139 g/L。血葡萄糖4.8 mmol/L。

电解质：Na^+ 139.0 mmol/L，K^+ 3.4 mmol/L，Cl^- 104.0 mmol/L。

血气分析：pH值7.31，BE －4.9 mmol/L，HCO_3^- 21.10 mmol/L。

GI见十二指肠内造影剂淤滞，空肠起始部位于脊柱右侧(见图9-1)。腹部增强CT提示肠系膜上动静脉行走呈螺旋状(见图9-2)。

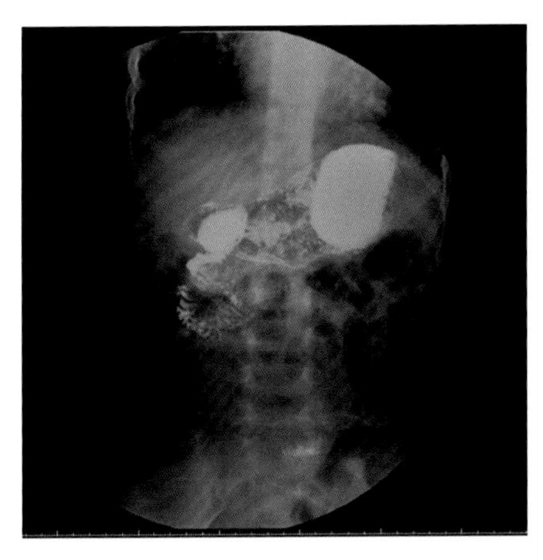
图9-1 GI示空肠起始部位于脊柱右侧

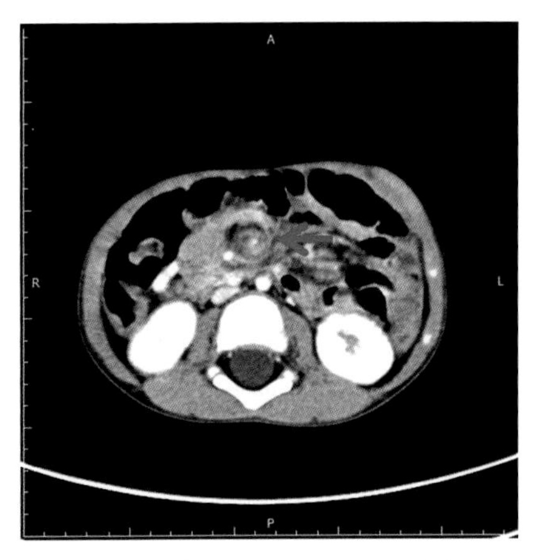

图9-2 腹部增强CT红色箭头处提示肠系膜上动静脉行走呈螺旋状

二、诊治经过

1. 治疗方案

初步诊断：腹痛待查(先天性肠旋转不良可能)。完善术前检查，行急诊腹部探查术，Ladd's术。

2. 治疗经过

(1) 入院后完善常规检查及术前准备，予以禁食、留置胃管、持续胃肠减压，予以补液支持，维持水电解质酸碱平衡，开塞露通便等治疗。观察患儿腹痛发作频率及程度，同时监测胃肠减压量和颜色、排便情况。

(2) 术前谈话：着重指出术中风险、手术方式、术后并发症，特别是详细交代有肠扭转、肠管缺血坏死的风险。

(3) 入院当日经检查后行急诊剖腹探查。术中发现中肠扭转270°，小肠色泽红润，无明显缺血表现，回盲部位于中上腹，十二指肠降部存在膜状粘连但松弛，未见明显十二指肠梗阻表现。十二指肠空肠交界处存在膜状粘连压迫，给予仔细分离松解。切除阑尾，将回盲部放置左侧腹。手术证实诊断为肠旋转不良。术后将病情详细告知家属，患儿转入PSICU，监护生命体征、禁食、胃肠减压、抗生素使用等相关治疗。术后3天患儿胃肠减压量逐渐减少、肠道功能逐渐恢复，停止胃肠减压拔除胃管后转回普通病房。术后4天，开始经口进食流质并逐渐过渡至正常饮食，术后9天出院。

3. 随访

出院1月后门诊随访，患儿无呕吐、腹痛等情况，体重增加。

三、病例分析

1. 病史特点

(1) 患儿，男，5岁。因“反复脐周疼痛半年，加重伴呕吐一周”就诊。

(2) 患儿病程中反复腹痛逐渐加重并伴有胆汁性呕吐。

(3) 腹部体检无明显阳性体征。

(4) 辅助检查：GI见十二指肠内造影剂淤滞，空肠起始部位于脊柱右侧。腹部增强CT见肠系膜血管呈螺旋状。

2. 诊断与诊断依据

(1) 诊断:腹痛待查(先天性肠旋转不良可能)。

(2) 诊断依据:①反复腹痛发作,逐渐加重,并伴有胆汁性呕吐。②GI 及腹部增强 CT 检查支持肠旋转不良诊断。

3. 鉴别诊断

新生儿肠旋转不良主要需与先天性十二指肠闭锁、狭窄和环状胰腺等鉴别,而婴儿和儿童肠旋转不良应与其他原因引起的十二指肠完全性或间歇性梗阻鉴别,如十二指肠隔膜、肠系膜上动脉综合征等。腹部直立位片、钡餐和钡剂灌肠检查对于鉴别可提供很大帮助。但是,肠旋转不良可与上述几种肠道发育畸形同时存在。

四、处理方案及基本原则

1. 治疗方案

因临床症状就诊,影像学辅助检查提示先天性肠旋转不良者,应尽早行手术探查,术中明确诊断后行 Ladd's 术。术前准备按腹部外科的常规准备,术前需纠正水电解质酸碱失衡,术后肠功能恢复后可逐渐经口进食。

2. 基本原则

先天性肠旋转不良病例中,小肠易环绕肠系膜根部发生扭转,可导致肠管缺血坏死,应该尽早施行手术以避免严重并发症发生。

五、要点与讨论

1. 概述

先天性肠旋转不良(congenital malrotation of intestine)指胚胎期肠管在以肠系膜上动脉为轴心的旋转过程中进行的不完全或固定异常,使肠管位置发生变异和肠系膜附着不全,可引起上消化道梗阻和肠扭转肠坏死。主要包括急性发作的中肠扭转、亚急性的十二指肠不全梗阻、慢性和反复发作的腹痛或呕吐,部分患儿可长期无症状、无意中检查时被发现。因此,本病主要见于新生儿期,少数病例发生于婴儿或较大儿童。新生儿肠旋转不良常可有正常胎粪排出,多于生后 3~5 天发病,典型症状是大量胆汁性呕吐伴排便减少。部分患儿可发生血便,说明中肠扭转持久且发生了肠绞窄。严重者可存在脱水、电解质紊乱、发绀、四肢发凉等休克症状。而婴儿及儿童肠旋转不良者多表现为在出生后曾有呕吐史,但程度不严重,后症状消失。经过一段时间后,又再次发生胆汁性呕吐,如此可长期间歇性发作。部分患儿表现为间歇性发作的中上腹疼痛,发作时可有恶心呕吐。少数在上述反复发作呕吐或腹痛基础上,或平时一直无症状,突然因肠扭转产生急性腹痛和剧烈呕吐。

2. 病理与分型

肠旋转不良的形成是在胚胎期肠发育过程中,肠管以肠系膜上动脉为轴心按逆时钟方向从左向右旋转。正常旋转完成后,升结肠和降结肠即由结肠系膜附着于后腹壁,小肠系膜亦由屈氏韧带开始,由左上方斜向右下方,附着于后腹壁。在中肠旋转阶段,如果发育不正常,就可产生肠旋转不良,导致盲肠不在右髂窝,而停留在右上腹、中腹或左腹部,同时结肠系膜和小肠系膜都不附着于后腹壁上。在旋转过程中不同阶段发生停顿,可产生不同的病理表现。

(1) 肠旋转不良、十二指肠被压迫:从盲肠和升结肠发出的腹膜系带(Ladd 膜)跨越十二指肠第二段的前面,并附着于腹壁右后外侧,十二指肠就被它压迫而发生梗阻。

（2）肠扭转：小肠系膜未能正常从左上腹到右下腹宽广地附着于后腹壁，而仅在肠系膜上动脉根部附近很狭窄地附着。因此，小肠、盲肠及升结肠易环绕肠系膜根部发生扭转。扭转多是顺时针方向的，可造成肠系膜上动脉闭塞，使整个中肠发生梗死性坏死。

（3）空肠上段膜状组织压迫：空肠起始段，被腹膜系带所牵缠，有许多膜状组织粘连压迫，因压迫或变窄而形成不完全近端空肠梗阻。

3. 检查方法的选择

新生儿有高位肠梗阻症状，呕吐物含大量胆汁，曾有正常胎粪排出者，应首先考虑本病。婴儿和儿童如有间歇性腹痛或呕吐，表现为高位肠梗阻症状者也要想到本病。影像学检查对于确诊很重要。

（1）腹部直立位片：典型表现为胃和十二指肠扩张，小肠内只有少量气体甚至完全无气体。

（2）钡餐造影检查：空肠起始部位于脊柱右侧，肠管走向异常，十二指肠空肠于脊柱右侧垂直下行，或呈螺旋状走行。

（3）钡剂灌肠：显示盲肠位置异常，对于肠旋转不良的诊断具有决定性意义。但盲肠位置正常尚不能排除肠旋转不良。

（4）腹部超声和腹部增强CT检查：可探及扭转的小肠系膜根部肠系膜上动静脉相对位置发生改变，肠系膜上动脉走行在肠系膜上静脉的右侧，血管呈螺旋状排列，称漩涡征，对诊断有意义重大。

4. 治疗原则与手术要点

消化道梗阻症状或急性腹痛发作是手术指征。患儿入院需观察呕吐、腹痛情况，行X线检查明确诊断，并进行常规手术前准备。术前准备包括留置胃管、胃肠减压、静脉补液维持水电解质酸碱平衡。若有便血或腹膜炎体征者应尽快急诊手术。手术可开腹或经腹腔镜完成。新生儿腹腔容量小，腹腔镜手术具有一定困难。开腹手术后粘连性肠梗阻较多见，而腹腔镜手术后肠扭转复发率可高达19%。肠系膜根部分离不够、肠系膜展开后宽度不够、术后肠管间粘连少是术后肠扭转复发的高危因素。评估腹腔镜治疗肠旋转不良的合理性与效果还需要长期研究。

手术要点：

（1）处理中肠扭转：扭转多是顺时针方向的，充分显露肠管后，应循逆时针方向复位肠管，整复到肠系膜根部完全平坦为止。如肠管已坏死，则必须切除，今后将导致短肠综合征。

（2）松解压迫十二指肠的Ladd膜：肠扭转复位后，可见从盲肠和升结肠上发出的Ladd膜跨越于十二指肠第二段前，用剪刀切开这一无血管的腹膜带，并分离松解十二指肠上所有膜状组织。

（3）松解空肠起始部位的膜状压迫组织：检查十二指肠空肠连接处附近及空肠上段有无膜状组织粘连致肠管扭曲和狭窄，将其分离后使十二指肠与空肠沿脊柱右侧垂直而下。

（4）排列肠管：将小肠纳入腹腔右侧，回盲部升结肠置于腹腔左侧，并检查有无其他肠管畸形。术中需同时切除阑尾。

5. 术后处理和并发症防治

术后持续胃肠减压，直至肠功能恢复后给少量糖水，无呕吐再给等量牛奶，以后逐渐增加奶量。因肠扭转术后发生腹胀或肠麻痹，需较长时间禁食者应给予7～10天TPN治疗，给予广谱抗生素防止肺部和全身性感染。因肠坏死而广泛肠切除导致短肠综合征者应给予恰当的药物、营养或手术治疗。

遗漏并存的消化道畸形：比较容易被忽略的疾病如肥厚性幽门狭窄、十二指肠隔膜狭窄、先天性巨结肠等。因此术中应逐一检查全消化道，并对存在的畸形施以正确的手术或详细记载以便日后治疗。

6. 随访要点和预后

再次扭转的发生率很低，但术后如患儿出现肠梗阻需考虑再次扭转的可能。再次扭转的发生率低于10%。肠旋转不良术后胃肠道功能紊乱是常见现象，随访有无遗留间歇性腹痛、顽固性消化吸收障碍、贫血、血白蛋白偏低等情况。另外，粘连性肠梗阻在开放性手术多见。肠旋转不良总体手术疗效良好，手术相关死亡率在3%～9%，在中肠扭转、广泛小肠坏死、早产儿和合并其他畸形的患儿中病死率增加。

六、思考题

1. 先天性肠旋转不良主要临床表现和诊断有哪些?
2. 先天性肠旋转不良中肠扭转的发生机制是什么?
3. 先天性肠旋转不良主要的病理表现有哪些?

七、推荐阅读文献

1. Hagendoorn J, Vieira-Travassos D, van der Zee D. Laparoscopic treatment of intestinal malrotation in neonates and infants: retrospective study [J]. Surgical Endoscopy, 2011,(01):217 - 220.
2. 蔡威、孙宁、魏光辉. 小儿外科学(第5版)[M]. 2014:297 - 301.

（王　俊）

案例 10

肠闭锁

一、病历资料

1. 现病史

患儿,女,6 h。因"产前检查发现胎儿肠道扩张"入院。

母孕 30 周在外院产前检查时 B 超发现胎儿肠道扩张,羊水增多。孕 37 周来我院就诊,MRI 检查显示:胎儿肠道明显扩张。后多次 B 超复查,肠道扩张逐渐加重。因宫内缺氧,今在外院行剖宫产,产程顺利,患儿出生体重 3 600 g,生后 Apgar 评分 10 分。为进一步治疗即转我院,转诊途中呕吐墨绿色液体 3 次,量较多,非喷射性。腹部直立位平片:上腹部三泡征,肠闭锁首先考虑。拟"先天性消化道畸形"收治入院。病程中,患儿精神可,未排胎便。

2. 既往史

G_2P_2,足月剖宫产,产前 B 超检查发现胎儿肠道扩张,羊水增多,余未见明显异常。父母及哥哥体健。母亲否认妊高征,否认糖尿病、蛋白尿等孕期并发症,家中未饲养猫、狗等宠物。否认孕期异常阴道流血,否认存在胎内感染史,孕期未口服药物。未预防接种,无手术史。

3. 体格检查

T 36.7℃, HR 157 次/min,R 40 次/min,SaO_2 99%,一般情况可,神志清楚,精神反应佳,呼吸平稳,口唇无青紫;无脱水貌;胸廓平坦,三凹征阴性,双肺呼吸音清,未闻及啰音,心音有力,律齐,未闻及明显杂音;上腹部膨隆,可见胃肠型,无腹壁静脉显露,肠鸣音 5 次/min,触诊腹软,无压痛,无肌卫,肝肋下 1.5 cm,质地软,边界清,脾肋下未触及,未触及肿块,叩诊无移动性浊音;肛门、生殖器未见异常;四肢无畸形,未见明显脊柱侧弯;生理反射存在。

4. 实验室及影像学检查

血常规:RBC 4.13×10^{12}/L, PLT 220×10^{9}/L, WBC 22.36×10^{9}/L, N 65.5%, CRP<8 mg/L。

肝肾功能:ALT 18.0 IU/L, AST 127.0 IU/L, TB 62.6 μmol/L, DB 0 mol/L, TP 60 g/L, ALB 36 g/L, BUN 4.1 mmol/L, Cr 80.1 μmol/L, UA 457.3 μmol/L。

电解质:Na^+ 144.0 mmol/L, K^+ 4.20 mmol/L, Cl^- 111.0 mmol/L, Ca^{2+} 2.29 mmol/L。

凝血常规:PT 12.1 s, APTT 48.4 s, FDP 1.51 g/L, TT 12.70 s。

心彩超:房间隔缺损(Ⅱ),动脉导管未闭,三尖瓣反流(轻)。

腹部 B 超:肝、胆、脾、双肾未见明显异常,胰腺显示不清。

腹部立位平片:上腹部三泡征[见图 10-1(a)]。

泛影葡胺灌肠造影:所有结肠细小,部分末端回肠显示[见图 10-1(b)]。

上消化道造影：胃、十二指肠、空肠扩张，空肠起始部明显扩张，造影剂通过后因受肠液稀释，显示不清。十二指肠框形态、位置正常[见图 10-1(c)]。

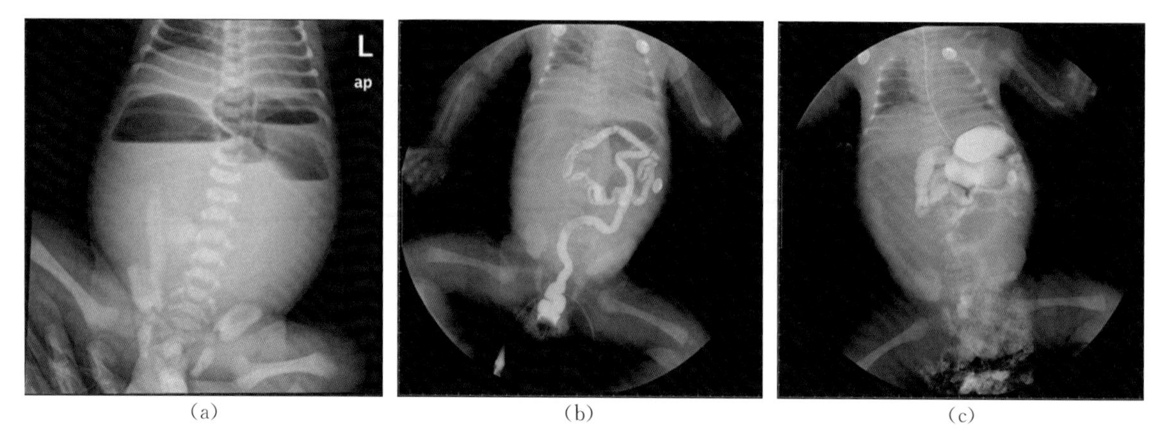

(a) (b) (c)

图 10-1 **腹部影像**

(a) 腹部平片示上腹部三泡征 (b) 泛影葡胺灌肠造影示结肠细小 (c) 上消化道造影示胃、十二指肠、空肠起始部明显扩张

二、诊治经过

1. 治疗方案

入院初步诊断：肠闭锁。完善术前准备，进行急诊手术。

2. 治疗经过

(1) 入院完善术前常规检查及术前准备：禁食、胃肠减压，胃管内抽出较多黄绿色液体，开塞露通便排出少量陶土色大便。消化道造影提示肠闭锁。

(2) 术前谈话：术前告知家长目前诊断及手术的重要性，着重指出围手术期风险、手术方式、术后并发症，特别详细说明术中若发现肠管长段坏死则术后出现短肠综合征，长期营养不良的可能；术后肠功能恢复缓慢、肠粘连、肠梗阻的可能；存在其他需手术治疗的合并畸形可能。

(3) 入院 5 h 后行剖腹探查，术中见十二指肠及近端空肠明显扩张，直径 4 cm，近端空肠Ⅰ型闭锁；距屈氏韧带 60 cm 处Ⅱ型闭锁，远端肠管细小，直径 4 mm，往远端肠管内注水，距屈氏韧带 80～90 cm 范围内 4 处肠闭锁，其中 3 处为Ⅰ型，1 处为Ⅱ型，将该多发闭锁的 10 cm 肠管切除，近端空肠的Ⅰ型闭锁予隔膜切除、纵切横缝，Ⅱ型闭锁肠管近端予裁剪成形，呈"椎状"，与远端吻合。术后诊断多发小肠闭锁(Ⅳ型)，将病情详细告知家长，患儿转入 PSICU，监护生命体征、禁食、胃肠减压、开塞露通便、抗生素预防感染、补液等相关治疗。术后 7 天腹胀缓解，胃肠减压量减少，色变浅，肠功能逐步恢复，拔除胃管后逐步恢复饮食，术后 16 天完全恢复并耐受肠道喂养，予出院。

3. 随访

出院 1 月后门诊随访，患儿无呕吐、腹胀等情况，体重增加，每天排便 3～4 次，糊状。

三、病例分析

1. 病史特点

(1) 患儿，女，6 h。因"产前检查发现胎儿肠道扩张"入院。

(2) 生后呕吐墨绿色液体 3 次，量较多，非喷射性。

(3) 体检：上腹部膨隆，可见胃肠型，肠鸣音 5 次/min，触诊腹软，无压痛，无肌卫，未触及腹块，叩诊无移动性浊音。

(4) 胃肠减压引流物黄绿色,开塞露通便排出陶土色大便。

(5) 辅助检查:腹部直立位平片:上腹部三泡征。泛影葡胺灌肠造影:显示所有结肠细小,部分末端回肠显示;上消化道造影:胃、十二指肠、空肠起始部扩张,空肠起始部造影剂不能通过,远端仍有明显扩张、充气的肠管影;十二指肠框形态、位置正常。

2. 诊断及诊断依据

(1) 诊断:先天性肠闭锁。

(2) 诊断依据:①产前超声检查发现胎儿肠道扩张;生后呕吐墨绿色液体 3 次。胃肠减压黄绿色,开塞露通便排出陶土色大便。②上腹部膨隆,可见胃肠型。无腹膜炎体征。③平片、上消化道造影及结肠造影均提示上消化道梗阻、结肠发育细小。

3. 鉴别诊断

大多数因各种原因引起的新生儿肠梗阻的临床表现与肠闭锁十分相似,如肠旋转不良、内疝、胎粪性肠梗阻、全结肠型巨结肠等。但结合典型的临床表现和造影检查,多可明确诊断。对于低位肠闭锁与全结肠型巨结肠难以鉴别时,可通过术中表现及病理明确诊断。

四、处理方案及基本原则

1. 治疗方案

当诊断肠闭锁后即应早期手术探查。术前胃肠减压,保暖,建立良好通畅的输液通道,补充水、电解质,纠正酸碱失衡,实验室检查了解纠正后情况。手术前 30 min 可给予预防性抗生素。术中根据探查情况选择合适的手术方式,特别注意肠管活力,以及有无肠旋转不良、多发肠闭锁等伴发畸形。术后肠外营养支持,注意肠外营养相关并发症,根据肠功能恢复情况逐步过渡到肠内营养。

2. 基本原则

肠闭锁容易并发消化道穿孔、肠坏死、腹膜炎、吸入性肺炎、电解质紊乱、酸碱平衡紊乱、败血症等,因此诊断肠闭锁需要尽早手术治疗。约 10%的病例同时合并肠旋转不良,延误手术可能引起广泛肠管坏死,术后发生短肠综合征概率增加。

五、要点与讨论

1. 概述

先天性肠闭锁和肠狭窄是小儿外科十分典型的疾病,发生率在 1/400~1/5 000 活产新生儿。临床以新生儿肠梗阻为典型表现,包括母体羊水过多、生后胆汁性呕吐、腹胀、胎粪排出异常等。病因有多种假说,但可归结为肠实质期再通障碍或宫内肠道血管受损所致。如不能及时救治,可出现消化道穿孔、肠坏死、腹膜炎、败血症、电解质紊乱等。随着产前检查的普及,目前多数肠闭锁可在产前获得诊断,产后加以明确,手术成功率及术后存活率有明显提高。空肠闭锁中约 24%病例合并母体羊水过多,回肠以远端闭锁羊水增多可不明显,羊水过多及肠管扩张是产前诊断肠闭锁的依据之一。新生儿出生时胃容量<15 ml,如果胃液>20 ml 或带有胆汁均提示有消化道梗阻可能,含有胆汁提示梗阻部位在壶腹部远端。部分患儿胎粪排出延迟,或排出 1 次胎粪后即无排便,或排出白色胎粪,可提示肠闭锁存在的可能。体检可见患儿腹胀、腹壁静脉显露、肠型明显、肠鸣音亢进,少数横膈抬高出现呼吸困难。

2. 病理与分型

空肠闭锁比回肠闭锁多见,结肠闭锁少见,绝大多数肠闭锁为单个(90%),约 10%为多发性肠闭锁，病理分型共分 5 型。

Ⅰ型：肠闭锁有黏膜瓣或隔膜分隔，也可由上皮细胞栓塞引起，具有完整的肠壁与肠系膜。

Ⅱ型：在二闭锁盲端之间有纤维索带相连，但有完整的肠系膜。

Ⅲa 型：二闭锁盲端完全分隔，肠系膜呈 V 型间隙缺损。

Ⅲb 型：闭锁肠管远端呈苹果皮状或圣诞树状。

Ⅳ型：多发性肠闭锁。

3. 检查方法的选择

主要依赖腹部 X 线摄片。

（1）腹部直立位平片：高位肠闭锁可出现数个上腹部气液平，即“双泡征”、“三泡征”，下腹部和小骨盆无充气阴影；较低位肠梗阻临床表现腹胀明显，出现多个极度扩张肠袢。如有穿孔可形成膈下游离气体。偶尔可见到钙化区，即存在“胎粪性腹膜炎”，是典型宫内肠穿孔的表现。

（2）消化道造影：可进一步明确闭锁位置，并鉴别是否合并肠旋转不良。GI 提示闭锁近端极度扩张，若高位梗阻可见造影剂通过突然中断。钡剂灌肠可见结肠细小，呈胎儿型结肠，需与全结肠型巨结肠鉴别。

术中行全消化道探查非常重要，通过向第一处闭锁的远端肠管内注水检查肠管连续性，避免遗漏多发性肠闭锁，尤其是肠腔内隔膜样闭锁的情况。

4. 治疗原则和手术要点

当诊断小肠闭锁后即应早期手术探查。术前胃肠减压，保暖，建立良好通畅的输液通道，补充水电解质，纠正酸碱平衡，实验室检查了解纠正后情况。手术前 30 min 可给予预防性抗生素。术中根据探查情况决定手术方式。Ⅱ、Ⅲ型肠闭锁容易辨认，Ⅰ型肠闭锁肠管相连，扩张、狭窄交界处即为闭锁位置。Ⅰ型肠闭锁可选择切除隔膜、纵切横缝。Ⅱ、Ⅲ型肠闭锁需切除近、远端的断端后吻合。闭锁近端若肠管极度扩张，呈无张力状态，或部分扩张肠管缺血坏死，或部分肠管异常增生肥厚，需切除病变部分肠管至相对正常处。近远端吻合直径相差悬殊的可将近端作对系膜缘裁剪，形成椎状，有效减少扩张肠管直径，远端对系膜缘肠壁可适当裁开形成斜面，有利于扩大吻合口，减少术后吻合口狭窄、梗阻。术中需在闭锁远端肠管内注射生理盐水了解远端小肠有无多发性闭锁与狭窄。结肠不易全部探查清楚，故术前通过造影评估。存在严重腹膜炎或肠管活力差时需作暂时性小肠造瘘，回肠末端闭锁的患儿如具有一个完整的回盲瓣比切除回盲瓣具有更好的吸收能力与存活率，故应尽量保留此瓣。距离回盲瓣较近时，可行 Bishop 造瘘，降低吻合口张力，肠管愈合后关瘘。

5. 术后处理原则和并发症防治

术后肠功能恢复一般在 7～10 天开始，此前应胃肠减压、肠外营养支持，之后根据肠功能恢复情况逐步过渡到肠内营养。部分患儿可出现喂养不耐受的情况，应使用低渗、少量、易吸收的配方奶，以后逐步增加奶量及渗透压。如合并短肠综合征，在适当增加肠内营养的同时需长期肠外营养补充，注意肠外营养相关并发症。

6. 随访要点和预后

术后随访喂养、生长发育情况，注意肠功能恢复状态。手术治愈率在 90%以上。影响病死率的因素有：Ⅲb 型闭锁、多发闭锁，远端小肠坏死伴腹膜炎、吻合口瘘、遗漏远端肠闭锁未行处理，短肠综合征伴发静脉营养相关性肝炎、脓毒症以及感染。

六、思考题

1. 肠闭锁的诊断依据和鉴别诊断有哪些？
2. 肠闭锁的病理分型有哪些？

3. 肠闭锁的手术要点和术后处理原则是什么？

七、推荐阅读文献

1. J H Louw, C N Barnard. Congenital Intestinal Atresia Observations On Its Origin [J]. Lancet, 1955;266(6899):1065-1067.

2. Jay L Grosfeld, Thomas V N. Ballantine, Robert Shoemaker. Operative management of intestinal atresia and stenosis based on pathologic findings [J]. J Pediatr Surg, 1979;14(3):368-375.

3. Wang J, Du L, Cai W, et al. Prolonged feeding difficulties after surgical correction of intestinal atresia: a 13-year experience [J]. J Pediatr Surg, 2014;49(11):1593-1597.

（王 俊）

案例 11

环状胰腺

一、病历资料

1. 现病史

患儿，女，1 h。孕 28 周起产前 B 超检查发现“双泡征”入院。

患儿母亲孕 28 周产前 B 超检查发现胎儿“双泡症”，羊水指数 252，提示胎儿十二指肠梗阻可能。孕 30 周再次 B 超复查示胎儿十二指肠增宽，羊水过多。于孕 32 周时，转来我院产前诊断中心咨询，超声复查提示羊水过多，胎儿腹腔内见“双泡症”，提示胎儿十二指肠梗阻，同时查胎儿 MRI 提示胎儿十二指肠梗阻首先考虑。今日胎儿娩出后，产科要求外科会诊进一步治疗。

2. 既往史

G_1P_1，孕 37^{+1} 周剖宫产娩出，Apgar 评分 10—10—10 分，无窒息抢救史，BW 3.2 kg。否认家族性、遗传性病史。

3. 体格检查

T 36.3℃，HR 124 次/min，R 35 次/min，BP 64 mmHg/31 mmHg。神清，反应可，哭声响，口唇无青紫。胸廓平坦，三凹征阴性，听诊双肺呼吸音清，未闻及啰音。心音有力，律齐，未闻明显杂音。上腹部膨隆，腹壁静脉无显露，未见肠型，腹壁无红肿；腹软，无压痛，无肌卫，未及明显腹部包块。肝右肋下约 1 cm，质软，脾脏肋下未及。四肢无畸形，肛门外生殖器未见异常。

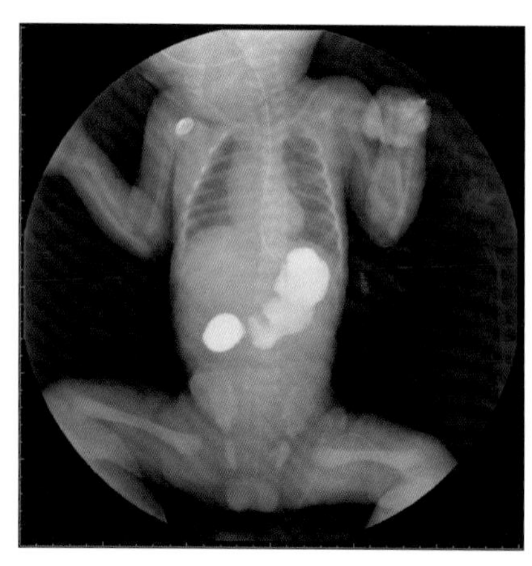

图 11－1　上消化道造影片

4. 实验室和影像学检查

血常规：RBC 4.65×10^{12}/L，WBC 13.2×10^{9}/L，N 56.2%，PLT 275×10^{9}/L，Hb 162 g/L。血糖：4.1 mmol/L。

凝血常规：PT 13.6 s，APTT 43.7 s。

肝功能：ALT 14 IU/L，AST 40 IU/L，TB 43.4 μmol/L，DB 0 μmol/L，ALB 39.1 g/L。

肾功能：BUN 4.6 μmol/L，Cr 57 μmol/L。

电解质：Na^+ 148.0 mmol/L，K^+ 4.1 mmol/L，Cl^- 113.0 mmol/L。

血气分析：pH 值 7.39，BE 0.4 mmol/L，HCO_3^- 25.4 mmol/L。

腹部立位片提示上腹部“双泡征”。

GI 造影提示胃、十二指肠扩张，十二指肠完全性梗阻（见图 11－1）。

二、诊治经过

1. 治疗方案

初步诊断：先天性消化道畸形、十二指肠梗阻。完善术前检查，行急诊腹部探查术，根据术中情况选择具体手术方法。

2. 治疗经过

（1）入院后完善常规检查及术前准备，予以禁食、留置胃管、持续胃肠减压防止误吸，予以静脉输注维生素 K_1 5 mg 一次，补液支持，维持水电解质酸碱平衡等治疗。胃管内抽出约 40 ml 黄绿色液体，生后3 h 自解墨绿色胎粪，量少。

（2）术前谈话：着重指出术中风险、手术方式、术后并发症。

（3）入院第二日行剖腹探查术。术中发现十二指肠降部胰腺呈内外两叶，环形包绕十二指肠降部，近端十二指肠明显扩张，胰腺远端十二指肠萎瘪，证实为环状胰腺，遂行十二指肠-十二指肠菱形吻合术。同时术中远端肠管内注入生理盐水，检查远端肠管是否存在合并肠闭锁或肠狭窄等畸形。术后将病情详细告知家属，患儿转入 PSICU，置入暖箱，加强生命体征监护、禁食、胃肠减压、抗生素预防感染、静脉营养支持等相关治疗，观察胃肠减压量和颜色。术后 3～5 天以后患儿胃肠减压量逐渐减少、肠道功能渐恢复，停止胃肠减压拔除胃管后逐步少量经口喂养。术后 12 天恢复正常喂养，出院。

3. 随访

出院 1 月后门诊随访，患儿无呕吐、腹胀等情况，生长发育良好。

三、病例分析

1. 病史特点

（1）患儿，女，1 h。

（2）母亲羊水过多，胎儿检查提示“双泡征”。

（3）腹部体检：上腹部膨隆，腹壁静脉无显露，未见肠型，腹壁无红肿。腹软，无压痛，无肌卫，未及明显腹部包块。

（4）辅助检查：腹部立位片提示上腹部“双泡征”。GI 造影提示胃、十二指肠扩张，十二指肠完全性梗阻。

2. 诊断与诊断依据

（1）诊断：先天性消化道畸形，十二指肠梗阻。

（2）诊断依据：①产前诊断依据：孕期母亲羊水过多，胎儿检查提示“双泡征”。②生后诊断依据：胃管内抽出较多黄绿色液体，胎粪排出正常、量少。出生后腹部立位片及 GI 造影提示均十二指肠完全性梗阻。

3. 鉴别诊断

腹部直立位片见到典型的“双泡征”，即胃内宽大气液平及十二指肠第一段扩张形成的小气液平，对于诊断十二指肠梗阻具有重要意义。但新生儿病例要在术前区别环状胰腺还是十二指肠闭锁十分困难。为进一步明确诊断可行钡餐或碘油造影检查。当造影剂于十二指肠降部受阻时，首先考虑环状胰腺；若梗阻于十二指肠第三段，则需排除肠旋转不良。另外，随着产前诊断技术成熟，产前诊断比例逐年提高，产前超声、MRI 诊断主要依赖于发现“双泡征”和母亲羊水过多。

四、处理方案及基本原则

1. 治疗方案

患儿产前检查多次提示“双泡征”，同时母亲羊水过多，生后摄片及造影提示十二指肠完全性梗阻，手术为唯一治疗方法，剖腹或腹腔镜手术均可选择。术中明确环状胰腺诊断后可行十二指肠-十二指肠菱形吻合术。术前准备按腹部外科的常规准备，术前需纠正水电解质酸碱失衡，术后新生儿应转送监护室，密切监护，置于暖箱，继续维持水电解质酸碱平衡，密切监测血糖、电解质、胆红素水平以避免低血糖、酸中毒及核黄疸。

2. 基本原则

新生儿十二指肠梗阻可合并其他各种先天性畸形，尤其可能合并严重心脏畸形，需在手术前做出诊断。在确保患儿血流动力学和水电解质平稳稳定后可行手术。十二指肠-十二指肠菱形吻合术是治疗环状胰腺经典手术方式。同时注意环状胰腺可同时合并其他消化道畸形，手术中必须同时检查予以排除，如发现肠闭锁或肠狭窄等合并畸形时则需一并手术纠治处理。

五、要点与讨论

1. 概述

环状胰腺(annular pancreas)指胰腺组织在十二指肠降部呈环状或钳状压迫的先天性畸形，发病率为1∶6 000，是先天性十二指肠梗阻原因之一，约占十二指肠梗阻性疾病的10%～30%。环状胰腺主要临床表现为十二指肠梗阻，取决于环状胰腺对十二指肠的压迫程度，部分病例可终生无症状。主要表现包括：

(1) 母亲妊娠期羊水过多。

(2) 十二指肠梗阻症状：主要表现为呕吐，多为生后1～2天内或第1次喂奶即出现呕吐，呕吐为持续性，多含黄绿色胆汁。有时Vater氏壶腹乳头开口于环状胰腺远端时则呕吐物不含胆汁。频繁呕吐可导致脱水、电解质紊乱、体重下降，易因误吸并发吸入性肺炎。

(3) 黄疸：当环状胰腺压迫胆总管下端可引起梗阻性黄疸。

(4) 另外，约30%～75%并发其他畸形。较常见的包括先天愚型、肠旋转不良、先天性心脏病、美克尔憩室、肛门直肠畸形及食管闭锁等。

2. 病因和病理

主要的病因学学说有：

(1) 炎症产生胚胎期背侧始基头部和腹部始基的胰腺组织增生肥大，并从十二指肠的两侧围绕肠壁融合成环形。

(2) 腹侧始基右叶尖端固定于十二指肠肠壁，在十二指肠向右旋转时，始基右叶被牵拽绕过十二指肠右侧面，与背侧始基融合而形成环状胰腺。

(3) 腹侧始基左叶存留，正常情况下，胰腺腹侧始基的左叶在胚胎早期就已萎缩消失，如果左叶留存下来，则两叶始基可环绕十二指肠的前面和后面而形成环状胰腺。

(4) 潜在胰芽融合停滞，胚胎早期有构成胰腺组织能力的潜在胰芽保留在原肠内，正常情况下这些潜在的胰芽互相融合，形成胰腺的腹侧和背侧始基，再由原肠发出。如果这种融合的过程中途停顿，而在稍晚时期与同一平面的胰腺再进行环形融合，则形成环状胰腺。

3. 检查方法的选择

腹部正侧位片和上消化道造影是常见检查方法。

4. 治疗原则和手术要点

十二指肠梗阻是相对急诊手术指征，在确保患儿血流动力学和水电解质酸碱平衡稳定前，不应急于手术。术前亦需完善辅助检查（心脏彩超、腹部 B 超等）以排除其他合并畸形。对于早产儿或低出生体重儿，治疗过程中应注意保暖，避免低血糖发生。手术是唯一的治疗方法，十二指肠-十二指肠菱形侧侧吻合术是首选术式，该术式可有效减少扩张的近端肠壁垂悬，促进十二指肠内容物排空、利于肠功能恢复。开腹或腹腔镜手术均可选择。手术中首先要明确病变类型，避免损伤胰腺组织，横向切开近端十二指肠肠管、纵向切开远端十二指肠肠管行吻合，吻合口直径保持在 1.5～2 cm。

5. 术后处理和并发症防治

术后新生儿应转送监护室，密切监护，置于暖箱，禁食、胃肠减压、预防性应用抗生素、静脉营养支持，密切监测血糖、电解质、胆红素水平以避免低血糖、酸中毒及核黄疸。观察胃肠减压量和颜色、肠鸣音变化及排便情况，在肠功能恢复后可先试喂少量糖水，如无不良反应再喂奶。

术后并发症的防治包括避免吻合口瘘、减少粘连性肠梗阻等。十二指肠高位梗阻患儿术中有条件者可放置空肠营养管，可在术后早期进行肠内营养，减少肠外营养相关性并发症。

6. 随访要点和预后

环状胰腺患儿术后随访主要注意进食情况、观察有无呕吐、近端肠管是否进行性扩张变化，并指导喂养。环状胰腺患儿不合并其他畸形情况下绝大多数预后良好。

六、思考题

1. 环状胰腺临床表现有哪些？
2. 环状胰腺诊断依据和鉴别诊断是什么？
3. 环状胰腺治疗原则和手术关键点有哪些？

七、推荐阅读文献

1. Yigiter M, Yildiz A, Firincil B. Annular pancreas in children: a decade of experience [J]. The Eurasian Journal of Medicine, 2010,(01):116 - 119.

2. Bailey PV, Tracy TFJr, Connors RH. Congenital duodenal obstruction: a 32-year review [J]. Journal of Pediatric Surgery, 1993,(01):92 - 95.

（王　俊）

案例 12

胎粪性腹膜炎

一、病例资料

1. 现病史

患儿出生 6 h，G_1P_1，孕 38 周顺产，BW3 050 g。出生后无青紫、窒息抢救史，Apgar 评分 10 分。患儿出生后见腹胀明显、腹壁静脉显露，无呕吐，未解胎粪，体温正常，遂急诊拟“先天性消化道畸形、胎粪性腹膜炎可能”入院。其母亲于孕 30 周产检超声发现胎儿腹腔肠管扩张，并多次 B 超随访，检查结果提示：单胎，臀位，羊水过多；胎儿肠管扩张伴腹腔内不规则高回声。超声检查结果考虑胎儿胎粪性腹膜炎。

病程中，患儿精神可，睡眠安稳，哭声响。现胎粪未解，小便未解。

2. 既往史

孕妇，29 岁。定期产检，超声示胎儿符合孕周。孕 28 周因孕妇下腹隐痛曾于当地医院给予硫酸镁保胎治疗，好转后出院。孕 30 周外院产检发现：胎儿肠管扩张。34 周我院超声结果：单胎，臀位，羊水过多。胎儿肠管扩张伴腹腔内不规则高回声，考虑胎粪性腹膜炎。孕 38 周，入院前 12 h 腹痛伴阴道流液，无阴道流血，拟“孕 38 周，G_1P_0，羊水过多，胎儿消化道畸形（肠梗阻可能、胎粪性腹膜炎可能）”收治入院。入院后完善相关检查，加强母胎监护，10 h 后自然分娩。

3. 体格检查

新生儿神清，反应可，无发热，无皮肤、黏膜、巩膜黄染，未见瘀血瘀斑，前囟 1.5 cm×1.5 cm，平软。两肺呼吸音清且对称，心率 122 次/min，律齐。全腹胀明显，腹壁静脉显露，未见胃肠型，无压痛，无反跳痛，无肌卫，肝脾触诊不满意，移动性浊音（－），肠鸣音无亢进。脐部干燥无渗出。双侧阴囊肿胀，局部皮肤色深红，觅食反射（＋）、吸吮反射（＋）、握持反射（＋）、拥抱反射（＋）。

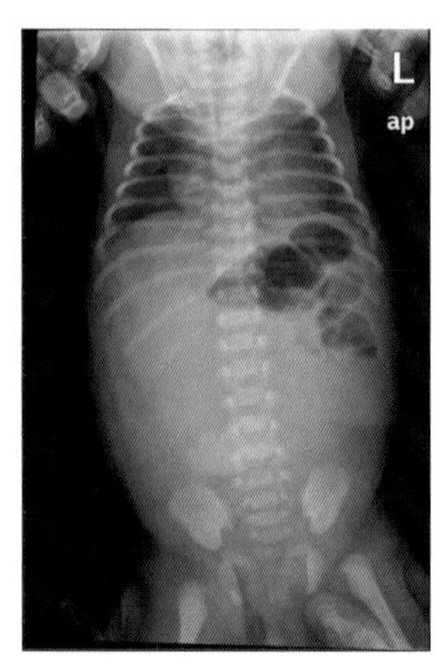

图 12－1　腹部立位片

4. 实验室及影像学检查

生后 2 h 血常规：WBC 10.5×10^9/L，CRP 8 mg/L，Hb 124 g/L。

凝血功能：PT 18 s，APTT 60 s。

生后 6 h 腹部立位片：上腹部肠管扩张伴液平，右下腹局限性见密度增高影（见图 12－1）。

心脏超声检查：心功能无明显异常，心脏结构没有明显缺陷。

二、诊治经过

1. 治疗方案

入院初步诊断：先天性消化道畸形，胎粪性腹膜炎可能。目前表现肠梗阻，具备手术指征。完善术前检查及准备，行剖腹探查术。

2. 治疗经过

（1）入院后完善术前常规检查及术前准备：凝血功能检查存在PT、APTT延长，予以输注人凝血酶原复合物(PPSB)纠正，术前复查正常。备血、预防输注抗生素。

（2）术前谈话：着重指出术中风险、手术方式、术后并发症。详细交代术后可能出现的相关并发症如肠功能恢复缓慢并有可能出现肠粘连、肠梗阻；以及新生儿手术对全身各重要脏器可能出现的影响、感染等。

（3）行剖腹探查术：术中见腹腔内腹膜、肠管广泛粘连，少量黄色渗液，见钙化斑块及大量纤维索带形成，右下腹炎性包块形成，予松解腹腔内粘连，剥离大部分纤维索带和斑块。探查肠管，见距回盲部20 cm处回肠膜状闭锁，闭锁处见肠穿孔，周围肠管水肿。闭锁近端肠管极度扩张，直径约5 cm，近端肠管长80 cm，约30 cm肠管管壁肥厚，远端肠管萎瘪。明确诊断为先天性回肠闭锁Ⅰ型伴宫内肠穿孔、胎粪性腹膜炎。遂切除闭锁处肠管约5 cm，行Bishop肠吻合肠造瘘术（近远端小肠端侧吻合术、闭锁远端小肠拖出造瘘）。放置腹腔引流。术后患儿转入ICU，生命体征监护、禁食、胃肠减压、抗生素使用等相关治疗。

术后3天患儿生命体征持续平稳，术后第4天造瘘口排出少量黄色稀便，术后第7天肠道功能恢复，胃肠减压减少，造瘘口及肛门均出现成形大便。拔胃肠减压管和腹腔引流管，并开始逐步建立经口肠道喂养。术后20天出院。

3. 随访

出院1月后随访，患儿进食正常，体重增加，造瘘口及肛门均有排便。出院后3月随访，患儿体重6.5 kg，造瘘口排便减少，肛门排便多，发育良好。再次入院行造瘘关闭术。恢复好。

三、病例分析

1. 病史特点

（1）患儿，男性，6 h。产期检查“胎儿腹腔肠管扩张伴腹腔内不规则高回声”就诊。

（2）母孕期无明显异常情况发生。

（3）体检阳性发现：全腹胀明显，腹壁静脉显露；双侧阴囊肿胀。

（4）辅助检查：WBC 10.5×10^9/L，CRP 8 mg/L，Hb 124 g/L。凝血常规：PT 18 s，APTT 60 s。产前B超：羊水过多。胎儿肠管扩张伴腹腔内不规则高回声。生后腹部立位片：上腹部肠管扩张伴液平面，右下腹局限性密度增高影。

2. 诊断及诊断依据

（1）诊断：先天性回肠闭锁伴宫内肠穿孔、胎粪性腹膜炎。

（2）诊断依据：①产前B超检查显示羊水过多、肠管扩张、腹腔内不规则高回声等。②生后腹部立位片：上腹部肠管扩张伴液平，右下腹局限性密度增高影。

3. 鉴别诊断

（1）坏死性小肠结肠炎：主要有呕吐、腹胀、便血、X线片提示肠壁积气等。

（2）新生儿胃壁肌层缺损穿孔：X线提示腹腔大量积气、积液，胃泡显示不清，无钙化阴影。

四、处理方案及基本原则

1. 治疗方案

患儿产前检查高度提示胎儿消化道畸形、胎粪性腹膜炎可能，故生后即积极按腹部外科剖腹探查手术进行准备，同时检查排除是否合并存在其他畸形。术前重点注意的是凝血功能的异常需及时纠正；术前需禁食、胃肠减压、备血并预防应用抗生素。

剖腹探查，通过手术明确诊断并迅速解除病因。根据术中探查结果，患儿系回肠闭锁，腹腔肠管广泛粘连，肠壁表面浆肌层损伤范围大，部分肠管壁明显增厚，考虑术后存在吻合口漏、肠功能恢复时间长等因素，不宜一期缝合，故行 Bishop 肠吻合、肠造瘘手术。

2. 基本原则

胎粪性腹膜炎表现为梗阻型、游离气腹型、弥漫性腹膜炎需要急诊手术，胎粪性腹膜炎无症状型可以保守治疗。

五、要点与讨论

1. 概述

胎粪性腹膜炎(meconium peritonitis)是胎儿期肠道穿孔后，胎粪进入游离腹腔，含有各种消化液和消化酶引起的腹膜无菌性、化学性炎症。本病发病率为新生儿的 1/35 000，病死率高达 30%～50%。

2. 病因与病理分型

凡能引起胎儿肠梗阻的疾病都有可能使梗阻近端肠管扩张穿孔，如胰腺发育不良，肠内缺乏胰酶导致胎粪黏稠梗阻、肠闭锁、肠扭转、美克尔憩室、肠狭窄等。肠壁肌层发育不良或胎儿期炎症、外伤致组织缺氧及营养缺乏以及其他少见原因也可引起胎儿肠穿孔。

胎儿早期出现肠穿孔，由于胎盘的代偿和支持，不会引起胎儿水电解质紊乱，穿孔可自行闭合，形成的腹水被吸收，肠管的连续性不受影响，仅遗留钙化粘连，或纤维膜状组织包绕胎粪形成假性囊肿。临出生前的穿孔，胎儿可有混有粪便的腹水。故可因不同情况从而出现 4 种病理类型：①新生儿肠梗阻型；②局限性气腹型；③游离气腹型；④肠粘连-可能伴发肠梗阻型。

3. 检查方法的选择

大多产前检查主要依靠超声，可提示羊水过多，胎儿肠管扩张，有时候胎儿腹腔内可查及囊性占位，可存在钙化灶。出生后检查主要依靠腹部 X 线平片，提示腹部有钙化阴影甚至气腹，梗阻型可见气液平面。有时胎粪性腹膜炎患儿临床上还可表现为与肠闭锁类似的油灰样胎粪。

4. 治疗原则和手术要点

如临床表现为不完全性肠梗阻，原则上应尽可能采用非手术疗法，如临床表现为腹膜炎或完全性肠梗阻，及早手术治疗；如腹膜炎有高度腹胀时，应立即腹腔穿刺，常可抽到稠厚的绿色液和多量气体，以解除腹胀而改善呼吸窘迫，同时进行充分的术前各项准备。手术方法应依据局部病理和全身的具体情况而异，如能找到穿孔部位，则进行缝合最为理想，伴有肠闭锁等病变时进行相应处理。如穿孔处未找到，则只能作单纯腹腔引流术。如系局限性气腹型，则以腹腔引流为主。如系粘连性肠梗阻，应以单纯分离松解粘连，解除梗阻为原则，对于钙化斑块不宜强行剥除，以免再发穿孔。如未能发现梗阻部位，则可作捷径吻合术。遇肠管粘连成团而较局限者，如情况允许可作肠切除术，亦可根据病变与全身情况施行肠造瘘术。

5. 术后处理和并发症防治

胎粪性腹膜炎术后处理与大多数消化道疾病的术后处理类似。术后常规禁食、静脉抗炎预防感染，在肠功能恢复之前以肠外营养为主，在肠功能恢复后逐渐过渡到肠内营养。对于肠造瘘患儿，术后需要注意肠内营养吸收情况，是否存在短肠综合征相关问题。注意观察及积极处理粘连性肠梗阻。

6. 随访要点与预后

定期对造瘘患儿进行随访，并合理安排再次入院手术。随访一期完成吻合的胎粪性腹膜炎患儿，需要注意生长发育与肠功能状态、排便情况，有无粘连性肠梗阻表现。胎粪性腹膜炎的病死率甚高，虽近年有所下降，仍在 30%～50%左右。经临床治愈后，一般并无症状。但因腹腔内仍遗有广泛粘连存在，亦有少数病例经常或偶有粘连性肠梗阻的症状出现，多数病例均可随年龄的增加而获治愈。腹腔内钙化影，亦随年龄的增长而逐渐吸收，钙化影将不断紧缩、变小、变淡以致最后全部消失。

六、思考题

1. 胎粪性腹膜炎的诊断依据和鉴别诊断包括哪些？
2. 胎粪性腹膜炎的病理分型包括哪些？
3. 胎粪性腹膜炎行 Bishop 造瘘的指征有哪些？

七、推荐阅读文献

1. 郑珊. 实用新生儿外科[M]. 北京：人民卫生出版社. 2013:441 - 445.

2. 余佳平，程国平，王瑞根等. 胎粪性腹膜炎的早期诊断与临床分型[J]. 中国临床研究，2011，24(9):816 - 817.

（王 俊）

案例 13

先天性直肠肛门畸形

一、病历资料

1. 现病史

患儿,男性,1天。因"出生后1天发现没有肛门"入院。

患儿 G_1P_1,足月顺产,出生后2 h喂奶,胃纳可,有少量呕吐,呕吐物为奶汁,无发热,有排小便,出生后24 h未排胎粪,家属发现没有肛门来外科就诊。

2. 既往史

产前胎儿超声检查未见异常。已接种卡介苗和1次乙肝疫苗。母亲孕期无特殊异常,未口服药物,否认宫内感染。父亲体健。无食物及药物过敏史。否认家族遗传病史。

3. 体格检查

T 36.5℃, HR 130次/min,一般情况可,精神反应佳,呼吸浅促,口唇无青紫;皮肤巩膜无黄染;无脱水貌;胸廓平坦,三凹征阴性,听诊双肺呼吸音清,未闻及啰音,心音有力,律齐,未闻明显杂音;腹部略膨隆,软,无腹壁静脉显露,肝肋下1 cm,质地软,脾脏未及,无触痛,未及包块,腹腔叩诊无移动性浊音;四肢无畸形,未见明显脊柱侧弯;正常肛穴处未见肛门开口,尿道口见胎粪排出(见图13-1),外生殖器未见异常。

4. 实验室及影像学检查

血常规:RBC 4.5×10^{12}/L, PLT 300×10^{9}/L, WBC 11.2×10^{9}/L, N 40%。

凝血功能:APTT 28 s, PT 12 s,活动度110%, INR 1.0, Fib 4 g/L, TT 13 s。

肝功能:AST 25 IU/L, ALT 30 IU/L, TB 16.4 μmol/L, DB 1.7 μmol/L, IB 14.7 μmol/L, ALB 40 g/L, GLB 25 g/L。

腹部倒立侧位X片(见图13-2):直肠盲端距肛穴标记物1.5 cm。

腹部B超检查:双侧肾脏未见畸形,骶前未见肿块。心脏超声:动脉导管未闭。腰骶椎平扫MRI:腰骶尾椎及脊髓未见异常。

二、诊治经过

1. 治疗方案

完善术前准备,行经骶会阴肛门成形+直肠尿道瘘修补术。

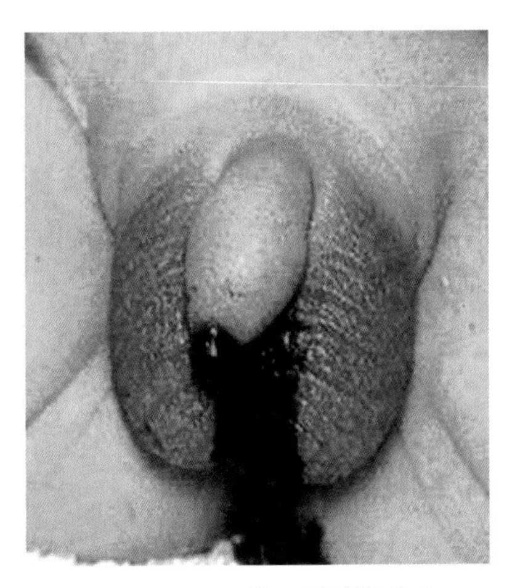

图 13-1 尿道口见胎粪排出

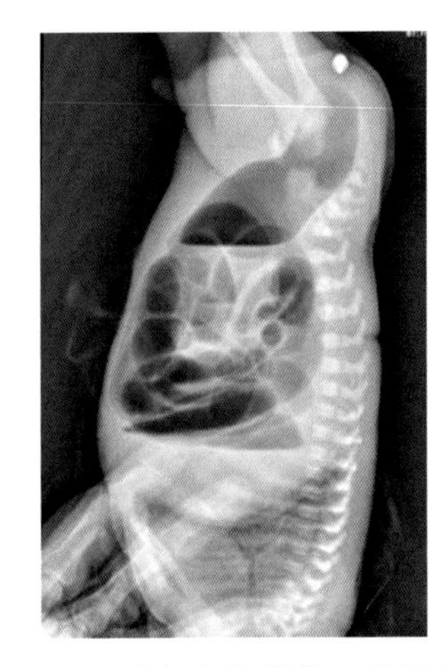

图 13-2 腹部倒立侧位 X 片示直肠盲端距肛穴标记物 1.5 cm

2. 治疗经过

(1) 入院后给予禁食、胃肠减压、静脉滴注抗生素及补液治疗,同时完善术前常规检查。

(2) 术前谈话:术前与家属沟通,着重指出术中风险、手术方式、术后并发症及预后,详细交代术后如出现吻合口漏、直肠回缩等情况需要再次手术及术后排便功能障碍等情况。

(3) 入院第二天行经骶会阴后矢状入路肛门成形术,术中留置尿管,处理直肠尿道瘘。

(4) 术后将病情详细告知家属。患儿俯卧位或侧卧位、生命体征监护、禁食、胃肠减压、静脉给予抗生素、补液、导尿管护理及骶部肛门口伤口清洁护理等相关治疗。术后第 3 天患儿生命体征平稳、肠道功能恢复,拔胃肠减压管;术后第 5 天停静脉抗生素,少量肠道喂养,尿管夹管训练;术后第 6 天拔尿管,增加肠道喂养;术后第 8 天出院。术后 2 周门诊随访,扩肛治疗。

3. 随访

术后 6 个月、1 年、2 年、3 年分别随访控便能力、钡剂灌肠及直肠肛管测压等。

三、病例分析

1. 病史特点

(1) 患儿,男性,1 天。因"出生后 1 天发现没有肛门"入院。

(2) 产前无特殊,家族无遗传病史。

(3) 体检阳性体征发现:腹部略膨隆,软,无触痛,未及包块,正常肛穴处未见肛门开口,尿道口见胎粪排出。

(4) 辅助检查:腹部倒立侧位 X 片示直肠盲端距肛穴标记物 1.5 cm;腹部 B 超、心超、腰骶椎平扫 MRI 均未见异常。

2. 诊断及诊断依据

(1) 初步诊断:先天性肛门闭锁伴直肠尿道球部瘘。

(2) 诊断依据:①正常肛穴处未见肛门开口,尿道口见胎粪排出。②腹部倒立侧位 X 片示直肠盲端距肛穴标记物 1.5 cm。

3. 鉴别诊断

直肠肛门畸形在仔细体格检查后多会发现,需要与罕见的直肠闭锁,直肠肛管狭窄或 Currarino 综合征鉴别。

四、处理方案及基本原则

1. 治疗方案

(1) 患儿年龄 1 天，出生后已开奶，入院时有呕吐、腹部略膨隆，应该积极地进行术前检查和术前准备。如果患儿伴发严重的心脏、肾脏及腰骶椎畸形，或者腹部倒立侧位 X 片提示高位畸形，或者腹胀严重，则需要先行结肠造瘘，生后 2～3 个月再行肛门成形术。该患儿 X 片提示中位畸形，心脏、肾脏及腰骶椎均未见明显畸形，并且腹胀不明显，则符合施行一期肛门根治术。

(2) 术前谈话：术前与家属沟通，着重指出术中风险、手术方式、术后并发症及预后，详细交代术后如出现吻合口漏、直肠回缩等情况需要再次手术及术后排便功能障碍等情况。

(3) 术前准备按腹部外科的肠梗阻准备：禁食，放置胃管，纠正水电解质紊乱(严重者同时纠正酸中毒)，注意尿量，静脉滴注抗生素。

(4) 术后消炎、肛门口伤口清洁护理等对症治疗。术后 2 周扩肛治疗。

(5) 定期随访控便能力、钡剂灌肠等。

2. 依据

除直肠会阴瘘以外的其他肛门直肠畸形，以往的治疗方案主要遵循“结肠造瘘-肛门成形-造瘘关闭”，但目前随着手术技术的改进和新生儿围手术期的不断改善，大多数学者主张新生儿一期手术。

五、要点与讨论

1. 概述

直肠肛门畸形(anorectal malformation, ARM)是新生儿期最常见的先天性消化道疾病，其病因和胚胎发病机制目前尚未明确，发病率为 1/4 000～1/5 000。

2. 病理与分型

ARM 种类繁多(见表 13-1)，同时伴随其他系统畸形者占 40%～70%，临床上以 VACTERL 综合征最为常见，主要特征包括脊椎缺陷、ARM、心脏畸形、食管闭锁合并或不合并气管食管瘘、肾脏缺陷以及肢体畸形等。

表 13-1 ARM 国际分类的诊断标准(Krickenbeck, 2005)

主要临床分组	少见或地区性类别
会阴(皮肤)瘘	袋状结肠
直肠尿道瘘	直肠闭锁或狭窄
前列腺部瘘	直肠阴道瘘
球部瘘	H 形瘘
直肠膀胱瘘	其他
前庭瘘	
泄殖腔畸形	
无瘘	
肛门狭窄	

3. 检查方法的选择

新生儿期 ARM 一般依靠临床检查就可诊断，但重要的是应在生后 24 h 内通过辅助检查(如倒立侧位X片、腹部B超、CT、心超、MRI等检查)来准确判定直肠盲端的位置、有无瘘管以及有无伴发畸形等,以便于新生儿期采取合理的治疗措施。

4. 治疗原则和进展

在ARM患儿全身状况良好的情况下,其根治手术时机主要取决于手术医师。目前除了对直肠会阴(皮肤)瘘的处理方式较为统一外,对于其他类型ARM的处理,目前有两种不同的观点,一部分学者仍遵循"结肠造瘘-肛门成形-造瘘关闭",但另一部分学者则主张所有ARM均可采取新生儿一期手术。90%的ARM患儿无需经腹、仅需后矢状入路就可行根治手术,直肠膀胱颈瘘和部分直肠尿道前列腺部瘘是腹腔镜辅助肛门直肠成形术的适应证。结肠造瘘部位主张选择降结肠下段,以分离式造瘘为宜。在根治手术前应行远端结肠造影检查,以了解直肠盲端位置、有无瘘管及瘘管部位,可判断手术并发症及术后功能预后。为防止术后肛门狭窄,术后第3周开始扩肛。

5. 术后处理和并发症及防治

术后消炎、肛门口伤口清洁护理等对症治疗,术后2周行扩肛治疗。术后并发症有:①肛门狭窄:术中充分游离直肠,避免缝合时有张力;术后防止切口感染和直肠回缩,定期坚持扩肛。②直肠黏膜外翻:外翻过多应予手术治疗或温盐水坐浴促进瘢痕软化。③肛门失禁:分析失禁原因,根据不同情况采取相应措施,保守治疗或手术治疗。④瘘管复发:术中术后保持尿管引流通畅,避免切口感染、直肠回缩,术后坚持扩肛。瘘口若长期不愈,3~6个月后再次手术修补。⑤泌尿系并发症:包括尿道狭窄、憩室、闭塞、尿瘘及神经源性膀胱等。选择正确术式和处理瘘管得当,术后保守治疗长期不愈者手术治疗。⑥粪便潴留综合征:多见于中低位ARM术后。先予保守治疗,如扩肛、灌肠、饮食调理、排便训练,若长期保守治疗不见好转者,应考虑手术切除扩张的直肠、乙状结肠。

6. 随访要点和预后

术后2周随访及扩肛训练,术后6个月、1年、2年、3年分别随访控便能力、钡剂灌肠及直肠肛管测压等。不同类型ARM有不同的功能预后。若不伴发骶骨或脊髓异常以及无手术操作问题,低位ARM均预后良好。骶骨率(指从骶骨髂嵴连接处底部到骶骨顶端的距离与从髂骨顶端到骶骨髂嵴连接处底部的距离之比)用来术前评估ARM预后,小于0.3提示患儿术后便失禁,大于0.7多提示预后良好。泄殖腔畸形术后的排便和排尿功能取决于共通管长度。约25%的ARM患儿术后有便失禁,可于3岁后行肠道管理计划。

六、思考题

1. 先天性直肠肛门畸形的临床分类有哪些?
2. 先天性直肠肛门畸形的诊断方法有哪些?
3. 先天性直肠肛门畸形的术后并发症及防治方法有哪些?

七、推荐阅读文献

1. Holschneider AM, Hutson JM. Anorectal malformations in children [M]. Berlin Heidelberg: Springer Verlag, 1996:163 - 184.

2. Holschneider A, Hutson J, Peña A, et al. Preliminary report on the International Conference for the development of standards for the treatment of anorectal malformations [J]. J Pediatr Surg, 2005,40(10):1521 - 1526.

3. Iwai N, Fumino S. Surgical treatment of anorectal malformations [J]. Surg Today, 2013,43(9):955 - 962.

(黄焱磊)

案例 14

肥厚性幽门狭窄

一、病历资料

1. 现病史

患儿,男,1个月。"进行性喷射样呕吐奶汁2周余"就诊。

患儿 G_1P_1 足月顺产,生后无抢救窒息史,母乳喂养,偶有溢奶。生后10天左右吐奶逐渐加重,多为进食后呕吐,呈喷射状,从口鼻涌出,含奶块及酸腐味,不含胆汁,吐后食欲旺盛。家长自认为溢奶,注意喂养,无改善,近2天呕吐加重,精神稍差,尿少,家长来儿内科急诊就诊,查B超,提示"幽门肥厚狭窄"可能,诊断"肥厚性幽门狭窄",收入儿外科。

近2天,无发热,食欲可,大便干少,小便量少色黄。

2. 既往史

G_1P_1,足月顺产,生后母乳喂养,未添辅食。否认其他慢性病史,传染病史,手术史,按期预防接种。父母体健,无家族遗传病史。无兄弟姐妹。

3. 体格检查

T 37℃, HR 136次/min, R 30次/min, Wt 3 kg,轻度营养不良貌及脱水貌,神志清楚,精神反应可,皮肤、巩膜无黄染及瘀斑,皮肤干燥略松弛;前囟稍凹,口唇无青紫;胸廓对称,三凹征阴性,听诊双肺呼吸音清,未闻及啰音,心音有力,律齐,未闻明显杂音;上腹部稍隆起,可见胃型及蠕动波,无腹壁静脉显露,全腹软,无触痛,右上腹肋下腹直肌外缘似及橄榄样包块,肝脾肋下未及,移动性浊音阴性,肠鸣音活跃;四肢无畸形,未见明显脊柱侧弯;肛门未见异常。男童外阴,阴茎发育未见异常,双侧睾丸下降。

4. 实验室和影像学检查

入院血气分析:pH值7.50, BE 6 mmol/L。

血电解质:Na^+ 132 mmol/L, K^+ 2.8 mmol/L, Cl^- 89 mmol/L。

肝功能:TB 27 μmol/L, DB 2 μmol/L。

B超:幽门长20 mm,厚度4.5 mm,幽门管直径12 mm。

二、诊治经过

1. 治疗方案

初步诊断:肥厚性幽门狭窄;轻度脱水;低钾低氯性碱中毒;低钠血症。入院完善术前准备,纠正电解质紊乱,限期手术治疗。

2. 治疗经过

(1) 入院完善术前常规检查，血常规，凝血常规，尿常规，肝肾功，血气分析，血糖，实验室检查提示低钾低氯性碱中毒，血间接胆红素稍高，余正常。胸片，心电图正常。上消化道造影提示造影剂通过幽门困难。无明显胃食道反流及食道裂孔疝征象。

(2) 术前准备：依据脱水及电解质紊乱程度，入院 1～2 天予纠正，依据呕吐情况可少量喂养或禁食，术前洗胃，通便，脐部和腹部备皮。

(3) 术前谈话：术前与家属沟通，着重指出术中风险、手术方式、术后并发症，特别是交代术中幽门、十二指肠黏膜破损，需修补或禁食时间稍长或再手术可能，术后呕吐再发可能。

(4) 入院第 2 天复查血电解质血气正常，行腹腔镜下幽门环肌切开术。术后给予生命体征监护，术后 4 h 去除胃肠减压，术后 6 h 无呕吐可 5%葡萄糖水 10 ml 喂养，q2 h，每喂养 2 次无呕吐，加量 10 ml，直至 30 ml 喂养两次无呕吐，给予母乳或奶粉 30 ml 喂养，加量方法同糖水喂养，如有呕吐，则维持原喂养量不变。喂养量超过生理补液需要量，查体精神反应好可出院门诊随访。

3. 随访

出院 1 月后门诊随访，无脱水，进食好，体重增加 1 200 g。

三、病例分析

1. 病史特点

(1) 患儿，男，1 个月。“进行性喷射样呕吐奶汁 2 周余”就诊。

(2) 既往史无殊。

(3) 体检阳性发现：轻度营养不良貌及脱水貌，神志清楚，精神反应可，皮肤干燥略松弛；前囟稍凹；上腹部稍隆起，可见胃型及蠕动波，无腹壁静脉显露，全腹软，无触痛，右上腹肋下腹直肌外缘似及橄榄样包块。

(4) 辅助检查：B 超：幽门长 20 mm，厚度 4.5 mm，幽门管直径 12 mm。血气分析及血电解质提示低钾低氯性碱中毒，轻度低钠血症。

2. 诊断与诊断依据

(1) 诊断：肥厚性幽门狭窄；轻度脱水；低钾低氯性碱中毒；低钠血症。

(2) 诊断依据：①临床表现：生后 10 天起进行性喷射样呕吐奶汁 2 周余。②体格检查：轻度营养不良貌及脱水貌；上腹部稍隆起，可见胃型及蠕动波，右上腹肋下腹直肌外缘似及橄榄样包块。(幽门指数 =2×肌层厚度(mm)/直径(mm)×100%)

(3) 实验室指标：幽门肌厚 4.5 mm(≥4 mm)，幽门指数 75%(≥50%)。

3. 鉴别诊断

与其他非胆汁性呕吐鉴别，喂养不当，胃食道反流，食道裂孔疝，幽门继发不全梗阻等。病史及 B 超和上消化道泛影葡胺造影有助鉴别。

四、处理方案及基本原则

1. 治疗方案

患儿诊断明确，心肺肝肾功能无严重禁忌。行腹腔镜下幽门环肌切开术，或常规开腹手术。术前纠正水电解质酸碱平衡紊乱，插胃管，必要时洗胃。

2. 基本原则

肥厚性幽门狭窄为新生儿小婴儿发病，进行性呕吐伴营养不良，喂养困难，生长发育迟滞，经 B 超及上消化道泛影葡胺造影诊断即可手术，以免长期喂养困难导致继发损害。

五、要点与讨论

1. 概述

我国发病率约 1∶(1 000～3 000)新生儿,男女比(4～5)∶1,白种人发病更高,占消化道畸形发病第三位,是小儿外科最常见的疾病之一。部分有家族倾向。幽门肥厚性梗阻的呕吐为早期症状,多进行性加重,呈喷射状,为奶汁及奶块,有酸腐味,不含胆汁,多于进食后一段时间呕吐,吐后有强烈食欲。长期呕吐多合并营养不良,脱水,大小便少。部分患儿表现黄疸不退,以间接胆红素升高为主。体检上腹部可见胃型,右上腹肋下、腹直肌外侧缘可及橄榄样包块。

2. 病理

幽门环形肌纤维异常增生肥厚,纵行肌纤维数量无明显增多,轻度增厚,外观橄榄样,色泽稍苍白。

3. 辅助检查方法

B 超诊断标准:幽门管长度>15 mm,肌层厚度≥4 mm,幽门指数≥50%。上消化道泛影葡胺造影:幽门可见"线样征"。

4. 治疗原则和手术要点

一经诊断纠正水电解质酸碱失衡及纠正脱水后即可行幽门环肌切开术,以免长期呕吐导致水电解质紊乱及营养不良发育障碍。目前绝大多数医院采用腹腔镜下幽门环肌切开术,手术技术成熟,术中需充分分离幽门环肌,可见黏膜膨出,注意切开环肌后可逐渐分离超过胃窦端,但不可过度分离十二指肠端,以免导致十二指肠黏膜破裂。幽门肥厚性狭长的保守治疗存在争议,部分欧洲国家报道,由于需住院时间长,可能导致营养发育延迟,目前大部分国家和地区不采用保守治疗。

5. 术后处理原则和并发症防治

术后继续补液,心电监护,可按照以下方案循序渐进喂养:4 h 去除胃肠减压,术后 6 h 无呕吐可 5% 葡萄糖水 10 ml 喂养,q2 h,每喂养 2 次无呕吐加量 10 ml,直至 30 ml 喂养两次无呕吐;之后给予母乳或奶粉 30 ml 喂养,加量方法同糖水喂养,如有呕吐,则维持原喂养量不变。喂养量超过生理补液需要量,查体精神反映好可出院门诊随访。如可疑胃或十二指肠黏膜破裂,进食时间需延长至术后 3～5 天以上,给予静脉营养。

6. 随访要点与预后

随访需要注意术后有无再发呕吐,可能与幽门肌分离不完全、胃食管反流等因素有关。随访患儿生长发育。由于早期诊断、早期手术、术前准备和术后护理的改进,手术病死率小于 1%。许多长期观察证明,术后患儿胃肠功能正常、生长发育良好,溃疡病的发生率低。

六、思考题

1. 肥厚性幽门狭窄临床表现有哪些?
2. 肥厚性幽门狭窄 B 超诊断标准有哪些?
3. 肥厚性幽门狭窄手术方式是什么?

七、推荐阅读文献

1. 蔡威,孙宁,魏光辉. 小儿外科学(第 5 版)[M]. 北京:人民卫生出版社,2014:293 - 295.

2. Jay L, Grosfeld, James A. O'Neill, et al, Pediatric Surgery [M]. 6th ed. USA: MOSBY Elsevier, 2006:1215 - 1224.

(周　莹)

案例 15

新生儿胃穿孔

一、病历资料

1. 现病史

患儿,女,3 天。"气急腹胀纳差半天"就诊。

患儿 G_1P_1 足月顺产,生后无抢救窒息史,混合喂养。生后 2 天皮肤黄染,食欲可。半天前(生后 3 天)突发气急,腹胀,反应差,伴呕吐,呕吐为胃内容,量中等,急诊立位腹平片提示膈下大量游离气体,腹腔可见宽大气液平面,外科会诊,考虑"消化道穿孔",急诊收入儿外科。

发病来,无发热,拒食,小便量少色黄,胎粪排尽已转黄大便。

2. 既往史

G_1P_1,足月顺产,生后混合喂养。否认其他慢性病史,传染病史,手术史,按期预防接种。父母体健,无家族遗传病史。无兄弟姐妹。

3. 体格检查

T 36℃, HR 168 次/min, R 60 次/min, BP 60 mmHg/30 mmHg, SpO_2 90%,Wt 3 kg;面色苍白重病容,嗜睡,精神反应差,点头样呼吸;皮肤、巩膜中度黄染,未见瘀斑;前囟平,鼻翼扇动,口唇发绀,胸廓对称,三凹征阳性,听诊双肺呼吸音粗,未闻及啰音,心音有力,律齐,未闻及三级以上杂音;腹隆,皮肤发亮水肿,腹壁静脉显露,腹肌紧张,肝浊音界消失,移动性浊音阳性,肠鸣音微弱;四肢无畸形,未见明显脊柱侧弯,毛细血管充盈时间大于 3 s;阴唇水肿增大发红。

4. 实验室和影像学检查

立位腹平片:双膈肌抬高,胃泡消失,膈下大量游离气体,腹腔内可见宽大气液平面。

二、诊治经过

1. 治疗方案

初步诊断:新生儿消化道穿孔:胃壁肌层缺损? 积极完善术前准备,2~3 h 内急诊手术探查,修补穿孔。

2. 治疗经过

(1) 入院给予头罩吸氧,心电、血压、氧饱和度监护,留置导尿,禁食,胃肠减压低压吸引,完善急诊术前检查,血常规,凝血常规,尿常规,肝肾功,血电解质,血糖,血气分析,备血,输血前测试,胸片,心电图等。给予液体复苏,纠正休克,急诊剖腹探查术。术前准备:如严重凝血功能异常及血电解质酸碱平衡紊乱需纠正。

(2) 术前谈话：术前与家属沟通，着重指出术中风险、手术方式、术后并发症，特别是交代术后严重感染，败血症，脑膜炎，甚至危及生命可能，伤口裂开，胃肠穿孔再发可能。

(3) 急诊剖腹探查术中见腹腔大量胃肠内容物，胃底前壁大弯侧巨大穿孔，边缘组织不规则，呈黑色，修剪穿孔边缘至新鲜组织，缝合胃壁，大量温盐水冲洗腹腔，放置鼻胃管，鼻空肠管以及腹腔引流管，术后呼吸机辅助通气，鼻胃管低压吸引，加强支持，维持水电解质酸碱平衡，应用广谱抗生素，术后依据有无胃漏，胃肠动力恢复情况及全身感染情况决定鼻空肠管喂养，鼻饲及经口喂养时间。经口足量喂养，伤口愈合可出院。

3. 随访

出院 1 月后随访，患儿进食可，伤口愈合可，无红肿，无呕吐。体重增加满意。

三、病例分析

1. 病史特点

(1) 患儿，女，3 天。"气急腹胀纳差半天"就诊。

(2) 既往史，个人史无殊。

(3) 体检阳性发现：心率呼吸增快，氧饱和度降低，面色苍白重病容，精神反应差；皮肤、巩膜中度黄染，鼻翼扇动，口唇发绀；腹隆，皮肤发亮水肿，腹壁静脉显露，腹肌紧张，肝浊音界消失，移动性浊音阳性，肠鸣音微弱；阴唇水肿增大发红，毛细血管充盈时间大于 3 s。

(4) 辅助检查：立位腹平片：双膈肌抬高，胃泡消失，膈下大量游离气体，腹腔可见宽大气液平面。

2. 诊断与诊断依据

(1) 诊断：新生儿消化道穿孔，弥漫性腹膜炎。

(2) 诊断依据：①患儿生后 3 天，突发"气急腹胀纳差半天"；②面色苍白重病容，腹隆，腹膜炎体征，移动性浊音阳性；③立位腹平片示膈下大量游离气体，腹腔可见宽大气液平面。

3. 鉴别诊断

和胎粪性腹膜炎鉴别，有时鉴别较难，如伴随腹平片钙化点，多考虑胎粪性腹膜炎。和其他消化道穿孔鉴别，大多数其他消化道穿孔腹腔游离气体不会大量且胃泡存在，需术中明确诊断。

四、处理方案及基本原则

1. 治疗方案

患儿消化道穿孔诊断明确，有腹膜炎及休克征象。液体复苏后行急诊剖腹探查术。术前纠正水电解质酸碱平衡紊乱，扩容，改善外周循环。

2. 依据

生后 3 天，突发气急腹胀纳差，查体有腹膜炎体征，生命体征不稳定，立位腹平片见大量游离气体消化道穿孔诊断成立。原因及具体部位不详，但大量游离气体，胃穿孔可能性大，故需急诊探查手术。

五、要点与讨论

1. 概述

新生儿胃穿孔较少见，多为自发性，病死率高。病因尚不清，可能为胃壁肌层发育缺陷，胃壁局部缺血，胃内压增高促发。多见于生后 3～5 天新生儿，突发气急，呼吸困难，发绀，一般情况迅速恶化，出现面色苍白，体温不升，四肢花纹等中毒性休克体征。腹部高度膨隆，腹式呼吸弱或消失，皮肤发亮水肿，腹壁静脉显露，腹肌紧张，肝浊音界消失，移动性浊音阳性，肠鸣音微弱；男婴可出现阴囊水肿增大发红。

2. 病理

穿孔部位大多在胃底部及胃大弯处胃前壁，以贲门处居多。缺损范围大小不定，边缘组织不规则，发黑或青紫色，与正常胃壁交界处肌层中断，无炎症反应。

3. 辅助检查方法

立位腹平片见大量游离气腹征，可有胃泡影消失，胃管不局限在胃内，皮下气肿，阴囊积气。

4. 治疗原则和手术要点

生命体征不稳定的消化道穿孔一经诊断即需急诊剖腹探查手术。术中需切除不新鲜的穿孔边缘，修补胃壁，大量冲洗腹腔，放置鼻胃管低压引流，可放置鼻空肠管。对于穿孔范围较大者，依据穿孔部位及污染情况可能行部分胃切除术，Billroth Ⅰ式吻合或胃造瘘术。

5. 术后处理原则和并发症防治

术后需加强抗感染支持，依据有无胃漏，胃肠功能，全身感染情况决定鼻空肠管，鼻胃管及经口喂养时间。在感染控制及胃肠功能恢复后，进行肠内营养。

6. 随访要点和预后

胃穿孔的预后取决于就诊时间、发病至进行手术时间、术前全身情况及胃壁缺损的范围等因素。严重感染是胃穿孔患儿死亡的主要因素之一。早期明确诊断并积极手术，术后给予有效的呼吸循环支持、合理的营养支持及抗感染治疗可降低病死率。该病存活后预后良好，且对患儿远期胃肠功能影响不大，对生长发育影响小。

六、思考题

1. 新生儿胃穿孔的病因有哪些？
2. 新生儿胃穿孔的病理是什么？
3. 新生儿胃穿孔的鉴别诊断是什么？

七、推荐阅读文献

1. 蔡威，孙宁，魏光辉. 小儿外科学(第 5 版)[M]. 北京：人民卫生出版社，2014：295－296.

2. Jay L, Grosfeld, James A. O'Neill, et al. Pediatric Surgery [M]. 6th ed. USA: MOSBY Elsevier, 2006:1235－1237.

（周　莹）

案例 16

新生儿脐炎和脐部蜂窝织炎

一、病历资料

1. 现病史

患儿,女,15 天。"脐部红肿 3 天、加重 1 天"就诊。

患儿生后至今脐带未脱落,偶有出血,3 天前脐部稍红,少量黄色渗液,自行碘伏消毒,未诊治,近 1 天,脐部红肿加重,伴低热 38℃,食欲下降,来小儿外科急诊,以"新生儿脐炎,脐部蜂窝织炎,败血症?"收入病房。

发病来,食欲差,大小便未见异常。

2. 既往史

G_1P_1,足月顺产,生后混合喂养。否认其他慢性病史,传染病史,手术史,按期预防接种。父母体健,无家族遗传病史。无兄弟姐妹。

3. 体格检查

T 38℃, HR 168 次/min, R 50 次/min, Wt 4 kg;神志清楚,精神反应稍差;皮肤、巩膜轻度黄染,未见瘀斑;前囟平,呼吸平稳;腹稍隆,脐部红肿显著,隆起,皮肤发亮水肿,直径 5 cm,界限不清,脐带结痂未脱落,痂下积脓,轻度波动感,局部皮温升高。

4. 实验室和影像学检查

WBC 17×10^9/L, N 75%, Hb 95 g/L, PLT 120×10^9/L。

B 超:脐部皮下组织水肿增厚,炎症可能,脐部未探及肿块及窦道。

二、诊治经过

1. 治疗方案

初步诊断:新生儿脐炎,脐部蜂窝织炎,败血症? 积极抗感染治疗,对于脓肿进行切开引流。

2. 治疗经过

(1) 入院给予相应检查,并行脐部清创术,局部脓液培养,血培养,肝肾功,血电解质,血糖,血气分析,血常规,C-反应蛋白,凝血常规,胸片等。给予广谱抗生素,支持治疗。依据病变范围和全身情况决定局部麻醉或静脉或吸入麻醉局部清创。术前准备:如严重凝血功能异常及血电解质酸碱平衡紊乱需纠正。

(2) 术前谈话:术前与家属沟通,着重指出术中风险、手术方式、术后并发症,特别是交代术后仍然有严重感染不能控制，败血症，脑膜炎，脓毒血症，甚至危及生命可能。

(3) 术中清除明显坏死皮下组织，并予引流。术后换药，常规应用广谱抗生素 7～14 天，一般情况好转，伤口基本愈合可出院或门诊换药。

三、病例分析

1. 病史特点

(1) 患儿，女，15 天。“脐部红肿 3 天，加重 1 天”就诊。

(2) 既往史，个人史无殊。

(3) 体检阳性发现：T 38℃，HR 168 次/min，R 50 次/min，Wt 4 kg；神志清楚，精神反应稍差；腹部稍隆，脐部红肿显著，隆起，皮肤发亮水肿，直径 5 cm，脐带结痂未脱落，痂面下可及轻度波动感，积脓，局部皮温升高。

(4) 辅助检查：B 超：脐部皮下组织水肿增厚，炎症可能，脐部未探及肿块及窦道。

2. 诊断与诊断依据

(1) 诊断：新生儿脐炎、脐部蜂窝织炎、败血症？

(2) 诊断依据：①新生儿脐部红肿 3 天，加重 1 天。②查体：低热，精神反应稍差；脐部红肿显著，皮肤发亮水肿，直径 5 cm，脐带结痂未脱落，痂下积脓，轻度波动感，局部皮温升高。

(3) B 超：脐部皮下组织水肿增厚，炎症可能，脐部未探及肿块及窦道。

3. 鉴别诊断

主要和继发性脐部炎症鉴别，脐茸，脐窦，脐瘘为卵黄管残余畸形或脐尿管未闭导致，可继发感染，多为慢性。急性炎症以抗感染换药为主，如脓肿形成，需切开引流，有继发因素者炎症愈合或长期不愈转为慢性，需手术切除。

四、处理方案及基本原则

1. 治疗方案

患儿脐部炎症诊断明确，局部边界不清，有感染扩散，败血症，脓毒血症倾向，除广谱抗生素抗感染、加强支持外，需急诊清创，最大限度减少感染扩散。

2. 基本原则

脐炎的控制首先必须对原发灶进行清创，感染除局部扩散，血源性细菌播散可导致化脓性脑膜炎，抗生素需应用透过血脑屏障的广谱抗生素，抗感染需足量足疗程静脉用药。

五、要点与讨论

1. 概述

新生儿脐炎为脐带残端炎症，发病率 5%～10%。慢性脐炎多为脐凹残端分泌物持久不愈，肉芽增生，脐周轻度红肿。一般无全身反应，如发热、纳差等。急性脐炎脐部红肿明显，皮温升高，脐部残端分泌物，感染未控制发展为脐周蜂窝织炎，甚至影响全腹壁。多伴有全身症状，发热，纳差，败血症，脓毒血症。

2. 病因与分型

可分为急性脐炎和慢性脐炎。多因羊膜早破，产程延长，产道感染，脐部处理不当引起，也可继发于卵黄管或脐尿管未闭引起的感染，脐部插管也是诱因之一。严重者导致脐部周围蜂窝织炎。

感染局部扩散方向包括：

(1) 脐周扩散形成腹壁蜂窝织炎或脓肿。

(2) 深部扩散侵及腹腔导致腹膜炎。

(3) 沿脐静脉扩散，导致门静脉炎，血栓形成，细菌性肝脓肿。

(4) 经腹壁下动脉到髂内动脉导致脓毒症。

3. 辅助检查方法

血象高，B超提示软组织感染征象。

4. 治疗原则和手术要点

急性脐炎应用广谱抗生素，局部清创换药，脓液培养，脓肿形成需切开引流。清创时需清除坏死组织，切除脐带及感染的脐静脉，动脉及脐尿管等，使创面新鲜。严重的蜂窝织炎需多切口引流。慢性脐炎需局部换药，如肉芽增生需电灼或硝酸银烧灼。继发性脐炎如转为慢性，需局部换药伤口较清洁时行手术治疗，一般为急性感染3月后。

5. 术后处理原则和并发症防治

清创后需持续换药待创面愈合，需加强抗感染治疗，防止脑膜炎，肝脓肿，腹壁脓肿等感染扩散征象。

6. 随访要点与预后

随访主要观察有无合并畸形，如卵黄管囊肿、脐尿管囊肿等，合并畸形需要在感染控制后2～3月进行手术相关治疗。脐部蜂窝织炎的预后良好，感染扩散后疗程延长，相关并发症增加。

六、思考题

1. 新生儿脐炎的病因是什么？
2. 新生儿脐炎临床有哪些分型？
3. 新生儿脐炎局部扩散方向有哪些？

七、推荐阅读文献

1. 蔡威，孙宁，魏光辉. 小儿外科学(第5版)[M]. 北京：人民卫生出版社，2014：69－70.

2. Jay L, Grosfeld, James A. O'Neill, et al. Pediatric Surgery [M]. 6th ed. USA: MOSBY Elsevier, 2006:1146.

(周　莹)

案例 17

胆道闭锁

一、病历资料

1. 现病史

患儿，男，2 月。生后 1 月时“发现皮肤、巩膜黄染”入院。

患儿生后 1 月，发现皮肤变成金黄色甚至褐色，黏膜、巩膜亦显著黄染(见图 17-1)，近来日益加深；大便色淡(见图 17-2)、尿液深黄，发现肝肿大来本院肝病科住院治疗。当时肝功能检查“TB 104.1 μmol/L，DB 84.1 μmol/L，GPT 45 IU/L，GOT 46 IU/L，γ-GT 464 IU/L，ALB 42 g/L”。经过 3 周内科保肝利胆治疗，黄疸未见好转，大便转为白陶土色，要求外科会诊。

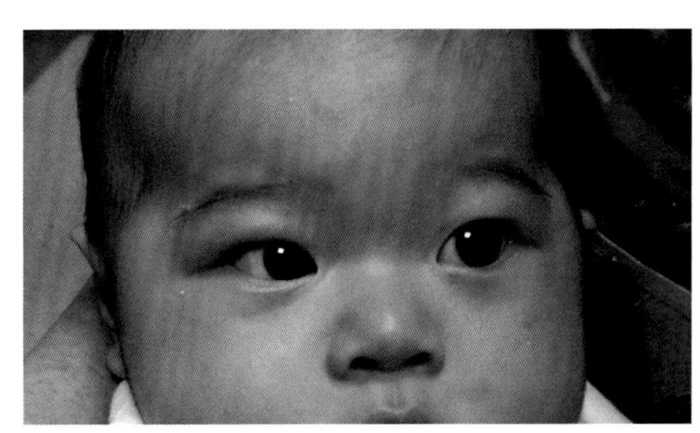

图 17-1　患儿皮肤及巩膜黄染

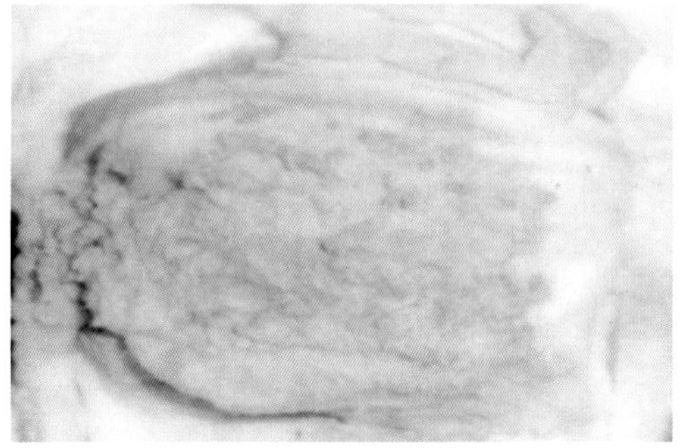

图 17-2　患儿大便色淡

2. 既往史

G_2P_2，产前胎儿超声检查未及异常。否认存在宫内或新生儿期感染，生后母乳喂养，出生后 3 天发现生理性黄疸，2 周褪尽。父母无肝炎及病毒携带病史，孕期未口服药物，一姐 2 岁，体健，无类似病史。已接种 1 次乙肝疫苗。否认新生儿期消化道畸形手术史及全肠外营养(TPN)治疗。

3. 体格检查

T 37.5℃，HR 110 次/min，一般情况可，神志清楚，精神反应佳，呼吸浅促，口唇无青紫；皮肤、巩膜黄染；无脱水貌；胸廓平坦，三凹征阴性，听诊双肺呼吸音清，未闻及啰音，心音有力，律齐，未闻明显杂音；腹部膨隆，无腹壁静脉显露，肝脏肿大显著，尤其肝右叶，肋下 3 cm，边缘清晰，扪诊时肝质地坚韧，脾脏肋下 1 cm，腹腔叩诊无移动性浊音；四肢无畸形，未见明显脊柱侧弯；肛门生殖器未见异常。

4. 实验室及影像学检查

血常规：RBC 4.22×10^{12}/L，PLT 215×10^{9}/L，WBC 8.42×10^{9}/L，N 40%。

TORCH 和巨细胞病毒检查均为阴性。

肝功能检查：DB 154.1 μmol/L，IB 11.6 μmol/L，GPT 75 IU/L，GOT 116 IU/L，γ-GT 564 IU/L，ALB 32 g/L。

放射性核素肝胆显像：经静脉注入^{99m}锝制剂后，放射性核素积聚在肝内，24 h 肠道不显影。

B 超检查：提示小胆囊，胆总管 1～2 mm。

二、诊治经过

1. 治疗方案

完善术前准备，进行腹腔镜下胆道造影，如证实为胆道闭锁，行 Kasai 根治手术（空肠肛门 R-y 吻合术）。

2. 治疗经过

（1）入院完善术前常规检查及术前准备：凝血功能正常无需补充，入院后给予静脉补充白蛋白 5 g/日，复查血浆白蛋白 40 g/L。术前 2 天肠道准备：口服抗生素，术前晚清洁灌肠，灌肠后禁食。

（2）入院第三天腹腔镜探查：术中胆道造影，明确为胆道闭锁，进一步转开腹行 Kasai 根治手术（空肠肛门 R-y 吻合术）。

（3）术后将病情详细告知家属，患儿转入 PICU，监护生命体征、禁食、胃肠减压、抗生素使用等相关治疗。术后 3 天患儿生命体征平稳，转回病房，肠道功能恢复，拔胃肠减压管；术后 1 周，开始少量肠道喂养。术后静脉给予抗生素和保肝治疗 2 周，口服熊去氧胆酸 30 mg/kg/d 利胆治疗。

3. 随访

术后 1 月、3 月、6 月、12 月、2 年、5 年分别随访肝功能、B 超等。

三、病例分析

1. 病史特点

（1）患儿，男，2 月。生后 1 月时“发现皮肤、巩膜黄染”就诊。

（2）无产前或新生儿期感染及手术史。

（3）体检阳性发现：皮肤、巩膜黄染；腹部膨隆，肝脏肿大，质地坚韧，脾脏肋下 1 cm，腹腔叩诊无移动性浊音。

（4）辅助检查：DB 154.1 μmol/L，IB 11.6 μmol/L，GPT 75 IU/L，GOT 116 IU/L，γ-GT 564 IU/L，ALB 32 g/L；放射性核素肝胆显像 24 h 肠道不显影；B 超检查：提示小胆囊，胆总管 1～2 mm。

2. 诊断和诊断依据

（1）初步诊断：婴儿梗阻性黄疸，胆道闭锁可能。

（2）胆道闭锁诊断依据：①皮肤巩膜黄染、大便颜色变淡（甚至呈陶土色），体检发现肝脏肿大。②血清胆红素进行性上升或持续不变，直接胆红素占总胆红素 60%以上。③超声显示胆囊充盈不佳。④放射性核素显像胆道排泄受阻。

3. 鉴别诊断

（1）对于感染性、代谢性以及血液系统疾病的诊断分析往往要花费较多时日，但外科问题引起的黄疸其预后与病程极为相关，因此应结合所有相关检查尽早对病因做出判断，临床上往往是一边进行检查，一边进行诊断性治疗，疑为胆道闭锁的患儿，宜及早剖腹探查。

（2）临床上胆道闭锁与新生儿肝炎极易混淆，临床上有参考价值的鉴别依据为：胆道闭锁陶土色大便开始较早且持续时期长，肝脏肿大明显、质地韧硬、肝边缘突出清晰，血清直接胆红素持续上升，血清谷氨酰胺转肽酶(γ－GT)往往大于 300 IU/L。

(3) 其他应考虑的鉴别疾病为先天性胆总管囊肿、TPN 相关性胆汁淤积等。

四、处理方案及基本原则

1. 治疗方案

(1) 患儿年龄已经 2 月,应该积极地进行术前准备,剖腹或腹腔镜探查,术中胆道造影明确诊断,同时进一步根治手术——空肠肛门 R－Y 吻合术(Kasai 根治手术)。

(2) 术前谈话:术前与家属沟通,着重指出术中风险、手术方式、术后并发症,特别是详细交代术后黄疸消退缓慢并有可能出现肝内胆管闭塞和胆管炎的可能。

(3) 术前准备按腹部外科的常规准备;术前重点注意的是凝血功能的正常;血浆蛋白的水平也必须补充至正常水平;术前做肠道准备,灌肠后禁食。

(4) 术后治疗原则抗炎、保肝、利胆和补充脂溶性维生素。

(5) 定期随访肝功能、B 超,甚至胃食道静脉曲张的情况。

2. 依据

根据目前国内外报道数据和推荐的诊疗常规,手术年龄应在 60 天左右最佳,不超过 90 天;术后抗炎、保肝、利胆治疗是为了促进新建立的胆流引流通畅,并预防术后胆管炎;长期随访有助于肝移植时机的选择。

五、要点与讨论

1. 概述

胆道闭锁(biliary atresia, BA)是一种极为严重的疾病,以肝内和肝外胆管进行性炎症和纤维性梗阻为特征,从而导致胆汁淤积以及进行性的肝纤维化和肝硬化。如果不治疗,不可避免地会发展为肝硬化、肝衰竭以至死亡。其发病率在成活新生儿中约 1/5 000～1/12 000,亚洲明显高于西方国家,是目前小儿肝移植的最主要原因。该疾病的发病机制仍不明确,越来越多的焦点集中于胆系的自身免疫炎症反应造成胆管损伤、狭窄、闭锁,而免疫炎症反应的触发可能与病毒感染相关。

2. 病理与分型

肝门附近的胆道系统狭窄、闭锁或缺如。胆囊亦纤维化、空瘪或有少许无色或白色黏液。组织学检查示肝外胆管存在不同阶段的炎症过程,大多呈瘢痕结节样慢性炎症,形成一三角形的纤维索,纤维索位于肝门部的横断面上尚可见一些不规则的胆管结构,与肝内胆管相通,这些胆管结构即为 Kasai 手术的解剖基础。胆道闭锁按胆管受累而闭塞的范围可分为三个基本型。Ⅰ型为胆总管闭塞,约占 10%;Ⅱ型为肝管闭塞,占 2%;Ⅲ型为肝门部闭塞,即所谓“不可治型”,约占所有病例的 88%。

3. 检查方法的选择

血清胆红素水平持续不变或进行性上升,特别是当直接胆红素占总胆红素 50%以上时,是诊断胆道闭锁最重要的实验室检查项目,谷氨酰转肽酶(γ－GT)往往大于 300 IU/L。超声显像是临床常规检查,对胆总管闭锁伴囊性扩张具有诊断价值,但对于绝大多数Ⅲ型肝门部闭塞的诊断意义有限。多数情况下,B 超提示胆囊较小或充盈不佳,胆总管显示不清。有时超声可显示纤细的胆总管结构,直径 1～2 mm。少数患儿超声可探及肝门部的三角形纤维块,具诊断特异性。放射性核素显像可提示胆道完全性梗阻,对于同时存在胆管梗阻的新生儿肝炎病例而言,该项检查的鉴别作用有限。CT、ERCP 和 MRCP 对于不存在肝外胆管扩张的大多数胆道闭锁而言,与超声比较价值不具优势。手术探查与术中胆囊穿刺造影是最终确诊的方法，近年已开展的腹腔镜下胆囊穿刺造影术，具有创伤小、恢复快的优点。

4. 治疗原则和进展

及时诊断、尽早手术对胆道闭锁的疗效至关重要。Kasai 根治术是胆道闭锁的首选手术方法，目前普遍认为手术年龄越大，术后效果越差，大多数学者认为所有检查应在出生后 6～8 周内完成，诊断不明确者应及时进行手术探查。手术年龄应在 60 天左右，最迟不超过 90 天，但亦有大年龄患儿（90～120 天）获得 30%术后自体肝生存的报道。Kasai 术手术的关键是彻底剪除肝门纤维块，使剪除断面的侧面达门静脉入口的肝实质，纵向达门静脉后壁水平；其次，对于剪除创面的止血要慎用电凝，压迫止血可达到一定效果。另外，空肠肝支长 35～40 cm，标准的 Roux-en-Y 技术足以抗反流。

5. 术后处理和并发症防治

胆道闭锁术后有效的药物治疗对于改善预后极为重要，运用利胆药、糖皮质激素和抗生素联合治疗。胆管炎是胆道闭锁 Kasai 术后常见的严重并发症，其特征为发热（>38.5℃）、无胆汁便和血培养阳性，发生率为 40%～93%。手术后胆管炎的反复发作直接影响胆流量的维持和肝纤维化的程度，因此是影响预后的重要指标。对于发生胆管炎的治疗，高级别抗生素的静脉应用是唯一有肯定疗效的手段，治疗一般不少于一周。门脉高压需要一段时间的发展，对于那些出血的患儿，应该一开始就进行内镜下的干预，硬化治疗或者套扎都可以。

6. 随访要点和预后

定期随访和指导术后用药对于胆道闭锁手术预后非常重要，国际上一般以 3 月、6 月胆红素清除率来判断短期结果，以术后 2 年和 5 年生存率作为中长期疗效，同时可指导小儿肝移植的时机。目前，胆道闭锁 2 年自体肝生存率可达 60%～80%，对胆道闭锁肝移植的时机选择应该根据肝功能的情况，年龄越大，肝动脉越粗，术后并发症明显降低。

六、思考题

1. 胆道闭锁的诊断依据和鉴别诊断有哪些？
2. 胆道闭锁的病理分型是什么？
3. 胆道闭锁的手术时机和手术关键点是什么？

七、推荐阅读文献

1. 宋再，钟薇，余家康，等. 胆道闭锁多中心综合诊断治疗方案研究[J]. 中华小儿外科杂志，2011，32:81-85.
2. Hartley JL, Davenport M, Kelly DA. Biliary atresia [J]. Lancet, 2009,374:1704-1713.
3. 中国大陆地区胆道闭锁诊断与治疗（专家共识）中华小儿外科杂志[J]。2013;34(9):17-22.

（郑　珊）

案例 18
产伤

一、病例资料

1. 现病史

患儿,女性,6 天,因"左侧头部肿块 1 天"就诊。

1 天前,家长无意中发现患儿左侧头顶部有一肿块,约鸡蛋大小,无明确外伤史,无呕吐、夜间哭闹、发热等异常不适,为进一步诊治来院就诊。门诊考虑"头皮血肿",门诊随访。患儿自发现头部肿块以来精神食欲无任何改变,大小便正常。

2. 既往史

G_1P_1,足月经阴产,孕 39^{+1} 周,宫内体位为 LOA,体重 3.9 kg,生产过程中有产钳助产史。生后 Apgar 评分 10 分。父母均体健,孕期未口服药物。已接种 1 次乙肝疫苗,1 次结核疫苗。生后母乳喂养,无特殊药物过敏史,无家族遗传病史。

3. 体格检查

T 36.7℃, P 120 次/min, R 31 次/min, BP 75 mmHg/40 mmHg,神志清晰,发育可,营养中等。全身皮肤黏膜无黄染,未见明显出血点。左侧头顶部局部隆起,患处皮肤颜色无红肿,大小约 4 cm×5 cm,边界欠清,无明显触痛,张力稍高,无明显波动感。前囟张力不高。颈、胸、腹均无明显异常,神经系统(一)。

4. 实验室及影像学检查

血常规:CRP<8 mg/L; Hb 132.0 g/L; PLT 203×10^9/L; RBC 4.72×10^{12}/L; WBC 9.1×10^9/L。

血凝报告:FDP 2.63 g/L; INR 0.99; PT 13.1 s; PTA 102.0%; TT 18.3 s。

二、诊治经过

1. 治疗方案

头皮血肿多可自行吸收,无需特殊治疗,但门诊密切随访。

2. 治疗经过

门诊行血常规和凝血功能检查后,未见明显异常,建议家长患儿临床观察,暂时不予特殊处理,如果增大明显、红肿、发热等及时就诊。

3. 随访

半月龄随访局部肿块无明显增大，2月随访肿块基本消失。

三、病例分析

1. 病史特点

(1) 患儿，女性，6天，“发现左侧头部肿块1天”就诊。

(2) 生产过程中有产钳助产史。

(3) 体检阳性发现：左侧头顶部局部隆起，患处皮肤颜色无红肿，大小约4 cm×5 cm，边界欠清，无明显触痛，张力稍高，无明显波动感。

(4) 辅助检查：未予特殊影像学检查。血常规及血凝功能基本正常。

2. 诊断及诊断依据

(1) 诊断：头皮血肿。

(2) 诊断依据：①生产过程中有产钳助产史。无外伤史。②体格检查左侧头顶部局部隆起，患处皮肤颜色无红肿，大小约4 cm×5 cm，边界欠清，无明显触痛，张力稍高，无明显波动感。

3. 鉴别诊断

(1) 头皮水肿及帽状腱膜下血肿：两者的范围均可超越骨缝，头皮水肿出生时即发现，界限不分明，压之柔软且可凹，无波动感局部皮肤可呈红或紫色(见表18-1)。

表18-1 头皮血肿与头皮水肿的鉴别

项目	头皮血肿	头皮水肿
部位	顶骨骨膜下	先露部皮下组织
范围	不越过骨缝	不受骨缝限制
出现时间	产后2～3天最大	娩出时存在
消退时间	3～8周	产后2～3天
局部特点	波动感	凹陷性水肿

(2) 头颅血肿：位于枕骨部位者需与脑膜膨出鉴别后者随呼吸有起伏感，头颅X线片可见局部颅骨有缺损，而头颅血肿颅骨完整偶见颅骨有线样骨折。

(3) 凹陷性骨折：边界清楚不超过骨缝范围，血肿吸收时先在血肿周围机化、钙化变硬呈硬环感中心有波动感，易误诊为凹陷性骨折，X线摄片可鉴别。

四、处理方案及基本原则

1. 治疗方案

头皮血肿多可自行吸收，无需特殊治疗，患儿无异常其他不适，门诊定期随访。

2. 依据

根据目前头皮血肿治疗方案，头皮血肿多可自行吸收，无需特殊治疗，但为避免感染不应抽吸血肿。出现以下情况时需对症处理：

(1) 出血较多引起贫血时可适量输血；引起高胆红素血症时需进行光疗。

(2) 若 2 个月后头颅血肿仍巨大,可手术清除之。

(3) 可用维生素 K_1 治疗以防止因发生新生儿出血症而引起出血加重。

(4) 血肿钙化或者成骨,致颅骨形态异常,可以行手术完整成功切除。

(5) 感染的治疗包括脓肿切开引流,长时间使用抗生素(如万古霉素,庆大霉素,头孢霉素)。

五、要点与讨论

1. 概述

新生儿产伤(birth injury)是新生儿特有的一种创伤。国内报道发病率近似 1/2 000,臀位产占多数。在美国,产伤的发生率大约每 1 000 个新生儿中有 6～8 个,占新生儿死亡的 2%。产伤常见于巨大儿,也可继发于胎儿器官巨大症、巨大占位、早产、产程延长、急产等。

2. 产伤的病理与分类

产伤的分类主要按发生部位而定。有产伤骨折、产伤麻痹、腹内实质脏器破裂和颅脑外伤。常见产伤的临床表现如下:

(1) 软组织损伤:最常见的产伤。可以表现为擦伤、挫伤、撕裂伤等。头皮血肿多为生后数小时开始逐渐明显,2～3 天内增大迅速。先锋头多为生后头露部位头皮下肿块,生后即有,一般 2～3 天即可消退。肌肉的损伤常表现为受损侧胸锁乳突肌增粗形成局部肿块。

(2) 骨折:产伤所致最常见的骨折部位在锁骨,一般当发现新生儿上臂不会活动或在锁骨部位有肿块才注意到。发生骨折部位活动受限或被动活动时疼痛。轻型新生儿颅骨凹陷性骨折一般没有神经系统症状。严重型凹陷性骨折表现为局部凹陷。线性骨折一般无临床症状。

(3) 神经损伤:主要为臂丛神经损伤,表现为受累侧肢体运动功能障碍。膈神经损伤部分表现为没有临床症状,部分表现为影响呼吸运动。

(4) 颅内出血:硬膜下、蛛网膜下、脑室内和脑实质内出血也是婴儿产伤的并发症。常见的临床症状为呼吸抑制、窒息和/或癫痫发作。其他症状包括神经功能异常,如易激惹,音调、意识水平改变,或因颅内压增高而出现相应的临床症状,如头围增加、前囟张力增高、心动过缓、昏迷。

(5) 腹腔脏器破裂:实质性脏器破裂伴腹腔内出血症状往往比较严重,可有明显休克与腹部肌紧张。腹鞘状突未闭则可见阴囊肿胀呈蓝色,穿刺有血抽出。实质性脏器包膜内或后腹膜脏器破裂伴延迟性出血可以无休克表现,但表现为血红蛋白下降,触及腹部包块提示有出血。

3. 检查方法的选择

产伤所致头颅骨折常有赖于头颅正侧位 X 线或 CT 扫描检查,同时 CT 扫描检查可以明确凹陷性骨折的程度、颅内出血情况,MRI 检查可以用于检查面神经损伤情况。腹部 B 超、腹部 CT 检查可以了解腹部实质性脏器损伤情况,同时静脉肾盂造影检查可以显示肾脏受压、无功能或造影剂外渗等 X 线征象。

4. 治疗原则与进展

(1) 产伤所致的软组织损伤一般不用特殊处理,临床密切观察。有局部感染时可以抗感染治疗。

(2) 颅骨骨折中线性骨折一般不需特殊治疗,只有在脑膜血管或脑血管破裂而并发颅内血肿时,应及早手术。凹陷性骨折凹陷直径在 1 cm 左右,无神经症状体征,不需处理,常能自行恢复,但应缜密观察。严重凹陷性骨折造成脑部组织受压,并影响骨折下面脑组织局部血运,需尽早行手术治疗。对于锁骨骨折一般不需特殊处理,可自行愈合,股骨与肱骨骨折可进行局部功能位置固定,随访 X 线片,一般不用手术治疗。

(3) 对于臂丛神经损伤行康复治疗无效状态下可手术治疗。

(4) 肝脾破裂一般采取非手术治疗,但对于大量出血,保守治疗无效的情况下可行手术治疗。

5. 术后处理和并发症防治

大多数的产伤不需要手术处理。极少数病例因头颅内血肿较大压迫颅内脑组织需要手术干预，或者腹腔内实质性脏器损伤，血流动力学不稳定的患儿需要手术干预。术后需生命体征监测，注意腹部体征等。

6. 随访要点和预后

大多数新生儿软组织损伤不需特殊处理，预后良好。定期门诊随访了解软组织损伤的恢复，局部肿块是否有增大、感染等。颅内出血的预后完全取决于病损程度。长骨骨折 7～10 天后复查 X 线一般可见骨痂形成预示预后良好。自主运动有助于骨折愈合。高位颈椎损伤或者脑干损伤预后差，病死率高，低位病变常合并有神经功能异常。大多数膈肌麻痹的新生儿在保守治疗后可痊愈。腹部实质性脏器损伤患儿一般预后良好。

六、思考题

1. 新生儿头皮血肿的诊断及鉴别诊断是什么？
2. 产伤所致凹陷性骨折的处理原则是什么？
3. 腹部实质性脏器损伤如何处理？

七、推荐阅读文献

1. Arnold G Coran, N Scott Adzick, Thomas M Krummel, et al. Pediatric surgery [M]. 7th Edition. England: Mosby, 2012, 391 - 393.

2. 陈世旺. 新生儿产伤 103 例临床分析[J]. 中国妇幼保健, 2013, 28: 2228 - 2229.

（郑继翠　李　昊）

案例 19

腮源性囊肿与瘘

一、病历资料

1. 现病史

患儿,男性,2 岁。因“发现右侧颈部一小孔 1 年”入院。

1 年前家属发现患儿右侧颈部有一小孔,针尖样大小,有时有透明水样液体自小孔中溢出,局部未及肿块,1 年来局部无红肿,无疼痛,为进一步诊治来外科就诊。患儿一般情况可,胃纳可,无发热,大小便正常。

2. 既往史

G_1P_1,足月顺产,疫苗按时按序接种,无手术史。父母体健。无食物及药物过敏史。否认家族遗传病史。

3. 体格检查

T 36.6℃, HR 100 次/min,一般情况可,神志清醒,精神反应可,呼吸平稳,口唇无青紫;皮肤巩膜无黄染;无脱水貌;右侧颈部胸锁乳突肌前缘可见一针尖样大小孔,直径 0.1 cm,局部无红肿,无压痛,深部可及条索样组织,轻挤小孔见透明水样液体溢出;胸廓平坦,三凹征阴性,听诊双肺呼吸音清,未闻及啰音,心音有力,律齐,未闻明显杂音;腹部平坦,软,无腹壁静脉显露,未见肠型,肝脾肋下未及,无压痛、反跳痛,未及包块,腹腔叩诊无移动性浊音,肠鸣音 4 次/min;四肢无畸形,未见明显脊柱侧弯;肛门外生殖器未见异常。

4. 实验室及影像学检查

血常规:RBC 4.5×10^{12}/L, Hb 120 g/L, PLT 300×10^{9}/L, WBC 8.0×10^{9}/L, N 50%, CRP 8 mg/L。

凝血功能:APTT 28 s, PT 12 s,活动度 110%,INR 1.0, Fib 4 g/L, TT 13 s。

肝功能:AST 25 IU/L, ALT 30 IU/L, TB 13.4 μmol/L, DB 1.7 μmol/L, IB 11.7 μmol/L, ALB 40 g/L, GLB 25 g/L。

颈部 B 超:右侧颈部见一管道样结构延伸至颈动脉处,管道直径 0.1~0.3 cm。

二、诊治经过

1. 治疗方案

完善术前准备,行鳃裂瘘管切除术。

2. 治疗经过

(1) 入院完善术前常规检查及术前准备,术前准备按颈部外科的常规准备。如局部红肿,待炎症消退后 2~3 个月再行手术切除。

(2) 入院后第 2 天行手术治疗。

（3）术后将病情详细告知家属。患儿术后切口护理等对症处理。术后第1～2天出院。

3. 随访

术后2月随访B超，切口下未见异常。

三、病例分析

1. 病史特点

（1）患儿，男性，2岁。因“发现右侧颈部一小孔1年”入院。

（2）否认外伤史和感染史。

（3）体检阳性发现：右侧颈部胸锁乳突肌前缘可见一针尖样大小小孔，直径0.1 cm，局部无红肿，无压痛，深部可及条索样组织，轻挤小孔见透明水样液体溢出。

（4）辅助检查：B超：右侧颈部见一管道样结构延伸至颈动脉处，管道直径0.1～0.3 cm。

2. 诊断及诊断依据

（1）初步诊断：第二鳃裂瘘。

（2）诊断依据：①瘘管位于右侧颈部胸锁乳突肌前缘，深部可及条索样组织，轻挤小孔见透明水样液体溢出。②B超示右侧颈部见一管道样结构延伸至颈动脉处，管道直径0.1～0.3 cm。

3. 鉴别诊断

鳃囊肿可根据胸锁乳突肌前缘长期存在囊肿史并有索条通向颈动脉处而作出诊断，但需与急性颌下淋巴结炎、颈部结核性淋巴结炎、淋巴管瘤、甲状腺结节、甲状舌管囊肿等疾病鉴别。急性颌下淋巴结炎：炎症控制后淋巴结缩小，呈实质性，可活动，而鳃囊肿具有囊性感，不能活动。颈部结核性淋巴结炎：病灶周围常有许多淋巴结发炎，互相粘连，肺部可能有结核病灶，PPD试验为阳性等。淋巴管瘤：常位于颈后三角，呈囊性感，透光试验阳性，B超显示淋巴管瘤常为多房性而鳃囊肿为单房、壁光滑，淋巴管瘤囊液为水样淋巴液、无胆固醇结晶。甲状腺结节：可行囊肿穿刺抽液寻找有无胆固醇结晶和穿刺抽吸细胞病理学检查进行鉴别诊断。甲状舌管囊肿：随吞咽上下活动，囊肿索条与舌管粘连，囊内抽出液无胆固醇结晶。

鳃瘘可根据瘘口位于胸锁乳突肌前缘中下1/3交界处、有囊肿感染破溃或切开引流史、瘘口有透明水样液流出、瘘口纤维索条上升到颈动脉处等作出诊断，但需与甲状舌管瘘、颈部结核性瘘等疾病鉴别。甲状舌管瘘：少数偏离颈中线的甲状舌管瘘与鳃瘘相似，但前者的瘘口索条与舌骨相连。颈部结核性瘘：局部常有反复感染史，病灶周围有多发淋巴结肿大，且互相粘连，病灶破溃排出干酪样物质，肺部可能有结核病灶，PPD试验为阳性等。

四、处理方案及基本原则

1. 治疗方案

（1）患儿颈前瘘管经久不愈，有液体自瘘口溢出，近期无感染史，可择期行手术切除，术中可经瘘口注入美兰以确定瘘管走形。

（2）术前谈话：术前与家属沟通，着重告知手术风险、术中多处切口可能及术后复发等情况。

（3）术前准备按颈部外科的常规准备。

（4）术后第1～2天出院。

（5）定期随访颈部B超。

2. 依据

鳃瘘无急性炎症或炎症已控制者，均应行手术治疗。

五、要点与讨论

1. 概述

鳃源性囊肿(瘘)(branchial cyst and sinus),76%~90%是由第 2 鳃裂和咽囊胚胎性残存组织演变而成,很少由第 1 或第 3、4 鳃裂和咽囊演变而来。

2. 病理

胚胎早期,颈部两侧有 5~6 对圆形鳃弓,各鳃弓间有鳃裂,与鳃裂相对的咽喉腔内有鳃囊,鳃囊与鳃裂间有膜相隔。颈部外侧的囊肿和瘘管均起源于鳃裂和鳃囊,亦称为胸腺咽管囊肿。第二鳃源性囊肿(瘘)最常见,起始于第二对鳃裂,大多行经颈内外动脉之间,并开口于咽隐窝内,其外口位于下颌角至胸骨切迹之间,多数在胸锁乳突肌前缘、颈部中 1/3 处。瘘管沿胸锁乳突肌上行,在舌骨平面转向深部,通过颈内外血管分叉处,在二腹肌的后下方进入咽隐窝。完全性瘘管同时具有内口和外口。不全性瘘管仅皮肤上有外口,瘘管在颈部某段闭合,与咽部不相通。第一鳃源性囊肿(瘘)极为罕见,外口在下颌中点之下方,瘘管向后上绕过下颌骨下角,在腮腺后部,经面神经前方或后方进入外耳道。第三、四鳃源性囊肿(瘘)亦称为梨状窝瘘,以左侧多见(占 90%),上端起自咽部梨状窝,瘘管在喉返神经外侧,沿气管下行,终止于甲状腺侧叶上极。

3. 检查方法的选择

鳃源性囊肿临床体格检查见下颌角至胸骨上窝之间的胸锁乳突肌前缘的任何部位一囊肿,以胸锁乳突肌前缘的中上 1/3 连接处多见,有时囊壁上方可触及索条。第二鳃瘘外口多数位于胸锁乳突肌前缘中下 1/3 交界处,自瘘口处有液体溢出。第一鳃囊肿(瘘)外口位于下颌角附近,少数内口位于外耳道。第三、四鳃囊肿/瘘(梨状窝瘘)以左侧最多见,婴儿期未形成瘘之前颈部 CT 或 X 片显示囊内含气,食道造影见钡剂进入窦内,喉镜可见梨状窝有小孔,通过该小孔注入造影剂可确诊。

4. 治疗原则

鳃源性囊肿及瘘管均需手术治疗,无感染者,1 岁以后手术较好;有感染者,待炎症消退后 2~3 个月后行手术。

5. 处理和并发症防治

术后伤口护理。术后并发症主要为囊肿或瘘管复发、喉返神经损伤引起术后呛咳等。因此术中可经瘘口注入美兰以确定瘘管走形,明确切除瘘管,术中保护重要神经血管。若复发,术后 3 个月左右再次手术治疗。

6. 随访要点与预后

术后定期行颈部 B 超检查,术后复发率低。

六、思考题

1. 鳃源性囊肿(瘘)的病理是什么?
2. 鳃源性囊肿的诊断与鉴别诊断有哪些?
3. 鳃瘘的诊断与鉴别诊断有哪些?

七、推荐阅读文献

1. 张金哲,潘少川,黄澄如. 实用小儿外科学[M]. 浙江:科学技术出版社,2003:766 - 770.
2. Zatoński T, Inglot J, Krecicki T. Brachial cleft cyst. [J]. Pol Merkur Lekarski, 2012,32(191):341 - 344.

(黄焱磊)

案例 20
肠套叠

一、病历资料

1. 现病史

患儿，男性，8 个月。因“阵发性哭吵 24 h 伴呕吐 3 次”入院。

患儿于 1 天前无明显诱因下出现阵发性哭吵，哭吵时脸色发白，一般持续 15 min 后可恢复平静，但间隔 5～6 min 后又反复，于 4 h 前出现呕吐，共 3 次，呕吐物为胃内容物，无胆汁。患儿发病以来胃纳欠佳，无发热，尿量可，有排正常粪便 1 次。为进一步诊治来外科就诊。否认不洁饮食史和外伤史，以往无类似发作史。

2. 既往史

G_1P_1，足月顺产，疫苗按时按序接种，无手术史。父母体健。无食物及药物过敏史。否认家族遗传病史。

3. 体格检查

T 37.1℃，HR 110 次/min，一般情况可，神志清醒，精神反应尚可，呼吸浅促，口唇无青紫；皮肤巩膜无黄染；无脱水貌；胸廓平坦，三凹征阴性，听诊双肺呼吸音清，未闻及啰音，心音有力，律齐，未闻明显杂音；腹部平坦，软，无腹壁静脉显露，未见肠型，肝脾肋下未及，右上腹部可触及腊肠样肿块，有触痛，稍可活动，余腹部无压痛、反跳痛，腹腔叩诊无移动性浊音，肠鸣音 4～5 次/min；四肢无畸形，未见明显脊柱侧弯；肛门外生殖器未见异常，直肠指检未及异常，退出指套见果酱样粪便（见图 20-1）排出。

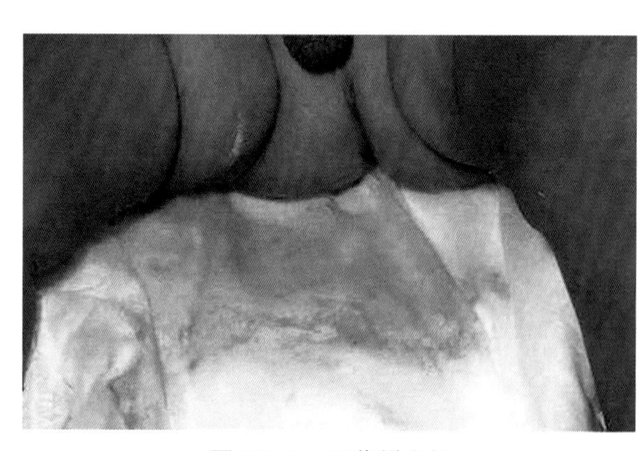

图 20-1　果酱样血便

4. 实验室及影像学检查

血常规：RBC 4.5×10^{12}/L，Hb 110 g/L，PLT 300×10^{9}/L，WBC 12.0×10^{9}/L，N 50%，CRP 10 mg/L。

凝血功能：APTT 28 s，PT 12 s，活动度 110%，INR 1.0，Fib 4 g/L，TT 13 s。

肝功能：AST 25 IU/L，ALT 30 IU/L，TB 13.4 μmol/L，DB 1.7 μmol/L，IB 11.7 μmol/L，ALB 40 g/L，GLB 25 g/L。

腹部正侧位 X 片：未见气腹及肠梗阻征象。

腹部B超检查:右侧腹腔见“靶环”块影。

空气灌肠(见图20-2):提示肠套叠。

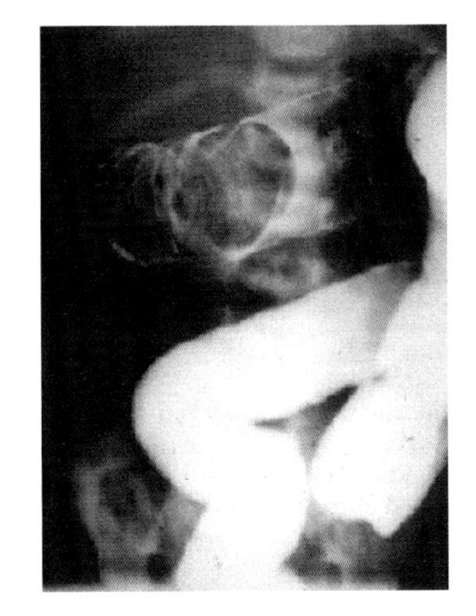

图20-2 空气灌肠见气体停滞不前,呈环状或柱状影

二、诊治经过

1. 治疗方案

入院后积极完善术前准备,纠正水电解质紊乱、酸中毒,可试行空气灌肠复位,若失败,行急症手术。

2. 治疗经过

(1) 入院后给予禁食、胃肠减压、静脉滴注抗生素及补液治疗(抗休克补液治疗),同时完善术前相关检查,纠治水电解质紊乱和酸中毒,注意尿量(病情严重者留置尿管)。

(2) 术前谈话:术前与家属沟通,先尝试空气灌肠整复,若空气灌肠整复失败,立即手术探查,着重告知空气灌肠风险、有肠穿孔可能以及手术风险、手术方式、术后并发症及复发情况,详细交代肠管有迟发性缺血坏死、需要再手术可能。

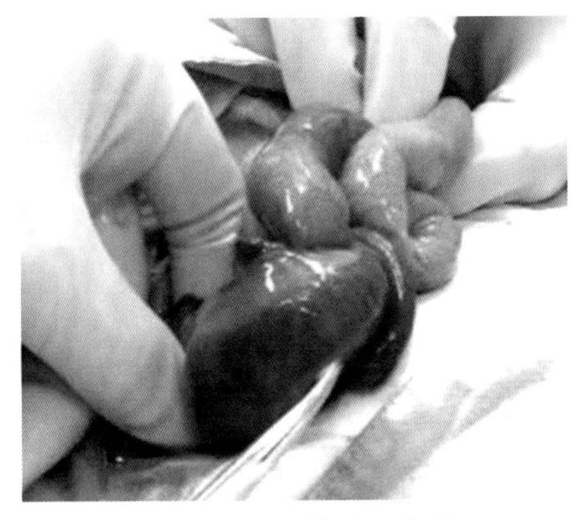

图20-3 回结型肠套叠

(3) 入院后补液2~3 h,有小便后行空气灌肠,压力控制在60 mmHg,透视下见套叠阴影移至右下腹后保持不动,遂改为手术探查。术中证实为回结型肠套叠(见图20-3),予以手法复位成功,肠管血供好,常规切除阑尾。

(4) 术后将病情详细告知家属。患儿生命体征监护、禁食、胃肠减压、静脉抗生素、补液、导尿管护理等相关治疗。术后第2天拔尿管;术后第3天患儿肠道功能恢复,拔胃肠减压管,停静脉抗生素,开始少量肠道喂养;术后第4天增加肠道喂养;术后第5天出院。

3. 随访

门诊定期随访。

三、病例分析

1. 病史特点

(1) 患儿,男性,8个月。因“阵发性哭吵24 h伴呕吐3次”入院。

(2) 否认不洁饮食史和外伤史,以往无类似发作史。

(3) 体检阳性发现:右上腹部可触及腊肠样肿块,有触痛,稍可活动;直肠指检未及异常,退出指套见果酱样粪便排出。

(4) 辅助检查:腹部B超见右侧腹腔“靶环”块影;空气灌肠提示肠套叠。

2. 诊断及诊断依据

(1) 初步诊断:急性肠套叠。

(2) 诊断依据:①阵发性哭吵;②呕吐;③腹部可及腊肠样肿块;④果酱样粪便;⑤腹部B超见右侧腹腔“靶环”块影;⑥空气灌肠见肠套叠。

3. 鉴别诊断

肠套叠临床上一般不难诊断。不典型的肠套叠容易与细菌性痢疾、急性坏死性小肠炎、蛔虫性肠梗阻、过敏性紫癜、美克尔憩室合并出血、结肠息肉、肠道肿瘤等混淆,鉴别诊断困难时可行诊断性空气灌肠。新生儿肠套叠罕见，但也需与新生儿坏死性小肠结肠炎、肠旋转不良、肠扭转等疾病相鉴别。

四、处理方案及基本原则

1. 治疗方案

(1) 患儿发病已经 24 h，且有果酱样粪便排出，提示套叠肠管血供受到严重影响，因此应该积极地进行术前准备。

(2) 术前谈话：术前与家属沟通，着重告知手术风险、手术方式、术后并发症及复发情况，详细交代肠管有迟发性缺血坏死、需要再手术可能。

(3) 术前准备按腹部外科的肠梗阻准备：禁食，放置胃管，纠正水电解质紊乱(严重者同时纠正酸中毒)，注意尿量，静脉滴注抗生素。若先试行空气灌肠，要求在空气灌肠前确保有一定的小便量，空气灌肠的压力不宜过大，以免增加肠穿孔的风险。空气灌肠整复失败的话，立即行手术探查，术中应仔细检查肠管有无坏死、穿孔，若肠管血供尚可，予以温盐水外敷，若肠管血供差，则行肠切除，常规切除阑尾。

(4) 术后患儿生命体征监护、禁食、胃肠减压、静脉抗生素、补液、导尿管护理等相关治疗。术后第 2 天拔尿管；术后第 3 天患儿肠道功能恢复，拔胃肠减压管，停静脉抗生素，开始少量肠道喂养；术后第 4 天增加肠道喂养；术后第 5 天出院。

2. 依据

肠套叠是急腹症，若处理不及时或处理不当，会肠梗阻坏死，严重者可危及患儿生命。

五、要点与讨论

1. 概述

肠套叠(intussusception)是小儿外科常见的急腹症，是肠管的一部分及其相应的肠系膜套入邻近肠管内引起的一种肠梗阻，在婴儿期尤其多见。目前病因尚未十分明确，通常分为原发性与继发性两种。原发性肠套叠指术中未见到腹腔内套叠肠管及其邻近区域有明显器质性病变，约占 95%。其发病以春、夏两季多见。继发性肠套叠指肠套叠起始部存在器质性病变，如息肉、美克尔憩室、异位胰腺结节、血管瘤、肠源性囊肿、异常肥厚性肠壁淋巴样组织增生或恶性肿瘤等，占 2%～8%。

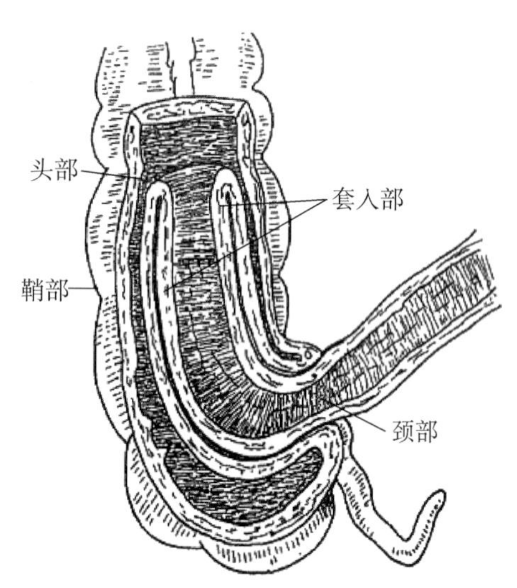

图 20-4 常见回结型肠套叠剖面示意图

2. 病理与分型

肠套叠一般为顺行下行与蠕动方向一致，近端肠管套入远端肠管内。套叠的外层称为鞘部，进入里面的部分称为套入部，肠管从外面卷入处称为颈部，肠套叠套入部最远点称为头部或顶端(见图 20-4)。通常套叠一旦形成，很少自动复位，套入部可因肠蠕动继续向前推进，多数病例可达左侧结肠，肠系膜也随之嵌入套层中，肠壁血供受到严重影响。受阻时间越长，发生肠缺血、缺氧越严重。当静脉回流受阻及静脉压不断增高，最终影响到动脉血供或发生血管栓塞性改变，造成套叠肠管完全坏死。

肠套叠的分型是按套入部的最近端和鞘部最远端的肠管而定名，一般将肠套叠分为 5 型：小肠型、结肠型、回结型(最常见)、复杂型(复套)及多发性肠套叠。

3. 检查方法的选择

典型的临床表现——阵发性哭闹(腹痛)、呕吐、便血(果酱样大便)和腹部肿块是儿童急性肠套叠的

4个主要症状，尤其是出现果酱样大便及腹部腊肠样肿块最具有特征。腹部B超影像学特征为“同心圆”或“靶环”块影。空气灌肠也可诊断肠套叠，在做空气灌肠前先在X线透视下观察腹部正侧位，了解肠管充气情况及腹腔内有无游离气体，若已有肠坏死、穿孔，不宜再作检查，应早期手术探查，若情况允许可进一步作空气灌肠复位。在上述检查受限制或还考虑除肠套叠以外的其他诊断时，可行腹部CT检查。

4. 治疗原则

肠套叠的治疗包括空气灌肠复位和手术治疗。

空气灌肠复位是治疗肠套叠的首选方法，适用于病程在48 h内且全身情况良好者。

禁忌证：①病程超过48 h且全身情况差；②腹胀明显，透视下见肠腔严重积气、扩张、有张力性液平面；③已有腹膜炎体征或疑有肠坏死；④试用空气灌肠逐渐加压至8.0～13.3 kPa(60～100 mmHg)，而套叠阴影仍不移动、形态不变者。

复位成功注意要点：①空气阴影顺利进入末端小肠向腹中部扩展；②腹部肿块消失；③血便改善，口服0.5～1.0 g活性炭片后6～8 h自肛门排出黑色炭末大便；④腹痛缓解，患儿不哭吵可安静入睡。

手术治疗适用于：①病程超过48 h以上且全身情况差；腹胀严重，透视下有多个大液平面；便血严重，肠坏死、腹膜炎者；小肠型肠套叠和套叠肠管太长达降结肠或脱出肛门外，估计空气灌肠复位困难者；肠壁本身有损害性病变且合并肠套叠者。②空气或钡剂灌肠复位失败或穿孔者。③多次反复发作的肠套叠，疑有器质性病变者。④无空气灌肠设备者。

5. 术后处理和并发症防治

术后禁食、胃肠减压、静脉给予抗生素、补液等对症处理，待肠道功能恢复后予以进食。术后粘连性肠梗阻、肠管迟发性缺血坏死或肠狭窄是肠套叠术后常见的并发症，预防肠管迟发性缺血坏死或肠狭窄要求术者在术中对套叠肠管血供作出正确的判断，以决定手术时是否同时行病变肠管切除。

6. 随访要点和预后

肠套叠术后复发率极低，对于病期延续2周以上的慢性肠套叠以及大龄儿童的肠套叠，都需要警惕肠管有无器质性病变。

六、思考题

1. 肠套叠的临床表现及诊断方法是什么？
2. 空气灌肠的适应证及禁忌证有哪些？
3. 空气灌肠复位成功的注意要点有哪些？

七、推荐阅读文献

1. 张金哲，潘少川，黄澄如．实用小儿外科学[M]．浙江：科学技术出版社，2003：766－770.

2. Rosillon D, Buyse H, Friedland LR, et al. Risk of intussusceptions after rotavirus vaccination: meta-analysis of postlicensure studies [J]. Pediatr Infect Dis J, 2015,34(7):763－768.

3. Pepper VK, Stanfill AB, Pearl RH. Diagnosis and management of pediatric appendicitis, intussusceptions, and Meckel diverticulum [J]. Surg Clin North Am, 2012,92(3):505－526.

（黄焱磊）

案例 21

卵黄管发育异常(梅克尔憩室)

一、病历资料

1. 现病史

患儿,男性,2 岁。因"无痛性便血 1 天"入院。

患儿于 1 天前无明显诱因下出现排暗红色血便 3 次,量中等,无腹痛,无呕吐,无心悸、胸闷,无发热,小便正常,为进一步诊治来外科就诊。否认不洁饮食史和外伤史,以往无类似发作史。

2. 既往史

G_1P_1,足月顺产,疫苗按时按序接种,无手术史。父母体健。无食物及药物过敏史。否认家族遗传病史。

3. 体格检查

T 36.8℃, HR 105 次/min, R 28 次/min, BP 70 mmHg/40 mmHg,一般情况可,神志清醒,精神反应尚可,呼吸平稳,口唇苍白;皮肤巩膜无黄染;无脱水貌;胸廓平坦,三凹征阴性,听诊双肺呼吸音清,未闻及啰音,心音有力,律齐,未闻明显杂音;腹部平坦,软,无腹壁静脉显露,未见肠型,肝脾肋下未及,无压痛、反跳痛,未及包块,腹腔叩诊无移动性浊音,肠鸣音 5 次/min;四肢无畸形,未见明显脊柱侧弯;肛门外生殖器未见异常,直肠指检未及异常,拔出手指见指套上暗红色血迹。

4. 实验室及影像学检查

血常规:RBC 4.5×10^{12}/L, Hb 70 g/L, PLT 300×10^9/L, WBC 6.0×10^9/L, N 55%, CRP 8 mg/L。

凝血功能:APTT 28 s, PT 12 s,活动度 110%, INR 1.0, Fib 4 g/L, TT 13 s。

肝功能:AST 25 IU/L, ALT 30 IU/L, TB 13.4 μmol/L, DB 1.7 μmol/L, IB 11.7 μmol/L, ALB 40 g/L, GLB 25 g/L。

腹部正侧位 X 片:未见气腹及肠梗阻征象。

腹部增强 CT:未见异常。

^{99m}Tc 放射性核素检查:右下腹部见放射性浓集区(见图 21-1)。

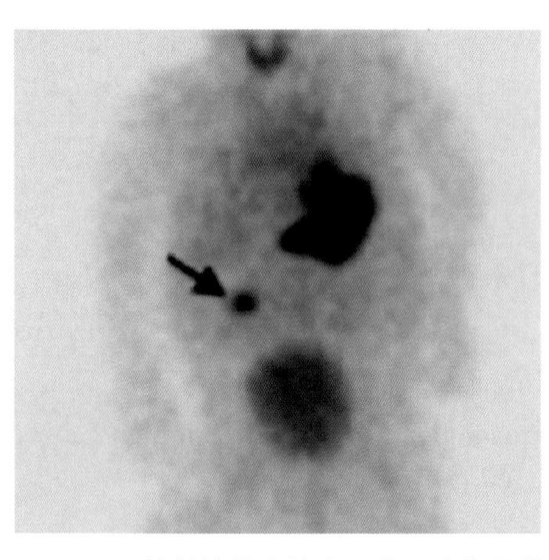

图21-1 放射性核素检查示右下腹部见放射性浓集区

二、诊治经过

1. 治疗方案

完善术前准备，行腹腔镜下梅克尔憩室切除术。

2. 治疗经过

(1) 入院后给予生命体征监护、禁食、胃肠减压、输血、止血、静脉滴注抗生素及补液治疗，同时积极完善相关检查。患儿入院后又排少量暗红色血便 1 次，输血后 Hb 升至 100 g/L，血压升至 90 mmHg/60 mmHg。

(2) 术前谈话：术前与家属沟通，着重告知手术风险、手术方式及术后并发症。

(3) 入院后第 5 天行腹腔镜探查，术中证实距回盲部 45 cm 处梅克尔憩室(见图 21－2)，遂行梅克尔憩室切除＋回肠端端吻合术。

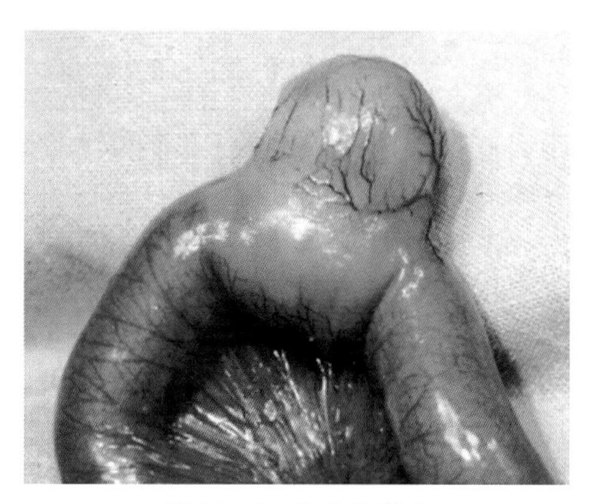

图 21－2　梅克尔憩室

(4) 术后将病情详细告知家属。患儿术后禁食、胃肠减压、静脉抗生素、补液、导尿管护理等相关治疗。术后第 1 天拔尿管；术后第 3 天患儿肠道功能恢复，拔胃肠减压管，停静脉抗生素，少量饮水；术后第 4 天开始半流质饮食；术后第 5 天出院。

三、病例分析

1. 病史特点

(1) 患儿，男性，2 岁。因"无痛性便血 1 天"入院。

(2) 否认不洁饮食史和外伤史，以往无类似发作史。

(3) 体格检查：BP 70 mmHg/40 mmHg，精神反应尚可，口唇苍白，腹部平软，无压痛、反跳痛，未及包块，直肠指检未及异常，拔出手指见指套上暗红色血迹。

(4) 辅助检查：血常规示 Hb 70 g/L；^{99m}Tc 放射性核素检查示右边腹部见放射性浓集区。

2. 诊断及诊断依据

(1) 初步诊断：梅克尔憩室溃疡出血。

(2) 诊断依据：①无痛性暗红色血便；②^{99m}Tc 放射性核素检查：右下腹部见放射性浓集区。

3. 鉴别诊断

无症状的憩室在术前很难预诊，有并发症的病例其临床症状的特异性也不明显，因此在对下腹部急性炎症、低位小肠梗阻、肠套叠及下消化道出血进行鉴别诊断时应考虑梅克尔憩室的可能性。一般可用放射性核素、选择性肠系膜上动脉造影、纤维小肠内镜检查。

四、处理方案及基本原则

1. 治疗方案

(1) 患儿入院输血后血红蛋白、血压保持稳定，不需急症手术。临床症状及辅助检查典型，有限期腹腔镜探查指证。

(2) 术前谈话：术前与家属沟通，着重告知手术风险、手术方式及术后并发症。

(3) 术前准备按腹部外科的常规准备：术前 2 天作肠道准备，口服抗生素，术前晚灌肠后禁食。

(4) 术后禁食、胃肠减压、静脉抗生素、补液等对症治疗。待术后 3～4 天患儿肠道功能恢复后予以进食。

2. 依据

梅克尔憩室各种并发症必须手术治疗，绝大多数是在急诊情况下手术，多属探查性质。

五、要点与讨论

1. 概述

梅克尔憩室(Meckel diverticulum)系胚胎期卵黄管退化不全所遗留的一种小肠发育畸形，多位于距回盲瓣10～100 cm的末端回肠系膜对侧缘上并开口于回肠，约1/4～1/3憩室壁内有异位组织，以胃黏膜最多见，其次是胰腺组织。异位组织是发生憩室并发症的主要原因，发生并发症时需外科治疗。

2. 病理

正常胚胎第2周时卵黄囊顶部之内胚层细胞群卷入胚体，构成原始消化管。原始消化管的中间段即中肠与卵黄囊相连。在胚胎第4周时卵黄囊逐渐变窄，形成卵黄管。在胚胎第6周时卵黄管自行闭塞，形成一条连接脐与中肠的纤维索带。在胚胎第8周时索带从脐端开始逐渐吸收，直至完全消失，完成退化过程。如果在胚胎第6周卵黄管闭塞和吸收过程中发生障碍致使卵黄管退化不全或不退化，将产生各种类型的卵黄管残留畸形。当卵黄管的脐端吸收退化，而肠端未吸收退化或退化不全时则形成梅克尔憩室，同时卵黄管的营养血管亦可退化不全，成为肠系膜上动脉的一个独立分支供应憩室。

3. 检查方法的选择

临床表现为无痛性暗红色血便多提示梅克尔憩室，可以行^{99m}Tc放射性核素或小肠镜检查。对临床表现以炎症或小肠梗阻为主的梅克尔憩室，大多在手术探查时明确诊断。

4. 治疗原则

各种憩室并发症必须手术治疗，绝大多数是在急诊情况下手术，多属探查性质。实际工作中需要重视的是在手术时发现不符合临床诊断(例如诊断为急性阑尾炎而术中阑尾正常)时，务必仔细检查回肠末端，以确定有无梅克尔憩室病变。梅克尔憩室并发症通常是造成外科急腹症的病因之一，因此应做好充分的术前准备：憩室大出血时首先纠正失血性休克，待血红蛋白提高至90～100 g/L，血压维持在(10～11)kPa/(6～7)kPa以上；肠梗阻应术前纠正水电解质紊乱、酸中毒，提高血容量，同时积极抗感染治疗，有中毒性休克时应积极抗休克治疗，可边抗休克边手术；憩室炎及穿孔性腹膜炎应术前静脉给予大剂量广谱抗生素、充分补液、适量输血、纠正酸中毒，术前准备时间不宜过长。

5. 术后处理和并发症防治

术后禁食、胃肠减压、静脉抗生素、补液等对症处理，待肠道功能恢复后予以进食。术后粘连性肠梗阻、再出血是梅克尔憩室术后常见的并发症，预防再出血术中要求切除包含梅克尔憩室两侧正常肠管各5 cm，以防止异位胃黏膜残留。

6. 随访要点和预后

梅克尔憩室的术后预后良好。

六、思考题

1. 梅克尔憩室的病理是什么？
2. 梅克尔憩室的临床表现和诊断方法有哪些？
3. 梅克尔憩室的术前准备要点有哪些？

七、推荐阅读文献

1. 张金哲，潘少川，黄澄如. 实用小儿外科学[M]. 浙江：科学技术出版社，2003：766－770.

2. Pepper VK, Stanfill AB, Pearl RH. Diagnosis and management of pediatric appendicitis, intussusceptions, and Meckel diverticulum [J]. Surg Clin North Am, 2012,92(3):505－526.

(黄焱磊)

案例 22

肠重复畸形

一、病历资料

1. 现病史

患儿，男性，4 岁。因“阵发性腹痛 36 h 伴胆汁性呕吐 4 次”入院。

患儿于 36 h 前无明显诱因下出现阵发性腹痛，为钝痛样疼痛，3 h 前疼痛加剧，同时伴有呕吐，共 4 次，为胆汁性呕吐，外院腹部 B 超检查提示右侧腹腔有一囊性肿块，直径 3 cm。患儿发病以来无发热，无咳嗽流涕，小便正常，1 天未排便，为进一步诊治来外科就诊。否认不洁饮食史和外伤史，以往无类似发作史。

2. 既往史

G_1P_1，足月顺产，疫苗按时按序接种，无手术史。父母体健。无食物及药物过敏史。否认家族遗传病史。

3. 体格检查

T 37.1℃，HR 100 次/min，一般情况可，神志清醒，精神反应尚可，呼吸平稳，口唇无青紫；皮肤巩膜无黄染；无脱水貌；胸廓平坦，三凹征阴性，听诊双肺呼吸音清，未闻及啰音，心音有力，律齐，未闻明显杂音；上腹部膨隆，未见肠型，肝脾肋下未及，右侧腹部可及直径 3 cm 肿块，质地中等，触痛明显，无反跳痛，可活动，除上腹部轻压痛外，余腹部无压痛、反跳痛，腹腔叩诊无移动性浊音，肠鸣音 5 次/min；四肢无畸形，未见明显脊柱侧弯；肛门外生殖器未见异常，直肠指检未及异常，拔出手指未见粪便气体排出。

4. 实验室及影像学检查

血常规：RBC 4.5×10^{12}/L，Hb 110 g/L，PLT 300×10^{9}/L，WBC 15.0×10^{9}/L，N 65%，CRP 40 mg/L。

凝血功能：APTT 28 s，PT 12 s，活动度 110%，INR 1.0，Fib 4 g/L，TT 13 s。

肝功能：AST 25 IU/L，ALT 30 IU/L，TB 13.4 μmol/L，DB 1.7 μmol/L，IB 11.7 μmol/L，ALB 40 g/L，GLB 25 g/L。

腹部正侧位 X 片(见图 22-1)：小肠中低位不完全性梗阻。

腹部 B 超：右侧腹腔 35 cm×30 cm×30 mm 囊性肿块，囊液稠厚，与肠管关系密切。

腹部增强 CT(见图 22-2)：右侧腹腔见一囊肿，直径 3 cm。

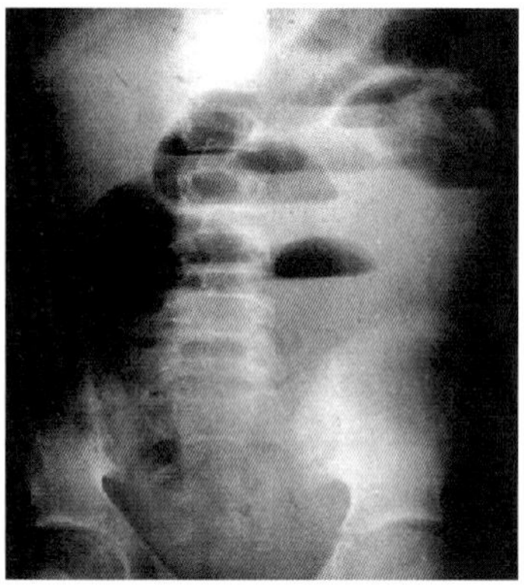

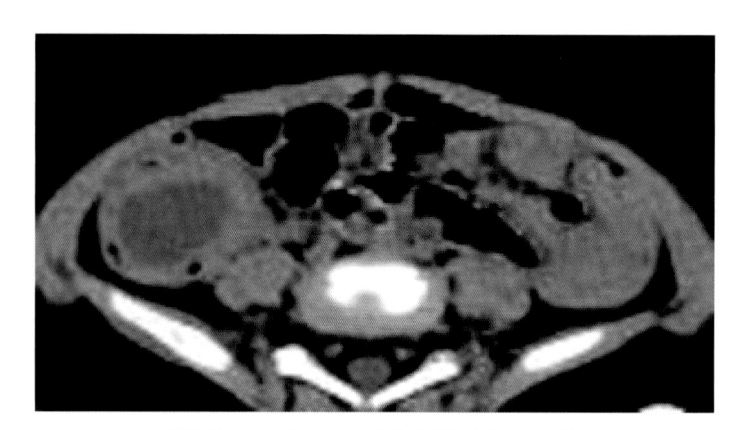

图 22－1 腹部 X 片示小肠中低位近完全性梗阻

图 22－2 腹部 CT 示右侧腹腔见一囊肿

二、诊治经过

1. 治疗方案

完善术前准备，急诊行剖腹探查术。

2. 治疗经过

(1) 入院后给予禁食、胃肠减压，积极抗感染及补液治疗，纠治水电解质紊乱、酸中毒及留置尿管，同时积极完善术前相关检查。

(2) 术前谈话：术前与家属沟通，着重告知手术风险、手术方式及术后并发症。

(3) 入院后 4 h 急诊行剖腹探查，术中证实距回盲部 60 cm 处小肠重复畸形，局部压迫肠管引起小肠梗阻，遂行肠重复畸形切除＋回肠端端吻合术。

(4) 术后将病情详细告知家属。患儿术后禁食、胃肠减压、静脉抗生素、补液、导尿管护理等相关治疗。术后第 2 天拔尿管；术后第 3 天患儿肠道功能恢复，拔胃肠减压管，停静脉抗生素；术后第 4 天少量饮水后改半流质饮食；术后第 6 天出院。

3. 随访

出院后门诊随访，伤口愈合好，进食排便正常，预后良好。

三、病例分析

1. 病史特点

(1) 患儿，男性，4 岁。因“阵发性腹痛 36 h 伴胆汁性呕吐 4 次”入院。

(2) 否认不洁饮食史和外伤史，以往无类似发作史。

(3) 体检阳性发现：上腹部膨隆，轻压痛，右侧腹部可及直径 3 cm 肿块，质地中等，触痛明显，无反跳痛，可活动。

(4) 辅助检查：血常规示 WBC 15.0×10^9/L，N 65%，CRP 40 mg/L；腹部正侧位 X 片示小肠中低位不完全性梗阻；腹部 B 超提示右侧腹腔见 35 cm×30 cm×30 mm 囊性肿块，囊液稠厚，与肠管关系密切；腹部增强 CT 见右侧腹部一囊肿，直径 3 cm。

2. 诊断及诊断依据

(1) 初步诊断：小肠低位不完全性梗阻，小肠重复畸形。

(2) 诊断依据:①阵发性腹痛伴呕吐。②X片示小肠中低位不完全性梗阻。③腹部B超及CT提示右侧腹腔一囊性肿块,与肠管关系密切。

3. 鉴别诊断

以急性梗阻和出血为症状的肠重复畸形一般术前很难诊断,多数在剖腹后确诊。临床上肠重复畸形应与肠系膜囊肿、梅克尔憩室相鉴别:肠系膜囊肿为肠系膜的先天性淋巴畸形,囊壁菲薄,无肌层,与伴行肠管无共同血管,容易分离;肠重复畸形有完整的肠壁,与正常肠壁紧密粘连,并有正常血管,不易分离,且畸形位于系膜侧;梅克尔憩室位于系膜对侧缘。

四、处理方案及基本原则

1. 治疗方案

(1) 患儿发病已经36 h,腹痛加剧伴胆汁性呕吐,且无排便1天,X片示小肠低位完全性梗阻,因此应该积极地进行术前准备。

(2) 术前谈话:术前与家属沟通,着重告知手术风险、手术方式及术后并发症。

(3) 术前准备按腹部外科的肠梗阻准备:禁食,放置胃管,留置尿管,纠正水电解质紊乱和酸中毒,静脉滴注抗生素。

(4) 术后禁食、胃肠减压、静脉抗生素、补液等对症治疗。待术后3~4天患儿肠道功能恢复后予以进食。

2. 依据

小肠重复畸形引起的肠梗阻是急腹症,若处理不及时或处理不当,会肠梗阻坏死,严重者可危及患儿生命。

五、要点与讨论

1. 概述

消化道重复畸形是指附着于消化道系膜侧、具有与消化道结构相似的囊状(球形)或管状物。可发生在消化道的任何部位,以回肠最多见,其次为食管、结肠、胃、十二指肠等。

2. 病理

消化道重复畸形是一种多源性发育畸形,根据其形态部位有多种学说解释其发病原因:消化道再管道化异常、胎儿期肠憩室残留、脊索与肠管发育障碍及血管学说。临床分为囊状(球状)和管状两大类型。

3. 检查方法的选择

重复畸形因病理解剖特点、所在部位、病理形态、范围大小、是否与肠管相通、有无并发症等复杂因素,临床症状变异很大,术前确诊率仅为20%~30%。临床上患儿有反复腹痛、便血、腹部包块或原因不明的肠梗阻应考虑重复畸形。钡餐检查或钡剂灌肠可显示肠腔有钡剂充盈缺损或肠壁有受压切迹。B超或CT检查也可判断重复畸形的部位、大小和性质,但有时很难鉴别肠重复畸形和肠系膜囊肿。另外,肠重复畸形含有胃黏膜的出血病例,用^{99m}Tc放射性核素扫描显示造影剂浓集在异常肠腔。

4. 治疗原则

由于消化道重复畸形有出血、穿孔、梗阻、癌变等并发症,一旦诊断则应手术治疗。手术方法视畸形部位而定,有单纯重复畸形切除术、重复畸形肠管与其依附的正常肠管切除术、开窗内引流术、中隔部分切除术、管状消化道黏膜剥离术等,术中需仔细检查切勿遗漏多发畸形。

5. 术后处理和并发症防治

术后禁食、胃肠减压、静脉抗生素、补液等对症处理，待肠道功能恢复后予以进食。

6. 随访要点和预后

肠重复畸形的术后预后良好。

六、思考题

1. 消化道重复畸形的病因和病理分型有哪些？
2. 肠重复畸形的临床表现有哪些？
3. 肠重复畸形的鉴别诊断有哪些？

七、推荐阅读文献

1. 张金哲，潘少川，黄澄如. 实用小儿外科学[M]. 浙江：科学技术出版社，2003：766－770.

2. Olajide AR, Yisau AA, Abdulraseed NA, et al. Gastrointestinal duplications: experience in seven children and a review of the literature [J]. Saudi J Gastroenetrol, 2010,16(2):105－109.

（黄焱磊）

案例 23

胃食管反流病

一、病历资料

1. 现病史

患儿，男性，1岁。因“反复呕吐半年余”入院。

患儿于半年多前开始出现进食后反复呕吐，非喷射性，不含胆汁，以奶汁或奶块为主，呕吐物中偶含咖啡样血丝，一般以平卧或睡觉时呕吐容易发生。曾在外院消化内科就诊，给予口服奥美拉唑，但未见明显疗效。平时无烦躁、哭吵，胃纳尚可，大小便正常，易有咳嗽、流涕、低热等症状。为进一步诊治来外科就诊。

2. 既往史

G_1P_1，足月顺产，疫苗按时按序接种，无手术史和外伤史。否认不洁饮食史。父母体健。无食物及药物过敏史。否认家族遗传病史。

3. 体格检查

T 36.8℃，HR 110次/min，生长发育落后，精神反应可，呼吸平稳，口唇苍白；皮肤巩膜无黄染；无脱水貌；胸廓平坦，三凹征阴性，听诊双肺呼吸音清，未闻及啰音，心音有力，律齐，未闻明显杂音；腹部平坦，软，无腹壁静脉显露，未见肠型，肝脾肋下未及，无压痛、肌紧张、反跳痛，腹腔叩诊无移动性浊音，肠鸣音4次/min；四肢无畸形，未见明显脊柱侧弯；肛门外生殖器未见异常。

4. 实验室及影像学检查

血常规：RBC 4.5×10^{12}/L，Hb 85 g/L，PLT 300×10^{9}/L，WBC 12.0×10^{9}/L，N 50%，CRP 10 mg/L。

凝血功能：APTT 28 s，PT 12 s，活动度110%，INR 1.0，Fib 4 g/L，TT 13 s。

肝功能：AST 25 IU/L，ALT 30 IU/L，TB 13.4 μmol/L，DB 1.7 μmol/L，IB 11.7 μmol/L，ALB 32 g/L，GLB 20 g/L。

上消化道钡餐检查：胃食管反流伴食管炎，胃十二指肠未见异常。

24 h食管pH值监测：pH值<4。

上消化道内镜检查：食管下段黏膜红肿，局部溃疡形成。

二、诊治经过

1. 治疗方案

完善术前准备，行腹腔镜下胃底折叠术。

2. 治疗经过

(1) 入院后给予禁食、静脉滴注抗生素（抗呼吸道感染治疗）、静脉营养支持治疗以及对症治疗（输血纠治贫血，输白蛋白纠正低蛋白血症），同时完善相关检查。

(2) 术前谈话：术前与家属沟通，着重告知手术风险、手术方式、术后并发症及复发、再手术等情况。

(3) 入院后第六天行腹腔镜胃底折叠术。

(4) 术后将病情详细告知家属。患儿生命体征监护、禁食、胃肠减压、静脉抗生素、静脉营养治疗、导尿管护理等相关治疗。术后第1天拔尿管；术后第3天停静脉抗生素；术后第6天拔胃肠减压管，行食道吞钡检查后肠道喂养；术后第7天出院。

3. 随访

术后1个月、6个月、12个月、2年分别随访食道吞钡和24 h食管pH值监测。

三、病例分析

1. 病史特点

(1) 患儿，男性，1岁。因"反复呕吐半年余"入院。

(2) 非喷射性无胆汁性呕吐，呕吐物中偶含咖啡样血丝，以平卧或睡觉时容易发生呕吐。否认不洁饮食史。

(3) 体格检查：生长发育落后，口唇苍白，胸腹部未见异常。

(4) 辅助检查：血常规：Hb 85 g/L，WBC 12.0×10^9/L，CRP 10 mg/L；肝功能：ALB 32 g/L；上消化道钡餐检查：胃食管反流伴食管炎；24 h食管pH值监测：pH值<4；上消化道内镜检查：食管下段黏膜红肿，局部溃疡形成。

2. 诊断及诊断依据

(1) 初步诊断：胃食管反流病伴食管炎。

(2) 诊断依据：①反复无胆汁性呕吐，偶含咖啡样血丝，以平卧或睡觉时容易发生。②上消化道钡餐、24 h食管pH值监测以及上消化道内镜检查均支持胃食管反流诊断。

3. 鉴别诊断

需要与引起呕吐的疾病进行鉴别诊断，如先天性食管狭窄、贲门失迟缓、肠旋转不良等。

四、处理方案及基本原则

1. 治疗方案

(1) 患儿有明显的胃食管反流症状，且食管炎形成，辅助检查除外其他引起胃食管反流的解剖畸形如巨大食管裂孔疝、肠旋转不良等，因此应行胃底折叠术。

(2) 术前谈话：术前与家属沟通，着重告知手术风险、手术方式、术后并发症及复发、再手术等情况。

(3) 术前准备：重点注意纠正贫血，白蛋白水平补充至正常水平，加强静脉营养治疗5天。

(4) 术后禁食、胃肠减压、静脉滴注抗生素、静脉补充营养治疗等对症治疗。术后第3天停静脉抗生素，术后第6天拔胃肠减压管、行食道吞钡检查后肠道喂养。

2. 依据

患儿胃食管反流和反流性食管炎较重，影响其生长发育，且内科药物保守治疗无效。

五、要点与讨论

1. 概述

胃食管反流是指胃内容物（有时可为十二指肠内容物）逆流进入食管，属正常生理过程，仅在出现临床症状或异常病理改变及不良后果时称之为胃食管反流病(gastroesophageal reflux disease，GERD)。

2. 病理

控制胃食管反流的机制包括解剖结构因素和生理因素。解剖结构因素包括食管下段括约肌功能不良、腹腔内食管段长度较短、His 角为锐角、食管下段黏膜形成玫瑰花结样皱襞、膈食管膜的作用、膈肌角产生螺旋挤压作用。生理因素有食管远端的有效蠕动(可快速清除胃内反流物)和迅速有效的胃排空过程。如上述控制胃食管反流的机制未能改善或受到破坏,则进展为胃食管反流病。

3. 检查方法的选择

胃食管反流有三大症状,即呕吐、食管炎和吸入综合征。食管吞钡可以了解食管的解剖结构,是否合并食管裂孔疝,是否有溃疡形成或狭窄,还需注意有无食管蠕动功能异常、胃排空延迟,是否合并肠旋转不良。24 h 食管 pH 值监测:pH<4,提示有明显胃食管反流。上消化道内镜有助于确定食管炎或食管狭窄的存在。胃放射性核素扫描可动态反映胃食管反流情况和观察胃排空功能。下食管压力测定是对下食管括约肌对胃液反流阻抗力量的定量检测方法,因儿童尤其是小婴儿该检查比较困难,使用受到限制。24 h 食管动力监测可评估食管的生理性或食管动力障碍等情况。B 超检查诊断胃食管反流的阳性标准是发现半段食管充盈,且在食管下段有液体的来回运动。

4. 治疗原则

分非手术治疗和手术治疗。

(1) 非手术治疗。①体位治疗:置患儿于半坐卧位(60°)或上身抬高 30°的俯卧位,对 3 个月龄内婴儿有效;②饮食治疗:少吃多餐和稠厚食物;③药物治疗:减少胃酸生成(硫糖铝、雷尼替丁、奥美拉唑)和促进食管、胃动力(胃复安、多潘立酮)。

(2) 手术治疗。适用于:①非手术治疗无效;②合并解剖畸形,如食管裂孔疝或肠旋转不良;③有较重的反流性食管炎或已有食管狭窄;④发生窒息、濒临婴儿猝死综合征、反复呼吸道感染者;⑤经充分内科治疗仍有生长发育迟缓者。方法可选择 Nissen 或 Thal 折叠术。

5. 术后处理和并发症防治

术后禁食、胃肠减压、静脉抗生素、静脉营养治疗等对症治疗,术后第 3 天停静脉抗生素,术后第 6 天拔胃肠减压管、行食道吞钡检查后肠道喂养。术后并发症有:①包绕失败、破裂;②包绕过紧发生吞咽困难;③膈肌角修补后破裂,包绕区组织疝入后纵隔;④胀气:可能与动力异常、胃容纳调节功能受损、胃过敏或倾倒综合征有关;⑤粘连性肠梗阻。

6. 随访要点和预后

术后 1 个月、6 个月、12 个月、2 年分别随访食道吞钡和 24 h 食管 pH 值监测。胃底折叠术疗效可达 95%,约 5%的病例出现术后并发症。

六、思考题

1. 胃食管反流病的病理机制是什么?
2. 胃食管反流病的诊断方法有哪些?
3. 胃食管反流病的手术适应证有哪些?

七、推荐阅读文献

1. 肖现民. 临床小儿外科学[M]. 上海:复旦大学出版社,2007:348-370.

2. 张金哲,潘少川,黄澄如. 实用小儿外科学[M]. 浙江:科学技术出版社,2003:766-770.

3. Henry MA. Diagnosis and management of gastroesophageal reflux disease [J]. Arq Bras Cir Diq, 2014,27(3):210-215.

(黄焱磊)

案例 24

贲门失弛缓

一、病例资料

1. 现病史

患儿，男，3 岁，因“反复呕吐，近 1 年逐渐出现吞咽困难”入院。目前只能进食少量流质，病程中患儿有发热、咳嗽，外院食道吞钡检查显示：食道中下段扩张。

2. 既往史

患儿 G_2P_1，足月顺产，2 年前曾因右侧腹股沟斜疝在外院手术修补，患儿无肝炎等传染病病史，无家族遗传性疾病病史，按序预防接种。

3. 体格检查

患儿神清、身材瘦小，巩膜略苍白，皮肤弹性差，两肺呼吸音粗，可闻及下肺少许细湿啰音，腹部软，无压痛，余检查无异常。

4. 实验室及辅助检查

血常规：WBC 12.9×10^9/L，N 78%。Hb 92 g/L，CRP 22 mg/L。

外院钡餐显示：食道中上段扩张明显(见图 24－1)。

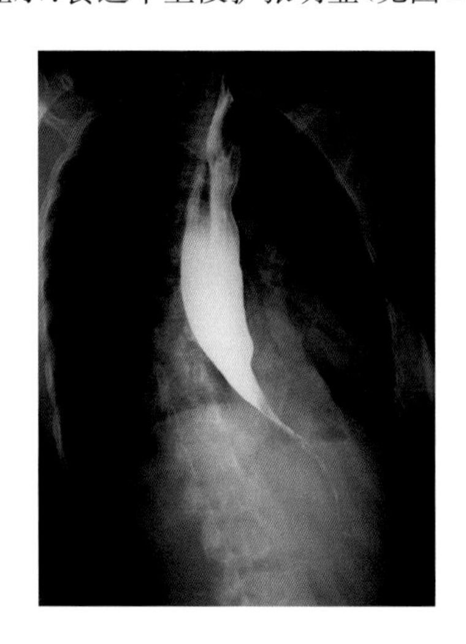
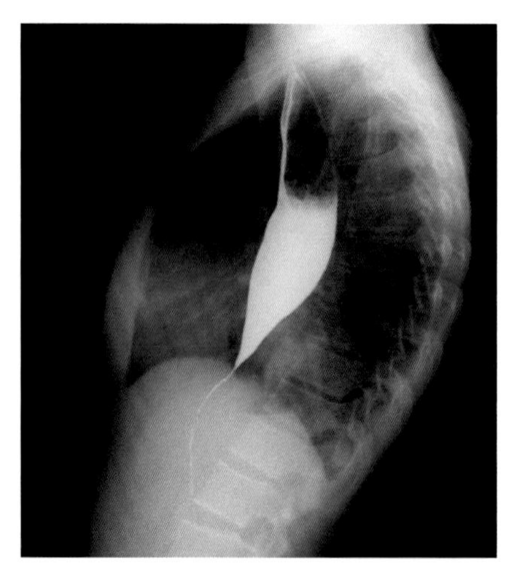

图 24－1　食道造影显示食道中上段扩张

二、诊治经过

1. 治疗方案

轻度贲门失弛缓症可用钙离子拮抗剂(尼莫地平)治疗，症状典型、经保守治疗无缓解，治疗首选腹腔镜下或胃镜辅助下行食道肌层切开术。

2. 治疗经过

患儿入院后予以行食道测压和胃镜检查。食道测压，发现食道下端压力增高，但缺乏蠕动波，胃镜可顺利通过食道下端狭窄部位，诊断排除食道狭窄；检查同时予以抗生素治疗，呼吸道症状明显好转。入院第5天予以在腹腔镜辅助下行Heller手术。术后患儿恢复良好，术后第3天予以进食，第5天出院。

3. 随访

术后6个月、1年随访无症状复发，食道造影下段狭窄明显改善，造影剂通过顺畅。

三、病例分析

1. 病史特点

(1) 患儿，男，3岁，因反复呕吐，进行性吞咽困难1年入院。

(2) 血常规检查白细胞轻度增高，轻度贫血，其他化验结果基本正常。

(3) 患儿营养状况较差。

(4) X线吞钡检查发现食道下端扩张，胃食道连接处呈鸟嘴状。

(5) 胃镜可顺利通过狭窄处，食道测压显示食道下端蠕动消失。

2. 诊断及诊断依据

(1) 诊断：贲门失弛缓症。

(2) 诊断依据：①患儿有进行性吞咽困难。营养状况较差，有轻度贫血；②食道吞钡显示食道下段扩张，胃食管连接处狭窄；③胃镜检查可通过狭窄。食道测压食道蠕动消失。

3. 鉴别诊断

贲门失弛缓需与先天性食道狭窄以及胃食管反流导致的食管炎性狭窄相鉴别。食道先天狭窄胃镜通畅难以通过狭窄段，食道内黏膜光整，并且狭窄可发生在食道中段；食道炎性狭窄多伴有严重的胃食管反流或食道裂孔疝，食道黏膜内炎症瘢痕较重，多需要食道扩张后，胃镜才能通过狭窄部；贲门失弛缓则仅发生在食道下端，胃镜可顺利通过狭窄段。

四、处理方案及基本原则

入院后予以抗感染对症处理，行胃镜及食道测压检查，腹腔镜辅助下行食道下段肌层切开术。对于进行性吞咽困难，且食道吞钡显示食道下端扩张的患儿，胃镜排除食道先天性狭窄后，可考虑食道肌层切开，单纯的钙离子拮抗剂药物治疗效果往往欠佳，食道下端肌层切开是最佳选择。术前谈话需交待手术具体方式；术中可能导致食道破损，需要辅助胃造瘘；部分患者由于食道肌层切开不全或粘连，可导致症状复发，需再次手术。

五、要点与讨论

1. 概述

贲门失弛缓症是一种食道下端神经细胞退行性疾病。因食管神经肌肉运动功能障碍，下段食管括约肌呈失弛缓状态，食物无法顺利通过，滞留于食管，逐渐导致食管张力减退、蠕动消失及食管扩张的一种疾病。其年发病率约为1.6/(10万)，儿童患者与肾上腺糖皮质激素缺乏以及部分综合征有关，贲门失弛缓仅5%患者在15岁以内发病。

2. 临床表现

贲门失弛缓症起病隐匿，病情进展缓慢，最常见症状为：进食固体和液体食物时出现吞咽困难，以及非刺激性未消化食物或唾液反流导致误吸，特别是患者处于斜躺体位时。较小患儿会出现声嘶、喂养困难、反复肺炎、刺激性咳嗽以及哮喘。较大患儿存在胸骨后疼痛、烧心及嗳气困难。胸骨后灼烧感。可能由胃食管反流及腐败食物刺激引起。

患儿由于进食困难，常有轻度体重减低，生长发育迟缓。

3. 辅助检查

(1) 食道测压：食管远端2/3段蠕动停止，吞咽可能不会引起食管收缩，或可能引起食管肌肉同时收缩，但幅度低于40 mmHg。失弛缓患者在吞咽后的LES松弛不完全或不发生，于是LES受吞咽诱发后，从静息状态下的压力降至最低值仍比胃内压高8 mmHg以上。失弛缓患者的抑制神经元减少可导致静息状态下LES压力升至高压水平(45 mmHg以上)。除典型测压表现外，部分患儿仍有食道蠕动或LES部分松弛，食道静息压力增高，然而食道下端整个食物容受及通过失调。疾病根据测压分为：①Ⅰ型(典型)失弛缓症，即吞咽动作未引发有意义的食管压力改变。②Ⅱ型失弛缓症，即吞咽动作引起食管全段同时增压。③Ⅲ型(痉挛性)失弛缓症，吞咽动作引出异常的、导致食管腔闭塞的收缩或痉挛。儿童食道测压往往表现为多样性，单一检查正常无法完全排除该诊断。

(2) 影像学检查：胸部平片可能显示食管扩张导致的纵隔增宽。LES松弛困难阻碍了空气进入胃部，因此可能不见正常胃泡。食管钡剂摄影检查可见食管扩张，LES持续收缩引起的胃食管连接处狭窄，呈“鸟嘴样”表现，食管蠕动停止，钡剂排空困难。1/3患者食管钡餐检查可为假阴性，可观察到一些患者的食管存在痉挛性收缩，病程较长的患者，食管可能表现为显著扩张(巨食管)、成角并扭曲，呈“S”形。

(3) 胃镜检查：非特异性改变包括炎症所致或继发于残留食物和药物的红斑和溃疡。合并真菌感染可表现为食管壁内白斑附着。LES可能表现正常，也可能表现肌肉环增厚。在失弛缓症患者的LES不能自发性开放，与食道狭窄不同，内镜施加压即可通过收缩的LES。

4. 诊断

对于存在固体和液体食物吞咽困难的患儿，质子泵抑制剂治疗4周后反流症状未缓解的患者，应怀疑失弛缓症，需进行食管测压及食管钡剂检查，疑似失弛缓症患者应进行内镜评估，食管远端2/3蠕动停止及LES松弛不完全，即可确诊为失弛缓症。对于存在失弛缓症典型症状(固体或液体吞咽困难和非刺激性未消化食物或唾液反流)且测压结果不明确的患者，食管钡剂摄影检查发现蠕动停止、食管扩张、鸟嘴征和排空困难可支持其诊断。内镜可用于鉴别诊断。

5. 治疗

钙离子拮抗剂(尼莫地平)等可抑制平滑肌细胞钙离子内流，用于该病的过渡性治疗。患者多数最终需要在胃镜辅助下食道扩张、肉毒碱注射或行食道下端肌层切开术。

肉毒碱注射可减少神经肌肉接头乙酰胆碱酯酶释放，缓解10%～40%患者症状，但一年内需要多次注射。球囊扩张儿童推荐球囊长度为3.5 cm，部分患儿可经过多次扩张避免手术。对于症状复发患儿可选择在腹腔镜或胃镜下进行手术。腹腔镜下食道下段肌层切开(Heller 术),需要切开食道下端肌层约 5 cm,胃底部肌层约 2 cm,有食道穿孔及复发风险,症状复发患儿部分可通过食道扩张缓解。

胃镜下食道肌层切开术(POEM)(见图 24-2)是近年来自然腔道手术技术发展的产物。内镜下,在食道下端贲门口上方 4～5 cm 处,开一个 2～3 cm 的纵行或横行切口,剥离食道黏膜,在其下方将食道肌层切开至胃底部,最后关闭黏膜隧道开口。目前证明手术近期效果良好,远期效果有待验证;当食道黏膜完整性差,往往无法进行该手术。

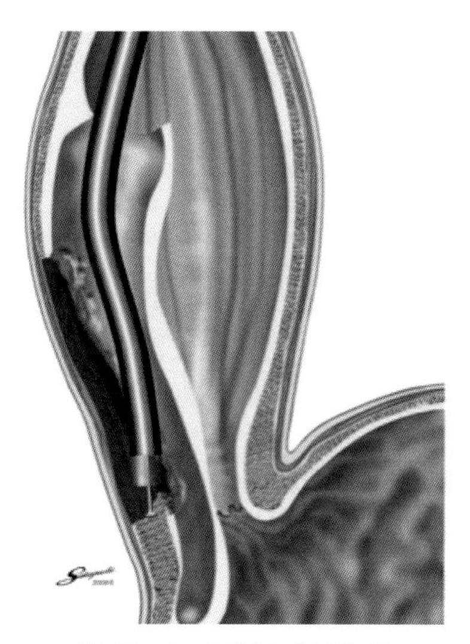

图 24-2 POEM 术示意图

6. 随访要点及预后

术后 3 个月、6 个月及 1 年需随访有无症状复发。术后 3 个月和 1 年可复查食道造影或胃镜。

失弛缓症患者会出现进行性食管扩张,晚期或终末期失弛缓症晚期表现为巨食管(直径>6 cm)。已接受过失弛缓症治疗的患者有约 10%～15%会发展为晚期或终末期失弛缓症。

六、思考题

1. 贲门失弛缓症的主要临床表现及诊断方法有哪些?
2. 贲门失弛缓症的治疗方法有哪些?
3. 近年来自然腔道手术治疗贲门失弛缓症的手术名称?

七、推荐阅读文献

1. Tang X, Gong W, Deng Z, et al. Usefulness of peroral endoscopic myotomy for treating achalasia in children: experience from a single center [J]. Pediatr Surg Int. 2015 Jul; 31(7):633-638.

2. Pyun JE, Choi da M, Lee JH, et al. Achalasia Previously Diagnosed as Gastroesophageal Reflux Disease by Relying on Esophageal Impedance-pH Monitoring: Use of High-Resolution Esophageal Manometry in Children [J]. Pediatr Gastroenterol Hepatol Nutr. 2015 Mar; 18(1): 55-59.

3. Caldaro T, Familiari P, Romeo EF, et al. Treatment of esophageal achalasia in children: Today and tomorrow [J]. J Pediatr Surg. 2015 May; 50(5):726-730.

(陈 功)

案例 25
腹股沟斜疝及嵌顿

一、病历资料

1. 现病史

患儿，男，1 岁。“发现左腹股沟可复性肿块 1 月”就诊。

1 月前无明显诱因发现左腹股沟肿块突出，约鹌鹑蛋大小，轻压消失还纳，无红肿痛及呕吐等不适，晨轻暮重，平卧自行消失，曾至区二级医院就诊，考虑“腹股沟斜疝”，建议观察治疗。近一月肿块较前增大，降至阴囊，家长来小儿外科门诊就诊，诊断“左腹股沟斜疝”，拟行手术治疗，收入院。

发病来，无发热，食欲佳，大小便正常。

2. 既往史

G_1P_1，足月顺产，生后混合喂养，按期添辅食。既往体健，否认其他慢性病，传染病史，手术史，按期预防接种。父母体健，无家族遗传病史。无兄弟姐妹。

3. 体格检查

T 36.5℃，HR 100 次/min，R 25 次/min，一般情况可，神志清楚，精神反应佳，口唇无青紫；皮肤、巩膜无黄染瘀斑；胸廓对称，三凹征阴性，听诊双肺呼吸音清，未闻及啰音，心音有力，律齐，未闻明显杂音；腹部平软，无腹壁静脉显露，肝脾肋下未及，移动性浊音阴性，肠鸣音活跃；四肢无畸形，未见明显脊柱侧弯；肛门未见异常。男童外阴，阴茎发育未见异常。左腹股沟阴囊隆起，可及一长椭圆形肿块约 4 cm×3 cm×2 cm，表面皮肤颜色、皮温正常，无触痛，轻压可还纳，及肠鸣，外环口稍增宽，按压内环口，站立时肿块不突出，松开按压后，肿块下降至阴囊，透光试验阴性。双侧睾丸降至阴囊底，大小未及异常，提睾反射存在。

4. 实验室和影像学检查

腹股沟、阴囊 B 超：左腹股沟斜疝，双侧睾丸未见异常。

二、诊治经过

1. 治疗方案

初步诊断：左侧腹股沟斜疝。完善术前检查，择期行手术治疗，开放或腔镜下疝囊高位结扎术。

2. 治疗经过

（1）入院完善术前常规检查，血常规，凝血常规，尿常规，肝肾功，胸片，心电图大致正常。术前准备：术前通便，脐部及会阴部备皮。

(2) 术前谈话:术前与家属沟通,着重指出术中风险、手术方式、术后并发症,特别是交代术后疝复发可能,术后阴囊水肿、血肿,睾丸回缩,萎缩可能。

(3) 入院第 2 天行常规腹股沟斜疝囊高位扎术。术后 4 h 饮水无呕吐可进食。术后第 1 天可出院(如门诊手术当天清醒后回家)。

3. 随访

出院后 1 周门诊随访,阴囊无红肿,伤口愈合可,双侧腹股沟未及肿块,双侧阴囊内可及睾丸,双侧基本对称。

三、病例分析

1. 病史特点

(1) 患儿,男,1 岁。“发现左腹股沟可复性肿块 1 月”就诊。

(2) 既往史无殊。

(3) 体检阳性发现:男童外阴,左腹股沟阴囊隆起,可及一长椭圆形肿块约 4 cm×3 cm×2 cm,表面皮肤颜色、皮温正常,无触痛,轻压可还纳,及肠鸣音活跃,外环口稍增宽,按压内环口,站立时肿块不突出,松开按压后,肿块下降至阴囊,透光试验阴性。双侧睾丸降至阴囊底,大小未及异常,提睾反射存在。

(4) 辅助检查:腹股沟阴囊 B 超:左腹股沟斜疝,双侧睾丸未见异常。

2. 诊断与诊断依据

(1) 诊断:左侧腹股沟斜疝。

(2) 诊断依据:左腹股沟可复性肿块,逐渐增大降至阴囊。主要依靠体格检查:站立时腹股沟阴囊隆起,及肿块可还纳,按压内环口肿块不突出,松开后肿块降至阴囊,透光试验阴性。

3. 鉴别诊断

主要和鞘膜积液鉴别,透光试验和 B 超有助于诊断。与疝合并隐睾鉴别,术前需明确睾丸位置,B 超体检均可诊断。与睾丸肿瘤鉴别,肿块固定,无触痛,不能还纳,结合 B 超可诊断。嵌顿疝需要与感染性腹股沟淋巴结炎鉴别,详细的病史,临床表现和 B 超有助于诊断。

四、处理方案及基本原则

1. 治疗方案

患儿诊断明确,术前检查正常,无腹压增高及咳嗽等禁忌。行常规腹股沟斜疝疝囊高位结扎术,亦可行腹腔镜下腹股沟斜疝疝囊高位结扎术。

2. 基本原则

目前认为腹股沟斜疝一经诊断即可择期手术,由于有嵌顿风险,手术没有年龄限制,婴幼儿以疝囊高位结扎术为主,巨大疝或存在腹壁薄弱者需行疝修补术,腹腔镜下疝囊高位结扎术技术成熟可靠,疝囊无大的剥离面,对男性精索影响小,术后无明显阴囊腹股沟肿胀,操作穿刺口 2~3 mm,皮肤愈合后外观瘢痕不明显,是一种很好的治疗方法。

五、要点与讨论

1. 概述

腹股沟斜疝发生率约 0.8%~4.4%,是小儿外科最常见的疾病之一。男性多于女性,右侧多于左侧。约 11.5%患儿有家族史。大多数 1 岁以内发病,2 岁以后发病有所降低。腹股沟区可复性肿块是主要临床表现。哭闹、站立或用力时突出，安静睡眠时消失，按压内环口肿块不突出，咳嗽有冲击感，放开压迫肿块再次出现。如无嵌顿没有触痛。肿块触诊囊性，还纳时可及肠鸣，透光试验阴性。巨大疝外环口触诊增宽，男童患侧睾丸可及多位于阴囊底。

2. 病理与分型

发育过程中腹膜鞘状突关闭发生停顿，延迟或不完全，使鞘突管仍然开放或部分开放是腹股沟斜疝病理基础。分为降至阴囊的完全型疝和仅降至睾丸上方的腹股沟型疝。还有腹腔脏器是疝囊一部分的滑动型疝。

3. 检查方法的选择

B超有助于诊断，对于嵌顿疝除了观察疝内容物种类，还可以观察血供，预测有无坏死可能。但临床存在假阳性和假阴性情况，需结合病史体检综合分析。

4. 治疗原则和手术要点

一经诊断即可择期手术，以免反复嵌顿。小婴儿不建议门诊手术，需警惕术后窒息的发生。有中心认为生后15～20周以后，以一日病房手术较安全。非巨大疝者行疝囊高位结扎术即可，可以采用腹腔镜手术。巨大疝伴有腹壁发育薄弱者或腹股沟管狭长不能充分高位结扎者需打开腹股沟管行疝修补术。滑疝多为女童，沿输卵管后壁剪开腹膜，还纳后将后壁腹膜缝合，高位结扎疝囊。

嵌顿性腹股沟斜疝原则上先行手法复位，依据嵌顿严重程度一般在复位后3～7天水肿消退后择期手术。手法复位禁忌证：①嵌顿时间超过12 h；②手法复位失败者；③女童嵌顿疝内容物为输卵管卵巢者；④新生儿；⑤全身情况差，或有便血等绞窄性肠梗阻征象者。嵌顿疝手术要点为分层解剖，打开腹股沟管前壁，松解嵌顿疝环口，判断嵌顿疝内容物活力，如组织完全坏死需切除，对于卵巢或睾丸如无完全坏死或很难判断者还纳后需充分告知家长术后睾丸或卵巢萎缩，输卵管或输精管扭曲闭塞等可能。嵌顿疝因可能出现腹股沟管感染等，一般仅作腹前壁及腹股沟管关闭，不做疝修补术，疝囊需高位结扎，水肿消退后可能出现腹前壁内外环口扩大松弛。需告知疝复发率较择期手术高。

5. 术后处理原则和并发症防治

择期手术术后4 h后可饮水，无不适可进食。嵌顿疝需依据具体情况处理，如有肠吻合者，进食时间需延长至术后3天以上。术后3月内避免剧烈运动。疝复发可再次手术，需距离前次手术半年以上。

6. 随访要点与预后

斜疝术后的随访主要关注是否复发或对侧斜疝的发生。对于嵌顿疝的随访还需要关注手术侧睾丸发育情况，是否存在萎缩等变化。斜疝的总体预后良好。腹股沟斜疝可接受的复发率应小于1%，但手术在新生儿期进行时复发率可以达到8%。嵌顿疝中约2.3%～15%出现患侧睾丸不同程度萎缩，嵌顿疝复发率约1.2%～2.2%。

六、思考题

1. 嵌顿性腹股沟斜疝手法复位禁忌证有哪些？
2. 什么是滑疝？如何手术治疗？
3. 腹股沟斜疝的临床表现和体检要点有哪些？

七、推荐阅读文献

1. 蔡威，孙宁，魏光辉. 小儿外科学(第5版)[M]. 北京：人民卫生出版社，2014:274－278.

2. Jay L, Grosfeld, James A. O'Neill, et al, Pediatric Surgery [M]. 6th ed. USA: MOSBY Elsevier, 2006:1172－1192.

（周　莹）

案例 26

急性阑尾炎

一、病历资料

1. 现病史

患儿，女，8 岁。因"转移性右下腹痛伴呕吐、发热 12 h"入院。

患儿于入院前 12 h 无明显诱因下出现腹痛，初始位于中上腹近脐周，间歇性发作，排便后腹痛无明显好转，同时患儿出现恶心、呕吐，呕吐物为胃内容物，不剧，即至当地医院就诊，急诊血常规示"WBC $8.9\times10^9/L$，N 72%"，B 超提示"肠系膜淋巴结肿大"，遂拟"肠系膜淋巴结炎"予以头孢他定静脉滴注治疗，留观补液中患儿腹痛逐渐加重，表现为发作频繁，需弯腰方可略减轻痛感，疼痛部位逐渐固定至右下腹，并有发热，体温达 38.3℃，乃转至本院，病程中，患儿无腹泻，否认不洁饮食史，否认近期咳嗽、流涕史，急诊复查血常规，示"WBC $12.3\times10^9/L$，N 79%"，B 超提示"肠系膜淋巴结肿大，右髂窝积液且可见阑尾增粗，急性阑尾炎可能"，遂拟诊"急性阑尾炎"收住入院。

2. 既往史

G_2P_1，足月顺产，BW 3 200 g，Apgar 评分 10 分，混合喂养，按时添辅食，生长发育同正常同龄儿童，学习成绩中等；按时完成预防接种，否认呼吸、消化、心血管等系统慢性疾病史，否认手术或外伤史；否认食物或药物过敏史；父母体健，父亲 35 岁，教师，母亲 32 岁，职员，否认家族性遗传病史。

3. 体格检查

T 38.8℃，P 102 次/min，R 34 次/min，Bp 96 mmHg/60 mmHg；神志清，反应可，表情痛苦，蜷曲体位；发育良好，营养中等，无脱水貌，皮肤弹性好，巩膜无黄染；呼吸平稳，胸廓呼吸运动对称，双肺呼吸音对称，未闻及干、湿啰音；心音有力，102 次/min，律齐，未闻及病理性杂音；全腹平坦，未见胃肠型蠕动波，可及肌紧张，右下腹固定压痛明显，伴反跳痛，无肌卫，无包块，肝、脾肋下未触及，双侧腹股沟未及包块；正常女童外生殖器外观，肛门开口无异位，肛指未检；正常儿童脊柱生理弯曲，四肢活动无受限，生理反射无异常，病理反射未引出。

4. 实验室和影像学检查

血常规：WBC $12.3\times10^9/L$，N 79%，Hb 112 g/L，PLT $213\times10^9/L$。

B 超：肠系膜淋巴结肿大，右髂窝积液且见阑尾增粗，急性阑尾炎可能。

二、诊治经过

1. 治疗方案

初步诊断为急性阑尾炎，积极完善术前准备后急诊手术探查，行阑尾切除术。

2. 治疗经过

(1) 入院后予以禁食、补液，5%甲硝唑 100 ml 静脉滴注；同时完善术前检查，包括胸部平片、凝血常规、肝肾功能，其中凝血常规及肝肾功能均无异常，无须处理，胸部平片示“双侧肺野未见活动性病变”，无手术反指征，即向家长告知病情并签署知情同意书等必要文书材料。

(2) 术前谈话：着重介绍儿童阑尾炎特点，包括存在术中发现美克尔憩室、卵巢囊肿扭转等可能，术后存在阑尾残端感染、腹腔感染可能，以及远期存在肠粘连、肠梗阻可能，并同时告知相关处理措施；告知腹腔镜下阑尾切除手术与传统开腹手术的优缺点，必须告知腹腔镜手术存在中转开腹手术可能，除病情特点必须经由开腹手术切除阑尾的病例外，需要由家长决定手术径路，并签署知情同意书。

(3) 手术、麻醉及术后处理：禁食 6 h 后，入手术室麻醉完成后，该例患儿行腹腔镜下阑尾切除术，术中明确诊断“急性化脓性阑尾炎”，切除阑尾，送石蜡病理，未作肠管探查。术后向家长详细告知术中所见，必要时可简单告知预估预后。术后患儿返回普通病房，头孢美唑、甲硝唑联合抗感染治疗，告知其早期下床活动，肠道排气后即予以进食，根据患儿临床表现，术后 2～3 天，复查血常规，术后 3 天更换敷料，若血常规正常，手术切口无特殊，可于术后 3 天出院，并详细告知出院须知。

3. 随访

出院后 1 周门诊随访，伤口愈合良好，患儿无腹痛，无发热，进食正常，排便正常，给予脐部伤口拆线。

三、病例分析

1. 病史特点

(1) 患儿，女，8 岁。“转移性右下腹痛伴呕吐、发热 12 h”就诊。

(2) 病程中无腹泻，否认不洁饮食史，否认近期呼吸道感染史。

(3) 体检阳性发现：T 38.8℃，神志清，反应可，表情痛苦，蜷曲体位；全腹平坦，未见胃肠型蠕动波，可及肌紧张，右下腹固定压痛明显，伴反跳痛，无肌卫，无包块。

(4) 辅助检查：WBC 12.3×10^9/L，N 79%，B 超：肠系膜淋巴结肿大，右髂窝积液且可见阑尾增粗，急性阑尾炎可能。

2. 诊断与诊断依据

(1) 诊断：急性阑尾炎。

(2) 诊断依据：①转移性右下腹痛伴呕吐、发热 12 h，无腹泻。②右下腹固定压痛伴反跳痛，无肌卫，无包块。③血常规提示白细胞水平升高，以中性粒细胞上升为主。④B 超显示右髂窝积液且可见阑尾增粗，急性阑尾炎可能。

根据典型的腹痛病史及右下腹固定压痛体征，结合实验室检查结果，急性阑尾炎的诊断通常不存在太多疑问，但是因诊断急性阑尾炎而手术后确认阴性结果的比例可高达 10%～30%。急性胃肠炎、肠系膜淋巴结炎甚至右侧肺炎等内科性疾病均可存在相似的临床症状，需要仔细询问病史特征，包括腹痛位置的迁移特点、腹痛与发热、腹痛与恶心呕吐的时间先后顺序等；体检过程中注意腹膜刺激征以鉴别外科急腹症，结肠充气试验、腰大肌刺激征等都是有利于鉴别的手段；对于女童可超声检查盆腔附件以排除卵巢囊肿蒂扭转。

四、处理方案及基本原则

1. 治疗方案

入院后积极完善各项术前准备，急诊行阑尾切除术，以腹腔镜下阑尾切除术为首选手术径路，但需要结合患儿家庭经济承受能力、家长意愿以及诊疗机构具体情况。术前准备按腹部外科的常规准备；如术前体温升高超过 39℃，需作退热处理；术前 0.5～2 h 给予静脉滴注有效抗生素。

2. 基本原则

根据儿童阑尾炎的病因以及儿童急腹症的病理解剖特点，无论何种类型的阑尾炎，原则上均应早期手术治疗；以下情况可试行非手术措施：病程超过 3 天甚至更长者、右下腹已有炎性包块形成的病例或阑尾脓肿形成者。

五、要点与讨论

1. 概述

急性阑尾炎(acute appendicitis)是儿童常见急腹症，发病率随年龄呈递增趋势，6～12 岁达到高峰，3 岁以下尤其是婴儿期少见，但该年龄段误诊率高，穿孔率可达 40%。转移性右下腹痛是儿童急性阑尾炎典型临床症状，但年龄越小，临床表现越不典型。恶心、呕吐一般在腹痛早期即合并发生，较成人多见。发热通常发生在腹痛后，大多在 38℃左右，并随病情加重逐渐升高。部分患儿可因阑尾炎症波及盆腔刺激乙状结肠而表现出里急后重现象，甚至可由于刺激右侧输尿管而引起尿急、尿频或血尿。当病情迁延致腹膜炎时，临床表现为感染性休克症状。右下腹麦氏点固定压痛是急性阑尾炎的典型体征，儿童由于回盲部未完全固定，故压痛部位可在右中腹、脐部甚至下中腹部，但位置相对固定；肌紧张和反跳痛出现于局限性腹膜炎时，但儿童由于腹壁肌层较薄，即便已经存在弥漫性腹膜炎，肌卫体征通常并不典型；肛门指检有助于了解盆腔脓肿的形成；结肠充气试验和腰大肌刺激征有助于对阑尾位置变异儿童的协助诊断。

2. 病理与分型

阑尾是位于盲肠后下端的细长管状器官，于胚胎第 8 周出现。阑尾的位置随着盲肠的位置变化而变化，绝大多数位于右下腹部，个别患儿盲肠游离，或伴肠旋转不良使盲肠位置发生变异，阑尾可移位到肝下或中上腹。婴幼儿期阑尾腔呈漏斗状，基底较宽，阑尾腔不易梗阻和感染，可能是婴幼儿阑尾炎发生较少的原因之一；儿童阑尾渐呈管状，粪石堵塞不易排出。儿童阑尾壁较成人薄，并有丰富的淋巴滤泡，发生炎症容易穿孔。婴幼儿大网膜短而薄，阑尾发炎后，不易包裹局限，而扩散到整个腹腔，形成弥漫性腹膜炎。根据阑尾炎症发生发展的病理过程，将急性阑尾炎分为：

单纯性：为阑尾炎初期，炎症局限于黏膜和黏膜下层。

化脓性：病变累及阑尾全层，呈蜂窝织炎改变，可发生脓性破溃、穿孔，占儿童阑尾炎病例的 50%。

坏疽性：病变导致阑尾壁血管栓塞，循环障碍，阑尾发生节段性或全段坏死，常合并穿孔。

3. 检查方法

除个别病例外，急性阑尾炎患儿表现为以中性粒细胞百分比升高(>70%)为主的白细胞水平上升；B 超有助于急性阑尾炎的诊断，尤其是对存在阑尾肿胀、周围渗液的病例，超声同时有助于鉴别阑尾包块的形成，目前 B 超诊断急性阑尾炎的敏感性可达 85%以上，特异性超过 90%；CT 也是急性阑尾炎的备选辅助检查方式。对疑难病例应做腹腔穿刺以协助诊断；对阑尾周围脓肿贴近腹壁者，可试行穿刺，或在超声引导下穿刺引流。

4. 治疗原则和手术要点

儿童急性阑尾炎无论何种病理类型均应及时手术治疗，术前半小时给予有效抗生素，注意体温控制，对于存在中毒症状患儿需术前纠正脱水及电解质紊乱。腹腔镜下阑尾切除术为首选术式，气腹压力控制在 8～12 mmHg，脐部戳孔置一 10 mm 穿刺器以方便阑尾经由持物袋取出，其余戳孔可安置 5 mm 穿刺器，超声刀离断阑尾系膜血管无需结扎，阑尾根部予以 2 道圈套器结扎，另于结扎部位远端约 1 cm 处结扎一道后再行离断以防治阑尾内容物污染腹腔，电灼阑尾残端黏膜，无需荷包包埋。腹腔镜手术经验丰富的医师可采用经脐单孔技术实施腹腔镜下阑尾切除术，手术步骤与原则与常规腹腔镜手术完全一致，应避免将阑尾托出脐部直视下操作的方式，以规避戳孔感染的风险。对于阑尾炎性改变不明显的病例，应常规探查距回盲部 100 cm 回肠以排除梅克尔憩室、局限性结肠炎等其他病变存在的可能，而女性患儿在必要时需同时排除附件病变的可能。

留置腹腔引流指征：

(1) 阑尾穿孔后腹腔有大量脓性渗出液，特别是脓液稠厚带有粪臭味。

(2) 阑尾脓肿切开后阑尾根部炎症严重，阑尾不能切除或根部无法得到良好处理，术后可能产生残端溃破发生肠瘘者。

(3) 阑尾与周围组织紧密粘连，分离时广泛渗血可能引起血肿者。

对于腹腔渗液明显伴有腹膜炎病例，应予以生理盐水冲洗腹腔后再留置引流，冲洗液量不少于 2 000 ml。对于镜下操作困难的病例需及时中转开腹。开腹手术首选右侧麦氏切口，应注意保护切口防止污染，系膜血管需缝扎止血以避免线结滑脱，残端黏膜电灼破坏后无需包埋。对于阑尾周围脓肿形成保守治疗无效需手术引流的病例，原则上在肿块隆起明显部位切开，作单纯切开引流，脓肿周围组织不应广泛分离以规避肠壁损伤，脓肿治愈后 3～6 月再行阑尾切除术。

5. 术后处理原则和并发症防治

应鼓励患儿术后早期下床活动，术后 6～12 h 可行进食并逐步过渡到半流质，存在腹膜炎患儿或留置腹腔引流病例，卧床期间应采用头高半卧位以利脓液引流，静脉有效抗生素使用 3～5 天，必要时需依据脓液培养药敏结果调整抗生素使用。切口或戳孔感染是阑尾切除术后常见并发症，表现为切口局部红肿及渗液，同时有压痛或波动感，术后体温不退或再次升高，应及时敞开引流，术前预防性抗生素使用及保护切口、戳孔有利于预防感染；腹腔内残余脓肿是阑尾穿孔及腹膜炎病例术后的严重并发症，可发生于腹腔内各个间隙甚至膈下间隙，除有效抗生素使用外，必要时需行引流。阑尾切除后，大剂量生理盐水(>2 000 ml)腹腔冲洗及有效腹腔引流有利于规避这一严重并发症的发生。

6. 随访要点与预后

阑尾炎术后随访主要注意伤口愈合情况，有无残余腹腔、盆腔感染，以及粘连性肠梗阻的发生。阑尾炎预后良好。有报道重症阑尾炎引起全身感染、全身炎症反应(SIRS)、膈肌破裂等导致死亡。

六、思考题

1. 儿童急性阑尾炎的诊断依据和鉴别诊断是什么？
2. 阑尾切除术的手术要点有哪些？
3. 阑尾切除术后常见并发症及其防治要点包括哪些？

七、推荐阅读文献

1. Hermanz-Schulman M. CT and US in the diagnosis of appendicitis: An argument for CT [M]. Radiology, 2010,3 - 7.

2. Jen HC, Shew SB. Laparoscopic versus open appendectomy in children: Outcomes comparison based on a statewide analysis [J]. J Surg Res 2010,161:13 - 18.

(潘伟华)

案例 27

肠系膜囊肿、大网膜囊肿

一、病历资料

1. 现病史

患儿，女，5 岁。因“发现无痛性腹部包块 1 月”入院。

患儿于 1 月前无意中被家长触及腹部近脐水平一疑似包块样肿物，因患儿无不适主诉，家长未予以重视。此后，该肿物被家长反复触及，同时似有增大趋势，为明确诊断，患儿于当地医院就诊，B 超提示“腹腔内可及囊性分隔样肿块，形态不规则，与肠腔关系不清，长径 8 cm，宽 3 cm”。发现肿块至今，患儿未诉腹痛、恶心，无呕吐、腹泻、发热等不适表现，否认腹部外伤史，门诊拟“腹腔囊性肿块”收住入院。病程中，患儿两便正常，食欲无改变，无消瘦病史。

2. 既往史

G_1P_1，足月剖腹产，BW 3 700 g，Apgar 评分 10 分，混合喂养，按时添辅食，生长发育同正常同龄儿童，学习成绩中等；按时完成预防接种，否认呼吸、消化、心血管等系统慢性疾病史，否认手术或外伤史；否认食物或药物过敏史；父母体健，父亲 32 岁，职员，母亲 29 岁，教师，否认家族性遗传病史。

3. 体格检查

T 37.1℃，P 90 次/min，R 28 次/min，BP 90 mmHg/60 mmHg；神志清，反应可，姿势自主；发育良好，营养中等，巩膜无黄染；呼吸平稳，胸廓呼吸运动对称，双肺呼吸音对称，未闻及干、湿啰音；心音有力，90 次/min，律齐，未闻及病理性杂音；全腹平坦，未见胃肠型蠕动波，触诊软，无压痛，脐周偏中上腹部可触及一质软包块，无触痛，可推动，边界尚清，直径约 10 cm，肝、脾肋下未触及，双侧腹股沟未及包块；正常女童外生殖器外观，肛门开口无异位，肛指未检；正常儿童脊柱生理弯曲，四肢活动无受限，生理反射无异常，病理反射未引出。

4. 实验室和影像学检查

血常规：WBC 8.3×10^9/L，N 47%，Hb 110 g/L，PLT 267×10^9/L；AMS 45 IU/L(30～110 IU/L)。

B 超：中上腹腔可及囊性包块，大小约 9 cm×5 cm×3 cm，囊内可及分隔状，内容物回声均匀，囊壁与肠壁紧贴；盆腔内可及双侧附件，左侧直径 0.5 cm，右侧直径 0.6 cm。

增强 CT：腹腔内分隔状囊性占位，其上界为横结肠，下界位于脐部水平，周围被肠管包绕，囊液均质，囊壁增强不明显，提示肠系膜囊肿或大网膜囊肿可能(见图 27－1)。

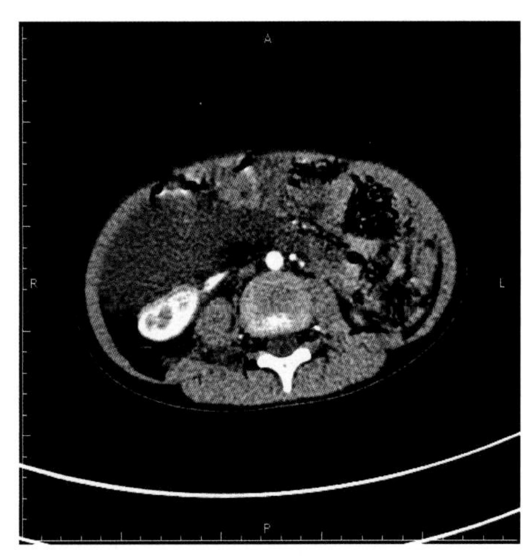

图 27－1　术前增强 CT 提示肠系膜囊肿

二、诊治经过

1. 治疗方案

初步诊断腹腔囊性占位待查，肠系膜囊肿或大网膜囊肿可能；完善术前检查及准备后，择期手术治疗。

2. 治疗经过

(1) 术前常规检查及术前准备：入院后予以完善各项常规术前检查及准备，术前 3 天给予肠道准备，口服抗生素，手术前一天予少渣半流饮食，术前晚及手术日清晨各清洁灌肠一次。术前 6 h 禁食，0.5～2 h 予以预防性抗生素静脉输注。

(2) 术前谈话：着重介绍术中风险、手术方式及术后并发症，特别需要交代术后肠系膜血管痉挛以致肠壁缺血坏死需二次手术甚至造成短肠综合征风险以及存在术后淋巴管漏以致乳糜腹可能，告知相关处理措施，并签署知情同意书。

(3) 手术、麻醉及术后处理：全身麻醉后，探查切口进腹，明确诊断为肠系膜囊肿，位于小肠系膜根部(见图 27－2)，予以完整剥离切除，未行肠切除，术后留置盆腔引流。术后向家长详细告知术中所见，必要时可简单告知预估预后。术后患儿返回 PICU，监护生命体征、禁食、胃肠减压、抗生素使用等相关治疗。术后 3 天患儿生命体征平稳，肠功能恢复拔除胃肠减压，转普通病房，予以过渡饮食，术后第 5 天因腹腔引流量持续 2 天少于 10 ml，且引流液乳糜试验阴性，B 超检查未见腹腔、盆腔积液，拔除腹腔引流管。术后 8 天出院。

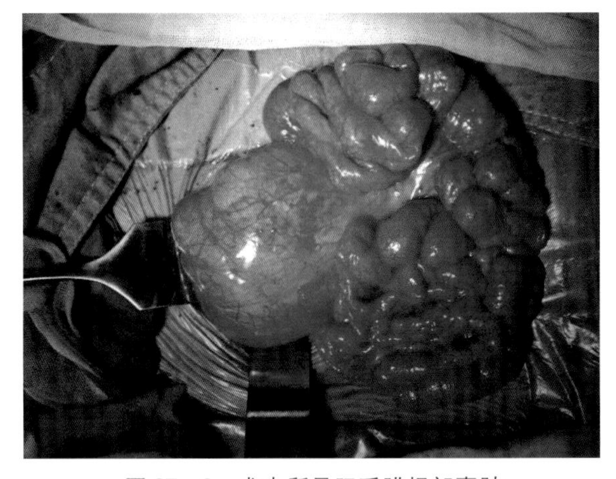

图 27－2 术中所见肠系膜根部囊肿

3. 随访

出院后 1 周患儿复诊，一般情况可，腹部伤口愈合可，进食胃纳好，无腹痛，两便正常，复查超声腹腔未见异常病灶。给予腹部伤口拆线。

三、病例分析

1. 病史特点

(1) 患儿，女，5 岁。“发现无痛性腹部包块”1 月就诊。

(2) 病程中无发热、腹痛、呕吐，否认腹部外伤史。

(3) 体检阳性发现：全腹平坦，未见胃肠型蠕动波，触诊软，无压痛，脐周偏中上腹部可触及一质软包块，无触痛，可推动，边界尚清，直径约 10 cm，肝、脾肋下未触及，双侧腹股沟未及包块。

(4) 辅助检查：B 超示中上腹腔可及囊性包块，大小约 9 cm×5 cm×3 cm，囊内可及分隔状，内容物回声均匀，囊壁与肠壁紧贴；增强 CT 示腹腔内分隔状囊性占位，其上界为横结肠，下界达脐水平，周围被肠管包绕，囊液均质，囊壁增强不明显，肠系膜囊肿或大网膜囊肿可能。

2. 诊断与诊断依据

(1) 诊断：腹腔内囊性占位，肠系膜囊肿或大网膜囊肿可能。

(2) 诊断依据：①无痛性腹部包块 1 月，无发热、腹痛、呕吐，否认腹部外伤史。②体检发现脐周偏中上腹部可触及一质软包块，无触痛，可推动，边界尚清，直径约 10 cm。③实验室检查无阳性结果，血淀粉酶正常。④B 超及增强 CT 均提示腹腔内囊性分隔状包块，与肠管关系密切，肠系膜囊肿或大网膜囊肿可能。

3. 鉴别诊断

根据典型的无症状性腹部包块病史及腹部无痛性包块体征，结合影像学检查结果，肠系膜或大网膜囊肿的诊断通常不存在太多疑问，但同时需要考虑下列情况存在的可能：肠重复畸形、胆总管囊肿、胰腺囊肿、脾囊肿、肾积水及囊性畸胎瘤；女童尚需考虑卵巢囊肿的可能，必需仔细查阅腹部 CT 影像，必要时结合病史及实验室检查以作鉴别。

四、处理方案及基本原则

1. 治疗方案

入院后积极完善各项术前检查及准备，择期行剖腹探查术，鉴于部分肠系膜囊肿因与肠壁关系密切，存在肠切除可能，需完善术前肠道准备工作，同时在术前 0.5～2 h给予静脉有效抗生素。

2. 基本原则

原则上肠系膜囊肿或大网膜囊肿（见图 27－3）需作完整切除，虽然成人病例中肠系膜囊肿可被剥离切除而保留肠系膜，但仍有 33％需行临近肠管切除，儿童病例中这一比例高达 50％～60％。术后远期愈后良好，复发率介于 0％～13.6％，且绝大部分复发病例为合并腹膜后囊肿或是采取了囊肿部分切除手术。

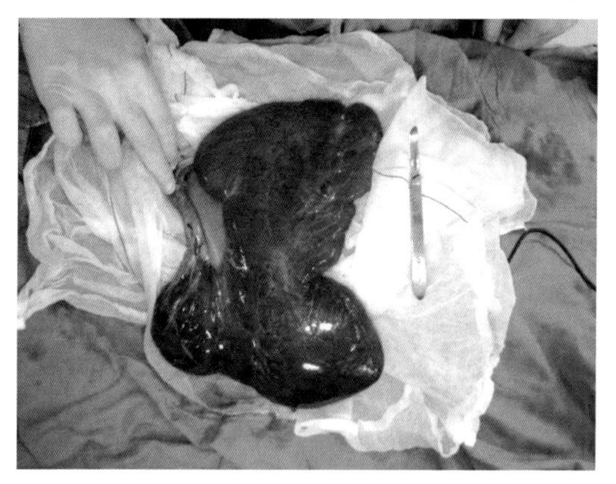

图 27－3　大网膜囊肿

五、要点与讨论

1. 概述

肠系膜囊肿（mesenteric cyst）和大网膜囊肿（omental cyst）病例并不多见，仅有 1/4 的病例发病于 10 岁以内的儿童，虽然从总体发病率来分析，女性比例要高于男性，但在儿童病例中，男性病例占 60％。肠系膜或大网膜囊肿临床症状多变，既可以是无症状性的腹部包块，甚至是由于其他病因而被施行腹部手术时被意外发现，也可以因为严重的急腹症表现而被临床诊断；在儿童急诊病例中通常表现为小肠梗阻，少数患儿可存在囊肿导致的肠扭转。部分病例可由于囊内出血导致囊肿迅速增大，并继而存在肠梗阻、腹痛表现。腹部可触及无痛性包块通常是肠系膜或大网膜囊肿的典型临床体征，肿块质地随着囊肿张力而有不同，但一般均可在一定范围内被推动，肠系膜囊肿更易被左右移动，而大网膜囊肿则可作上下推动；然而，对于体积较大的囊肿，由于囊液的可流动性及张力原因，触诊时，包块反而不明显。

2. 病理解剖与分型

虽然对于肠系膜或大网膜囊肿的发病机制研究均指向淋巴系统的胚胎发育缺陷，但直至今天，确切的发生机制仍处于争论中，即便如此，该类囊肿属于胚胎发育类型囊肿是众所公认的共识。与囊性淋巴管瘤不同的是，该类囊肿囊壁缺乏平滑肌细胞以及淋巴间隙，而其内衬上皮属于立方上皮细胞或柱状上皮细胞；发生于肠系膜或者后腹膜的淋巴管瘤通常发病于幼龄儿童且常伴有急腹症表现，而肠系膜或大网膜囊肿起病晚且临床表现为无症状性肿块。因此，肠系膜囊肿与大网膜囊肿具备共同的病理特征及胚胎起源，其不同仅在于各自的解剖部位，前者位于肠系膜，部分可突入腹膜后，而后者位于大、小网膜内。

3. 检查方法

腹部B超是当前诊断该类囊性疾病的首选影像学诊断方式，其特征表现为一包膜完整的薄壁囊肿，囊内液体信号通常均一，但可含分隔，甚至可有出血及杂质漂浮物改变；结合腹部增强CT检查，一般无需肠道或血管造影检查就可明确诊断；实验室检查通常无特征性表现，但血清淀粉酶(AMS)检查可排除胰腺假性囊肿诊断。

4. 治疗原则和手术要点

儿童肠系膜或大网膜囊肿的治疗原则与成人完全一致，即完整切除。大网膜囊肿通常比较容易切除而无需同时切除胃壁或肠道，而肠系膜囊肿则需仔细审视囊肿与肠壁的解剖关系，对于不能完整作剥离的囊肿，需连同肠管切除，同时行肠吻合术，因此术前必要的肠道准备必须完善。而对于广泛累及肠管的肠系膜囊肿，确实无法完整切除者，残留的囊壁内衬上皮必须通过涂抹无水酒精或碘酊等方式予以破坏以避免复发。当前，腹腔镜下囊肿切除术也是可选术式，尤其是大网膜囊肿，可行超声刀离断被囊肿侵犯之网膜，抽出囊内液体后经穿刺孔取出囊壁；而肠系膜囊肿则须视具体侵犯范围而定，可行镜下囊肿剥离，或抽出囊液后经脐部戳孔扩大切口托出被侵犯肠管，于直视下行病变肠管及囊肿切除术，同时行肠吻合术。是否留置腹腔引流视具体手术情况而定。

5. 术后处理原则和并发症防治

大网膜囊肿病例术后应鼓励患儿早期下床活动，术后6～12 h可行进食并逐步过渡到正常饮食；肠系膜囊肿病例无论是否行肠切除肠吻合，均须留置胃肠减压，待肠功能恢复方可进食，结肠切除吻合病例须禁食5～7天；留置腹腔引流病例，卧床期间应采用头高半卧位以利引流；肠切除病例需静脉有效抗生素使用3～5天，结肠切除病例可略延长抗生素使用期限。淋巴管漏是术后并发症之一，需保证引流通畅，并禁食，禁食期间使用全胃肠外营养保证能量及蛋白供应，同时预防感染。

6. 随访要点与预后

肠系膜囊肿或大网膜囊肿术后随访主要注意有无复发，有无临床症状或粘连性肠梗阻。多数预后良好，复发但无症状者可以观察。

六、思考题

1. 肠系膜及大网膜囊肿的诊断依据和鉴别诊断是什么？
2. 肠系膜及大网膜囊肿的病理解剖特点及与囊性淋巴管瘤的区别是什么？
3. 肠系膜及大网膜囊肿的手术治疗要点有哪些？

七、推荐阅读文献

1. Pampal A, Yagmurlu A. Sucessful laparoscopic removal of mesenteric and omental cysts in toddlers: 3 cases with literature review [J]. J Pediatr Surg 2012,47(8):e5 - 8.

2. Chung MA, Brandt ML, St-Vil D, et al. Mesenteric cysts in children [J]. J Pediatr Surg 1991,26(11):1306 - 1308.

(潘伟华)

案例 28

结肠、直肠息肉

一、病历资料

1. 现病史

患儿，男，5岁。因“反复无痛性血便1月余”入院。

患儿于1月前排便时，被家长发现其便中带血，呈暗红色，量少，包裹于粪便表面，当时粪便性状较软，患儿否认排便困难或疼痛，此前患儿也无腹痛、腹泻或恶心、呕吐、发热等不适表现，于当地医院就诊，当时诊断“肛裂可能”，并予以对症处理，具体情况不详；此后1月间，相同性质血便频繁存在，出血量少，始终无腹痛、排便疼痛等不适，家长为明确诊断至我院门诊就诊，体检肛门指检时发现“直肠内可触及一活动性包块，似有蒂相连”，故拟诊“便血待查，结、直肠息肉可能”收治入院。病程中，患儿食欲无改变，无消瘦病史。

2. 既往史

G_3P_1，足月顺产，BW 2 800 g，Apgar 评分10分，混合喂养，按时添辅食，生长发育同正常同龄儿童；按时完成预防接种，否认呼吸、消化、心血管等系统慢性疾病史，否认手术或外伤史；否认食物或药物过敏史；父母体健，父亲28岁，职员，母亲28岁，职员，否认家族性遗传病史。

3. 体格检查

T 36.9℃，P 92次/min，R 28次/min，Bp 90 mmHg/60 mmHg；神志清，反应可，姿势自主；发育良好，营养中等，全身皮肤及口腔黏膜未见出血点，巩膜无黄染，面色红润，口唇、眼睑无苍白表现；呼吸平稳，胸廓呼吸运动对称，双肺呼吸音对称，未闻及干、湿啰音；心音有力，92次/min，律齐，未闻及病理性杂音；全腹平坦，未见胃肠型蠕动波，触诊软，无压痛，无包块，肝、脾肋下未触及，双侧腹股沟未及包块；正常男童外生殖器外观，肛门开口无异位，肛周皮肤黏膜无破溃，截石位肛指检查示距齿状线9 cm范围内直肠内壁光滑无触痛，指尖可触及一质软肿块，可被向直肠远端略微拨动，似有蒂相连，直径约1.5 cm，无触痛，退指后指套未见血污；正常儿童脊柱生理弯曲，四肢活动无受限，生理反射无异常，病理反射未引出。

4. 实验室和影像学检查

血常规：WBC 7.6×10^9/L，N 37%，Hb 115 g/L，PLT 167×10^9/L。

凝血常规：PT 11 s，APTT 35 s，FDP 2.18 g/L，TT 13.5 s。

二、诊治经过

1. 治疗方案

初步诊断为结、直肠息肉。完善进一步检查，择期手术治疗。

2. 治疗经过

（1）入院后予以完善各项常规术前检查及准备，术前2天给予肠道准备，口服抗生素，手术前一天予以少渣半流饮食，晚间口服导泻剂，手术日清晨开塞露灌肠一次，术前6 h禁食。

（2）术前谈话：着重介绍纤维结肠镜术中风险、手术方式及术后并发症，特别需要交代术后肠息肉复发可能，同时介绍息肉恶变倾向以及家族性结肠息肉病的基本信息，告知相关处理措施，并签署知情同意书。

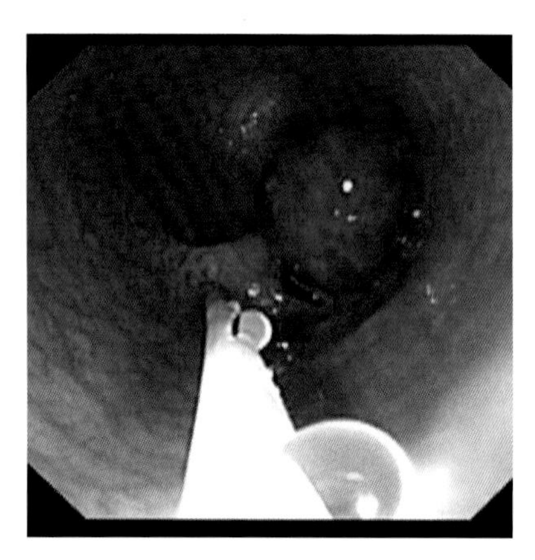

图28-1 纤维结肠镜显示直肠息肉，其下方为圈套器

（3）手术、麻醉及术后处理：静脉麻醉后，经肛门置入纤维结肠镜，进镜至8 cm可见一草莓样息肉，直径约1.5 cm，近段有蒂相连于近段直肠，蒂长约1 cm，根部纤细，息肉表面见少量脓苔附着；继续进镜直至回盲瓣，逐步退镜观察，结肠腔内仍可及少量粪汁，肠壁黏膜红润，无明显炎性出血点，除直肠息肉一枚外，未见其他异常；经操作孔置入圈套器环套于息肉蒂根部（见图28-1），收紧圈套器后电灼离断息肉，探查切缘无穿孔、渗血，取出息肉。术后向家长详细告知术中所见，必要时可简单告知预估预后。术后患儿返回普通病房，次日起予以少渣半流质饮食，术后第二天排便无血污，给予出院，病理报告示“幼年型息肉”。

3. 随访

出院1月，门诊复诊，患儿无便血，其余情况正常。

三、病例分析

1. 病史特点

（1）患儿，男，5岁。因“反复无痛性血便1月余”就诊。

（2）血便呈暗红色，量少，包裹于粪便表面，否认排便困难或疼痛，此前患儿也无腹痛、腹泻或恶心、呕吐、发热等不适表现。

（3）体检阳性发现：肛门开口无异位，肛周皮肤黏膜无破溃，截石位肛指检查示距齿状线9 cm范围内直肠内壁光滑无触痛，指尖可触及一质软肿块，可被向直肠远端略微拨动，似有蒂相连，直径约1.5 cm，无触痛，退指后指套未见血污。

（4）辅助检查：WBC 7.6×10^9/L，N 37%，Hb 115 g/L，PLT 167×10^9/L；PT 11 s，APTT 35 s，FDP 2.18 g/L，TT 13.5 s。

2. 诊断与诊断依据

（1）诊断：结、直肠息肉。

（2）诊断依据：①反复无痛性血便1月余，血便呈暗红色，量少，包裹于粪便表面，否认排便困难或疼痛。②体检肛周皮肤黏膜无破溃，截石位肛指检查示距齿状线9 cm范围内直肠内壁光滑无触痛，指尖可触及一质软肿块，可被向直肠远端略微拨动，似有蒂相连，直径约1.5 cm，无触痛，退指后指套未见血污。

四、治疗方案及基本原则

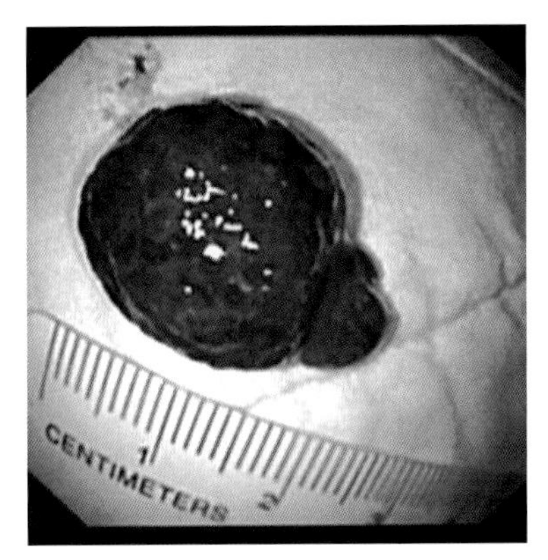

图28-2 摘除的结肠息肉外观

1. 治疗方案

入院后积极完善各项术前检查及准备，择期行纤维结肠镜检查，因该病例纤维结肠镜检查过程中明确存在直肠近端带蒂息肉，且蒂根部纤细，故予以圈套器电灼切除，切除后标本(见图28-2)。

2. 基本原则

原则上由于所有直肠及结肠来源息肉均存在恶变倾向，因此一经发现就应予以完整摘除。对于单个或少数散在息肉，可根据息肉部位、形态采取不同的摘除方式。

五、要点与讨论

1. 概述

肠息肉(polyp)是指发生于消化道黏膜面的肿块样突起，可发生于消化道各个部位，但以结、直肠多见，是儿童慢性血便的主要原因，一般便血量少，常为单发息肉，多发者需考虑家族性结肠息肉病可能，较为罕见，存在明显的遗传及恶变倾向，不在本章节讨论范围内。慢性便血是儿童结、直肠息肉的主要临床症状，为无痛性血便，出血量少，呈暗红色或鲜红色，位于粪便表面，不与粪便相混淆，通常发生于排便结束时，有时粪便可因息肉压迫而呈现一条状压痕；低位带蒂息肉可在排便时脱出肛门外，甚至发生嵌顿而脱落或出血。对于病变位置较低的结、直肠息肉可在肛指检查时被触及，除此之外并无特征性临床体征。

2. 病理解剖与分型

儿童结、直肠息肉为圆形或椭圆形肿块，大小各异，从几毫米至数厘米不等，表面光滑或呈草莓状，色泽多为鲜红色，与肠黏膜无异，除少数质地坚硬外，大部分质软易碎，息肉常有细长柄蒂与肠壁相连，但也可呈较为宽大的基底部；部分息肉甚至可自行脱落，随粪便排出而自愈；90%儿童息肉位于直肠和乙状结肠，其病理分型以错构瘤为主，又称为幼年型息肉，其次为腺瘤和炎性息肉，属于良性病变。

3. 检查方法

纤维结肠镜检查是明确诊断儿童结、直肠息肉的主要方式，X线钡剂灌肠造影常在门诊被采用。

4. 治疗原则和手术要点

儿童结、直肠息肉一经发现即需完整摘除，而摘除方式需根据息肉具体生长部位及形态而定。对于带柄蒂的息肉通常首选纤维结肠镜下圈套器摘除，圈套器需结合电凝以防止息肉摘除后肠壁出血；鉴于无痛肠镜的广泛应用，当前，骶管阻滞麻醉下经肛门行直肠远端息肉摘除术事实上已很少被实施；但是，对于基底部宽大的结、直肠息肉仍需经腹或经肛门给予切除，必要时，在肠壁切开前仍需纤维结肠镜来实施息肉定位；而腹腔镜结合纤维结肠镜实施肠壁切开息肉摘除术也是当前较为成熟的手术方式，而无论何种方式摘除息肉，完善的肠道准备仍是确保治疗效果的必要措施。

5. 术后处理原则和并发症防治

术后需要鼓励患儿早期下床活动，术后24 h可进食，为减少肠壁创面摩擦，建议术后1周左右内给予少渣半流质饮食；纤维结肠镜下结、直肠息肉摘除术的主要并发症为肠道出血和穿孔，因此，对于基底部宽大的息肉，不应盲目电灼切除，而需及时转为肠壁切开息肉摘除术；虽然儿童幼年型息肉摘除术后通常无恶变倾向，但是仍需重视病理结果，尤其是对于腺瘤性质息肉，由于该病理类型病变存在恶变可能，术后需密切随访。

6. 随访要点和预后

结肠息肉随访主要注意有无再发便血、是否为复发或多发、有无恶变等可能。对多发息肉或 P-J 综合征等患儿需要定期复诊,高危患儿每 6～12 个月肠镜检查。幼年型息肉、腺瘤等良性病变预后良好,多发息肉或 P-J 综合征等预后取决于有无恶变及其他相关并发症。

六、思考题

1. 儿童结、直肠息肉的诊断依据和鉴别诊断是什么?
2. 儿童结、直肠息肉的病理解剖特点是什么?
3. 儿童结、直肠息肉的手术治疗要点有哪些?

七、推荐阅读文献

1. Clarke G, Robb A, Sugarman I, et al. Investigating painless rectal bleeding: is there scope for improvement? [J]. J PediatrSurg 2005,40(12):1920-1922.

2. Thakkar K, Fishman DS, Gilger MA. Colorectal polyps in childhood [J]. Curr Opin Pediatr 2012,24(5):632-637.

(潘伟华)

案例 29
肛瘘

一、病历资料

1. 现病史

患儿，男，4 岁。因“生后 6 月肛周脓肿治疗后伤口未愈伴污粪至今”入院。

患儿于出生后 6 个月左右肛门部出现一花生大小包块，红肿明显，于当地医院诊疗，诊断为“肛周脓肿”行“切开引流”，家长诉当时患儿存在腹泻、发热，切开引流时见黄色脓液，此后热退，脓液逐渐减少，切开部位虽然缩小但始终未愈合，时常有黄色粪汁流出，当地医院诊断为“肛瘘”，因年龄小嘱给予温水坐浴治疗，患儿满周岁后该切开引流部位逐渐少有粪汁流出，家长遂不再重视，3 月前患儿因反复腹泻，肛门部瘘口再度出现粪汁污染，即便腹泻好转但漏粪现象仍持续存在，家长为进一步处理至我院就诊，门诊拟“肛瘘”收治入院。

病程中，患儿两便无殊，食欲无改变，无消瘦病史。

2. 既往史

G_2P_1，足月顺产，BW 3 150 g，Apgar 评分 10 分，母乳喂养，按时添辅食，生长发育同正常同龄儿童；按时完成预防接种，否认呼吸、消化、心血管等系统慢性疾病史，否认手术或外伤史；否认食物或药物过敏史；父母体健，父亲 29 岁，职员，母亲 26 岁，职员，否认家族性遗传病史。

3. 体格检查

T 37.1℃，P 90 次/min，R 28 次/min，Bp 90 mmHg/60 mmHg；神志清，反应可，姿势自主；发育良好，营养中等，巩膜无黄染；呼吸平稳，胸廓呼吸运动对称，双肺呼吸音对称，未闻及干、湿啰音；心音有力，90 次/min，律齐，未闻及病理性杂音；全腹平坦，未见胃肠型蠕动波，触诊软，无压痛，无包块，肝、脾肋下未触及，双侧腹股沟未及包块；正常男童外生殖器外观，肛门开口无异位，肛周皮肤黏膜无红肿、破溃，截石位 7 点方向距肛周约 1.5 cm 处可及一皮肤漏口，直径约 0.3 cm，周围皮肤无红肿，肛指检查示齿状线部位 6 点方向一绿豆大小硬结，挤压可见皮肤瘘口部位有黄色粪汁溢出，硬结无触痛，退指后指套未见血污；正常儿童脊柱生理弯曲，四肢活动无受限，生理反射无异常，病理反射未引出。

4. 实验室和影像学检查

血常规：WBC 8.4×10^9/L，N 40%，Hb 123 g/L，PLT 237×10^9/L。

二、诊治经过

1. 治疗方案

初步诊断肛瘘，完善术前检查及肠道准备后，择期手术治疗。

2. 治疗经过

(1) 术前常规检查及术前准备:入院后予以完善各项常规术前检查及准备,术前3天给予肠道准备,口服抗生素,手术前一天予以少渣半流饮食,晚间及手术日清晨生理盐水清洁灌肠各一次,术前6 h禁食。

(2) 术前谈话:着重介绍肛瘘瘘管切除术中风险、手术方式及术后并发症,特别需要交代肛瘘术后复发可能,提示并请家长重视术后饮食及肛周护理,告知相关处理措施,并签署知情同意书。

(3) 手术、麻醉及术后处理:全身麻醉后,患儿置俯卧位,经皮肤瘘口向内口方向置入探针,沿探针方向切开内外口间皮肤,剔除瘘管内壁组织,由基底新鲜正常组织开始缝合,瘘管组织送检病理。术后注意肛周伤口护理,注意排便后伤口清洁。术后8天出院。

3. 随访

患儿出院后2周复诊,创面基本愈合,局部略有红,但无渗液渗脓,局部未见粪便排出。

三、病例分析

1. 病史特点

(1) 患儿,男,4岁。因"肛周脓肿治疗后伤口未愈伴污粪至今"就诊。

(2) 婴儿期曾因肛周脓肿行切开引流,此后创口迁延不愈,伴有粪汁溢出,腹泻时明显。

(3) 体检阳性发现:肛周皮肤黏膜无红肿、破溃,截石位7点方向距肛周约1.5 cm处可及一皮肤漏口,直径约0.3 cm,周围皮肤无红肿,肛指检查示齿状线部位6点方向一绿豆大小硬结,挤压可见皮肤瘘口部位有黄色粪汁溢出,硬结无触痛,退指后指套未见血污。

(4) 辅助检查:WBC 8.4×10^9/L, N 40%, Hb 123 g/L, PLT 237×10^9/L。

2. 诊断与诊断依据

(1) 诊断:肛瘘。

(2) 诊断依据:①生后6月肛周脓肿治疗后伤口未愈伴污粪至今,婴儿期曾因肛周脓肿行切开引流,此后创口迁延不愈,伴有粪汁溢出,腹泻时明显。②体检肛周皮肤黏膜无红肿、破溃,截石位7点方向距肛周约1.5 cm处可及一皮肤漏口,直径约0.3 cm,周围皮肤无红肿,肛指检查示齿状线部位6点方向一绿豆大小硬结,挤压可见皮肤瘘口部位有黄色粪汁溢出,硬结无触痛。

3. 鉴别诊断

根据肛门周围脓肿等感染病史及瘘道,即可初步确立诊断。需要进一步检查瘘管的走向及内口位置,以选择合适的治疗方法。

四、治疗方案及基本原则

1. 治疗方案

入院后积极完善各项术前检查及准备,择期行瘘管切除术。

2. 基本原则

儿童肛瘘多为括约肌外的低位瘘管,并且以单一瘘管最为常见,可采取瘘管切开术或瘘管切除术,手术年龄应大于1岁。

五、要点与讨论

1. 概述

儿童肛瘘(fistula-in-ano)多源于新生儿或婴儿期肛周感染引起的脓肿,一旦脓肿引流不畅向内破溃，即便脓肿切开也会由于粪汁侵袭以致创面迁延形成瘘管；此外女婴直肠与前庭部位间隔菲薄，易感染形成直肠前庭瘘。儿童肛瘘发生多可在病史中询及肛周感染病史，脓肿破溃或切开引流后，脓液多有粪臭味，而脓液减少后可见粪汁从破溃或切口处溢出，部分病例可见肛门内排出脓液，瘘管管腔受阻可继发感染；除确切病史特征外，临床检查中可探及瘘管内外口，内口通常位于齿状线上 1～2 cm，触诊为一硬结，挤压硬结往往可见粪汁从外口溢出。

2. 病理解剖与分型

肛瘘由内口、瘘管、支管及外口四个部分组成。按内外口关系分为完全瘘、不完全瘘及不完全内瘘。按肛瘘与括约肌的关系可分为括约肌瘘、经括约肌瘘及括约肌外瘘。按原发病灶的部位则分为皮下瘘、坐骨直肠窝瘘及黏膜下瘘等。按瘘管有无分支，分简单瘘及复杂瘘。小儿多为低位简单肛瘘，即由内外瘘口和瘘管构成，瘘管多呈直线状，仅少数病例向深部蔓延形成复杂瘘，但多为完全性瘘，内口大部分在齿状线以上的肛管和直肠。婴幼儿尚有特殊型肛前瘘，女婴为直肠前庭瘘、阴道瘘或阴唇瘘。男婴为直肠会阴瘘。肛前瘘的特点是瘘管无分支，引流通畅，管内衬完整的黏膜，且内口距齿状线较近，位于内括约肌环间。瘘管下方为会阴体。

3. 检查方法的选择

常用检查手段有：

直肠指诊：可触及小硬块，硬块的中央凹陷即为内口，多位于肛门后正中线或稍偏一侧。

肛门镜检查：常能发现内口，多位于隐窝或黏膜与皮肤交界处。

探针检查：探针探查完全瘘容易找到内口。探针经外口插入，示指在肛管内，触到探针尖处，即为内口的位置。复杂瘘的行径弯曲或瘘道太细者，不宜用探针检查，以防形成假道。

注射 5%亚甲蓝溶液入瘘管，直肠内放一块纱布，如纱布沾染蓝色，表示存在内口。但瘘管弯曲，通过括约肌各部之间，括约肌收缩时，亚甲蓝溶液不能通过内口进入直肠。故纱布未染蓝色，不能否定内口的存在。

瘘管造影：可确定瘘管的长度、方向、有无分支等。但管径太细者显影不清晰，亦可因括约肌收缩而妨碍造影剂进入瘘管内。可经肛瘘外口向内口方向置入探针以确认诊断，X 线碘油造影并非必需检查，尤其是对于瘘管弯曲或存在复杂肛瘘病例，通常并不能显示瘘管内口，但对判断少数瘘管向深部蔓延的复杂肛瘘有一定帮助。

4. 治疗原则和手术要点

儿童肛瘘应选择手术治疗，但婴幼儿及瘘管尚未形成的年长儿需采用高锰酸钾溶液或温水坐浴的方式保守治疗；手术年龄至少大于 1 岁，由于儿童多为低位瘘、简单瘘，可采用瘘管切开术或瘘管切除术，手术必须完全破坏或切除瘘管组织，瘘管切除术必须切除瘘管直至见到新鲜组织并由基底部位依层次缝合至皮肤，切忌形成无效腔；直肠前庭瘘病例建议经直肠内修补，预留直肠黏膜瓣，在切除瘘管修补周围组织后，将直肠黏膜瓣无张力地覆盖缝合于瘘管部位。

5. 术后处理原则和并发症防治

术后患儿需卧床至伤口愈合，注意肛周清洁，必要时可禁食采用全静脉营养以减少粪便污染；伤口愈合后，建议温水坐浴 3～6 个月。对于肛瘘术后复发的患儿，因手术完整切除瘘管，再次愈合的可能性较大，一半的复发患者经坐浴等对症处理，可自行愈合。若不能自行愈合需再次手术时，最好与首次手术间隔半年以上。

6. 随访要点及预后

简单肛瘘术后创面愈合后预后良好，幼儿复杂肛瘘术后创面护理相对困难，相关并发症可能增加。随访主要注意创面愈合情况以及肛周护理，避免局部再感染或肛瘘复发。

六、思考题

1. 儿童肛瘘的诊断依据和鉴别诊断是什么？
2. 儿童肛瘘的病理解剖分类有哪些？
3. 儿童肛瘘的手术治疗要点有哪些？

七、推荐阅读文献

1. Afsarlar CE，Karaman A，Tanir G，et al. Perianal abscesss and fistula-in-ano in children：clinical characteristic，management and outcome [J]. PediatrSurgInt 2011,27(10):1063 - 1068.

2. Festen C，van Harten H. Perianal abscesss and fistula-in-ano in infants [J]. J PediatrSurg 1998,33(5):711 - 713.

（潘伟华）

案例 30

软组织感染:颌下蜂窝织炎、颈部淋巴结炎

一、病历资料

1. 现病史

患儿,男,9 月。"右侧颌下肿胀伴发热 5 天"就诊。

5 天前无明显诱因发热 38℃,右颌下轻度肿胀,触痛,易哭吵,曾至门诊就诊,给予口服希刻劳,半包,3 次每日,发热无消退,2 天前颌下肿胀加剧,门诊给予青霉素静滴治疗,无效,右颌下肿胀加剧,高热 39.5℃,无抽搐,食欲稍下降,B 超提示右颌下淋巴结炎,伴中央少量液化坏死,急诊以"右颌下淋巴结炎"收入病房。

发病来,体温逐渐升高,食欲稍差,大小便未见异常。

2. 既往史

G_1P_1,足月顺产,生后混合喂养,按期添辅食。否认其他慢性病史,传染病史,手术史,按期预防接种。父母体健,无家族遗传病史。无兄弟姐妹。

3. 体格检查

T 39.5℃, HR 148 次/min, R 50 次/min, Wt 9 kg;神志清楚,急性热病容,皮肤未见皮疹瘀斑;前囟平,口唇红,右扁桃体Ⅱ°增大,充血,未见脓苔。呼吸稍促,呼吸音粗;腹平软,无压痛及肿块,肝脾不大,肠鸣音活跃。四肢脊柱无畸形及压痛,男婴外生殖器,肛门未见异常。专科查体:右颌下肿胀显著,皮肤增厚水肿,直径 5 cm,中央皮肤稍红,皮温高,波动不明显,边界欠清晰,触痛显著,未及血管杂音。颈软,气管居中,甲状腺无肿大。

4. 实验室和影像学检查

WBC 17×10^9/L, N 25%, LY 75%, Hb 105 g/L, PLT 120×10^9/L。B 超提示:颈部多发淋巴结肿大,右颌下皮下组织水肿增厚,淋巴结融合,界限不清,中央见小液化坏死灶,炎症可能。双侧涎腺未见异常。

二、诊治经过

1. 治疗方案

初步诊断:右颌下淋巴结炎。寻找病原菌及来源,积极经静脉抗炎,一旦脓肿形成,需要切开引流。

2. 治疗经过

(1) 入院给予青霉素及头孢三代抗感染治疗，血培养，局部硫酸镁湿热敷，每日观察局部肿胀范围及有无波动。入院3天后右颌下肿胀较前局限，红肿中央波动显著，准备局麻下行脓肿切开引流术。术前准备：凝血常规检查及血培养，准备脓液培养管。

(2) 术前谈话：术前与家属沟通，着重指出术中风险、手术方式、术后并发症，特别是交代术后如反复换药伤口不愈合形成瘘管或窦道，可能存在继发性病因导致的淋巴结炎，3月后需行窦道或瘘管切除术。

(3) 术中见创面深约1.5～2 cm，冲洗、清除脓腔内积脓，留置双氧水纱条引流，纱条填塞不可过密实，也不可过于稀疏，切口范围为软化灶皮肤边缘。切开引流后患儿体温下降，术后第二天开始每日换药，住院5天后病情稳定，创面渗液减少，给予出院随访。

3. 随访

患儿出院后隔天门诊随访换药，观察渗液、创面愈合等情况，至出院后1月，创面深度逐渐变浅直至自行愈合，不再出脓。

三、病例分析

1. 病史特点

(1) 患儿，男，9月。“右侧颌下肿胀伴发热5天”就诊。

(2) 既往史，个人史无殊。

(3) 体检阳性发现：T 39.5℃，HR 148次/min，R 50次/min，Wt 9 kg；神志清楚，急性热病容，右扁桃体Ⅱ°大，充血，未见脓苔。右颌下肿胀显著，皮肤增厚水肿，直径5 cm，中央皮肤稍红，皮温高，波动不明显，边界欠清晰，触痛显著，未及血管杂音。颈软，气管居中，甲状腺无肿大。

(4) 辅助检查：白细胞升高，B超：颈部多发淋巴结肿大，右颌下皮下组织水肿增厚，淋巴结融合，中央见小液化坏死灶，炎症可能。双侧涎腺未见异常。

2. 诊断与诊断依据

(1) 诊断：右颌下淋巴结炎。

(2) 诊断依据：①“右侧颌下肿胀伴发热5天”就诊；②查体：T 39.5℃，急性热病容，右颌下肿胀显著，皮肤增厚水肿，直径5 cm，中央皮肤稍红，皮温高，波动不明显，边界欠清晰，触痛显著；③B超：颈部多发淋巴结肿大，右颌下皮下组织水肿增厚，淋巴结融合，中央见小液化坏死灶，炎症可能。

3. 鉴别诊断

主要和继发性淋巴结肿大及肿瘤，特异性感染疾病鉴别，局部淋巴管瘤，鳃裂囊肿，甲状舌管囊肿等继发感染可导致局部肿痛，B超早期大多可探及与病程不符的囊性肿块影。慢性起病者触痛存在，发热少或低热为主。肿瘤性多不伴局部触痛及发热。特异性感染较难诊断，无痛性淋巴结肿大需活检鉴别病因。

四、处理方案及基本原则

1. 治疗方案

患儿右颌下淋巴结炎症诊断明确，伴发热，触痛，需广谱抗生素抗感染，尤其应用金黄色葡萄球菌，链球菌敏感抗生素，同时加强支持治疗。经治疗病灶逐渐出现液化，脓肿形成则需切开引流。如脓肿未形成仅发热，局部炎症肿胀，需足量足疗程抗感染治疗。如脓肿切开后热退，短期住院局部换药后可出院门诊换药，依据病原学培养及热退，血象复查情况决定抗生素应用时间。

2. 基本原则

颌下淋巴结炎多为引流区域内组织器官感染导致，多为金黄色葡萄球菌感染，亦可为溶血性链球菌及大肠埃希氏菌及其他少见菌种。抗感染需广谱加用对革兰氏阳性球菌敏感抗生素。依据病原学培养结果,给予足量疗程抗感染治疗,以免导致远期肾炎或细菌性心内膜炎发作。

五、要点与讨论

1. 概述

颈部淋巴结炎较常见,多为引流区域的组织器官感染继发导致,可为细菌性,病毒性及其他特异性感染(如结核,隐球菌等)。其主要表现为局部出现红、肿、热、痛炎症表现,咽后壁感染可能导致颈椎半脱位,颈部活动受限。查体局部肿胀,皮温高,淋巴结肿大范围个体差异巨大。

2. 病理与分型

急性淋巴结炎病理主要为淋巴结充血,肿胀,白细胞浸润及炎性渗出。严重时出现淋巴结中心变性,坏死或化脓,包膜炎性增厚,扩散到周围引起淋巴结周围炎。以慢性起病淋巴结炎少见,全身症状轻,局部压痛,需排除局部继发性迁延性感染灶,肿瘤及一些特异性感染。

3. 辅助检查方法

血象高,B超提示软组织感染征象。CT及MRI增强有利于鉴别继发性感染病灶及感染范围,脓肿形成情况等。

4. 治疗原则和手术要点

应用耐β-内酰胺酶抗生素5～10天,无效者尤其是婴幼儿需收入住院抗感染治疗,脓肿成熟需切开引流,脓液培养。抗感染治疗疗效不佳,无明显脓肿形成,诊断不明者,必要时需局部穿刺活检进行病理检查及穿刺组织细菌培养寻找可能病原菌。

5. 术后处理原则和并发症防治

脓肿形成切开引流后,住院局部换药数天,可出院门诊换药,依据病原学培养及热退,血象复查情况决定抗生素应用时间。反复换药伤口不愈合形成瘘管或窦道,可能存在继发性病因,3月后需行窦道或瘘管切除术。

6. 随访要点与预后

随访注意创面愈合是否存在迁延或瘘管形成,必要时切除瘘管或麻醉下再次清创。积极控制感染和创面处理,预后良好。

六、思考题

1. 颈部淋巴结炎的鉴别诊断有哪些?
2. 颈部淋巴结炎的治疗原则是什么?
3. 颈部淋巴结炎的病原学分类是什么?

七、推荐阅读文献

1. 蔡威,孙宁,魏光辉.小儿外科学(第5版)[M].北京:人民卫生出版社,2014:65-67.

2. Jay L, Grosfeld, James A. O'Neill, et al. Pediatric Surgery [M]. 6th ed. USA: MOSBY Elsevier, 2006:845-849.

(周 莹)

案例 31

胆管扩张症

一、病例资料

1. 现病史

患儿女性，4 岁，“右上腹疼痛 1 周伴发热，外院腹部 B 超检查发现右上腹囊性包块，胆囊壁稍增厚，肝脏质地回声正常”，转诊本院。

2. 既往史

患儿 G_2P_2，足月顺产，既往有阵发性腹痛病史，可自行缓解，无发热，大便性状正常，按序预防接种。

3. 体格检查

神志清，体温正常，皮肤巩膜轻度黄染，心肺未及异常，全腹软，右上腹压痛，可扪及一腹部包块，约 5 cm×6 cm 大小，固定，有触痛。

4. 实验室及影像学检查

血常规：WBC 19.5×10^9/L，N 78%。Hb 112 g/L，CRP 128 mg/L。

肝功能：DB 84.4 μmol/L，TB 117.1 μmol/L。

ALT 70 IU/L，AST 56 IU/L，TG 42 IU/L，AMS 441 mmol/L。

凝血功能：APTT 40 s，PT 28 s，INR 1.2，PTA 67%。

二、诊治经过

1. 治疗方案

积极术前准备，控制感染，改善凝血指标后予以手术治疗。

2. 治疗经过

患儿入院后予以抗感染保肝对症治疗，同时行 MRCP 检查，检查发现胆总管扩张，直径约 5 cm，胰管胆管共同通道长约 7 mm，患儿使用抗生素后腹痛情况逐渐好转，于入院 1 周后行腹腔镜探查手术。术中造影证实胰胆合流异常及胆管扩张，局部组织轻度水肿，无严重渗血，予以囊肿切除，胆肠 Roux-en-Y 吻合术，术后 3 天开始进食流质，术后 5 天复查肝功能及 B 超，黄疸指数明显消退，未见明显腹水，拔除引流管，患儿痊愈出院。术后 6 个月随访肝功能正常，B 超未见肝内胆管扩张。

三、病例分析

1. 病史特点

(1) 女性，4 岁，有反复腹痛病史，此次发作 1 周。

(2) 查体：神志清，体温正常，皮肤巩膜轻度黄染，全腹软，右上腹压痛，可扪及一腹部包块，固定，有压痛及反跳痛。

(3) 实验室及辅助检查：血 WBC 17.5×10^9/L，N 78%。Hb 112 g/L，CRP 88 mg/L；DB 34.4 μmol/L，TB 53.1 mmol/L，AMS 441 mmol/L。

(4) 腹部 B 超及 MRCP：胆总管扩张 6 cm×5 cm，左右肝管轻度扩张，胆囊壁增厚，胆囊周围少量液性暗区。

2. 诊断及诊断依据

(1) 诊断：胆管扩张症，继发胆道感染。

(2) 诊断依据：①患儿反复腹痛，今再次发作入院。②右上腹压痛，可疑肿块伴局部肌紧张。③血常规白细胞、C 反应蛋白、淀粉酶水平偏高，有轻度黄疸。④B 超及 MRCP 检查显示胆总管扩张合并胰胆合流异常（见图 31-1）。

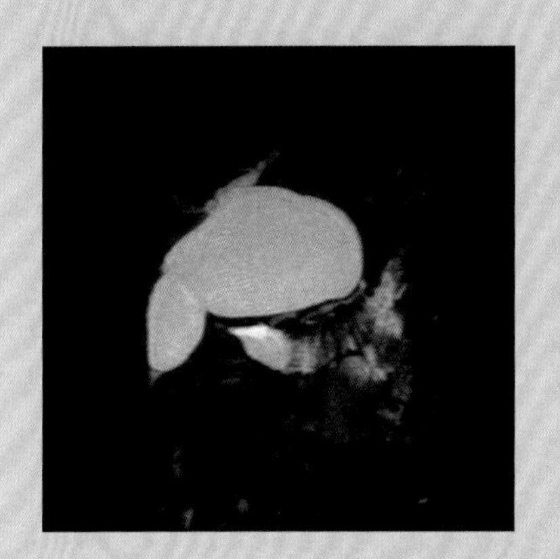

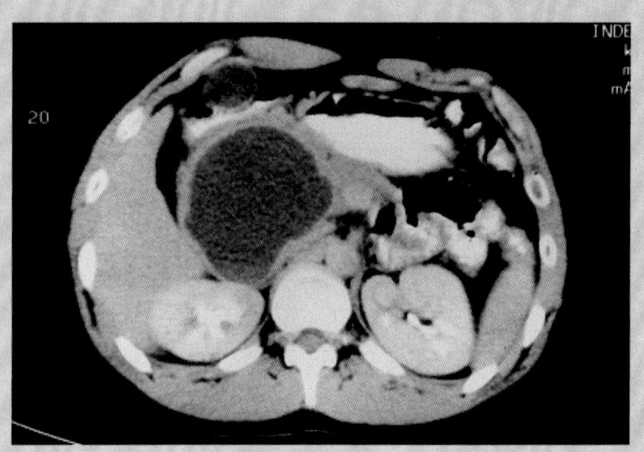

图 31-1 MRCP 显示胆总管扩张合并胰胆合流异常

3. 鉴别诊断

胆管扩张症新生儿期与囊肿型胆道闭锁易发生混淆，囊肿型胆道闭锁的囊肿多不超过3 cm，且肝功能损伤严重，黄疸参数较高。部分肝囊肿及胆道肿瘤也易与之发生混淆，CT 及 MRCP 可协助明确诊断。

四、处理方案及基本原则

(1) 处理方案：患儿入院后予以抗感染保肝治疗，补充维生素 K_1，并改善凝血状态，密切观察腹痛情况，腹痛缓解后予以行术中造影，腹腔镜辅助下胆总管囊肿切除胆肠 Roux-en-Y 吻合，术后禁食 3 天，预防性使用抗生素，术后第五天常规检查肝功能及 B 超，术后 7 天拆线出院。

(2) 术前谈话：需交待手术方式，对于感染严重的患儿，可能只做外引流，强行手术容易导致严重出血。术中有损伤肝动脉、门静脉、十二指肠等毗邻结构可能。术后有发生胆瘘及胆道狭窄的可能。肠粘连、肠梗阻及肠瘘风险也是术前需要交待的内容。

(3) 处理依据：胆管扩张症患儿常因囊肿炎症或并发胰腺炎前往医院就诊，炎症将导致胆道远端梗阻加重，出现黄疸，继而肝功能异常、凝血功能障碍。故术前需抗感染同时改善肝功能，纠正凝血。对抗感染治疗有效的患儿可炎症缓解后予以根治性手术，而对于腹膜炎加重，抗感染治疗效果欠佳患儿，则需考虑急诊行囊肿外引流，以缓解梗阻。该患儿由于抗生素治疗效果较好，腹膜炎症状较轻，决定行腹腔镜根治术。

五、要点与讨论

1. 概述

胆管扩张症，又名胆总管囊肿，表现为胆总管呈囊性或者梭形扩张，有时可伴有肝内胆管扩张，是临床上最常见的一种先天性胆道畸形。多在婴儿和儿童期发现，女性发病较男性为高。

2. 病因

本病合并胰胆管合流异常者约占80%以上：病理状态下，由于胚胎期胆总管、胰管未能正常分离，胆总管接近或超过直角汇入胰管，两者在十二指肠壁外汇合，使共同管较正常延长，距Vater壶腹乳头2～3.5 cm，故胰管内压力较胆总管内压力高，胰液可反流入胆总管，破坏其内壁的弹性纤维，使管壁失去张力而发生扩张，但该学说仅能制作胆总管梭形扩张模型，囊性扩张则可能因胆总管远端狭窄引发。

3. 分型

通过解剖学和胆道造影的结果将胆管扩张症分为：Ⅰ型，胆总管囊性或梭形扩张；Ⅱ型，胆总管憩室型；Ⅲ型，胆总管末端囊肿脱垂型；Ⅳ型，肝内外胆管多发性扩张型；Ⅴ型，仅肝内胆管扩张。

4. 临床症状与体征

新生儿期通常表现为腹部肿块、梗阻性黄疸，并且根据梗阻的程度出现不同的表现，如灰白色粪便。有一部分病例表现为巨大腹部肿块伴或不伴有黄疸。值得注意的是，新生儿期的胆管扩张症病例常不伴有胰腺炎，血淀粉酶也可不升高。较大患儿可出现腹痛、肿块、黄疸3个主要症状。如合并囊肿内感染时可有发热，体温可高达39℃，严重者伴有全身中毒症状。病程较长或频发黄疸者，可因脂溶性维生素吸收障碍致使凝血因子合成低下，表现为出血倾向，晚期可出现显著肝功能异常甚至肝硬化。

5. 检查方法

目前B超仍是检测胆管扩张症最好的方法。特别是作为孕期的主要常规检查，可以明显提高胆管扩张症的诊断率。目前B超可以最早在孕15周检测出胆管扩张症，但需要与十二指肠闭锁、胆道闭锁、卵巢囊肿、重复畸形、肠系膜囊肿相鉴别。磁共振胰胆管显像(magnetic resonance cholangiopancreatography，MRCP)可以清晰地显示胰胆管病变的情况，并可以不同程度精确显示狭窄段、扩张段、充盈缺损等病变。由于MRCP是非创伤性检查，因此可以部分替代ERCP评估远端胰胆管解剖异常。

如果术前的影像学检查可以清晰地显示胰胆管系统包括肝内、肝外胆管、胰管的全貌，部分病例术中需要先将囊肿做选择性切开后分别做肝内胆管造影和胆总管远端造影。

胰胆管合流异常的诊断正常值：1岁以内婴幼儿≤3 mm，13～15岁的青少年≤5 mm，成人≤7 mm；若小儿共通管>4～5 mm，成人>8～10 mm，则可诊断为胰胆合流异常。

6. 治疗方案与原则

(1) 手术原则：切除扩张胆总管与胆囊，去除今后可能出现的胆管癌变的部位；实行胰胆分流，纠正胰胆管合流异常。

(2) 手术时机：许多病例在产前检查时即可发现，出生后一旦诊断明确，何时行根治性手术治疗则需作出抉择。目前多数学者的观点是：产前检查发现的病例，由于肝脏纤维化有时在出生时已经发生，且有囊肿增大、感染、穿孔、肝内胆管狭窄和肝功能损害的潜在危险，如果患儿情况稳定，手术应在出生后2～6周时进行。

胆管穿孔是胆管扩张症较为常见的并发症，许多病例以胆汁性腹膜炎为首发症状。诊断明确后，应在进行快速补液纠正水电解质紊乱后紧急手术探查。由于胆管的炎症水肿组织粘连严重，全身病情危急，一般仅行腹腔引流，胆囊扩张明显者可加胆囊造瘘术。如能显露扩张的胆总管，也可行胆总管置管外引流。亦有学者报道，因及时发现胆管穿孔，可安全实施急诊根治性手术。

（3）手术方法：囊肿比较大，在切除囊肿前先行囊肿穿刺则可以减少手术难度。囊肿应该在靠近十二指肠这侧的中部被切开，因此处通常有一个异常的肝管开口，并且可能是一个独立的开口或者可以开口在囊肿的远端。之后横断囊肿，并与肝动脉、门静脉仔细分离，准备切除囊肿的远端部分，完整切除囊肿的扩张段避免残留日后可能癌变的上皮组织。如果囊肿扩张段不明显（例如梭形），则需要切至略高于胰胆合流点水平，并把残段双层缝合，结扎横断。如果术中发现共同管内有蛋白栓，需要行术中胆道镜冲洗蛋白栓至十二指肠，以避免术后出现结石并引起胰腺炎。手术最后在肝总管扩张段近端切断囊肿，并为之后的肝肠吻合口预留足够的宽度。对于部分感染严重的患儿可先行胆总管囊肿外引流，等2～3个月后，症状好转再行根治手术，但等候期间需要注意水电解质平衡紊乱。

7. 术后并发症与处理

胆管扩张症手术后一般恢复良好，并发症发生的比例低。手术相关并发症近期有出血、胆瘘、胰瘘、水电解质平衡紊乱，远期并发症包括吻合口狭窄、反流性胆管炎、肝内胆管结石、癌变、胰胆管共同通道病变及胰腺病变等。因此，术后应有定期随访制度，如果患儿出现临床症状，应及时给予相关检查和处理。

8. 随访要点和预后

术后需3个月、6个月及1年随访肝功能及胆管B超。胆道狭窄早期，胆红素可能正常，但胆汁酸及谷胺酰转肽酶可能增高，B超发现肝内胆管扩张并进行性加重要考虑胆道吻合口狭窄，可能需再手术。

多数患儿术后恢复良好。胆道狭窄发生率约1%～2%，多与吻合技术有关。部分患儿远期可肝内胆管或远端残留胆管、胰管发生结石，需再次手术。

六、思考题

1. 胆管扩张症主要病因学说及病理分型有哪些？
2. 胆管扩张症的手术处理原则是什么？
3. 胆管扩张症的鉴别诊断有哪些？

七、推荐阅读文献

1. Yamoto M, Urushihara N, Fukumoto K. Usefulness of laparoscopic cholecystostomy in children with complicated choledochal cyst [J]. Asian J Endosc Surg. 2015 May; 8(2):153 - 157.

2. Forny DN, Ferrante SM, Silveira VG, et al. Choledochal cyst in childhood: review of 30 cases [J]. Rev Col Bras Cir. 2014 Sep-Oct; 41(5):331 - 335.

3. Nazir Z, Aziz MA. Choledochal cyst—a different disease in newborns and infants [J]. J Coll Physicians Surg Pak 2014 Nov; 24(11):868 - 870.

（陈　功）

案例 32

胆囊结石胆囊炎

一、病例资料

1. 现病史

患儿，女，9 岁，因"反复右上腹痛 2 年，急性发作 3 天，伴巩膜黄染 1 天"入院。

患儿 2 年前起出现反复的阵发性右上腹痛，无放射痛，腹痛偶与进食有关。发作时无发热、无恶心呕吐、无黄疸。曾行 B 超检查，疑有胆囊结石。近 3 天来，患儿腹痛再次发作，呈阵发性，腹痛位于右上部，痛时较剧烈，近 1 天来出现巩膜黄染。患儿此次发病以来，无发热，无呕吐，有纳差，小便色黄，大便正常。

2. 既往史

家族中患儿母亲曾因脾肿大、血小板减少行脾切除手术。否认其他病史。

3. 体格检查

查体：一般可，巩膜有黄染，皮肤无黄染。心肺正常，腹平，腹壁静脉无曲张，肠鸣音无亢进，全腹软，无包块，肝未及，脾肋下 1 cm，质中，边缘光滑，右上腹轻压痛，无肌卫，无反跳痛。墨菲氏征(＋)。

4. 实验室及影像学检查

B 超及 CT 显示脾大，胆囊肿大，胆石症。

血常规：WBC 4.6×10^{9}/L，RBC 3.64×10^{12}/L，Hb 104 g/L，PLT 160×10^{9}/L，TB 50 μmol/L，DB 14 μmol/L，IB 36 μmol/L，转氨酶正常。抗 HBs(＋)；红细胞渗透脆性增加；球形红细胞数 8%～10%。抗人球蛋白试验及酸溶血试验均阴性。

二、诊治经过

1. 治疗方案

入院诊断考虑胆石症，遗传性球形红细胞增多症。患儿目前因胆囊结石出现胆囊炎症状，经积极抗感染治疗，在病情控制稳定后，择期行手术治疗，胆囊切除及脾切除术。

2. 治疗经过

(1) 术前准备：接受保肝、利胆、抗感染治疗，腹痛、黄疸症状得到了缓解。术前检查肝功能正常、凝血功能正常。术前低脂饮食，手术前 8 h 禁食。

(2) 术前谈话：术前与家属沟通，着重指出术中风险、手术方式、术后并发症，特别是详细交代术后爆发性感染可能，血小板升高需抗凝治疗可能，以及术后其他可能的相关并发症，出血、胆瘘等。

(3) 手术方式：腹腔镜胆囊切除术＋脾切除术。手术经过顺利，术后恢复良好。术后 3 天进食，术后 6 天出院。

3. 随访

出院后 1 周，门诊随访，复查血小板，正常范围。嘱继续门诊 2～4 周定期复诊，监测血小板及凝血指标，必要时口服用药。

三、病例分析

1. 病史特点

(1) 患儿女，9 岁，反复右上腹痛 2 年，急性发作 3 天，伴巩膜黄染 1 天。

(2) 家族中患儿母亲曾因脾肿大、血小板减少行脾切除手术。

(3) 体检阳性发现：巩膜有黄染，脾肋下 1 cm，质中，边缘光滑，右上腹轻压痛，无肌卫，无反跳痛。墨菲氏征(＋)。

(4) 实验室辅助检查：血清 TB 50 μmol/L，DB 14 μmol/L，IB 36 μmol/L，抗 HBs(＋)；红细胞渗透脆性增加；球形红细胞数 8%～10%。抗人球蛋白试验及酸溶血试验均阴性。B 超及 CT 显示脾大，胆囊肿大，胆石症。

2. 诊断和诊断依据

(1) 初步诊断：胆石症、遗传性球形红细胞增多症。

(2) 诊断依据：①患儿巩膜黄染，脾肋下 1 cm，右上腹轻压痛。墨菲氏征(＋)。②有家族史。③B 超及 CT 显示脾大，胆囊肿大，胆石症。④抗 HBs(＋)；红细胞渗透脆性增加；球形红细胞数8%～10%。

3. 鉴别诊断

患儿需要与以下疾病做鉴别诊断。

(1) 胃十二指肠溃疡急性发作或穿孔。

(2) 急性胰腺炎。

(3) 肾绞痛、急性阑尾炎。

(4) 肺炎、心肌梗死。

四、处理方案及基本原则

1. 治疗方案

患儿入院后先保守治疗，采用禁食、抗炎等处理，缓解腹痛黄疸症状，在病情稳定后，择期行手术治疗。手术选择腹腔镜下胆囊切除及脾切除术。

2. 依据

胆囊结石胆囊炎的治疗原则主要为：

(1) 非手术治疗，其适应证为：①初次发作、炎症较轻、症状不重、患者不愿手术；②无症状的胆囊结石；③作为择期手术前的准备。非手术治疗的方法包括：①抗感染、解痉、利胆；②控制饮食、必要时禁食、胃肠减压；③纠正水、电解质和酸碱平衡失调，补充能量和多种维生素。

(2) 手术治疗：其适应证为：①保守治疗无效的急性胆囊炎；②反复发作右上腹痛和/或伴有顽固的消化不良症状的慢性胆囊炎、胆结石患者；③无症状的胆囊结石，患者要求手术治疗者；④伴有肝内外胆管系炎症和/或梗阻者；⑤急性化脓性、坏疽性或梗阻性胆囊炎并发胆汁性腹膜炎或已穿孔者应急诊手术。

(3) 手术方式:包括:①开腹胆囊切除术。②腹腔镜胆囊切除术:如无上腹部手术史,适应行单纯胆囊切除术的患者都可经腹腔镜切除胆囊。③胆囊造瘘术。适应于胆囊周围广泛粘连、炎症较重、解剖关系不清;病情危重不能耐受胆囊切除者;和胆囊穿孔被大网膜包裹形成周围脓肿者。④胆囊切除加胆总管探查(指征见后)。

五、要点与讨论

1. 概述

胆囊炎和胆石症在儿科属少见病,但在胆道系统疾病中占较高比例,应予重视。患儿多为7岁以上儿童,学龄前期和婴幼儿期占16%及11%。儿童胆囊炎中以非结石性胆囊炎为主,占73%,且大多为急性胆囊炎,占60%。胆石症中胆管结石为多,占76%;胆囊结石24%。儿童中慢性胆囊炎和胆石症比急性胆囊炎更为常见。

2. 病因与分型

可分为结石性胆囊炎和非结石性胆囊炎。

1) 结石性胆囊炎

先天性胆囊异常较为少见,但常伴随胆石症。胆囊常见的畸形包括有发育不全、重复畸形、两叶胆囊以及异位胆囊等。胆囊管先天性狭窄常是胆囊胆汁淤积/梗阻的原因,并可形成胆结石。任何导致胆汁中卵磷脂、胆盐或胆固醇浓度的紊乱都会形成胆石,而易患胆固醇结石的儿童则可能是由于胆固醇溶解差、胆汁淤积以及有成核因子的结果。色素结石可成黑色或棕色,黑色结石常与溶血过程有关,或发生在回肠切除之后,或接受全肠外营养(TPN)的患儿。溶血常发生于镰刀型贫血、遗传性球形红细胞增多症、重型地中海贫血、丙酮酸激酶缺乏症、己糖激酶缺乏症、自身免疫性溶血性贫血以及在开放式心脏手术和心瓣膜置入术后。早期的胆红素钙结石可形成于胆汁感染或胆道狭窄。这些患儿的胆汁中非结合胆红素和葡萄糖醛酸的含量增高,这时如果胆汁淤积持续以及成核因子存在,则形成胆红素钙石。

产前B超也已经发现胎儿的胆囊结石,这些结石在患儿满月时都自行溶解。新生儿和婴儿的胆石症与感染、TPN、长期呋塞米治疗、红细胞增多症、光疗以及换血治疗等有关。新生儿期其他可能的病因包括有脱水、因小肠大量切除导致的短肠综合征、坏死性肠炎导致的回肠切除、中肠扭转、囊性纤维病、多发性肠闭锁以及纵行的肠延长术后。此外,母亲长期注射吗啡,则婴儿易有胆泥并可发展为胆结石。

胆囊运动障碍,表现为胆囊收缩差和胆汁中胆固醇结晶形成,这成为胆固醇结石形成的早期。随年龄增加,发生的频率也增加。胆囊的沙门氏菌感染也可导致胆石症,头孢曲松可在胆汁中形成可逆的沉淀或假结石,在停药后可自行消失。接受肝移植的患儿也存在胆石症的风险,主要是供体肝可能会分泌易于产生结石的胆汁。接受心脏移植的患儿发生胆囊结石的概率约为16%。

2) 非结石性胆囊炎

急性的胆囊非结石性的肿大和水肿表现为胆囊和胆管周围严重的浮肿。大婴儿和儿童还可能表现有发热、右上腹包块以及局部腹肌紧张;但在新生儿可能只表现为肿块。在新生儿期,败血症的婴儿和胆囊管发育不良的婴儿都可发生水肿。在大婴儿和儿童,水肿可发生在猩红热、钩端螺旋体病和川崎病(皮肤黏膜淋巴结综合征)。在川崎病中,胆囊管和胆总管为增大的淋巴结包绕。

无结石性胆囊炎常为严重疾病的并发症,或手术、烧伤以及多系统创伤后、大量输血的后遗症,多种感染包括肺炎、一般性的败血症、伤寒、沙门氏菌感染、伴有脑膜炎的中耳炎、贾第虫病以及川崎病等。发病相关因素包括有脱水、麻痹性肠梗阻、胆囊胆汁淤积、TPN治疗以及多次输血后的溶血。Schapiro等报道急性无结石性胆囊炎在总的急性胆囊炎病例大2%～15%,因儿童无结石性胆囊炎而行胆囊切除术的可能高达32%。

胆囊炎的一个罕见病因是胆囊扭转；也可以是肾移植患儿巨细胞病毒病的表现之一；心脏手术后病情危重的患儿中也会发生；在脊柱融合手术和器械植入手术可发生；嗜酸性胆囊炎可通过外周血嗜酸细胞计数或骨髓穿刺活检获得诊断。这些患儿主要通过泼尼松龙治疗。

3. 检查方法的选择

(1) 体格检查：小婴儿非结石性胆囊炎的症状包括发热、右上腹疼痛、恶心、呕吐、有时还有腹泻，这种腹泻通常有肠道致病菌感染所引起。体检时可有肌紧张和肌卫。有时可摸到右上腹包块。大年龄儿童急性胆囊炎临床表现有发热、恶心、呕吐、右上腹肌紧张和肌卫。偶有右上腹包块。慢性胆囊炎的常见表现为反复发作的与饮食有关的右上腹痛。疼痛通常无特异性，很少与油腻食物有关。慢性胆囊炎和胆石症的患儿体格检查常为正常。

(2) 实验室检查：急性胆囊炎血白细胞增多和核左移；常可伴有黄疸，黄疸则提示有胆总管结石，或溶血引起。胆总管结石症患儿的血清直接胆红素、碱性磷酸酶和 r-GT 可升高。血清淀粉酶的升高可能与并发胰腺炎有关。

(3) 影像学检查：最准确有用的诊断手段为超声检查。无论实时超声还是灰度超声都可提供回声图和声窗，反应胆囊的运动并可测量胆囊大小、囊壁厚度以及胆总管直径。超声诊断的准确率达 96%。

同位素胆道显像可用^{99}锝标记达亚氨基二酸复合物，这是判断是否有胆道梗阻的有效方法，也是诊断急性胆囊炎的必要过程。在急性胆囊炎的患儿中，同位素扫描可见到自肝外胆道系统进入肠道的胆流，但胆囊不显影。禁食和接受 TPN 治疗的患儿可能有假阴性的结果。扫描前给患儿静注吗啡可导致 Oddi 括约肌痉挛，使得胆总管内压力升高，从而可提高胆囊的显影率，从而可排除胆囊炎的诊断。这一检查达敏感性接近 100%，特异性为 95%。胆道同位素检查也可用来诊断胆总管梗阻和胆总管囊肿。

螺旋 CT 和 MRI 胆道成像可显示整个胆道并行三维重建。这些检查在合并有梗阻或胰腺炎的患儿中特别有用，常可避免 ERCP 检查或其他胆道造影检查。

4. 治疗原则和进展

对自新生儿到 3 岁的婴儿进行系列的 B 超随访都可观察到部分病例中胆结石可自行溶解。未成熟儿中的胆汁淤积有时难与结石区分，因此有的病例中的结石溶解可能只是胆汁淤积。TPN 引起的结石可在停止治疗后 2～20 天后消失。对于非钙化的、无症状、TPN 相关性(9～12 个月的治疗)结石，推荐首选非手术治疗，而对于有症状的 TPN 相关性胆结石儿童以及在 X 光下显示钙化的结石，这些结石通常不会自行溶解，故推荐行胆囊切除术。对于新生儿或婴儿的胆结石引起的急性感染或胆管炎，则手术可能是必须的。手术方式包括胆囊切除术或胆囊切开取石和冲洗术。约 40%胆道感染的患儿可行经皮胆囊或肝内胆管穿刺，然后行胆道冲洗以清除胆汁淤泥和结石。

对于有典型的右上腹或季肋区疼痛，以至于不能耐受进食的胆结石儿童，应该行胆囊切除手术。然而对于无症状的胆石症患儿，82%的患儿饮食治疗有效。无症状或症状不典型的胆石症患儿长期随访是安全的，无并发症发生。

胆囊水肿的治疗以保守治疗为主。对于败血症患儿需合理使用抗生素，可能的话应该较早进食，以促进胆囊的收缩和排空。这些患儿需进行连续的超声随访检查，如果胆囊肿胀和疼痛持续甚至加重，则可能需行胆囊切除术。如果出现胆囊壁坏死或胆囊管梗阻的情况，则胆囊切除术就是必须的。

对于一般的无结石性胆囊炎的治疗措施包括鼻胃管减压、静脉补液以及静脉用抗生素。患儿连续的超声随访。如果腹部包块持续存在，抑或胆囊肿胀加重和临床情况恶化，则是外科干预的指征。虽然难治性的胆囊肿胀也有理由行胆囊切除术，然而，胆囊切除术应该仅用于明确有胆囊壁坏死或有脓性渗出的感染性情况。在川崎病的患儿中也可见到因动脉炎导致的胆囊梗死。

两性霉素 B 对治疗念珠菌性的胆囊炎有效。

体外震波碎石技术可与口服用药联合治疗胆囊结石，但在儿童应用受限，其价格昂贵、疼痛且复发率高。经皮内镜胆囊取石术对儿童来说也是侵袭性手术，结石复发率高，对婴儿和小年龄儿童不合适。

内镜技术可能对于部分接受原位肝移植的患儿有用，这类患儿的结石可选用11号输尿管镜行经皮经肝液电碎石术。

发生胆总管结石合并梗阻性黄疸，ERCP下内镜括约肌切开取石术可较好的切除胆总管内结石，这个手术也适用于婴儿。如果术后有结石残留，则需行胆囊切除术，否则易反复出现并发症。如果内镜括约肌切开术失败，或患儿太小不能接受ERCP，则经胆囊管的胆道冲洗或经十二指肠的括约肌切开的开腹手术可能有效。如果发生胆道穿孔，则需行早期腹腔冲洗和引流。

伴有胆囊结石的镰刀细胞性贫血患儿平均每年需超过10次住院和25次门诊就诊，大多因为感染并发症。因此，对于镰刀状细胞贫血的患儿，择期行胆囊切除术或取石术可显著降低感染的发病率。

对于所有有胆石症症状的地中海贫血和球形红细胞贫血的患儿推荐行胆囊切除术。对于准备行脾切除的球形红细胞症患儿，如果术前超声发现胆囊结石，也推荐切除胆囊，也有医师倾向于在行脾切除的同时行胆囊切开取石术。

目前儿童腹腔镜胆囊切除术越来越多运用及推广。儿童腹腔镜胆囊切除术优点为减轻疼痛、减少肠梗阻的发生、缩短住院时间以及美观等。于传统开腹手术相比儿童腹腔镜胆囊切除术安全有效，尤其对于肥胖儿童、妊娠期胆囊炎以及心脏移植后胆道并发症的患者特别有价值。

胆囊切除术中是否行常规术中胆道造影尚有争论。少数学者认为需常规进行，而多数学者则认为可选择性应用。

5. 术后处理及并发症的防治

术后并发症主要有术后出血、术后感染、胆漏以及梗阻性黄疸。并发症产生的原因大多与术中操作有关，故相关的预防以提高手术操作技巧，仔细止血，严密缝合，结扎胆道，探查胆总管通畅等。

6. 随访要点与预后

一般术后1月、半年、1年随访血常规、肝功能和B超，以了解有无胆道扩张或结石复发。对于伴有脾切除者术后还需注意随访血小板情况、凝血状态，有无用药指征及有无因脾切除术后的爆发感染。

儿童期本病大多预后良好，保守治疗大多可以改善。手术切除胆囊者，术后一般可以耐受一定的脂肪饮食，可获得正常生长发育。

六、思考题

1. 常见引起儿童胆囊结石的病因有哪些？哪些药物容易引起胆囊结石？
2. 儿童胆囊结石的手术指征是什么？
3. 儿童胆囊炎的常见病因是什么？如何预防？

七、推荐阅读文献

1. Lledó JB, Ibañez JC, Mayor LG, Juan MB. Laparoscopic cholecystectomy and livercirrhosis [J]. SurgLaparoscEndoscPercutan Tech. 2011 Dec; 21(6):391-5.

2. Chan S, Currie J, Malik AI, et al. Paediatric cholecystectomy: Shiftinggoalposts in the laparoscopic era [J]. SurgEndosc. 2008 May; 22(5):1392-5.

3. Lobe TE. Cholelithiasis and cholecystitis in children [J]. SeminPediatr Surg. 2000 Nov; 9(4):170-6.

（董肖然）

案例 33
急性胰腺炎

一、病例资料

1. 现病史

患儿，男 10 岁。因“腹痛 19 h 伴呕吐”入院。

患儿于入院 19 h 前开始出现上腹痛，为持续性绞痛，伴呕吐十余次胃内容物，患儿屈膝侧卧位时腹痛可稍好转，无腰背部和肩部放射痛，无发热，无腹胀，无呕血、便血。当地医院检查提示 AMS 743 IU/L，B 超提示胆囊增大、胰腺增大。

2. 既往史

否认以往有类似发作。否认外伤史，否认家族史。

3. 体格检查

神清，精神稍软，急性面容，皮肤、巩膜无黄染，心肺无殊，腹部饱满，未见肠型和蠕动波，上腹部压痛明显，以剑突下及左上腹为主，肌卫(±)，余腹压痛不明显，Murphy 征(−)，肠鸣音正常。

4. 实验室及影像学检查

血常规：Hb 145 g/L，WBC 14.3×10^9/L，N 90.2%，CRP 8 mg/L。

尿常规：尿糖(+++)；pH 值 5.5；比重 1.030，白细胞 3～5 个/HP。

AMS 743 IU/L，脂肪酶 779.5 IU/L；尿淀粉酶 5 830.00 IU/L。

B 超：胰腺头厚 15.5 mm，体厚 17.0 mm，尾厚 21.0 mm，回声增粗，主胰管未及扩张，胰腺后方回声无变化。盆腔内探及无回声区 56.0 mm×29.8 mm×55.9 mm。诊断：胰腺增大，盆腔腹水少量。

CT：胰腺肿胀，胰周渗出，胰尾显示不清。双侧肾周筋膜增厚，肾前间隙积液，双侧结肠旁沟积液、盆腔积液。

二、诊治经过

1. 治疗方案

入院初步诊断为急性轻型胰腺炎(水肿型)，首选保守治疗，保守治疗无效或病情进展，适时根据具体情况是否手术或如何手术。

2. 治疗经过

(1) 入院后予以完善检查，禁食、抗感染、补液、施他宁等治疗，患儿症状缓解，腹痛缓解，无发热，无呕吐。

(2) 入院后 3 天，再次查体：腹部平软，无明确压痛，无肌卫，Murphy 征(−)，肠鸣音正常。

(3) 入院后 4 天复查 AMS 110.0 IU/L；入院后 1 周复查 MRI：胰腺形态饱满，肿胀较前改善，信号局部欠均，可见 T_2WI 高信号影，左侧肾脏前缘及脾脏下方可见少许渗出影。

(4) 患儿经保守治疗，病情稳定，给予停施他宁、抗生素等药物，临床症状无反复，逐渐经口喂养，恢复良好，予以出院。

3. 随访

出院 1 月门诊复诊，完全经口营养，进食少脂饮食，复查血淀粉酶正常，复查超声胰腺图像无殊，未见胰管扩张。

三、病例分析

1. 病史特点

(1) 患儿，男 10 岁。因腹痛 19 h 伴呕吐入院。

(2) 查体：上腹部压痛明显，以剑突下及左上腹为主，肌卫(±)，余腹压痛不明显，Murphy 征(－)，肠鸣音正常。

(3) 实验室检查：血常规　WBC 14.3×10^9/L，N 90.2%，CRP 8 mg/L；尿常规　尿糖(+++)；AMS 743 IU/L，脂肪酶 779.5 IU/L；尿淀粉酶 5 830.00 IU/L；B 超示胰腺增大，盆腔腹水少量；CT 示胰腺肿胀，胰周渗出，胰尾显示不清。

2. 诊断及诊断依据

(1) 诊断：急性轻型胰腺炎(水肿型)。

(2) 诊断依据：根据持续性上腹绞痛伴非胆汁性呕吐，屈膝侧卧位略缓解，考虑为腹腔实质脏器疾患，尤其是血淀粉酶升高和 B 超提示，可考虑为急性胰腺炎。急性胰腺炎的体征一般为左上腹压痛，伴腹肌紧张。少部分患者由于胰液外溢至皮下组织间隙，溶解皮下脂肪，导致毛细血管破裂：于腰部水肿，皮肤可见片状青紫色斑(Grey-Turner 征)；或脐周皮肤出现青紫色斑(Cullen 征)。患儿还因低钙可出现手足搐溺。故体检时需注意特定的体征。根据考虑的诊断，进行淀粉酶的检测得到进一步的支持。患儿进行其他影像学检查则确认了诊断。

3. 鉴别诊断

(1) 消化道穿孔：有突然出现的剧烈腹痛，但患儿多有原发病，压痛、反跳痛等腹部体征明显，腹部穿刺为肠内容物，腹部立位 X 线片可见隔下游离气体。

(2) 绞窄性肠梗阻或肠扭转：持续性腹痛阵发性加剧，可有血便、血性腹水，腹部立位片可见固定的气液平面或孤立的肠袢。

(3) 胆道穿孔：多继发于胆道疾患，为胆总管囊肿破裂、胆道感染并发症，患儿大多先有黄疸后有腹疼，腹部穿刺液为胆汁性渗液。

(4) 肠套叠：大多在 2 岁以前发病，主要为阵发性腹痛伴哭闹，大汗、面色苍白，可有果酱样大便，右下腹压痛并可触及包块，空气灌肠可明确诊断。

四、处理方案与原则

1. 治疗方案

患儿的治疗以保守治疗为主的支持、对症的综合治疗，包括减少胰液分泌、预防感染、防止胰腺向坏死发展。

2. 原则

如果保守治疗无效，可以考虑手术引流。急性重型胰腺炎是否手术治疗多年来一直有争议。过去多强调早期外科手术干预,目前非手术治疗的治愈率已获得明显提高,成功率超过85%,由于手术对于重型胰腺炎患者来说又是一次严重创伤和打击,甚至诱发或加重SIRS及sepsis,而且非手术治疗和手术治疗的病程和结果相差很大,所以术前需要仔细分析,权衡利弊,严格掌握适应证。外科手术时最好先做ERCP,如为胆石性胰腺炎或胰腺分裂做ERCP,可同时内镜下括约肌切开取石或括约肌成形术并放置支架。

五、要点与讨论

1. 概述

幼儿及儿童的胰腺炎症状相似。但由于幼儿表达能力受限,故在临床上偏重于物理检查和实验室检查。稍大的儿童有突然发生的急性上腹痛,可迅速变为全腹持续性疼痛,有时非常剧烈,伴厌食、恶心,频繁呕吐、发热或黄疸。较小儿童或幼儿一般自诉腹痛位于脐周或脐上,很少诉腹痛位于右上腹或左上腹,亦很少诉有腰、背部放射痛。患儿常呈抱膝屈曲体位。查体可见腹胀,上腹部压痛明显,重型胰腺炎多伴肌紧张和反跳疼,腹水征阳性,腹腔穿刺多为血性腹水。还可伴发胰腺脓肿和全身感染,出现寒战、高热,病情继续发展至全身炎症反应综合征(SIRS)时血压下降、心率增快、呼吸困难或ARDS、尿少,进一步发展导致严重脓毒症(severe sepsis),随之出现休克,最终导致多器官功能衰竭(MOF)。

2. 常见病因与分型

儿童胰腺炎常见病因包括:

(1) 外伤:包括腹部外伤和ERCP检查后诱发。腹外伤后轻者仅有血肿,重者可发生胰腺导管破裂和胰腺断裂。

(2) 胆道及胰管发育异常:主要有先天性胰胆合流异常、胰腺分裂和胆总管囊肿,另外胆石嵌塞、Oddi括约肌功能失常也是引起急性胰腺炎原因。

(3) 感染及休克:急性胰腺炎可继发于腮腺炎、巨细胞病毒感染、水痘和Reye's syndrome,此外休克、脓毒症、败血症患者常发生胰腺炎。

(4) 药物:如硫哇嘌呤、西咪替丁、红霉素、依那普利、6-琉基嘌呤、L-门冬酰胺酶、氨基水杨酸、甲基多巴及噻嗪类利尿剂均可引起急性胰腺炎。

(5) 其他:胰腺囊性纤维化病,代谢性疾病,(丙酸血症、乳酸血症等)及儿童糖尿病均可发生急性胰腺炎,还有家族性胰腺炎,特发性胰腺炎。

胰腺炎的病理分型包括:

(1) 急性轻型胰腺炎:此型占急性胰腺炎80%左右。其特点是间质性水肿和炎性反应。胰腺外观水肿、肿胀,镜下可见腺泡和间质水肿,伴炎细胞浸润,偶见少量出血或局灶性坏死,病程1~2周,预后良好。

(2) 急性重型胰腺炎:占全部胰腺炎15%~20%。其特点是胰腺实质坏死和出血。肉眼见胰腺外观增大、肥厚,呈暗紫色,并见散在或片状坏死灶,胰头胰体部较多见。坏死灶呈现灰黑色,后期为黑色。腹腔内及胰腺周围小网膜囊内血性渗液,胰腺可有皂化斑。镜下见胰腺腺泡坏死,腺泡和小叶结构不清,呈灶状坏死,并有脂肪坏死或大片状坏死,胰腺内炎细胞浸润,小血管被消化,小叶及叶间隙被破坏,胰腺导管扩张,可见动脉血栓形成。

3. 检查方法

1) 实验室检查

(1) 血常规检查:未进行大量输液前血细胞比容增高;WBC及中性粒细胞分类增高,并可出现核左移现象。

(2) 淀粉酶测定:可见血和尿淀粉酶增高。常为主要诊断依据,但不是决定因素。需要的注意事项:①淀粉酶增高程度与炎症的危重程度常不成正比。②血清淀粉酶升高不一定是急性胰腺炎引起。血清淀粉酶正常并不能排除急性胰腺炎。③其他淀粉酶升高原因:a. 唾液腺:外伤、手术、神经性厌食、腮腺炎、唾液管梗阻、糖尿病酮症酸中毒、贪食症。b. 卵巢:囊肿、恶性病变、恶性肿瘤。④尿淀粉酶不如血清淀粉酶准确。⑤胸腹水中淀粉酶显著增高可以作为诊断依据，但需与消化道穿孔等所致的胸腔积液、腹水中淀粉酶增高鉴别。

(3) 电解质及酸碱平衡测定：①低血钙：血钙测定正常值为 2.25～2.75 mmol/L(9～11 mg/dl)，≤1.87 mmol/L(7.5 mg/dl)可致手足搐搦症。②其他：常有代谢性酸中毒，呼吸性酸中毒，及混合性酸碱平衡失常，并有低血钾。

(4) 淀粉酶和肌酐清除率比值：正常比值为 1%～4%，>6%提示为急性胰腺炎。公式为：尿淀粉酶/血清淀粉酶×血肌酐/尿肌酐×100%

(5) 凝血机制：发生弥散性血管内凝血时，各种凝血试验异常。极严重病例可出现 DIC 指标阳性，血小板计数明显低于正常，凝血酶原时间(prothrombintime，PT)明显延长，Fib 低于 2 g/L，纤溶指标如 3P 试验阳性和血凝块溶解时间缩短等。凝血酶时间(TT)延长达 3 s 以上，或血浆优球蛋白溶解时间(ELT)缩短(<70 rain)。

(6) 血清正铁白蛋白测定：非特异性，任何原因导致的腹腔内出血，均出现红细胞破坏释放的血红素被脂肪酸和弹性蛋白酶作用，转变为正铁血红素。正铁血红素与白蛋白结合形成正铁白蛋白。出血坏死型胰腺炎时血清正铁白蛋白常于起病后 12 h 出现，而水肿型胰腺炎时阴性。

(7) 血清脂肪酶测定：可见血清脂肪酶增高。由于肠梗阻、溃疡穿孔、胆总管结石、急性胆囊炎等血脂肪酶也可升高，因此增高 3 倍以上更有特异性。正常值为 0.5～1 IU(comfort)。发病 24 h 后始升高，可持续 8～14 天。用于起病后就诊晚的患者有诊断意义，对早期诊断意义不大。

(8) 血生化检查：严重病例可能出现血糖及尿糖增高。尿肌酐、尿素氮、C-反应蛋白、血气分析、α_2-微球蛋白、肝功能等检查可以反映胰腺炎严重程度。

(9) 腹腔穿刺：严重病例有腹膜炎者，若腹腔渗液多，可行腹腔穿刺。根据腹腔渗液的性质(血性、混有脂肪坏死)及淀粉酶测定有助于诊断。

2) 影像学检查

(1) B 型超声检查：对水肿型胰腺炎及后期并发胰腺囊肿者，及对胰腺炎是否合并胆系结石及胆道梗阻的诊断有价值。①水肿型急性胰腺炎：胰腺明显弥漫性增大，胰腺周围有渗液，胰腺边缘规则，清晰，均匀低回声；②出血坏死型：胰腺重度肿大，边缘不规则、模糊不清，不均匀、不规则强回声和混合回声。③并发假性囊肿：囊性肿物边界光滑圆或卵圆形的无回声区，多位于胰腺轮廓之外，后壁回声增强，并与胰腺分界不清。另外有病患因肠道气体的影响而使胰腺显像不清，检查不出。

(2) X 线检查：并非胰腺炎的特异性表现，因此腹部平片缺乏特异性。

(3) 电子计算机断层扫描摄影(CT)：用于 B 型超声检查诊断不确定时，对判断胰腺有否坏死及坏死的范围、大小等有一定价值。但仍有 20%以上的急性胰腺炎患者的 CT 结果为正常，所以 CT 正常并不能排除胰腺炎的诊断。

(4) 胸部 X 射线检查：急性胰腺炎时常有肺部并发症，常表现膈肌抬高、运动受限、胸膜反应或积液，肺底斑片状浸润或不张影。急性胰腺炎时胸部改变不具有特异性。

(5) 内镜下逆行胰胆管造影术(ERCP)：ERCP 对于诊断复发性胰腺炎疑有胰管异常及胰腺分裂症，尤其有用。

(6) 心电图检查：严重病例可有心肌缺血或损伤的表现。

4. 治疗原则和进展

急性胰腺炎首选保守治疗，在具有手术探查指针时选择手术治疗。儿童重症胰腺炎的认识和治疗具有挑战性。

急性胰腺炎保守治疗方案如下：

(1) 禁食、胃肠减压：食物和胃酸都有刺激胰腺分泌胰酶作用，禁食及胃肠减压均可阻断或减少胰腺自我消化过程，同时减轻腹胀。

(2) 解痉止痛：通常用 654-2 解除 Oddi 括约肌痉挛，由于吗啡、杜冷丁类止痛药物可引起 Oddi 括约肌痉挛,急性胰腺炎时禁用。

(3) 维持水、电解质和酸碱平衡:根据血气分析和血电解质的测定,每日除维持正常生理需要液体和额外丢失,还应注意维持血钾、血钙、血糖和血红蛋白的正常。

(4) 全肠道外静脉营养(TPN):急性重型胰腺炎病程较长,要依赖 TPN 维持正常能量、物质及细胞代谢需求及免疫功能。肠道功能恢复后可经空肠造瘘开始全肠道营养(TEN)。

(5) 抑制胰液分泌和抗胰酶药物:H_2 受体阻滞剂如西咪替丁、雷尼替丁、法莫替丁等,以及质子泵抑制剂奥美拉唑在抑制胃酸分泌的同时,也减少胰液的分泌。抑肽酶也具有一定抑制胰蛋白酶作用。人工合成的生长抑素 8 肽-善得定(Sandostatin)和 14 肽-施他宁(Stilamin)不仅可以明显抑制胰腺的分泌,而且对整个胃肠道都有抑制作用。急性胰腺炎尤其是重型胰腺炎时应用有以下特点:①抑制胰腺分泌量;②抑制胰腺外分泌;③抑制胰腺的促分泌素;④抑制胃液分泌;⑤阻止血小板活化因(PAF)产生后引起的毛细血管渗漏综合征;⑥松弛 Oddi 括约肌作用;⑦对胰腺细胞保护作用;⑧刺激和调节肝、脾及循环中网状内皮细胞系统的活性。它们的用法善得定 0.1 mg iv 或 im Q6~8 h;施他宁 250 μg 加入生理盐水 100 m1 于 3~5 min 内缓慢静脉注射,随后维持 250 μg/h 静脉滴注,维持 5~7 天。

(6) 预防和控制感染:早期应用广谱抗生素联合甲硝唑静脉滴注预防肠道菌群移位。由于近 10 年来三代头孢类抗生素的滥用,很多细菌已对它们产生耐药性,球菌的感染率在逐步升高。一旦胰腺感染,可选择亚安培南或多种抗生素联合应用,既针对杆菌,又针对球菌,更要预防真菌的感染。否则,急性重症胰腺炎一旦并发严重脓毒症和休克,病死率高达 50%。

(7) 中医中药治疗:复方清胰汤治疗急性胰腺炎有一定疗效。但重型胰腺炎患者不宜从胃管注入。配方为柴胡、黄芬、黄连、白芍、厚朴、木香、红花、延胡素、生川军、芒硝、广玉金及甘草。目的是改善肠功能,促进排便。

(8) 免疫治疗:多限于动物试验阶段。目前只有 PAF 的拮抗剂(来昔帕泛,Lexiopafant)进入三期临床试验阶段。

急性胰腺炎的手术治疗原则:如果保守治疗无效,可以考虑手术引流。急性重型胰腺炎是否手术治疗多年来一直有争议。过去多强调早期外科手术干预,目前非手术治疗的治愈率已获得明显提高,成功率超过 85%,由于手术对于重型胰腺炎患者来说又是一次严重创伤和打击,甚至诱发或加重 SIRS 及脓毒症,而且非手术治疗和手术治疗的病程和结果相差很大,所以术前需要仔细分析,权衡利弊,严格掌握适应证。外科手术时最好先做 ERCP,如为胆石性胰腺炎或胰腺分裂做 ERCP,可同时内镜下括约肌切开取石或括约肌成形术并放置支架。

手术治疗指征及方法包括:

(1) 胆道压力过高:患者出现黄疸,如胆道梗阻或胆道感染,应急诊手术解除梗阻并祛除病因如结石,置"T"管引流,另外还需做小网膜腔灌洗引流。

(2) 急性重型胰腺炎伴发感染:彻底清除胰腺及周围间隙内的坏死组织,包括小网膜囊腔、结肠后、肾周间隙的坏死组织,创口部分敞开引流。坏死病变广泛时,可做胰腺部分切除或胰次全切除术,最后做小网膜囊的引流或灌洗引流,即小网膜腔安置一进水管,在膀胱直肠陷凹安置一出水管,持续不断地灌洗,每日灌洗量约 3 000~5 000 ml,持续 1~2 周,再改为普通引流。使腹腔内大量有害的胰酶被稀释,并被冲洗出来。但由于手术后并不能阻止坏死病变的继续,一般在术后 7~10 天,将会有新的坏死组织形成,又将出现另一个感染高峰。此时需复查 CT,必要时再次手术扩创,清除坏死组织。若胰腺炎的继发感染累及至腰背部软组织,则需作相应部位的开窗引流。

(3) 已明确或高度怀疑主、副胰管断裂,在保守治疗病情无好转或加重时,可先试行 ERCP,近年有学者在内镜下放置支架,3~5 日后取出支架,胰腺炎治愈恢复。若放置支架有困难,则应开腹手术,行胰腺部分切除加外引流术。

此外,手术时可根据病情,选择作胃减压性造瘘和空肠营养性造瘘。

重型胰腺炎判断指标如表 33-1、表 33-2 和表 33-3 所示。

表 33-1 早期用以判断重型胰腺炎的指标(ranson criteria)

入院时	48 h 后
年龄>55 岁	血细胞比容下降 10%
WBC>1.6×10^{9}/L	尿素氮增加 11.8 mmol/L
血糖>11 mmol/L	血清钙<2.0 mmol/L
血清 LDH>350 U/L	动脉血氧分压<60 mmHg
血清 AST>250 U/L	碱缺失>4 mmol/L
	液体隔宿量(Fluid sequestration)>100 ml/kg

注:①以上指标≥4~5 项即为重型胰腺炎;
②液体隔宿量(2 天)指 2 天输入液体总量减去胃肠减压吸出的液体和总尿量,表示积聚在腹膜后间隙的液体量。

表 33-2 中后期用以判断重型胰腺炎的指标(banks criteria)

系统	表 现
心血管系统	休克或 HR>130 次/min 或心律失常或 EKG 改变
呼吸系统	气急或有啰音或动脉氧分压<60 mmHg 或 ARDS
肾脏功能	尿量<1 ml/(kg·h)或尿素氮、肌肝升高
代谢方面	持续降低的血 Ca^{2+} 或血 pH 值变化
血液系统	HGB 下降或 HCT 下降或 DIC[PLT 下降、3P 实验(+)]
神经系统	烦躁、意识模糊或局灶性神经体征
其他(参考)	血性腹水且量多,重度肠麻痹

注:①有 1 种或 1 种以上胰外器官受累即为重型;
②其他表现为参考价值。

表 33-3 重症胰腺炎脏器功能衰竭的判断标准

系统	判 断 标 准
心血管	低血压,HR<54 次/min 或>130 次/min, MAP≤49 mmHg
肺	呼吸困难:R<35 次/min, PaO_2<60 mmHg
肾脏	尿量<480 ml(20 ml/h), Cr≥177 μmol/L
肝脏	Bil≥34 μmol/L, ALT 超过正常值两倍
脑意识	模糊、瞻妄、昏迷
胃肠道	肠麻痹,胃黏膜糜烂或溃疡,呕血或便血,估计出血量>1 000 ml
凝血系统	PT>16 s, APPT>45 s, PLT≤80×10^{9}/L, Fib<1.5~2.0 g/L 或发生 DIC

注:儿童重型胰腺炎判断参照以上各表。较小儿童部分参照指标可作相应调整。

5. 术后处理原则和并发症防治

(1) 急性呼吸窘迫综合征(ARDS):主要是由于被激活的胰酶增加了毛细血管的通透性造成肺间质水肿;肺泡表面活性物质减少,肺泡易于萎缩;肺微血管栓塞等原因造成。此外,磷脂酶 A_2 还破坏肺泡表面卵磷脂,改变肺泡表面张力,也是造成 ARDS 的重要原因。早期诊断 ARDS 需要每日血气分析 1~2 次,当 PaO_2 逐渐下降到 60%以下,临床表现有明显呼吸困难、喘憋、呼吸频率增快,发绀,要高度怀疑 ARDS,在增加氧流量的情况下,复查血气,氧分压继续下降可确诊为 ARDS。处理:应立即气管插管上机,机械通气、辅助呼吸,或呼气末正压呼吸治疗(PEEP)。否则预后不佳。

(2) 消化道出血:应激性溃疡所引起的出血,表现为呕血或便血。胃镜下多为弥漫性黏膜糜烂,通常冰盐水加去甲肾上腺素溶液洗胃,配合应用止血剂、抑酸剂洛赛克及善得定选择性收缩内脏血管,出血多可以控制。少数溃疡较深的穿孔则需要手术治疗。手术的同时清除相关坏死组织,加强灌洗。

(3) 感染:包括局部感染(胰腺脓肿)和全身感染(脓毒血症),以阴性杆菌感染多见。局部感染可通过胰腺针吸穿刺明确诊断,应手术清创引流,结合细菌培养合理使用抗生素。全身感染与长时间禁食、肠道细菌移位有直接关系,还进一步加重胰腺炎病情。此外急性重型胰腺炎病程长,全身营养差、免疫状态低下以及大量预防或治疗性应用抗生素,常合并深部真菌感染并有上升趋势,如不及时控制,会加剧全身情况的进一步恶化。一般用两性霉素 B 或氟康唑抗真菌治疗。

(4) 严重的脓毒血症(severe sepsis):随着急性重型胰腺炎的病情进展和细胞因子、炎性介质、氧自由基的释放,引起患儿全身炎症反应综合征(SIRS)。此时若再不能控制感染和病情发展,扭转 SIRS,则进一步发展为严重的脓毒血症,出现休克以及多器官功能不全(MOD),甚至多器官功能衰竭(MOF)(参见表 33-3)。MOF 是重型胰腺炎死亡的主要原因。

(5) 其他:胰周积液、假性胰腺囊肿在外伤性胰腺炎和重型胰腺炎中常见,另外还可见胰瘘、慢性胰腺炎,门静脉栓塞、胰腺功能不全,儿童胰腺炎患儿合并糖尿病罕见。

6. 随访要点和预后

恢复期的随访主要针对 3 方面:预防复发,局部并发症的评估和处理,以及全身并发症的评估和处理。

(1) 预防复发:急性胰腺炎的复发率随病因不同而有很大差异。日本的一项研究发现,酒精相关性胰腺炎的复发率高,且发展为慢性胰腺炎的可能性也大。根据病因选择不同的方法可有效预防急性胰腺炎的复发。

(2) 局部并发症的评估和处理:急性胰腺炎恢复期患者仍存在腹痛、早饱、恶心、呕吐、发热等症状时,高度提示存在局部并发症。此时应进行相应的腹部影像学检查以明确是否存在液体积聚、胰管结构破坏等并发症,根据病情,采取相应的措施。

(3) 全身并发症的评估和处理:AP 患者恢复期时常存在不同程度的胰腺内外分泌功能不全,若出现脂肪泻、体重下降、多尿、烦渴等症状则需进行相关的实验室检查,对胰腺内外分泌功能进行评估,并进行治疗。

总体而言,儿童急性胰腺炎只要及时诊断和积极处理,大多内科保守治疗可以缓解,预后良好。

六、思考题

1. 如何对胰腺炎的病因作分析?
2. 如何快速区别急性胰腺炎的病情轻重?
3. 急性胰腺炎的并发症有哪些? 如何处理?

七、推荐阅读文献

1. Srinath AI, Lowe ME. Pediatric pancreatitis [J]. Pediatr Rev. 2013Feb; 34(2):79-90.

2. Dzakovic A, Superina R. Acute and chronic pancreatitis: surgical management [J]. SeminPediatr Surg. 2012 Aug; 21(3):266-271.

3. MekitarianFilho E, Carvalho WB, Silva FD. Acute pancreatitis in pediatrics: a systematic review of the literature [J]. J Pediatr (Rio J). 2012 Mar-Apr; 88(2):101-114.

(董肖然)

案例 34
门静脉高压症

一、病例资料

1. 现病史

患儿，女，10 岁。因“反复呕血三天”急诊入院。

患儿 3 天前突然开始反复呕血多次，为鲜红色血块，伴有黑色血便 2 次。累计出血量约为 1 000 ml 左右。

2. 既往史

否认有“肝炎”“血吸虫病”“黑热病”等。家族中亦无类似病史。

3. 体格检查

重度贫血貌，神志恍惚，HR 150 次/min，BP 80 mmHg/50 mmHg，巩膜无黄染，皮肤无出血点和蜘蛛痣。腹壁静脉显露，肝脏肋缘下未及，脾脏肋缘下 5.5 cm，质中，表面光滑，无压痛，可推动。腹水征（—）。两下肢轻度浮肿。

4. 实验室及影像学检查

RBC 2.1×10^{12}/L，Hb 45.0 g/L，WBC 1.3×10^{9}/L，PLT 5×10^{12}/L，PT 17 s(正常对照 15.4 s)。肝功能：ALT$<$40 IU，TP 60.0 g/L，ALB 33.0 g/L，GLB 27.0 g/L。大便隐血试验（+++）。

食道钡餐见食管下段静脉曲张。

增强 CT 门静脉显像提示：门静脉海绵样变，门静脉高压，脾肿大，胃底食道静脉曲张。

二、诊治经过

1. 治疗方案

入院初步诊断为门静脉海绵样变所致门静脉高压症。首先保守治疗止血，保守无效，或检查具有手术指征，择期进行手术治疗。

2. 治疗经过

(1) 入院完善术前常规检查及术前准备：经输血及止血药物等对症治疗，出血暂时控制。复查发现脾脏下界进入盆腔，达脐下四指。诊断明确后决定行肠系膜上静脉肝左门静脉分流术。术前肠道准备，纠正出凝血状况。

(2) 术前谈话：告知术中出血，术后血管吻合口血栓，门静脉高压进一步加重再次消化道出血，以及脾功能亢进可能。

(3) 手术经过：在全麻下进腹探查：腹腔内有少量澄清腹水，脾肿大达脐下，色暗，无粘连。肝脏外观正常，质软。胃、十二指肠无明显病变。肝十二指肠韧带无明显异常。测大网膜静脉压 23 mmHg，先解剖肝门，游离 REX 隐窝血管，再游离肠系膜上静脉，该静脉无栓塞，直径 1.2 cm。于左颈部切取颈内静脉约 4 cm，将其两端分别与肠系膜上静脉和 REX 静脉行端侧吻合术，吻合口直径 1.0 cm。分流后测大网膜静脉压为 19 mmHg。手术经过顺利。病理诊断：急性轻症型肝炎，慢性淤血性脾肿大。术后恢复良好，术后 12 天出院。

3. 随访

术后 1 月食道钡餐复查，食道曲张静脉已消失。超声复查示脾脏有缩小。

三、病例分析

1. 病史特点

(1) 患儿，女，10 岁。因反复呕血三天急诊入院。

(2) 查体：重度贫血貌，神志恍惚，HR 150 次/min，BP 80 mmHg/50 mmHg，肝脏肋缘下未及，脾脏肋缘下 5.5 cm，质中。

(3) 实验室检查：RBC 2.1×10^9/ml，Hb 45 g/L，WBC 1.3×10^9/ml，PLT 5×10^{12}/ml，PT 17 s。食道钡餐见食管下段静脉曲张。CT 门静脉显像提示门静脉海绵样变，门静脉高压，脾肿大，胃底食道静脉曲张。

2. 诊断及诊断依据

(1) 诊断：门静脉海绵样变所致门静脉高压症。

(2) 诊断依据：食道钡餐见食管下段静脉曲张。CT 门静脉显像提示门静脉海绵样变，门静脉高压，脾肿大。

3. 鉴别诊断

(1) 特发性门静脉高压(Banti 综合征)：1882 年意大利学者 Banti 首次注意到与已知血液病和其他疾病无关的伴有脾肿大的贫血，故称 Banti 综合征。其病因和发病机制迄今仍不明确，可能与接触毒物、感染、免疫、遗传等因素有关。其肝脏组织学上显示肝脏闭塞性门静脉病变，肝内门静脉大、中型分支呈现明显的内皮下增厚，胆管周围纤维化。临床上常见隐匿起病，多以左上腹肿块为主诉就诊，也有出现消化道出血、贫血、水肿等，体检可见脾大，明显贫血貌，肝不大，少数可见腹壁静脉怒张，黄疸及腹水少见，肝性脑病罕见。贫血为正细胞正色素性或正细胞低色素性，也可见全血细胞减少，肝功能多正常或轻度异常。本病采用分流或断流手术治疗效果较好，预后良好。本病需与肝硬化门静脉高压相鉴别，确诊需肝组织病理学检查，发现没有弥漫性再生结节、并排除各种原因肝硬化、血吸虫性肝纤维化和肝外门静脉阻塞等。

(2) 布-卡(Budd-Chiari)综合征：是由于肝静脉、肝段下腔静脉血栓或癌栓形成，膜性狭窄或闭塞以及某些心脏病均可引起肝静脉流出道梗阻，使肝脏出现肝窦瘀血、出血、坏死等病理变化，最终导致窦后性门静脉高压的一组临床综合征。病理上分为血栓性、膜性、纤维狭窄性 3 种类型。临床表现首先与阻塞部位有关，肝静脉阻塞者主要表现为腹痛、肝脏肿大、压痛及腹水；下腔静脉阻塞者尚有下肢水肿、溃疡、色素沉着甚至静脉曲张。病变累及肾静脉可出现蛋白尿甚或肾病综合征。腹部超声、多普勒、CT、磁共振成像、肝或下腔静脉造影等有助于明确诊断。手术及非手术治疗效果尚好，可明显改善患者预后。

(3) 肝小静脉闭塞症：是由于野百合碱、化疗药物、毒物、放疗等因素导致的肝内中央静脉和小叶下静脉内皮肿胀或纤维化，引起的管腔狭窄甚至闭塞。临床表现非常类似于布-卡综合征，由于肝静脉流出道梗阻出现肝大、腹水和水肿，患者多急剧起病，上腹剧痛、腹胀，迅速出现腹水、肝脏肿大、压痛等。多数患者可在发病前有呼吸道、胃肠道或全身出现前驱期症状，也可伴随发热、食欲不振、恶心、呕吐、腹泻等症状，但黄疸、脾大和下肢水肿较少见，急性期多伴有明显肝功能异常。本病约半数于2～6周内恢复，20%死于肝功能衰竭，少数可发展为肝硬化门静脉高压。本病的诊断主要依靠肝活检，腹腔镜直视下活检最具诊断意义。

（4）脾肿大性疾病：许多疾病特别是血液及淋巴系统疾病及某些传染病可有脾大，也可继发于门静脉高压；有些脾脏本身的疾病亦表现脾大；需鉴别的有：①霍奇金（Hodgkin）病及其他淋巴瘤：这类疾病是原发于淋巴网状组织的恶性肿瘤，包括霍奇金病、淋巴肉瘤、网织细胞瘤等。②白血病。③遗传性球形细胞增多症：又称家族性溶血性贫血或慢性遗传溶血性黄疸。④自身免疫性溶血性贫血：为某些原因引起血液中产生自身抗体，吸附于红细胞表面形成抗原抗体复合物，使红细胞破坏而产生溶血。本病分急、慢性两种。急性为原发性，以小儿多见。慢性多见于成年女性，常为继发性，轻度贫血。⑤特发性血小板减少性紫癜：本病病因迄今为止尚不明确。分为急慢性。⑥其他如：黑热病，慢性血吸虫病；慢性疟疾；类风湿性关节炎。

（5）上消化道出血：当患者以急性上消化道大出血就诊时，应与消化性溃疡、胃癌、食管癌等疾病相鉴别。

（6）腹水：典型的肝硬化腹水为漏出液，少数患者可因肝病本身的原因或并发症的出现，可呈现不典型表现，其中极少为渗出液，较多介于渗出液和漏出液之间，偶尔呈血性。肝硬化腹水须与心源性、肾性、营养不良性、癌性等疾病所致腹水区别。腹水本身无鉴别诊断价值，需结合病史、体征和其他资料进行鉴别。

四、处理方案和基本原则

1. 治疗方案

（1）诊断明确后，考虑本患儿多次出血以及合并脾功能亢进，有行手术治疗指征。

（2）手术方案考虑行肠系膜上静脉肝左静脉分流术（REX术式）。

（3）术前准备：术前纠正患儿出凝血异常，输注血小板，行肠道准备，CT或B超检查双侧颈内静脉。

（4）术前谈话：包括手术指征，术式选择为肠系膜上静脉肝左门静脉分流术。术中术后出血、分流吻合口血栓形成导致分流失效、今后再手术等可能。

（5）术后注意适当抗凝治疗，观察腹腔引流和各伤口出血情况。术后可复查B超或CTV成像以了解血管吻合口通畅度，复查胃镜以了解胃底食道静脉曲张情况。

2. 依据

过去门静脉海绵样变所致门静脉高压症的治疗重点放在控制消化道出血及脾功能亢进，此类手术方案对于门静脉血管病变导致的门脉高压并没有治疗上的意义。最近10年门静脉海绵样变所致门静脉高压症的根治手术被广泛接受，更注重术后肝脏的生长发育。目前，国外针对肝外型门脉高压的治疗方案集中在药物保守治疗、消化内镜治疗、门腔静脉分流手术、Rex旁路手术方面。

五、要点与讨论

1. 概述

门静脉海绵样变性（Cavernous transformation of portal vein, CTPV）是指肝前的门静脉系统部分血管病变，致使门静脉部分阻塞，影像学表现似海绵样。血管阻塞的过程是进行性的，最终导致门静脉压力增高，引起脾大、脾功能亢进及门静脉属支开放而导致的一系列临床表现。国外一些文献并不采用门静脉海绵样变性这一名称，认为肝外门静脉的血栓、血管瘤及增大的淋巴结压迫是引起门静脉高压的主要原因，因此肝外型门静脉高压(Extrahepatic portal hypertension，EHPH)这一名称在外文文献中更加常见。

肝外型门静脉高压包括肝前性和肝后性。肝后性门静脉高压(如 Budd-Chiari 综合征)发病率较低。CTPV 多见于儿童，占小儿门静脉高压症的 40%左右。脾大、脾功能亢进是本病最常见的临床表现，大部分患儿同时伴有食管及胃底静脉曲张，25%～40%的患儿有难以控制的上消化道出血，上消化道出血及严重的脾功能亢进是手术治疗的指征。与成人常见的肝内型门静脉高压不同，该病患儿多无进行性肝损伤，肝功能大多正常，但上消化道出血的危险性较成人却高得多，有长期反复出血、治疗后再出血的趋势。该病的治疗一直是外科研究的重点，目前国内外在治疗方面存在较大的差异。

2. 病因及病理

目前对于 CTPV 的病因仍然没有统一的观点。脐静脉的感染波及门静脉，造成门静脉系统炎性改变以致阻塞的学说较为流行。Guimaraes 等对出生后有过脐静脉插管治疗的患儿进行统计，认为随着脐静脉插管时间的延长静脉感染的危险性升高，进而门静脉受炎性破坏的可能性也越高。Schwartz 等同样做了这方面的研究，得出相似的观点。Ando 等将 CTPV 归结于门静脉先天发育畸形，他们对 10 例门静脉海绵样变性的患儿进行研究，发现虽然胚胎发育过程中门静脉确实存在，但其发育的形态有别于正常，多是在胆管周围形成转角，增加了血管破损和血栓形成的概率。此外脾切除、胆道自发穿孔、肝脓肿及穿孔性阑尾炎等也被认为可以导致门静脉血栓形成，但均偶见于个案报道，未见有大宗病例的统计。可以肯定的是，感染因素只是 CTPV 发生过程中的一个环节，对于大多数患儿来说感染不能被当作主导因素，与之相比，先天性门静脉血管壁的发育畸形可能是病变发生的基础，但需要建立胚胎学模型来证明。

脾大及脾功能亢进是门静脉海绵样变性较常见的临床表现。脾静脉血供占门静脉血供的 20%～40%，门静脉阻塞造成的压力增高直接造成脾脏淤血。虽然不是所有的 CTPV 患儿都会有食管及胃底静脉曲张，但几乎都有脾大、脾功能亢进症状。国内目前在治疗这类患儿时多主张切除脾脏，一方面可以减少门静脉血流从而降低门静脉压力；另一方面也可以彻底治疗脾功能亢进引起的血细胞减少。但一些学者对此持有不同观点，他们认为，切除脾脏后有脾切除爆发性感染的危险；另外切除脾脏使门静脉系统少了 1 个压力缓冲部分，增加了门静脉属支的压力；再者从长期随访过程中发现切除脾脏对消化道出血的预防没有实际意义。目前随着分流手术、旁路手术的进展，术后脾大、脾功能亢进可以得到有效的缓解，因此临床医师对于是否切除脾脏态度应更加谨慎。25%～40%的 CTPV 患儿有以呕血、黑便为临床表现的上消化道出血史。门静脉主干由脾静脉和肠系膜上静脉组成，其属支包括食管及胃底、腹膜后、脐周和直肠上交通支，正常情况下门静脉的压力维持在 0.49～1.47 kPa，其属支没有或者很少有血流通过，当门静脉压力由于血管腔阻塞上升至 1.96～2.45 kPa 时其交通支开放，由于食管及胃底交通支离门静脉主干最近，所以也最早开放，曲张程度严重，再加上受上消化道食物及消化液的直接刺激，出血的概率较高。

CTPV 患儿肝脏体积较小、肝细胞发育不良。目前认为这种改变继发于门静脉阻塞造成的肝脏血供不足。门静脉血流占肝脏血供的 60%～75%，为肝脏提供胰岛素、胰高血糖素等肝细胞营养因子。有学者认为随着门静脉血供的不足，肝脏的生长发育受到影响，体积正常或略小于正常。组织学表现为肝内门静脉小分支充盈不佳、肝细胞内线粒体增大以适应低能量代谢所带来的变化。长期的肝脏血供不足可形成轻度的肝组织纤维化。尽管如此，绝大多数患儿的肝功能都是正常的，低蛋白通常不是由于肝功能异常引起，多是继发于上消化道出血或肠系膜淋巴管扩张引起的蛋白丢失过多。凝血时间的延长则与脾功能亢进引起的血小板减少相关。

3. 检查方法的选择

目前，国内外均将B超、血常规检查作为CTPV的首选检查手段。B超检查可以了解肝内外门静脉血管情况、肝脏的大小及形态，了解脾脏增大的程度，有经验的B超医师甚至可以测出肝内门静脉的直径，为分流手术提供有价值的信息。血常规检查可以了解白细胞、血小板下降程度，以此来判断脾功能亢进的程度。目前国际上将消化内镜检查纳入了CTPV的常规检查手段，对食管静脉曲张及门脉高压性胃病进行描述，预测消化道出血的危险度，以此来制订治疗方案。

增强CT重建可以更加直观地了解门静脉情况，为手术提供信息，凡是决定手术治疗的患儿术前均应行该项检查。但Bambini等指出CT检查的结果并不完全可信，在行Rex手术过程中，部分患儿术前CT没有显示适宜的肝内门静脉左支，但是术中却可以剖解出管径、长度适宜行旁路手术(Rex术式)的门静脉左支，由此他们认为决定是否行Rex术式的关键在于术中直视下门静脉左支的情况。与CT相比，选择性肠系膜静脉、脾静脉或经皮门静脉造影检查可以更好地了解门静脉血管情况，但是由于该项检查对于患儿需要全身麻醉的辅助，因此不建议作为首选的辅助检查，除非是为手术提供必要信息。

4. 治疗原则和进展

CTPV的治疗一直存在争议。1973年Sugiura和Futagawa提出胃及腹部食管周围血管离断＋迷走神经切断＋幽门成形＋食管切断再吻合＋选择性脾切除，有时选择脾肺固定术促进脾肺分流来代替脾切除术，该术式创伤较大，尤其是脾切除后有爆发感染的危险。之后很长一段时间，临床医师对于CTPV的治疗重点放在控制消化道出血及脾功能亢进，此类手术方案对于门静脉血管病变导致的门脉高压没有治疗上的意义。最近10年临床医师将注意力放在CTPV的根治方面，注重术后肝脏的生长发育。目前，国外针对肝外型门脉高压的治疗方案集中在药物保守治疗、消化内镜治疗、门腔静脉分流手术、Rex旁路手术方面。

(1) 药物保守治疗：有学者一建议使用β受体阻滞剂(普萘洛尔)以达到减慢心率、降低舒张压的目的，预防消化道出血，但是有回顾性研究表明，服用后对消化道出血的长期预后没有显著性差异。对于急性消化道出血的患者除选用酚磺乙胺、维生素K等常规止血药物外，生长抑素的作用也越来越得到重视，它不仅可以减少消化液的分泌，保护消化道黏膜，同时还能减少消化道血流，控制出血。

(2) 消化内镜治疗：对于药物无法控制的急性消化道出血的病例，过去通常急诊行门腔静脉分流术或食管贲门周围血管离断术＋脾切除术，但随着消化内镜技术的发展，对于这类病例的治疗有了新的选择。在过去的20余年里，消化内镜硬化剂注射技术有了较大发展，可以获得满意的短期止血效果，并可应用于急性消化道出血的病例。套扎技术近几年发展很快，被认为可比注射硬化剂得到更快疗效，但套扎技术由于操作器材限制难以应用于2岁以下患儿。Maksoud—Filho等对82例肝外型门脉高压的患儿进行了长期的随访，平均212.44±74.3个月，这些被统计的患儿都接受了规范的消化内镜硬化剂治疗，未接受外科治疗，其中78例患儿上消化道出血可控制，仅有4例患儿因难以控制的上消化道出血而接受了手术治疗。他们指出再出血的患者其出血的部位多是胃底，占再出血病例69%，其中门脉高压性胃病出血有5例。随访的这些患者中脾功能亢进随年龄的增长而加重，表现为血小板、白细胞进行性下降；肝功能随年龄增长而下降，转氨酶(AST、ALT)无明显改变，但是凝血功能因肝脏产生凝血因子的能力下降而受损。他们认为硬化剂注射治疗对于控制消化道出血较为有效，病死率低，但对于脾大、脾功能亢进及肝脏的血供的改善没有治疗意义。从中可以看出，虽然消化内镜硬化剂治疗能够有效的缓解消化道出血，但是对于CTPV只是达到了治标不治本的目的，门脉高压仍然存在，相应的病理改变诸如脾大、脾功能亢进、肝脏血流供应不足造成的生长发育障碍没有得到缓解，同时硬化剂可造成其他脏器静脉(包括脾静脉、肠系膜上静脉、肠系膜下静脉等)的栓塞，使患者丧失分流手术的条件。

(3) 门腔静脉分流术：门腔静脉分流术发展时间较长，技术相对成熟，选择性分流中脾肾远端分流术一度成为治疗CTPV的首选治疗方案。通过门静脉与腔静脉之间的端侧吻合、侧侧吻合或自身血管搭桥，使部分门静脉血流不经肝脏直接注入腔静脉，从而达到降低门静脉压力的目的。Prasad等对160

例接受门腔静脉分流术的患儿进行统计，术后再出血的发病率为 11%(17/160)。有效的分流手术能够避免消化道出血，缓解脾大、脾功能亢进症状，提高患者生活质量。但是无论采取什么样的分流术式，从病理学上讲在降低门静脉压力的同时减少了肝脏的血流灌注，是儿童生长发育的隐患；而且即使是选择性分流同样都有术后肝性脑病发生的可能，只是儿童肝性脑病的发生不同于成人，多表现为认知及智力发育方面，临床表现不明显，很难有确定的诊断依据。随着消化内镜止血技术及旁路手术(Rex 术式)的发展，门腔静脉分流手术已不作为治疗儿童肝外型门静脉高压的首选。

(4) 旁路手术(Rex 术式)：Rex 手术是最近几年得到广泛认可的一种术式，其原理为跨越病变血管在肝外正常门静脉与肝内正常门静脉实现吻合，这样既可以降低门静脉的压力，又维持了一个正常的肝脏血流灌注。该术式由 deVille de Goyet 等 1992 年首次提出，最初的目的是为了治疗肝移植术后门静脉血栓形成，后来逐渐发展为治疗 CTPV 的理想术式。目前常取患儿自身的颈静脉实现肝内门静脉左支与肝外门静脉吻合，建立门脉血流旁路。3 种常用吻合途径包括：肠系膜上静脉-门静脉左支、脾静脉-门静脉左支、胰十二指肠静脉-门静脉左支。术前行 CT 或 MR 检查以了解门静脉情况，必要时行有创的血管造影。该术式的难点在于肝内门静脉的解剖，手术将肝内门静脉从肝第Ⅲ和Ⅳ段之间圆韧带根部的 Rex 隐窝中解剖出来，在此过程中去除部分Ⅲ、Ⅳ段肝组织。旁路手术的成功有 3 个前提条件：①肝脏没有内在疾病；②肝内门静脉分支良好；③肝外门静脉中存在一条合适的静脉，功能上可以作为引流门静脉血流的合适通道。术后主要的并发症为血栓形成、血管吻合口狭窄，可在放射线引导下行血管成形或二期门腔静脉分流。

GauthierHo 报道了 17 例行旁路手术的患儿术后血管开放率为 11/17(65%)，在血管通畅的患者中肝脏的血流供应良好，脾大、脾功能亢进、食管胃底静脉曲张得到缓解，鲜有上消化道出血病例。Sharif 等对 30 例 CTPV 患儿实施了 Rex(肠系膜上静脉、肝内门静脉旁路手术)手术，29 例患儿手术成功，1 例因病变累及肠系膜上静脉而放弃行 Rex 手术。对其中成功实施手术的 24 例患儿进行了长期的随访(>5 年)，随访的项目包括吻合血管的开放率及直径、脾脏的大小、病变血管的血流、有无消化道出血等。22 例患儿(92%)吻合血管管腔开放；术后没有消化道出血的病例；术后 B 超提示脾脏体积均有所缩小，恢复至正常大小的有 8 名患儿，所有患儿均可参加正常的体育活动而不用担心增大的脾脏破裂出血的危险；术后 B 超显示大部分患儿门静脉海绵样变性的部分血管无血流通过，但长期随访中有 5 名患儿病变血管段再次出现血流，同时这 5 名患儿的脾脏有再次增大的趋势；所有患儿消化内镜检查均未发现食管及胃底静脉曲张。Dasgupta 等对 34 例患儿做了相同的回顾性研究，得出类似的结果。

Rex 手术有以下优点：①降低门脉压力的同时保证了肝脏的血流供应，能维持肝脏的正常生长；②符合门静脉血流学特点，吻合口处持续有血流通过，理论上其血栓形成及血管废用的可能性较小，同时从根本上预防了肝性脑病发生的可能；③有效地降低了消化道出血的危险；④保留脾脏的同时缓解了脾功能亢进，脾脏体积有所减小，虽然只有少部分患儿术后脾脏体积可以降至正常，但并不影响日常生活。目前国外均将 Rex 手术作为治疗儿童肝外型门脉高压首选的治疗方法，甚至对于没有临床症状的患儿，从保证肝脏血流供应的角度也提倡早期行该术式。

5. 术后处理和并发症预防

腹腔内出血：多表现为术后 24 h 内腹腔不断引流出新鲜血液、心率快、低血压、贫血等，表现低血容量休克。肝功能不良常造成凝血功能障碍，门脉高压使侧支循环开放，脾周、后腹膜、胃底与膈肌间、贲门及食管下段周围及肝十二指肠韧带内均可有大量扩张的静脉网，易在术中损伤出血。

预防需在术前充分评估凝血功能，术前补充凝血因子，手术时切口要暴露充分，胃血管要切实结扎或缝扎，术后要仔细检查创面。

近期复发上消化道出血：原因常为断流不彻底，遗漏异常或高位食管支等导致术后残留血管曲张破裂而大出血。也偶有断流术后门静脉高压性胃炎程度加剧并发出血，胃镜检查有助于鉴别诊断。断流不完全者诊断明确者应再手术治疗。胃炎者则以内科治疗为主。

术后肝衰：肝功能很差的患者，应避免手术，或选择肝移植治疗。

术后感染：膈下脓肿最常见，其次为肺部感染、切口感染和腹腔感染，表现为发热、白细胞计数增高以及 SIRS 等。脾切除者感染风险增加。预防措施：防止胰尾损伤、脾窝严格止血、膈下放置引流、加强术后支持治疗、联合应用抗生素。

大量腹水：常与肝功能差、低蛋白血症有关。需术前纠正低蛋白血症、改善肝功能。

6. 随访要点和预后

术后 2～4 周、3、6、12、18、24 个月随访，血常规、肝功能、凝血功能，每半年～1 年行胃镜检查和 B 超门静脉检查。

儿童门静脉高压症的预后目前尚缺乏公认的统计分析资料。经验上，本病相对较好，大多可借分流手术或自然形成的门体分流通道正常生活至成年，个别因脾功能亢进和食道胃底静脉反复出血而需进一步手术。肝功能有严重损害者仍需行肝移植手术。

六、思考题

1. 门脉高压分哪几种类型？
2. 肝前性的门静脉高压治疗有哪些方式？
3. REX 手术的要点，有哪些优点？

七、推荐阅读文献

1. Lador F, Sekarski N, Beghetti M. Treating pulmonary hypertension in pediatrics [J]. Expert OpinPharmacother. 2015 Apr; 16(5):711 - 26.

2. Di Francesco F, Monti L, Grimaldi C, et al. Meso-Rex bypass to manage prehepatic portal hypertension after the failure of an intrahepatic portosystemic stent shunting [J]. PediatrSurg Int. 2015 Jan; 31(1):101 - 5.

3. Bernard O, Franchi-Abella S, Branchereau S, et al. Congenital portosystemic shunts in children: recognition, evaluation, andmanagement [J]. Semin Liver Dis. 2012 Nov;32(4):273 - 87.

（董岿然）

案例 35

甲状舌管囊肿与瘘

一、病历资料

1. 现病史

患儿，男性，5岁。因"发现颈前部肿块3个月"入院。

3个月前家属无意中发现患儿颈前部有一肿块，豌豆大小，无疼痛，无发热，无皮肤发红，近1个月肿块有增大，为进一步诊治来外科就诊。否认外伤史及近期呼吸道感染、口腔炎症或中耳炎史。患儿一般情况可，胃纳可，无发热，大小便正常。

2. 既往史

G_1P_1，足月顺产，疫苗按时按序接种，无手术史。父母体健。无食物及药物过敏史。否认家族遗传病史。

3. 体格检查

T 36.6℃，HR 95次/min，一般情况可，神志清醒，精神反应可，呼吸平稳，口唇无青紫；皮肤巩膜无黄染；无脱水貌；颈前部正中舌骨下方可及一肿块，大小约1.5 cm×1.5 cm×1.0 cm，质地韧，界限清楚，不与皮肤粘连，无触痛，随吞咽上下活动；胸廓平坦，三凹征阴性，听诊双肺呼吸音清，未闻及啰音，心音有力，律齐，未闻明显杂音；腹部平坦，软，无腹壁静脉显露，未见肠型，肝脾肋下未及，无压痛、反跳痛，未及包块，腹腔叩诊无移动性浊音，肠鸣音4次/min；四肢无畸形，未见明显脊柱侧弯；肛门外生殖器未见异常。

4. 实验室及影像学检查

血常规：RBC 4.5×10^{12}/L，Hb 120 g/L，PLT 300×10^{9}/L，WBC 8.0×10^{9}/L，N 50%，CRP 8 mg/L。

凝血功能：APTT 28 s，PT 12 s，活动度110%，INR 1.0，Fib 4 g/L，TT 13 s。肝功能：AST 25 IU/L，ALT 30 IU/L，TB 13.4 μmol/L，DB 1.7 μmol/L，IB 11.7 μmol/L，ALB 40 g/L，GLB 25 g/L。

颈部B超：颈前部囊性肿块，直径1.5 cm，囊液稠厚，双侧甲状腺未见异常。

颈部CT(见图35-1)：颈前部一直径1.5 cm大小囊性肿块，与舌骨关系密切。

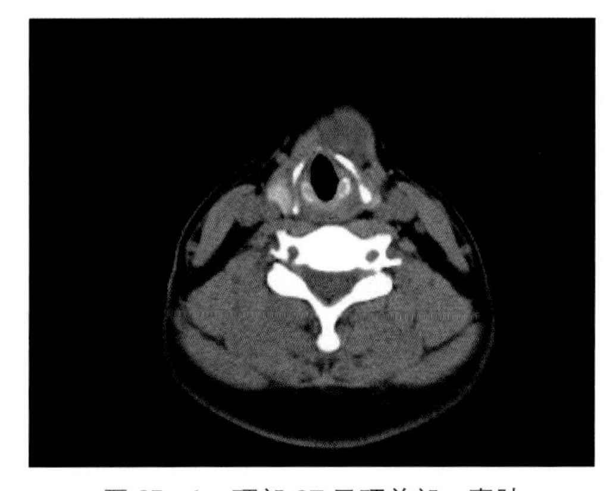

图35-1 颈部CT示颈前部一囊肿

二、诊治经过

1. 治疗方案

完善术前准备,行甲状舌骨囊肿切除术。

2. 治疗经过

(1) 入院完善术前常规检查及术前准备,术前准备按颈部外科的常规准备,行B超检查除外异位甲状腺可能。如局部红肿,待炎症消退后2~3个月再行手术切除。

(2) 入院第2天行手术切除,如术中证实为甲状舌骨囊肿,术中须切除与瘘管相连的一部分舌骨。

(3) 术后将病情详细告知家属。患儿术后切口护理等对症处理。术后第1天拔皮片,术后第2天出院。

3. 随访

术后2月随访B超,切口下未见异常。

三、病例分析

1. 病史特点

(1) 患儿,男性,5岁。因“发现颈前部肿块3个月”入院。

(2) 否认外伤史及感染史。

(3) 体检阳性发现:颈前部正中舌骨下方可及一肿块,大小约1.5 cm×1.5 cm×1.0 cm,质地韧,界限清楚,不与皮肤粘连,无触痛,随吞咽上下活动。

(4) 辅助检查:B超示,颈前部一囊性肿块,直径1.5 cm,囊液稠厚,双侧甲状腺未见异常;CT示,颈前部一直径1.5 cm大小囊性肿块,与舌骨关系密切。

2. 诊断及诊断依据

(1) 初步诊断:甲状舌管囊肿。

(2) 诊断依据:①颈前部正中舌骨下方一肿块,随吞咽上下活动。②B超及CT提示颈前部一囊性肿块,与舌骨关系密切,双侧甲状腺未见异常。

3. 鉴别诊断

甲状舌管囊肿诊断并不困难,但需与颈部皮脂腺囊肿或皮样囊肿、颏下淋巴结炎或结核性淋巴结炎、鳃裂囊肿、异位甲状腺、副胸腺等疾病相鉴别。颈部皮脂腺囊肿或皮样囊肿:一般肿块与皮肤紧密相连,无索条与舌骨连接,囊内为皮脂、毳毛等物。颏下淋巴结炎:常有龋齿及下唇和颏部等感染病灶,一般不位于颈前中线,炎症控制后可触及活动性、实质性、不与舌骨连接的小肿块。颈前结核性淋巴结炎:常为多发性,多个淋巴结互相粘连呈结节状肿块,肺部X线片可见结核病灶,PPD试验为阳性等。鳃裂囊肿:位于胸锁乳突肌前缘,囊肿与瘘管连接的索条可延续到颈动脉处,不与舌骨相连,不随吞咽上下活动。异位甲状腺:可行B超或甲状腺核素扫描检查来确诊。副胸腺:为实质性肿块,不与舌骨连接,不随吞咽而上下活动。

甲状舌管瘘需与颈部结核性瘘、鳃瘘、鳃源性颈部正中裂相鉴别。颈部结核性瘘:多为纵隔结核性淋巴结炎蔓延破溃而来,瘘口多位于胸骨上窝,曾有肿块破溃排出干酪样物质史,肺部X线片有结核病灶,PPD试验为阳性等。鳃瘘:位于胸锁乳突肌前缘,可有清亮液体自瘘口流出,瘘管索条可延伸至颈动脉处,不与舌骨相连。鳃源性颈部正中裂:该病生后即发现舌骨至甲状软骨下方皮肤裂开,长3~5 cm,宽2~5 mm,表面覆盖红色湿润内膜,远端为盲管,近端有纤维瘤或纤维软骨,有时可触及上行的纤维索条,分别固定于两侧颏结节。

四、处理方案及基本原则

1. 治疗方案

(1) 患儿颈前部肿块有增长趋势，近期无感染史，可择期行手术切除，术中须切除与瘘管相连的一部分舌骨。

(2) 术前谈话：术前与家属沟通，告知手术风险、术后并发症及复发情况。

(3) 术前准备按颈部外科的常规准备，行B超检查除外异位甲状腺可能。

(4) 术后第1天拔皮片，术后第2天出院。

(5) 定期随访颈部B超。

2. 依据

甲状舌管囊肿无急性炎症或炎症已控制者，均应行手术治疗。

五、要点与讨论

1. 概述

甲状舌管囊肿(thyroglossal cyst)是由甲状腺舌管未退化、管腔末端积聚分泌液扩大而形成的囊肿。囊肿位于颈中线舌与胸骨上窝之间，若囊内继发感染、囊壁破溃或切开引流则形成甲状舌管瘘(thyroglossal fistula)。

2. 病理

胚胎早期，甲状腺始基由咽底部第一和第二对腮弓间的正中部的上皮细胞向下生长，并形成一憩室状物，然后从中线向下沉降，经过舌骨中间，少数经舌骨前或舌骨后到达正常甲状腺位置。甲状腺始基为一条细长导管，即为"甲状腺舌管"，其上端在舌根咽部之开口称为盲孔，此导管连接甲状腺峡部与盲孔。胚胎两个月末，甲状腺正常发育时，甲状腺舌管逐渐萎缩、消失。当发育异常，部分或整个管道未消失时，其管内上皮细胞发育成长并分泌黏液，则形成囊肿。因导管极为细小，引流不畅，久之反复感染溃破或切开形成瘘管，此为甲状舌管瘘。绝大部分甲状舌管囊肿位于舌骨下方、颈前正中线。

3. 检查方法的选择

临床体格检查提示颈前正中线、舌骨下方一圆形肿块，直径约1～3 cm，无继发感染时无疼痛，囊肿随吞咽或伸舌而上下活动，囊肿蒂部有时可触及一索条与舌骨紧密相连。颈部B超和CT检查排除异位甲状腺，可以了解囊肿与舌骨的关系。

4. 治疗原则

甲状舌管囊肿或瘘均需手术治疗，无感染者，1岁以上手术比较安全；有感染者，待炎症消退后2～3个月后行手术。

5. 处理和并发症防治

术后伤口护理。术后并发症主要为甲状舌骨囊肿复发，因此要求术中必须切除与瘘管相连的一部分舌骨；若复发，术后3个月左右再次手术治疗。

6. 随访要点与预后

术后定期行颈部B超检查，术后复发率低。

六、思考题

1. 甲状舌管囊肿(瘘)的病理是什么？

2. 甲状舌管囊肿的诊断与鉴别诊断有哪些?
3. 甲状舌管瘘的诊断与鉴别诊断有哪些?

七、推荐阅读文献

1. 张金哲,潘少川,黄澄如. 实用小儿外科学[M]. 杭州:浙江科学技术出版社,2003:766-770.
2. Macdonald DM. Thyroglossal cysts and fistulae [J]. Int J Oral Surg, 1974,3(5):342-346.

(黄焱磊)

案例 36
腹部外伤

一、病例资料

1. 现病史

患儿，男，2 岁。因“车祸外伤后 3 天”入院。

3 天前傍晚，患儿于小区内玩耍，被一行驶速度约 20 km/h 的小轿车撞倒，具体碰撞位置及场景不详，伤后患儿有哭闹，无恶心、呕吐，无意识障碍，伤后 4 h 至当地医院就诊，行 CT 检查，提示“头颅无殊、肝右叶挫伤、腹盆腔积液”，予扩容、输血(少浆血 2.5 IU、凝血因子、血浆)、心电监护、禁食胃肠减压等保守治疗。治疗期间患儿出现腹胀、颜面稍肿，复查 CT“肝挫伤改变不明显”，考虑活动性出血可能，为进一步诊治转入我院。急诊遂以“行人被机动车辆碰撞的交通事故，肝挫裂伤”收入 PICU。患儿自发病以来，精神可，禁食补液中，大小便无殊，无消瘦。

2. 既往史

G_1P_1，足月顺产，无窒息抢救史，生长发育无异常，预防接种按时按序进行。生后母乳喂养，现幼儿普食，父母均体健，无传染病史家族遗传病史，无明确重大外伤及手术史。

3. 体格检查

T 36.8℃，HR 120 次/min，R 22 次/min，BP 96 mmHg/60 mmHg。一般情况可，神志清楚，精神反应尚可，营养发育中等，面色、唇稍白，头面部有皮肤挫伤，已经结痂。双侧瞳孔等大等圆，对光反射灵敏，直径 3 mm，气管居中，呼吸平，胸廓对称运动，双肺呼吸音清，未闻及明显干湿啰音，心音稍弱，律齐，未闻明显杂音；腹带加压包扎中(外院带入)，腹软，不胀，右侧腹压痛，肌卫不明显，无反跳痛，移动性浊音未查。四肢活动无异常，病理征未引出，神经系统(一)。

4. 实验室及影像学检查

血常规：RBC 2.35×10^{12}/L，PLT 80×10^{9}/L，WBC 5.9×10^{9}/L，N 76.2%，Hb 70.2 g/L。血凝报告：FDP 3.79 g/L，INR 1.15，PT 14.8 s，PTA 79.0%，TT 15.2 s。

CT 平扫：头颅、颈、胸未见明显异常，腹部 CT 提示肝挫裂伤，腹腔积液。

生化报告：ALB 32.6 g/L；AKP 125 IU/L；ALT 310 IU/L；AST 138 IU/L，BUN 5.80 mmol/L。

二、诊治经过

1. 治疗方案

密切监测生命体征及血流动力学变化。同时予止血、预防感染、绝对卧床休息、镇静、止痛、输液等对症处理，必要时输注少浆血等，如血流动力学不稳定，中转手术。

2. 治疗经过

(1) 凝血功能正常无需纠正，中度贫血，给予少浆血 1IU，复查血常规 Hb 113 g/L，CRP 65 mg/L，PLT 175×10^9/L。腹部增强 CT 提示肝脏多处挫裂伤(Ⅲ级)，伴腹盆腔积液(见图 36-1)。

(2) 绝对卧床休息、禁食、开塞露辅助通便、洛赛克抑酸、保肝、止血输液、心电监护、镇痛等对症治疗。

(3) 6 h 复查一次血常规，4 次稳定后改为 12 h 复查 1 次，入院后 2 天内血流动力学稳定，转入普通病房，1 天复查一次血常规，稳定 2 次。

(4) 2 天后患儿腹痛减轻，予少量进水，无腹痛加重，并逐渐减轻，渐予流质、半流质、普通食物等。

(5) 入院后 1 周复查腹部 B 超提示肝内多发实质占位(挫裂伤可能)，腹水少量。腹痛消失，随访血常规稳定，患儿出院随访，并指导家长伤后 6 周内可参加非接触性运动。

3. 随访

出院后一月没有任何腹痛等异常不适，复查腹部 B 超提示肝左叶和肝右叶内中等回声区明显缩小。

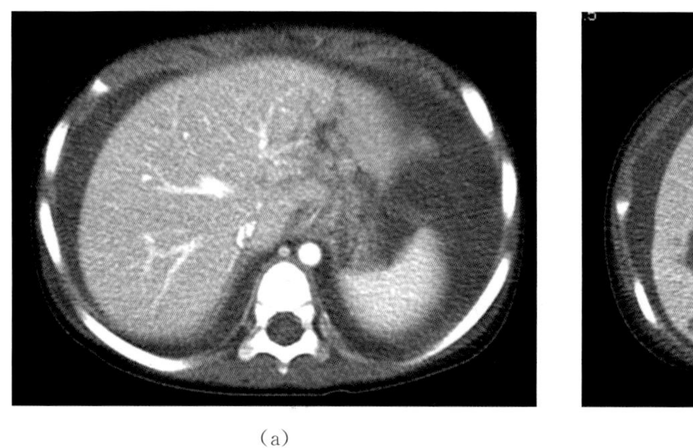

(a)

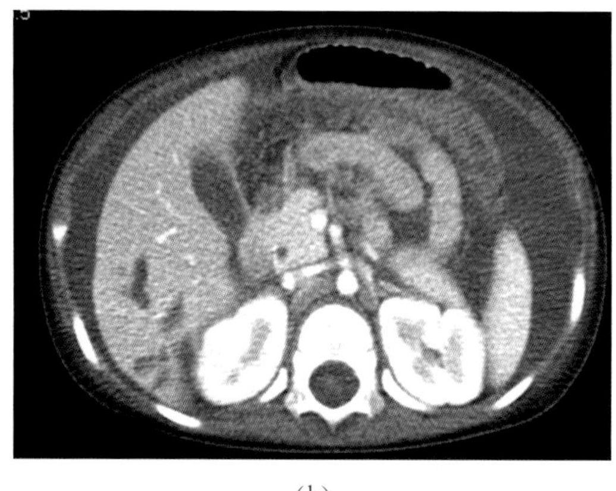

(b)

图 36-1　肝脏多处挫裂伤(Ⅲ级)伴腹腔积液(图片来自复旦大学附属儿科医院)

(a) 肝左叶挫裂伤，腹腔积液　(b) 肝右叶挫裂伤，腹腔积液

三、病例分析

1. 病史特点

(1) 患儿，男性，2 岁，“车祸外伤后 3 天”就诊。

(2) 既往无外伤手术史。

(3) 体检阳性发现：头面部皮肤挫伤，已经结痂，腹部平，右上腹部有压痛，无肌卫，无反跳痛，移动性浊音未查，肠鸣音活跃。

(4) 辅助检查：血常规：Hb 70.2 g/L。腹部增强 CT：肝右后叶多发条状低密度影，并可见横贯条状低密度影，增强后可见低强化区，边缘清晰，肝脾周、肝肾隐窝、结肠旁沟、肠间隙内见广泛液性密度影。

入院后一周腹部 B 超：肝内多发实质占位(肝挫伤可能)肝右后叶 41.4 mm×21.2 mm×37.0 mm、肝右叶 35.6 mm×19.7 mm×29.6 mm、肝左叶探及中等偏低回声区 39.1 mm×23.4 mm×24.7 mm。伤后一月随访中等回声区明显减小。

2. 诊断及诊断依据

(1) 初步诊断：①行人被机动车辆碰撞的交通事故；②腹部闭合性外伤：肝挫裂伤(Ⅲ级)；③面部皮肤挫伤；④中度贫血。

（2）诊断依据：①有明确外伤史。②入院后血常规提示贫血；外院腹部平扫CT提示肝挫裂伤；本院腹部增强CT提示肝脏Ⅲ级挫裂伤，伴腹水。

（3）查体头面部皮肤挫伤，已结痂，右上腹部有压痛。

3. 鉴别诊断

肝包膜下血肿形成的新月形或半月形的低密度或等密度区，需与腹水围绕肝周围鉴别。通过外伤病史及密度测量不难鉴别。

四、处理方案及基本原则

1. 治疗方案

患儿为2岁男孩，已经为伤后3天，伤后2天出现血色素进行性下降，外院已输注少浆血2.5 IU，患儿血色素基本稳定，转入我院后复查血常规，血色素再度下降，提示有活动性出血，腹部增强CT检查，提示为肝挫裂伤Ⅲ级，入院后继续保守治疗，予少浆血输注、保护肝功能、绝对卧床休息、开塞露辅助通便、镇痛等对症处理，血流动力学稳定后2天转入普通病房，后逐渐添加饮食，室内短时间轻微下床活动如上洗手间小便、读书、看动画片等活动，限制性活动，并密切观察血流动力学改变，1周无明显异常改变，且腹痛消失，出院随访。

2. 依据

APSA创伤学会对单独脾脏或肝脏损伤且血流动力学稳定的患儿（CT Ⅰ～Ⅳ级）在重症监护室、住院时间、影像学随访和活动限制方面的指南（见表36-1）作为依据，但本例有部分没有依从指南，虽然CT分级为Ⅲ级，但入院初期血红蛋白只有70 g/L，考虑活动性出血可能，故直接收入PICU，PICU内血流动力学稳定后转入普通病房，出院前和出院后未再行腹部CT检查，仅行腹部B超检查。

表36-1 对CT分级的单独肝/脾损伤儿童的资源利用的建议指南

	CT分级			
	Ⅰ级	Ⅱ级	Ⅲ级	Ⅳ级
ICU天数	0	0	0	1
住院天数（天）	2	3	4	5
出院前影像	无	无	无	无
出院后影像	无	无	无	无
活动限制（周）*	3	4	5	6

*回到无限制的活动，包括与正常年龄相适应的运动。对于接触性运动、竞争性运动时间更长。

五、要点与讨论

1. 概述

在儿童钝性损伤中8%～12%有腹部创伤（abdominal trauma），但腹部创伤中90%以上可以存活。腹部损伤比胸部损伤多30%，但腹部损伤中可能致命的比例比胸部损伤的少40%。腹部损伤包括实质性脏器损伤和空腔脏器损伤。

2. 病理与分型

腹部创伤分为开放性损伤和闭合性损伤。

(1) 腹部开放性损伤:小儿腹部开放性损伤少见,可因跌倒、坠落于尖锐物体或被枪弹误伤所致。腹壁裂口小、无溢液,排除腹腔内损伤者,可按闭合性腹部损伤处理。凡疑有内脏损伤或内脏脱出者应做剖腹探查。对各个脏器的处理原则与闭合性损伤相同。

(2) 腹部闭合性损伤:大部分病例为腹部闭合性损伤,包括:①腹壁损伤:临床表现为伤后有局部疼痛、肿胀、皮肤淤血、皮肤擦伤或裂伤。体检局部可有压痛,屈身静卧时有疼痛减轻,腹肌紧张或增加腹压疼痛加重。随着观察时间延长症状逐渐减轻。②腹部实质性脏器损伤:受伤器官有脾、肝和胰腺。损伤程度不同,临床表现亦有轻重,常表现为:腹痛、腹胀。体格检查和临床监测中常有不同程度的肌紧张和压痛,积液较多时有移动性浊音,出血量较多时可有脉搏增快、血压下降,甚至出现休克表现。③腹部空腔脏器损伤:常见损伤为小肠、结肠、胃及十二指肠。空腔脏器破裂后,腔内容物溢入腹腔,最初引起化学性腹膜炎,8～12 h 后继发细菌感染,形成化脓性腹膜炎,因此临床表现为腹痛、恶心、呕吐等症状,有压痛、肌紧张,继而出现腹胀、肠鸣音减弱或消失,感染不控制临床出现中毒休克症状。

3. 检查方法的选择

儿童急性创伤初期检查和 ABC 评价(气道、呼吸、循环)后,进行颈椎、胸部和骨盆的 X 线平片检查。其他腹部平片很少用于儿童创伤患者的急性评估。

(1) 计算机断层扫描:在怀疑有腹部损伤的患儿中可以进行腹部 CT 检查,CT 已经成为评估儿童创伤的首选影像学检查,尤其是增强 CT 可以进行实质性脏器损伤的影像学分级(见表 36－2～表 36－4,见图 36－2)。提示空腔脏器损伤的表现为:气腹、肠壁增厚、腹腔内游离气体、肠壁增强和肠管扩张、腹腔内有液体而没有确定的实质脏器损伤。

表 36－2 肝脏损伤分级

分级	创伤描述	
Ⅰ级	血肿	包膜下,<10%的表面面积
	裂伤	包膜裂伤,实质损伤深<1 cm
Ⅱ级	血肿	包膜下,表面面积的 10%～50%
		实质内,直径<10 cm
	裂伤	实质深 1～3 cm,长<10 cm
Ⅲ级	血肿	包膜下,>50%表面面积或者有增大包膜下血肿破裂
		实质内血肿>10 cm 有增大
	裂伤	实质深>3 cm
Ⅳ级	血肿	实质内血肿破裂有活动性出血
	裂伤	实质裂伤达肝叶的 25%～75%或者一个肝叶内 1～3 段
Ⅴ级	裂伤	实质破裂累及一个肝叶的>75%,或者一叶内>3 个段
	血管	近肝静脉损伤,如肝后下腔静脉/肝静脉主干
Ⅵ级	血管	肝脏撕裂

注:为多发性病灶,将分级增加大一级,最多到第Ⅲ级。

表 36－3　脾脏损伤分级

分级		创伤描述
Ⅰ级	血肿	包膜下，＜10％的表面面积
	裂伤	包膜裂伤，实质损伤深＜1 cm
Ⅱ级	血肿	包膜下，表面面积的 10％～50％
		实质内，直径＜5 cm
	裂伤	实质裂伤深度 1～3 cm，但不包括实质血管
Ⅲ级	血肿	包膜下，＞50％表面面积或者有增大 包膜下血肿破裂，或者有实质性血肿
		实质内血肿＞5 cm 有增大
	裂伤	实质深＞3 cm
Ⅳ级	裂伤	脾段或者脾门血管裂伤，引起主要的血供阻断(＞25％的脾脏血供)
Ⅴ级	裂伤	粉碎性脾损伤
	血管	脾门血管损伤引起整个脾脏血供阻断

注：同一脏器多发损伤，需加一级，最高Ⅲ级。

表 36－4　胰腺损伤分级

分级	描　述
Ⅰ级	轻度挫伤，无胰管损伤或者浅表裂伤
Ⅱ级	主要挫伤或者裂伤没有胰管损伤或者组织缺损
Ⅲ级	远端横断或者胰管的实质性损伤
Ⅳ级	近端横断或者包括壶腹部在内的实质性损伤
Ⅴ级	胰头部大部分损伤

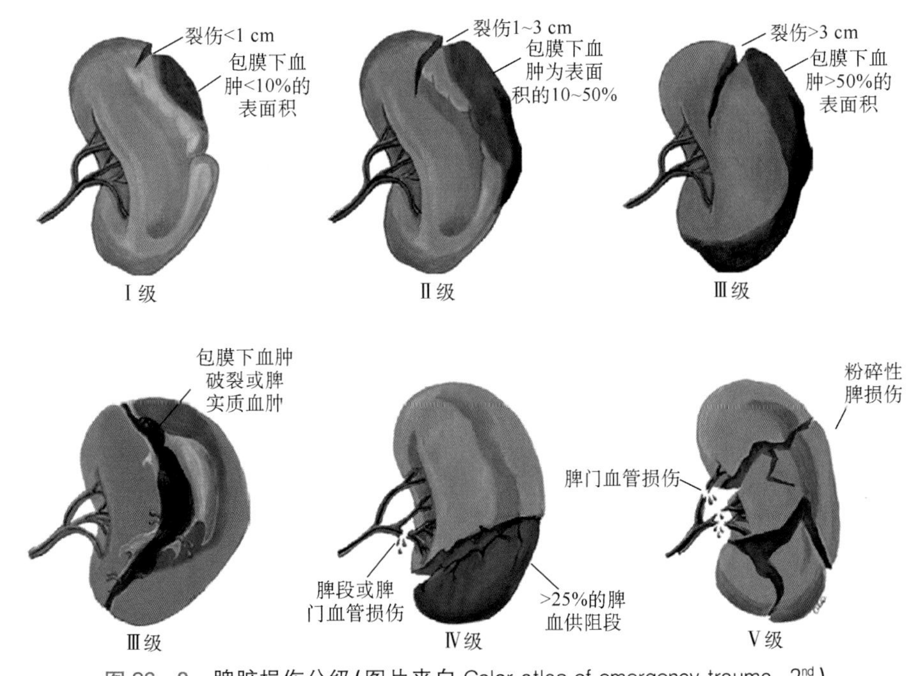

图 36－2　脾脏损伤分级(图片来自 Color atlas of emergency trauma, 2nd)

（2）腹部创伤急诊超声检查(FAST)：当患者非常不稳定而不能去做腹部CT扫描时，临床医生可以早期在床旁进行超声检查来评估患儿，但常受检查医师的经验影响。观察的部位为右上象限和Morrison窝，左上象限和左结肠旁区和盆腔区域和Douglas窝。FAST对识别小肠损伤的特异性为95%，敏感性为33%，可以降低"可能性"损伤的CT扫描次数，在治疗过程中进行B超检查可以CT扫描随访的次数，从而减少放射性损伤。

（3）诊断性腹腔灌洗(DPL)和腹腔镜探查：DPL成为创伤评估的主要手段已经超过30年，但在儿童创伤中作用有限。

（4）实验室检查：血常规检查可帮助提示失血情况，血、尿淀粉酶可以反映胰腺的情况，血清淀粉酶增高提示有胰腺损伤，若伤后淀粉酶持续增高超过10天，有形成假性胰腺囊肿的可能。血清胆红素及肝功能检查对肝脏迟发性破裂，肝胆管损伤诊断有参考意义。

4. 治疗原则和进展

对于单纯性腹壁损伤多采用保守治疗。腹腔内脏损伤的治疗原则为：

（1）多发性损伤，先处理危及生命的损伤，如颅脑损伤(头颅血肿致脑疝形成者)、开放性气胸等。

（2）实质性脏器损伤：生命体征平稳先行非手术治疗。非手术治疗主要通过超声和影像学检查对患儿进行动态评估，支持治疗主要包括输血和止血药物等。一般认为术后24 h内输血总量不超过循环血量的50%，即40 ml/kg，非手术治疗有成功的可能。如输血量过多、生命体征仍不稳定者应立即手术治疗，彻底止血。对于脾脏比较表浅或局限的脾破裂可考虑对破裂处进行修补；比较严重无法修补的脾破裂可将脾切成小碎片，移植于大网膜内，儿童脾损伤后，一般尽量不行完全脾切除术。对局限性肝裂伤可进行缝合修补，比较严重的肝损伤，考虑行肝部分切除，严重肝损伤，出血难以控制者，可行血管造影栓塞。儿童肾脏损伤以非手术治疗为主，若患儿出现生命体征不平稳，有明确的严重肾裂伤或肾蒂损伤，尿液外漏，或血尿进行性加重则应尽早手术治疗。手术时在肾实质破损不大时用脂肪或网膜填入肾包膜缝合处行一期缝合，若肾破碎严重或有肾血管撕裂而无法进行修复时，在对侧肾良好的情况下可行肾切除。对于胰腺损伤传统的手术方法为清除缺血坏死的胰腺组织；对活动性出血进行严格的结扎止血，然后再清除胰腺内的坏死组织以及修复破裂的胰管。

（3）空腔器官破裂引起腹膜炎应该先补液纠正水、电解质失衡，同时大量抗生素。经过必要的术前准备后及早手术。若损伤超过48 h，腹膜炎已局限者，可先用非手术疗法，继续观察。

5. 术后处理和并发症防治

接受切脾的患儿术后可能发生爆发性感染，推荐针对肺炎链球菌、流行性嗜血杆菌B、脑膜炎双球菌注射疫苗，并预防性口服抗生素。保守治疗的肝挫裂伤，有可能发生出血或胆瘘等并发症，需密切观察。保守治疗的胰腺损伤患者可能形成胰腺假性囊肿，故需密切随访B超。对于空腔脏器损伤手术术后需注意术后感染、如肠切除吻合术后需注意有无吻合口瘘、吻合口狭窄等。

六、思考题

1. 腹部实质性器官的影像学分级是什么？
2. 腹部闭合性损伤的治疗原则有哪些？
3. 腹部实质性脏器损伤临床特点及常用检查方法有哪些？

七、推荐阅读文献

1. Demetrios Demetriades, Edward J. Newton. Color atlas of emergency trauma [M], 2nd edition New York: the United States of America by Cambridge University Press, 2011. 119 - 152.

2. David Wesson, Arthur Cooper, L. R. Tres Scherer, et al. Pediatric Trauma: Pathophysiology, Diagnosis, and Treatment [M]. 1st edition New York: Taylor & Francis Group, 2006:267 - 301.

3. Stylianos A. APSA Trauma committee: evidence-based guidelines for resource utilization in children with isolated spleen or liver injury [J]. J Pediatr Surg, 2000;35:164 - 169.

（郑继翠 李 昊）

案例 37

会阴部损伤

一、病例资料

1. 现病史

患儿，女性，5 岁，因“会阴部外伤后 1 h”入院。

1 h 前，患儿玩轮滑时不慎摔跤，伤时双下肢分开，会阴部疼痛，家长发现会阴部出血，遂来我院，急诊检查发现会阴部有裂伤 3 处，无法探及深浅，为进一步处理，急诊拟“会阴部裂伤”收入院。患儿自伤后，精神可，未进食，未排大小便。

2. 既往史

G_1P_1，生后无传染病接触史，无家族遗传病史，预防接种史按时按序进行，生后人工喂养，现普食。父母均体健，无明确外伤手术史。

3. 体格检查

T 36.8℃，HR 96 次/min，R 28 次/min，BP 96 mmHg/60 mmHg。

一般情况可，神志清楚，精神反应佳，呼吸平稳，皮肤无出血擦伤；胸、腹、四肢未及明显异常；会阴部和内裤有新鲜血迹，阴唇系带及肛门口外上方有裂口，局部疼痛明显无法探及深度。神经系统阴性。

4. 实验室及影像学检查

血常规：RBC 4.22×10^{12}/L，PLT 215×10^{9}/L，WBC 8.42×10^{9}/L，Hb 121.0 g/L。

肝功能检查：A 45.0 g/L；AKP 42 IU/L；ALT 70 IU/L；Cr 19.0 μmol/L。

血凝报告：FDP 2.10 g/L；INR 1.1；纤维蛋白降解产物 31.10 ug/ml；PT 15.1 s；PTA 86.0%；TT 21.2 s。

B 超：腹部未及明显异常。胸片：无异常。

二、诊治经过

1. 治疗方案

完善术前准备，进行会阴部撕裂伤清创缝合术。

2. 治疗经过

（1）入院完善术前常规检查及术前准备：凝血功能、肝肾功能、血常规均正常，无需特殊处理，禁食时间 6 h（午饭后未进食水）。

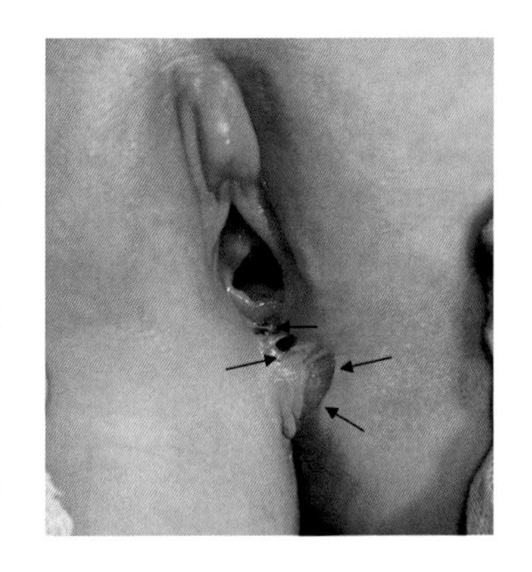

图 37－1 会阴部撕裂伤，箭头所指处为撕裂伤处（图片来源于复旦大学附属儿科医院）

（2）术前谈话：术前与家属沟通，着重指出术中风险、手术方式、术后并发症，特别是详细交代术后伤口感染、如术中检查发现括约肌有损伤，行保护性肠造瘘，术后排便功能异常可能，术中处女膜损伤予修补。

（3）急诊手术：术中再次检查患处（见图 37－1），阴唇前庭窝、阴唇系带、唇后联合部分裂伤，唇后联合左后外侧肛门口上方裂伤长约2 cm，裂伤仅为皮肤及皮下组织，未达肌层，左侧大阴唇内侧亦有裂伤，长约1.5 cm，伤口比较表浅。术中考虑为Ⅰ度会阴部损伤，予清创缝合。病情详细告知家属，转回普通病房，生命体征监护、6 h后普通饮食、抗生素使用、会阴部护理等相关治疗。术后2天会阴部无明显感染征象，大小便无异常，出院。

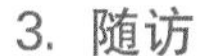

3. 随访

术后1周门诊随访，伤口愈合佳。

三、病例分析

1. 病史特点

（1）患儿，女性，5岁，“会阴部外伤后1 h”就诊。

（2）无手术史。

（3）体检阳性发现：会阴部和内裤有新鲜血迹，阴唇系带及肛门口外上方有裂口，局部疼痛明显无法探及深度。

（4）辅助检查：血常规、肝肾功、凝血功能均正常。

2. 诊断及诊断依据

（1）诊断：会阴部撕裂伤（Ⅰ度）。

（2）会阴部撕裂伤诊断依据：①就诊前1 h，轮滑外伤史。②会阴部和内裤有新鲜血迹，阴唇系带及肛门口外上方有裂口，局部疼痛明显无法探及深度。

3. 鉴别诊断

会阴部撕裂伤主要是鉴别是否合并有肛门直肠、尿道的损伤。最常见的损伤类型发病率按照降序排列为会阴体裂伤和挫伤、阴道、大阴唇、尿道以及直肠。对于一个清醒、不舒服、焦虑和害羞的女孩进行完整的泌尿生殖道检查是非常困难的。有76％的患者实际损伤比在急诊室评价更为严重。

四、处理方案及基本原则

1. 治疗方案

患儿伤后术中会阴部进一步详细检查，以明确是否合并有阴道损伤及肛门括约肌损伤。

2. 治疗原则

（1）患儿5岁，伤后1 h就诊入院，局部有出血，应该积极地进行术前准备，急诊清创缝合。

（2）术前谈话：术前与家属沟通，着重指出术中风险、手术方式、术后并发症，特别是详细交代术后伤口感染、如术中检查发现括约肌有损伤，行保护性肠造瘘，术后排便功能异常可能，术中处女膜损伤予修补。

（3）术前准备按清创缝合的常规准备；术前重点注意的是凝血功能的正常。

(4) 术后治疗原则抗炎、会阴部护理。

(5) 术后一周,一月门诊随访,了解伤口愈合情况及排便功能。

3. 依据

对于5岁的女孩,清醒状态下,因为焦虑等原因进行完整的生殖道会阴部检查非常困难,所以在急诊全麻下进行。手术中的处理方式根据裂伤程度决定,该患儿仅为Ⅰ度裂伤,故仅行清创缝合术。

五、要点与讨论

1. 概述

会阴部损伤(Perineal Injury)在儿童中比较常见,特别是女童。伤后处理由损伤程度而定。

2. 病理与分型

女孩外生殖器外伤相当常见,主要症状是外伤后迅速出现的内裤和会阴部血迹。检查可以发现局部伤口,根据损伤程度分为Ⅳ级(见表37-1)。

表37-1 会阴撕裂伤四度新分类

级别		描 述
Ⅰ度		会阴体或阴道黏膜浅表撕裂
Ⅱ度		阴道黏膜或会阴皮肤及深黏膜下组织撕裂
Ⅲ度		会阴损伤累及肛门括约肌复合体
	a	<50%肛门外括约肌撕裂
	b	>50%肛门外括约肌撕裂
	c	肛门内括约肌撕裂
Ⅳ度		完全性Ⅲ度撕裂伴直肠黏膜撕裂

3. 检查方法的选择

对于轻微的损伤,无需特殊检查。对于合并有骨盆骨折等严重的损伤,有时需要尿道镜和直肠镜全面评价。

4. 治疗原则和进展

女性会阴部裂伤处理方式取决于外伤的种类和程度。坏死、挫伤组织应该清除,裂伤可以在止血后一期修补。使用可吸收线可以避免拆线。对于严重括约肌损伤或者合并有直肠黏膜损伤者,尤其年龄较小者建议行保护性肠造瘘。

5. 术后处理和并发症防治

会阴部裂伤术后常见并发症为感染,术后需要注意伤口护理。

6. 随访要点和预后

术后需随访伤口愈合情况,损伤分级较高者定期随访排便功能等。一般预后良好。

六、思考题

1. 会阴部撕裂伤的分级有哪些?
2. 会阴部撕裂伤的处理原则是什么?
3. 会阴部撕裂伤可能合并的损伤有哪些?并发症有哪些?

七、推荐阅读文献

1. Hunter Wessells. Urological Emergencies(A practical approach)[M]. 2nd edition. London: Springer New York Heidelberg Dordrecht London, 2013:85-102.

2. Coran, Arnold G, Caldamone, et al. Pediatric surgery [M]. 7th Edition. England: Mosby, 2012:324.

3. 郑伟,郭卫红.现代小儿妇科学[M].福建:福建科学技术出版社,2002:81-83.

(郑继翠　李　昊)

案例 38

消化道异物

一、病例资料

1. 现病史

患儿，女，1岁，代主诉，以“发现食管异物半天”主诉入院。

患儿半天前和家人在外就餐时，不慎摔倒(头面部朝下)，后出现干呕症状，无呕血、咯血。无发热、咳嗽咳痰、腹胀腹泻腹痛等其余不适主诉。于外院就诊行胸片和胸部CT检查提示食管异物，考虑筷子可能性大，不排除食管损伤可能。为进一步治疗来我院就诊，门诊拟“食管异物”收治入院。患儿病程中，呼吸平稳，无发热，无呕吐，二便未见明显异常。

2. 既往史

G_1P_1，足月顺产，BW 3 600 g。出生后无青紫、窒息抢救史，Apgar评分10分。生后混合喂养，按时添辅食。生长发育同正常同龄小儿。否认肝炎、结核等传染病史；药物及其他过敏史：否认药物、食物过敏史；按时按计划预防接种；否认手术、外伤、输血史。否认家族性、遗传性病史。

3. 体格检查

T 37℃，HR 120次/min，R 35次/min，BP 80 mmHg/50 mmHg。

神志清楚；精神一般，呼吸平稳。全身皮肤黏膜未及黄染，未及皮下瘀点瘀斑，头面部，唇部多处擦伤和软组织损伤，无发绀，口腔黏膜完整，未及溃疡，咽无充血，扁桃体无肿大，伸舌居中。气管居中，未及颈静脉怒张。胸廓对称，未及压痛。双肺呼吸运动对称。全腹平软，未及肠蠕动波。未见浅表静脉怒张，无压痛，无反跳痛，无肌卫，未及包块。肝脾未触及，肾区无叩痛。脊柱生理性弯曲存在。四肢关节无畸形，双下肢无水肿，四肢肌力、肌张力正常。生理反射存在，Babinski征等病理反射未引出。

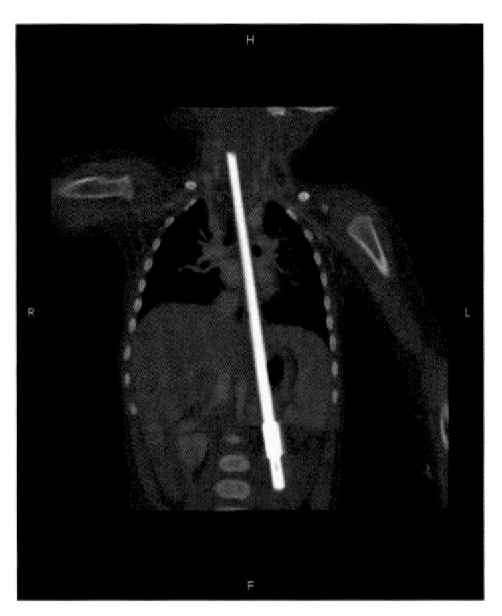

图 38-1 平片显示消化道异物

4. 实验室及影像学检查

肝肾功能：BUN 4.6 mmol/L，Cr 32.3 μmol/L，UA 362.50 μmol/L，胆汁酸 2.3 μmol/L，ALT 32.0 IU/L，AST 87.0 IU/L，AKP 198 IU/L，TB 11.0 μmol/L，DB 0.00 μmol/L，TP 73 g/L，ALB 50.5 g/L。

凝血常规：PT 11.40 s，INR 1.04，APTT 29.3 s；FDP 3.30 g/L，TT 14.30 s。

血常规：WBC 18.28×10^9/L，N 67.8%，MO 5.20%，LY 26.60%，Hb 132 g/L，PLT 266.0×10^9/L。

影像学检查：平片提示消化道异物(见图38-1)；CT：自食管颈段

至左下腹部见条状金属密度影，长约21.3 cm，直径约0.95 cm，左下腹部异物周围见伪影，周围脂肪间隙模糊。胸廓对称，纵隔居中，气管及气管分叉通畅，两侧肺门结构正常，纵隔间隙内未见明显肿大淋巴结，心脏大小形态如常，两侧支气管血管束分布正常，两侧肺野清晰，胸膜无明显增厚，胸壁未见异常。

二、诊治经过

1. 治疗方案

入院后完善相关检查，积极术前准备。请内镜中心会诊，拟行内镜下异物取出术。

2. 治疗经过

(1) 入院后完善相关检查，积极术前准备。请内镜中心会诊，拟行内镜下异物取出术，会诊后认为：患者食管异物过长，部分已位于食管及胃内，无法内镜取出，但术中可协助探查消化道损伤。

(2) 急诊于全麻下行胃内异物取出术＋胃镜检查术，术中探查见胃无穿孔，胰腺、脾脏无损伤，异物从咽下经贲门至胃后壁。

(3) 胃镜检查，在胃镜监视下经胃大弯处切口取出异物(为整根筷子)，胃镜检查见声门处有水肿，未见食管穿孔，可见贲门处黏膜挫伤。修补胃壁切口，留置胃管。手术顺利，术中出血少，未输血，术中麻醉平稳。术后安返。术后诊断：胃食管内异物。

(4) 术后禁食胃肠减压，抗感染，止血，对症支持治疗，恢复好，术后5天给予经肠道喂养。

3. 随访

术后1月门诊随访，进食佳，无明显异常不适。

三、病例分析

1. 病史特点

(1) 患儿，女，1岁。以“发现食管异物半天”主诉入院。

(2) 外出就餐时出现干呕，外院平片提示食管内异物。

(3) 体检阳性发现：头面部，唇部多处挫伤和软组织损伤，胸腹部未及阳性体征。

(4) 辅助检查：CT提示自食管颈段至左下腹部见条状金属密度影，长约21.3 cm，直径约0.95 cm，左下腹部异物周围见伪影，周围脂肪间隙模糊。

2. 诊断及诊断依据

(1) 诊断：食管异物。

(2) 诊断依据：①就餐过程中摔倒，可疑异物吞入史伴干呕。②CT提示自食管颈段至左下腹部见条状金属密度影。

3. 鉴别诊断

(1) 食管异物需与气管异物鉴别诊断：后者可以导致哮喘及呼吸困难。气管由“C”型软骨构成，两侧都是软骨不能扩展，后方有缺口比较薄弱，容易扩展，因此气管前后径稍长于左右径，如为金属异物，其最大平面与矢状面一致，正位像可见硬币的侧面观，呈条状影。

(2) 纵隔淋巴结钙化相鉴别：前者有明确异物吞入史，钡餐造影不难区分。

(3) 食道占位相鉴别：后者一般表现为食管壁僵硬，肿块呈分叶状，位置固定，且后者无异物吞入史。

四、处理方案及基本原则

1. 治疗方案

患儿发现食管异物，存在消化道损伤，甚至穿孔可能，应该积极地进行术前准备，行内镜或剖腹探查，并根据探查情况决定进一步手术方案。术前准备按腹部外科的常规准备；并请内镜医师会诊，在明确无法内镜取出异物的情况下行手术取异物术，为明确是否有消化道损伤，同时行胃镜检查。

2. 依据

该异物考虑为整根筷子，内镜无法取出，且CT检查不能排除消化道损伤穿孔可能。故急诊行手术探查。

五、要点与讨论

1. 概述

消化道异物系指各种原因造成的非自身所固有的物质潴留于上消化道内。小儿特别是幼儿喜欢将其玩具及身边的各种东西放入口内，可因逗笑哭闹误将异物吞入消化道内，因此小儿消化道异物较成人常见。

2. 病理与分型

小儿消化道异物以食道异物最多见，其次为胃及肠道。常见的异物有果核、扣子、硬币、别针、发卡等。

3. 检查方法的选择

X线检查：对于鱼刺、肉骨等在X线下不显影的异物，应行食管钡剂X线检查，以确定异物是否存在及所在部位。对于在X线下显影的异物，可直接作X线拍片定位。食管镜检查：对于少数异物病史明确，但X线检查不能确诊，药物治疗后症状改善不明显者，可酌情行食管镜检查，以明确诊断。

4. 治疗原则和进展

(1) 一般仅作观察。圆形、卵圆形或立方形无尖角的胃肠道异物，一般情况下均能很快自直肠排出体外，故患儿多无症状。个别尖锐细长的物体，多数情况下，皆能调转其钝端向前自行排出体外，不给小儿带来危害。可反复用X线追踪非X线透过异物的去向。不宜使用泻剂和改变食谱，以免因胃肠运动增加，反而使异物易于嵌顿或发生胃、肠穿孔。可以增服一些富有纤维质的食物，增加大便量以利异物排出。

(2) 胃镜治疗。近年来应用胃镜治疗消化道异物的报道越来越多。一般认为下列情况可考虑使用胃镜取出异物：①滞留于上消化道的异物；②尖锐的异物、较长的异物(>5 cm)；③毒性异物。使用胃镜取出小儿消化道异物安全可靠，简便易行。是治疗消化道异物的首选方法。但已穿孔者忌用。

(3) 手术治疗。对胃镜不能取出的下列异物均应考虑手术治疗：①尖锐异物停滞不前或疑有穿孔者；②巨大异物估计不能通过幽门，用胃镜失败者；③有毒异物，用胃镜失败者。④异物停滞一处，4～5天不再移动、有穿孔危险者；⑤透光异物，4～5天未排出，腹部有压痛者；⑥引起梗阻等并发症经一般治疗无效者。

(4) 其他。异物合并颈段食管周围脓肿或咽后脓肿且积脓较多时，应考虑施行颈侧切开术，充分引流脓液。异物已穿破食管壁，合并有纵隔脓肿等胸科病变，或异物嵌顿甚紧，食管镜下难以取出时，宜请胸外科协助处理。

5. 术后处理和并发症防治

根据病情给予补液等全身支持疗法。局部有感染者，应使用足量抗生素。疑有食管穿孔者，应行鼻饲饮食。颈侧切开引流者，术后需换药。对于重症感染者，使用强效敏感抗生素，预防脓毒血症。

6. 随访要点和预后

异物的长时间压迫或尖锐异物造成的黏膜挫伤，均可以引起继发性感染，演变成食管炎等并发症。对于已经有食道穿孔的患儿，需随访食道穿孔位置的愈合情况。

六、思考题

1. 食道异物的治疗原则是什么?
2. 食道异物的诊断及鉴别诊断是什么?
3. 消化道异物的常见并发症是什么?

七、推荐阅读文献

1. Teisch LF, Tashiro J, Perez EA, et al. Resource utilization patterns of pediatric esophageal foreign bodies [J]. J Surg Res. 2015;198(2):299 - 304.

2. Domeki Y, Kato H. Foreign Body in Esophagus [J]. Kyobu Geka. 2015;68(8):706 - 710.

（吕 凡）

案例 39

软组织异物

一、病例资料

1. 现病史

患儿，女性，5 月，因“发现异物刺入腹壁 2 h 余”入院。

2 h 前，家长发现患儿左侧腹壁有针刺入，可以触摸到(如何刺入家长自诉不知)，患儿伤时持续哭闹不止，无发热，无呕吐，无腹胀、便血等任何不适，遂来我院急诊就诊，行腹部平片提示“左侧中腹部腹壁阳性异物影”。为进一步诊治，急诊拟“左侧腹壁异物”收入院。患儿自伤后精神、食欲良好，大便未排，小便一次。

2. 既往史

G_2P_2，足月顺产，无窒息抢救史，生长发育无异常，预防接种按时按序进行。生后母乳喂养，父母及姐姐均体健，无传染病史家族遗传病史，无明确重大外伤及手术史。

3. 体格检查

T 36.8℃，HR 110 次/min，R 25 次/min，BP 85 mmHg/50 mmHg

查体欠配合。一般情况可，神志清楚，精神反应尚可，营养发育中等，皮肤黏膜无异常，双侧瞳孔等大等圆，对光反射灵敏，呼吸平，胸廓对称运动，双肺呼吸音清，未闻及明显干湿啰音，心音稍弱，律齐，未闻明显杂音；腹软，不胀，左侧腹壁似扪及异物，边界欠清，触痛。表面无明显红肿。四肢活动无异常，病理征未引出。神经系统(一)。

4. 实验室及影像学检查

血常规：CRP<8 mg/L，RBC 3.79×10^{12}/L，PLT 208×10^{9}/L，WBC 8.8×10^{9}/L，Hb 105 g/L。

生化报告：ALB 43.5 g/L，AKP 249 IU/L，ALT 56 IU/L，Cr 19.0 μmol/L。

血凝报告：D-二聚体 0.35 mg/L，FDP 2.71 g/L，INR 0.87，纤维蛋白降解产物 1.65 μg/ML；PT 11.9 s，PTA 127.0%，TT 18.5 s。

腹部 X 线：正位片左侧中腹部，相当于 T_2 下缘至 T_5 上缘水平见线样致密影，侧位片相当于 $L_{4\sim5}$ 水平见线样致密影(见图 39-1)。

二、诊治经过

1. 治疗方案

完善术前准备，急诊行腹壁异物取出术。

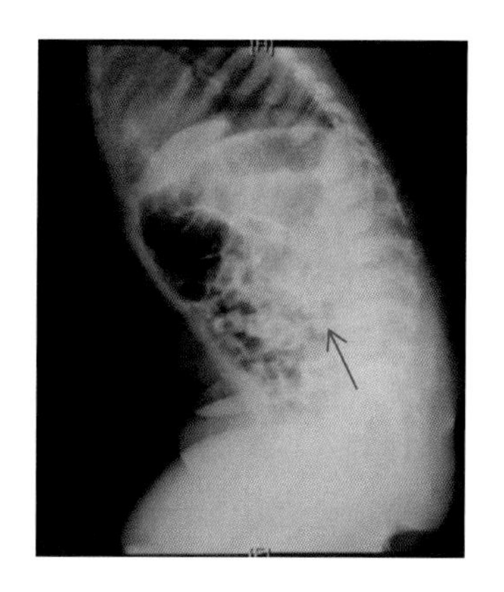

图 39－1 腹部 X 线：正位片左侧中腹部，相当于 T_2 下缘至 T_5 上缘水平见线样致密影（红色箭头处），侧位片相当于 $L_{4\sim5}$ 水平见线样致密影（红色箭头处）（图片来自复旦大学附属儿科医院）

2. 治疗经过

（1）入院完善常规检查：凝血功能、肝肾功能、血常规等基本正常，无需特殊处理。腹部 X 线提示左侧腹壁线样异物。术前禁食、预防性抗感染、注射破伤风等急诊准备。

（2）术前谈话：术前与家属沟通，着重指出术中风险、手术方式、术后并发症，特别是详细交代术中异物不能完整取出，术后伤口感染等可能。

（3）入院后急诊行腹壁异物取出术：麻醉成功后，予皮下触及异物明显处切开，完整取出异物。术中 X 线提示未见阳性异物影，左侧腹壁软组织肿胀（见图 39－2）。6 h 后即给予正常饮食。术后 2 天出院。

3. 随访

术后 7 天门诊随访，伤口愈合好，无其他异常不适。

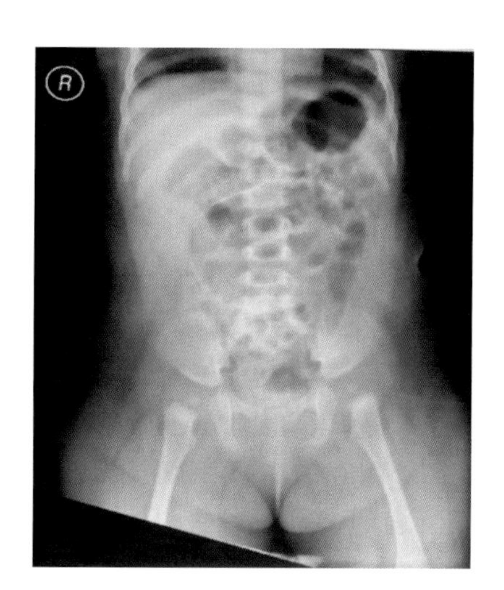

图 39－2 腹壁异物取出术后 X 线未见阳性异物影（图片来自复旦大学附属儿科医院）

三、病例分析

1. 病史特点

（1）患儿，女性，5 月，“发现异物刺入腹壁 2 h 余”入院。

（2）无其他明确外伤手术史。

（3）体检阳性发现：查体欠配合。左侧腹壁似及异物，大小边界清，触痛。表面无明显红肿。

（4）辅助检查：腹部 X 线：显示左侧中腹部，相当于 T_2 下缘至 T_5 上缘水平，侧位相当于 $L_{4\sim5}$ 水平见线样致密影。

2. 诊断及诊断依据

（1）诊断：软组织内异物残留（腹左侧壁异物，针）

（2）腹壁异物诊断依据：①2 h 前家长发现异物刺入患儿左侧腹壁。②查体：左侧腹壁似及异物，大小边界清，触痛。表面无明显红肿。③腹部 X 线提示正位片左侧中腹部，相当于 T_2 下缘至 T_5 上缘水平，侧位相当于 $L_{4\sim5}$ 水平见线样致密影。

3. 鉴别诊断

根据患儿异物接触病史及局部症状，相应的实验室检查，一般可明确诊断。

四、处理方案及基本原则

1. 治疗方案

（1）患儿5月，家长发现针穿入患儿腹壁，诊断较为明确。

（2）术前各项检查：凝血功能、血常规、肝肾功了解有无异常，如有异常需纠正。

（3）术前禁食：患儿年龄较小，为避免术中局麻下不配合，异物取出困难，麻醉准备。

（4）注射破伤风：细针刺入软组织，需注射。

（5）急诊行异物取出：伤后患儿局部有疼痛，表现为哭闹不适，需急诊取出。

2. 依据

异物穿入人体软组织内，除直接撞击伤、挫裂伤、疼痛、肿胀外，常致局部出血、血肿甚至形成假性动脉瘤、感染等，时间较长者还可产生金属锈蚀、异物肉芽肿，甚至诱发肿瘤及异物迁移等继发损伤。因此，诊断明确后，一般宜尽快取出软组织异物。

五、要点与讨论

1. 概述

小儿软组织异物的异物穿入史多不明确，包括他虐、自虐行为，易忽略而延误诊治。医源性损伤，尤其是手术物品遗留也是异物的重要来源之一。软组织内金属异物种类颇多，如折断在软组织内的注射针、缝针、针灸针、鱼钩和遗留在软组织内的枪弹、弹片、铁片等。诊断明确后，一般宜尽快取出软组织异物。

2. 病理与分型

异物的位置、深度不同，所引起的临床症状不同。

3. 检查方法的选择

无论采用何法取出软组织异物，准确揭示、定位与评估异物性质、大小、存在部位及深度、与毗邻组织解剖位置关系、并发损伤等至关重要。超声、X线平片是软组织异物损伤的一线检查方法；CT、MRI是进一步异物确认、并发症评价和帮助决策治疗的二线检查手段；对于深部大血管间异物或伴异物旁血肿样病变者，需行增强CT并经图像后处理与仿真局部解剖评价。

4. 治疗原则和进展

四肢上的金属异物如不在重要部位，或金属异物较小、散在、深浅不一，不引起任何症状者，一般不用取出，以免加重损伤。但对较大的金属异物，且位于神经、血管或关节附近者；金属异物虽小（如臀部断针等），但引起症状，或可向四周移动，妨碍活动或日常生活者，就必须取除。

外科手术直接切开、逐层暴露组织取出异物，是治疗软组织异物损伤的主要方法，尤其适合组织结构简单、表浅软组织内单发、体积较大的异物；但创伤大，甚至需静脉及全身麻醉，费用高，并发症多，失败率高，且当异物尖细、散在、多发、游走或位于血管、神经危险区时，外科手术受到挑战与限制。采用介入方法可在X线透视或超声时时引导下经皮肤取出软组织异物，也可联合应用CT和透视导向取出。

5. 术后处理和并发症防治

局部异物取出术后可予静脉抗生素预防感染，如位于关节活动处，创面较大，需限制性活动。

6. 随访要点和预后

异物取出后一般预后良好。对于关节位置异物取出后，在随访过程中注意局部功能恢复情况，必要时进行康复训练。

六、思考题

1. 小儿软组织异物的临床表现有哪些?
2. 小儿软组织异物治疗原则是什么?
3. 小儿软组织异物如何手术?

七、推荐阅读文献

1. 杨秀军,刑光富,李巍,等.165例小儿软组织异物的临床策略[J].中国介入影像与治疗学,2011,8(5):376-379.

2. Budhram GR, Schmunk JC. Bedside ultrasound AIDS identification and removal of cutaneous foreign bodies: a case series [J]. J Emerg Med. 2014;47(2):e43-8.

3. Bradley M. Image-guided soft-tissueforeign body extraction-success and pitfalls [J]. Clin Radiol. 2012 Jun; 67(6):531-4.

(郑继翠　李　昊)

案例 40

肾母细胞瘤

一、病历资料

1. 现病史

患儿,男,12 个月。因“右腹部膨隆 4 月”入院。

患儿 4 月前无明显诱因下出现右腹部膨隆,无呕吐,无便秘,无腹泻,无发热,无阵发性哭吵,无皮肤、巩膜黄染,无尿频、尿急、尿痛、血尿,无气促等,至当地医院就诊,体检未发现异常,予随访,右腹部膨隆逐渐加剧,再次复诊,查 B 超提示右腹腔肿块。为进一步治疗,即转我院,拟“右腹腔占位”收治入院。病程中,患儿精神可,胃纳一般,二便正常,睡眠安稳,体重增长可。

2. 既往史

G_2P_1,足月顺产,生后无窒息、抢救史。产前检查未见明显异常。父母体健。母亲否认妊高症、糖尿病等孕期并发症。否认孕期异常阴道流血,否认存在宫内感染史,孕期未口服药物。按时、按序预防接种,无手术史。

3. 体格检查

T 36.8℃, HR 122 次/min, R 28 次/min, BP 99 mmHg/51 mmHg, SaO_2 99%,一般情况可,神志清楚,精神反应佳,呼吸平稳;胸廓平坦,三凹征阴性,双肺呼吸音清,未闻及啰音,心音有力,律齐,未闻及明显杂音;右腹部膨隆,未见胃肠型,无腹壁静脉显露,肠鸣音 3 次/min,触诊腹软,右上腹可触及一肿块,大小约 12 cm×10 cm,质地硬,边界清,活动度差,无压痛,无肌卫,肝脾肋下未触及,叩诊无移动性浊音;四肢无畸形,未见明显脊柱侧弯;肛门、生殖器未见异常。

4. 实验室及影像学检查

血常规:RBC 5.01×10^{12}/L, Hb 92 g/L, PLT 409×10^9/L, WBC 13.04×10^9/L, CRP<8 mg/L。

肝肾功能:ALT 28.0 IU/L, AST 98.0 IU/L, TB 2.6 μmol/L, DB 0.6 μmol/L, TP 58 g/L, ALB 35 g/L, BUN 4.1 mmol/L, Cr 65.1 μmol/L, UA 394.3 μmol/L。

电解质:Na^+ 139.0 mmol/L, K^+ 4.30 mmol/L, Cl^- 112.0 mmol/L, Ca^{2+} 2.24 mmol/L。

凝血常规:PT 11.7 s, APTT 43.6 s, FDP 1.62 g/L, TT 12.30 s。

尿常规:正常。

AFP 4.42 ng/ml, CEA 1.63 ng/ml, CA199 15.73 IU/ml, CA125 88.38 IU/ml, NSE 65.12 μg/l, LDH 534 IU/l, 24 h 尿 VMA (—)。

骨髓穿刺:骨髓增生活跃,未见肿瘤细胞。

上腹部 CT 增强扫描(见图 40-1):右侧肾区见巨大软组织密度肿块,范围约 12.5 cm×10.4 cm×

12.9 cm,密度欠均匀,增强后呈明显不均匀强化,周围可见少量正常肾脏组织,肝脏、胆囊、门静脉受压推移。肝脏形态、大小正常,肝实质密度均匀,增强后未见明显异常强化影,脾脏和胰腺形态、密度无明显异常,腹腔内及腹膜后未见明显肿大淋巴结影。腹部CTA示肿块由右肾动脉及分支供血。肾母细胞瘤首先考虑。

胸部CT平扫:未见肿瘤肺转移。

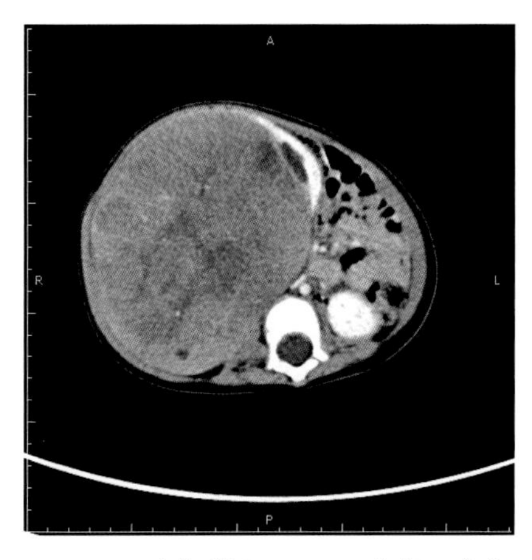

图40-1 腹部增强CT显示右肾区占位,化疗前

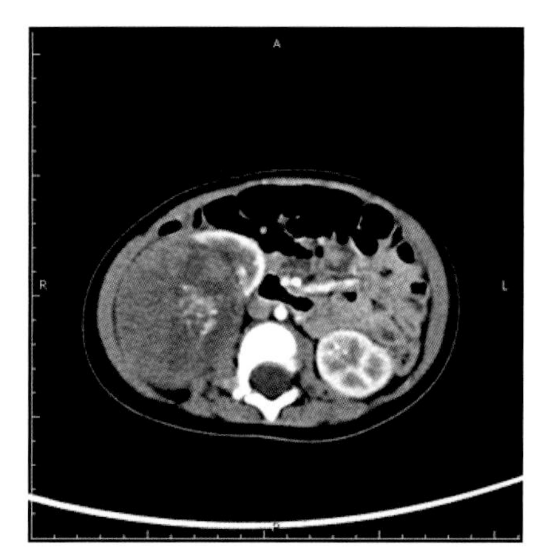

图40-2 肿块化疗后表现

二、诊治经过

1. 治疗方案

入院初步诊断为右肾占位。考虑肿块较大且恶性肿瘤,可先进行化疗,肿瘤缩小后择期再进行手术治疗,术后继续辅助化疗。

2. 治疗经过

(1) 入院完善术前常规检查及术前准备。CT提示肾脏来源肿瘤,不均匀强化,骨髓穿刺阴性,尿VMA阴性,肾母细胞瘤首先考虑。

(2) 术前谈话:术前与家长沟通,告知目前诊断及治疗方案,着重指出目前肿瘤巨大,血供丰富,术中可能出现肿瘤破溃、大出血等并发症,若进行新辅助化疗,待肿瘤缩小后进行手术可明显降低手术风险。

(3) 入院后2天完善相关检查,因肿瘤巨大,血供丰富,告知家长后决定行新辅助化疗。故在B超定位下行肿瘤穿刺活检,病理结果为肾母细胞瘤,混合型(胚芽、上皮、间叶)。化疗3疗程后(异环磷酰胺+依托泊苷+长春新碱),肿瘤明显缩小(见图40-2),行右肾母细胞瘤切除术、腹膜后淋巴结清扫、PICC置管,术中肿瘤包膜较厚,完整切除肿瘤。术后化疗18周,复查PET-CT未见肿瘤组织。

3. 随访

患儿门诊长期随访,每3~6个月定期检查肿瘤相关指标及超声、磁共振相关影像学检查。无复发。

三、病例分析

1. 病史特点

(1) 患儿,男,12个月。因“右腹部膨隆4月”入院。

(2) B超提示右腹腔肿块。

(3) 体检发现:右腹部膨隆,未见胃肠型,无腹壁静脉显露,肠鸣音3次/min,触诊腹软,右上腹可触及一肿块,大小约12 cm×10 cm,质地硬,边界清,活动度差,无压痛,无肌卫,肝脾肋下未触及,叩诊无移动性浊音。

(4) 辅助检查:上腹部双源CT增强扫描:右侧肾区见巨大软组织密度肿块,范围约12.5 cm×10.4 cm×12.9 cm,密度欠均匀,增强后呈明显不均匀强化,周围可见少量正常肾脏组织,肝脏、胆囊、门静脉受压推移。肝脏形态、大小正常,肝实质密度均匀,增强后未见明显异常强化影,脾脏和胰腺形态、密度无明显异常,腹腔内及腹膜后未见明显肿大淋巴结影。腹部CTA示肿块由右肾动脉及分支供血。肾母细胞瘤首先考虑。24 h尿VMA(-)。骨髓穿刺(-)。

2. 诊断及诊断依据

(1) 诊断:右肾占位,右肾母细胞瘤。

(2) 诊断依据:①患儿为12个月。②右腹部膨隆,右上腹可触及一肿块,大小约12 cm×10 cm,质地硬,边界清,活动度差,无压痛。③B超提示右腹腔肿块。④上腹部双源CT增强扫描:右侧肾区见巨大软组织密度肿块,范围约12.5 cm×10.4 cm×12.9 cm,密度欠均匀,增强后呈明显不均匀强化,周围可见少量正常肾脏组织,肝脏、胆囊、门静脉受压推移。⑤24 h尿VMA(-)。⑥骨髓穿刺(-)。

3. 鉴别诊断

肾区常见肿物鉴别如表40-1所示。

表40-1 肾区常见肿块鉴别要点

	肾积水	畸胎瘤	肾母细胞瘤	神经母细胞瘤
发病年龄	任何年龄	婴儿期	1~3岁	~2岁
病程	长	长	短	短
临床表现	肿物可间歇出现,可有腹痛,如感染可有发热、脓尿	肿块生长慢,可有胃肠道压迫症状	肿块生长快,其大小与临床症状程度不成比例	肿块生长迅速,易远处转移,常见贫血,消瘦,腹痛,发热
肿块特点	光滑,囊性,透光(+)	多分叶,不规则,部分囊性,质地软硬不均	光滑,圆形或卵圆形,实性,中等硬度	坚硬固定,表面有大小不等结节,不规则
常见转移部位	-	多为良性,恶性者多转移至肺	肺	骨髓、肝、骨、肾、眼眶
尿VMA	-	-	-	+
腹部X线片	无钙化	骨骼或牙齿影	少见,线状钙化,被膜区	多见,分散钙化点
B超	囊性	部分囊性	实质性	实质性
IVP	肾盂、肾盏扩大或不显影	肾受压推移	肾盂、肾盏推移变形,破坏或不显影	肾受压推移或不显影

四、处理方案及基本原则

1. 处理方案

肾母细胞瘤治疗顺序依次为:对于能手术切除的病例,手术→化疗→伴或不伴放疗;对于不能手术切除的病例,术前化疗→手术→放疗和化疗;对于Ⅳ期和Ⅴ期的病例,应该给予个体化治疗。

2. 依据

目前最广泛和最常采用的是 NWTS 和 SIOP 为肾母细胞瘤治疗研究制定的标准。

五、要点与讨论

1. 概述

肾母细胞瘤(nephroblastoma),是儿童最常见的恶性肾脏肿瘤。由 Wilms 首先报道,故又称 Wilms 瘤。肾母细胞瘤在婴幼儿的发病率为(1～2)/100 万。诊断时年龄最多见于 1～3 岁,80%病例见于 5 岁以前,平均年龄为 3 岁。肾母细胞瘤的发病机制尚未完全阐明。肿瘤发生可能涉及 WT-1, WT-2、p53 等多个基因。

临床表现:其最常见临床症状为腹部肿块或腹围增大,肿块表面光滑,中等硬度,无压痛,早期可有一定活动性,迅速增大后可越过中线。肿瘤巨大时产生压迫症状,可有气促、食欲缺乏、消瘦、烦躁不安等表现。约 1/3 患儿出现腹痛,如果伴有发热、贫血、高血压常提示肿瘤包膜下出血。约 25%的患儿有镜下血尿,10%～15%的患儿有肉眼血尿。约 30%的病例出现血压升高,肿瘤切除后,血压常恢复正常。瘤栓阻塞下腔静脉可导致肝大及腹水,如侵入右心房可致充血性心力衰竭。血行转移可播散至全身各部位,以肺转移为最常见,可出现咳嗽、胸腔积液、胸痛、低热、贫血及恶病质等。

2. 病理与分型

肾母细胞瘤可发生于肾的任何部位,常呈圆形、卵圆形或大结节状的实质性包块,具有由纤维组织及被压迫的肾组织所构成的被膜。肿瘤由胚芽、间质和上皮三种成分组成。NWTS 经过一系列研究将肾母细胞瘤分为两种组织学类型,即良好组织学类型(favorable histology, FH)和不良组织学类型(unfavorable histology, UH)。前者占绝大多数,预后较好;后者虽然只占肾母细胞瘤的 10%,却占该病死亡病例数的 60%以上,预后差。

良好组织学类型中又分为:①典型肾母细胞瘤;②肾多房性囊肿和囊性部分分化性肾母细胞瘤;③肾横纹肌肉瘤;④先天性中胚叶肾瘤。不良组织学类型中又分为:未分化型;间变型。

3. 检查方法的选择

无特异性实验室检查,常规检查包括:血、尿常规,尿儿茶酚胺代谢物、肾功能检测。不易与神经母细胞瘤区别者可行骨和骨髓穿刺检查。IVP、B 超、CT、MRI 在诊断 Wilms 瘤方面具有重要作用。B 超常作为肾母细胞瘤筛查的首选检查方法。增强 CT 可明确肿瘤起源于肾内,并能明确肿瘤的大小、范围、内部结构及与周围组织器官的关系,是否为双侧病变,以及有无转移瘤等,同时还能查明肾静脉和下腔静脉内有无瘤栓以及腹膜后有无肿大的淋巴结,对肿瘤临床分期具有重要的参考价值。胸部 CT 增强扫描可发现转移的小肿瘤。增强 CT 加上血管或尿路三维成像常常可以代替血管造影或 IVP。肾母细胞瘤经临床表现和影像学检查多可以做出临床诊断。

4. 治疗原则

肾母细胞瘤是最早应用手术、化疗、放疗综合治疗措施。其治疗计划由分期(见表 40-2)、年龄、瘤重和(或)组织分型决定:

(1) Ⅰ期/良好组织型,年龄<24 个月和瘤重<550 g:肾切除术,化疗用 EE-4A 方案。

(2) Ⅰ期/良好组织型,年龄>24 个月或瘤重>550 g 和Ⅰ期/局灶或弥散间变和Ⅱ期/良好组织型:肾切除术,化疗用 EE-4A 方案。EE4A 方案即放线菌素+长春新碱,预计总疗程 18 周,化疗在术后 5 天内开始。

(3) Ⅲ期/良好组织型和Ⅱ或Ⅲ期/局灶间变:肾切除术,腹部放疗,化疗用 DD-4A 方案。

(4) Ⅳ期:良好组织型或局灶间变:肾切除术,根据肾肿瘤的局部分期制订腹部放疗计划,双侧肺部照射,化疗用 DD-4A 方案。DD-4A 方案即放线菌素+阿霉素+长春新碱,预计总疗程 24 周。

(5) Ⅱ～Ⅳ期：弥漫间变和Ⅰ～Ⅳ期/肾透明细胞肉瘤：肾切除术，1 080 cGy腹部放疗，肺转移的患者给予全肺放疗，化疗用Ⅰ方案。Ⅰ方案即环磷酰胺＋依托泊苷＋长春新碱＋阿霉素，预计总疗程24周。

(6) Ⅴ期：首次双侧肿瘤活检和化疗，5周后再次评估，行二次剖腹探查术，如果发现肿瘤仍然难予切除，继续治疗2～7周后重新评估；二次剖腹探查术，如果有切除可能，则行肿瘤切除，肾组织保留术。

表 40－2 肾母细胞瘤 NWTS－5 分期

分期	定　义
Ⅰ期	肿瘤局限于肾内，被完全切除；肾包膜未受侵犯；肿瘤被切除前无破溃或未做活检（细针穿刺除外）；肾窦的血管未受侵犯；切除边缘未见肿瘤残留
Ⅱ期	肿瘤扩散到肾外但被完全切除。肿瘤有局部扩散如浸润穿透肾包膜达周围软组织或肾窦受广泛侵犯；肾外（包括肾窦）的血管内有肿瘤；曾做过活检（细针穿刺除外），或术前、术中有肿瘤逸出但仅限于胁腹部而未污染腹腔；切除边缘未见肿瘤残留
Ⅲ期	腹部有非血源性肿瘤残留。可有以下任何情况之一：①活检发现肾门、主动脉旁或盆腔淋巴结有肿瘤累及；②腹腔内有弥散性肿瘤污染，如术前或术中肿瘤逸出到胁腹部以外；③腹膜表面有肿瘤种植；④肉眼或镜检可见切除边缘有肿瘤残留；⑤肿瘤浸润局部重要结构，未能完全切除；⑥肿瘤浸润穿透腹膜
Ⅳ期	血源性肿瘤转移如肺、肝、骨、脑转移等；腹部和盆腔以外的淋巴结有转移
Ⅴ期	诊断为双肾肾母细胞瘤时，应按上述标准对每一侧进行分期

5. 术后处理原则和并发症防治

术后观察有无腹腔内出血、肠功能恢复情况、肾功能等。根据病理分型、分期决定后续的治疗，包括化疗、放疗、再手术等，并积极防治放、化疗相关并发症。

6. 随访要点与预后

肾母细胞瘤是疗效最好的实体瘤之一，2年无瘤生存率可达80％～90％，Ⅰ期病例的生存率可达90％以上。随访主要监测有无复发或转移。部分患儿在肾母细胞瘤复发后的治疗仍有较好效果。

六、思考题

1. 肾母细胞瘤如何分期？
2. 肾母细胞瘤的病理分型有哪些？
3. 肾母细胞瘤的治疗原则是什么？

七、推荐阅读文献

1. Breslow N, Olshan A, Beckwith JB, et al. Epidemiology of Wilms tumor. [J]. Med Pediatr Oncol. 1993;21(3):172－181.

2. Lee SB, Haber DA. Wilms tumor and the WT1 gene. [J]. Exp Cell Res. 2001;264(1):74－99.

3. Al-Hussain T, Ali A, Akhtar M. Wilms tumor: an update. [J]. Advances in Anatomic Pathology, 2014,21 (Issue): 166－173.

（邬文杰　吴晔明）

案例 41
软组织肉瘤

一、病历资料

1. 现病史

患儿，男，7岁，因“反复中下腹痛1月余，检查发现盆腔占位1周”入院。

患儿入院前1月，无明显诱因下反复出现中下腹痛，腹痛主要发作于夜间，疼痛不剧烈，可持续30 min至1 h后可自行缓解，无发热，无恶心呕吐，无腹胀，无腹泻，无便秘等症状，当时未予以重视。此后患儿腹痛症状逐渐加重，发作时间延长，同时伴有排便费力，入院前一周，患儿于湖南当地医院就诊，复查腹部CT平扫提示盆腔内巨大占位，右肾轻度积水。患儿家长为进一步治疗，来我院就诊，门诊拟“盆腔巨大占位”收入。

病程中，患儿纳可，小便正常，大便次数增加、大便形态变细。睡眠不佳。

2. 既往史

G_1P_1，孕39周顺产娩出，BW 3 650 g。出生后无青紫、窒息抢救史，Apgar评分10—10—10。生后混合喂养，按时添辅食。生长发育同正常同龄小儿。否认肝炎、结核等传染病史；否认药物、食物过敏史；按时按计划预防接种；否认手术、外伤、输血史。

3. 体格检查

神清，精神可，全身皮肤未及瘀点瘀斑紫癜，皮肤巩膜无黄染。呼吸平稳，双肺呼吸音清，未及明显干湿啰音。HR 86次/min，心律齐，未闻明显杂音。腹部膨隆、下腹部为主，未见胃肠型，无腹壁静脉显露，全腹软，无压痛，无反跳痛，无肌卫，肝脾肋下未及，下腹部可触及一肿物，大小约10 cm×10 cm，质硬，无触痛，边界尚清，活动度差。移动性浊音(－)，肠鸣音4～5次/min，无亢进。四肢活动可。肛门指检伸入食指，可及直肠前壁质硬肿块，边界不清，活动度差，无明显触痛，拔指后指套无染血。

4. 实验室和影像学检查

血常规：RBC 4.54×10^{12}/L，WBC 7.38×10^{9}/L，N 56.9%，PLT 254×10^{9}/L，Hb 119 g。

肝肾功能：ALT 6 IU/L，AST 32 IU/L，TB 6.3 μmol/L，DB 1.7 μmol/L，Cr 51 μmol/L，BUN 5.24 mmol/L。

CEA 5.66 ng/ml，AFP 6.2 ng/ml，NSE 36.51 μg/L，24 h尿VMA 3.4 mg/24 h。

腹盆腔CT增强(见图41－1)：腹盆腔中线巨大占位，考虑恶性病变，横纹肌肉瘤可能，其他性质病变待排；输尿管受累，近端肾盂积水；乙状结肠受累，累及膀胱。胸部平扫示：CT左下肺局限性肺气肿。

骨三相显像：盆腔右侧浓聚灶，结合临床考虑“盆腔占位”显影可能大，右侧髂骨转移待排；右侧胫骨、右侧踝关节可疑病灶。

头颅 MRI：未见明显异常。

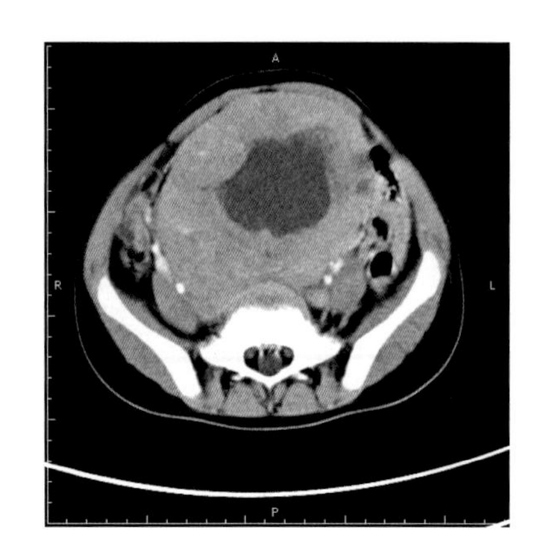
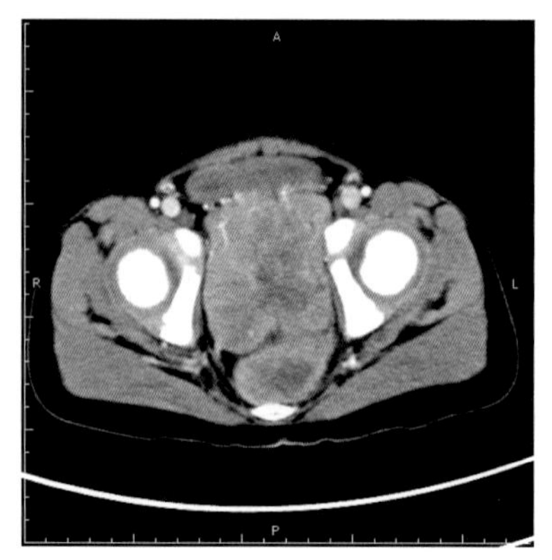

图 41－1　腹盆腔 CT 增强显示巨大占位，累及膀胱、输尿管，乙状结肠受累。

二、诊治经过

1. 治疗方案

初步诊断为盆腔巨大占位(横纹肌肉瘤可能)。入院进一步完善检查，活检、化疗、择期手术。

2. 治疗经过

(1) 入院后完善常规检查，予以开塞露通便。患儿查腹盆腔 CT 增强显示肿瘤巨大，同时累及肠管、膀胱及输尿管，ECT 提示存在骨转移。考虑为恶性肿瘤合并远处转移，遂行肿瘤活检明确肿瘤性质后先行化疗治疗。

(2) 术前谈话：术前与家属沟通，着重指出术中风险、手术方式、术后并发症。

(3) 入院第三天，于全麻下行 B 超定位下盆腔肿瘤穿刺活检术，穿刺共取肿瘤组织 6 条，送病理检查，病理报告提示为横纹肌肉瘤(胚胎型)，后转入小儿血液科行化疗(VAC 方案)。

3. 随访

化疗 2～3 个疗程，再做临床及影像学评估，决定是否有手术机会、条件以及手术时机。

三、病例分析

1. 病史特点

(1) 患儿，男性，7 岁。因“反复中下腹痛 1 月余，检查发现盆腔占位 1 周”就诊。

(2) 患儿近期大便次数增加、大便形态变细。

(3) 体检阳性体征：腹部膨隆、下腹部为主，全腹软，无压痛，无反跳痛，无肌卫，下腹部可触及一肿物，大小约 10 cm×10 cm，质硬，无触痛，边界尚清，活动度差。肛门指检伸入食指，可及直肠前壁质硬肿块，边界不清，活动度差。

(4) 辅助检查：腹盆腔 CT 增强：腹盆腔中线巨大占位，考虑恶性病变，横纹肌肉瘤可能，其他性质病变待排；输尿管受累，近端肾盂积水；乙状结肠受累，累及膀胱。左下肺局限性肺气肿。骨三相显像：盆腔右侧浓聚灶，结合临床考虑“盆腔占位”显影可能大，右侧髂骨转移待排；右侧胫骨、右侧踝关节可疑病灶。

2. 诊断与诊断依据

(1) 诊断：盆腔巨大占位(横纹肌肉瘤可能)、肿瘤多处转移(输尿管、膀胱、乙状结肠、右侧髂骨、右侧胫骨、右侧踝关节)。

(2) 诊断依据:①反复中下腹痛一月余,近期大便次数增加、大便形态变细。②体检腹部膨隆、下腹部为主,下腹部可触及一肿物,大小约 10 cm×10 cm,质硬,无触痛,边界尚清,活动度差。肛门指检伸入食指,可及直肠前壁质硬肿块,边界不清,活动度差。③腹盆腔 CT 增强提示腹盆腔中线巨大占位,考虑恶性病变,横纹肌肉瘤可能,其他性质病变待排;输尿管受累,近端肾盂积水;乙状结肠受累,累及膀胱。左下肺局限性肺气肿。④骨三相显像提示盆腔右侧浓聚灶,结合临床考虑"盆腔占位"显影可能大,右侧髂骨转移待排;右侧胫骨、右侧踝关节可疑病灶。

3. 鉴别诊断

当病变仅累及膀胱时需要与嗜酸性膀胱炎等相鉴别。肿块来源与病理分型需要通过活检或病灶切除获得。

四、处理方案及基本原则

1. 治疗方案

患儿为盆腔巨大肿瘤,同时存在多处转移,肠道受压表现,需限期行治疗。入院后先行活检明确诊断,活检可选择开腹或穿刺活检,本病例行 B 超定位下肿瘤穿刺活检术。术前准备按腹部外科的常规准备。病理诊断明确后先行化疗待肿瘤缩小后再行手术切除。

2. 依据

临床Ⅲ期、Ⅳ期病例,因肿瘤巨大,局部扩散以及远处转移,难以一期彻底切除病灶,应延期手术。经过 2~4 个疗程化疗,待肿瘤缩小、血管萎缩、血供减少与正常组织明显分离行延期手术,应彻底切除肿瘤,做到保护器官,维持正常功能。

五、要点与讨论

1. 概述

横纹肌肉瘤(rhabdomyosarcoma, RMS)是来源于原始骨骼肌细胞的恶性肿瘤,是儿童软组织肉瘤中最常见的类型,约占 60%。男性常见。2~6 岁,10~18 岁是发病的两个高峰期。横纹肌肉瘤可发生在除骨骼之外的任何组织,最常见部位是头颈部和泌尿生殖道。横纹肌肉瘤恶性程度高,受累组织及器官广泛,病变早期即可经血液循环及淋巴系统远处转移。

横纹肌肉瘤发生部位不同,临床表现差异也很大:

(1) 泌尿生殖系统横纹肌肉瘤:原发肿瘤位于膀胱可导致膀胱出口部位阻塞,梗阻常伴尿路感染,甚至急性尿潴留。女孩膀胱横纹肌肉瘤,肿块可自尿道口脱出。阴道子宫横纹肌肉瘤多见 2 岁以下婴幼儿,常以阴道分泌物增多伴出血甚至肿物突出阴道就诊。

(2) 头颈部横纹肌肉瘤:35%的横纹肌肉瘤发生于头颈部,其中 75%原发于眼眶,可引起突眼,颅内神经压迫症状,但很少累及脑膜;鼻腔肿瘤可引起鼻塞、流脓涕,伴出血,如出现头痛、呕吐,甚至高血压,提示肿瘤向颅内扩散。

(3) 其他部位:胆道横纹肌肉瘤初期出现乏力、发热、黄疸,进一步发展可出现腹块,梗阻性黄疸进一步加重;四肢肿瘤可出现局部红肿、胀疼及触痛等症状,进一步发展肿瘤可沿筋膜扩散,使四肢活动受限。胸腔、纵隔及后腹膜的横纹肌肉瘤因发生部位较隐匿,诊断时通常肿块已十分巨大。

2. 病因与病理

在正常情况下,原始的间质细胞分化成熟为骨骼肌、平滑肌、脂肪、纤维、骨和软骨细胞。横纹肌肉瘤是由原始间质来源的横纹肌母细胞在分化成熟为横纹肌细胞的过程中，发生了相关染色体的易位、丢失或融合，抑癌基因低表达所致。横纹肌肉瘤的危险因素还包括母亲服用大麻或可待因、胎儿酒精综合征、放射线接触史、出生时有窒息史等。

横纹肌肉瘤分类复杂，通常分类方法有两种。

(1) 根据病理组织可分为四类：①胚胎型：约占65%，主要发生部位有头颈部及泌尿生殖系统，主要由横纹肌母细胞和小圆细胞组成。5年生存率可达60%。②腺泡型：约占20%，以躯干、四肢及会阴部为好发部位，由大圆细胞和横纹肌母细胞组成。多发于较大年龄儿童。5年生存率为54%。预后与诊断时年龄、肿瘤原发部位、大小、浸润转移范围、手术切除比率有关。③混合型：约占15%，由胚胎型和腺泡型混合组成。④多形型，或成人型：儿童罕见。

(2) 按预后与病理关系分类("通用"分型)：于1994年由国际儿科病理学专家组修改而成。该系统根据预后与病理关系将横纹肌肉瘤分为预后良好、预后中等和预后不良三种类型。预后良好的组织类型包括葡萄状和梭形细胞胚胎型横纹肌肉瘤；预后中等类包括一般胚胎型和多形型；预后不良类包括腺泡型和未分化型肉瘤。

3. 检查方法的选择

在临床症状基础上，采用影像学、实验室检查、病理学等方法确定原发肿瘤的部位、临床分期及病理学类型。

(1) 原发肿瘤病变部位、淋巴结浸润及远处转移可通过临床体格检查和通过触诊对体表肿块大小、性质做出诊断，对会阴、直肠、阴道、子宫肿块可采用直肠指检、双合诊明确肿块位置、大小、性质。B超、CT、MRI，对明确诊断和指导手术有重要意义。较传统方法，PET-CT在肿瘤分期方面具有更好的准确性和灵敏性。通过以上检查可初步评估横纹肌肉瘤的临床病理分型和TNM分期。

(2) 病理学诊断采用小切口活组织检查、细针穿刺活检、腔镜检查下活组织检查等方法获取肿瘤组织进行，病理学诊断是横纹肌肉瘤手术、化疗的基础。

4. 诊疗原则与进展

软组织肉瘤发生部位广泛，病理类型复杂，因此治疗遵循综合治疗原则，根据肿瘤部位、临床分期及病理特点制订个体化治疗方案。

(1) 外科手术：①一期根治手术：临床Ⅰ期和Ⅱ期病例，病变仅局限于器官和局部组织浸润，可行一期根治手术。②延期手术：临床Ⅲ期、Ⅳ期病例，因肿瘤巨大，局部扩散以及远处转移，难以一期彻底切除病灶，应延期手术。经过2～4个疗程化疗，待肿瘤缩小、血管萎缩、血供减少与正常组织明显分离行延期手术。③二次探查手术：对临床诊断和分期不明确的病例可行探查手术，目的是探查并取病灶组织供病理检查，进一步明确诊断、临床分期及病理特点。④肿瘤扩大根治术：对复发的横纹肌肉瘤需要进行广泛的肿瘤根治手术。

(2) 放疗：横纹肌肉瘤对放疗敏感。放疗是控制局部肿瘤扩散的重要措施，但放疗对儿童和青少年损伤大，可造成局部骨骼生长停滞及第二肿瘤的发生，远期生活质量也可能受到很大影响。

(3) 化疗：①术前化疗：又称新辅助化疗。临床Ⅲ期、Ⅳ期，肿瘤巨大，局部扩散，甚至远处转移，化疗应优先选择。②术后化疗：是消灭手术残留病灶及转移病灶的重要治疗手段。③局部灌注治疗：常用于保肢手术的术前化疗，在X线、B超的引导下，手术显露供应肿瘤的动脉，局部灌注药物浓度可增高数十倍，使肿瘤体积迅速缩小，为彻底切除肿瘤，减少损伤，保留肢体提供了保证。

5. 术后处理和并发症防治

手术穿刺活检后主要注意有无穿刺点的出血或腹盆腔内出血，监测血色素及凝血功能。

6. 随访要点与预后

主要观察肿瘤对化疗是否敏感，是否有手术切除机会、条件，并评估手术时机。远处转移的横纹肌肉瘤预后较差。

六、思考题

1. 横纹肌肉瘤病理分型有哪些？
2. 横纹肌肉瘤临床表现和诊断是什么？
3. 横纹肌肉瘤的治疗原则是什么？

七、推荐阅读文献

1. 信明军，施诚仁，张忠德，等. 儿童横纹肌肉瘤免疫组织化学诊断评估[J]. 中华小儿外科杂志，2001，22(3)：141－143.

2. Meyer WH，Spunt SL. Soft tissue sarcomas of childhood [J]. Cancer Treatment Reviews，2004，(03)：269－280.

3. Leaphart C，Rodeberg D. Pediatric surgical oncology：management of rhabdomyosarcoma [J]. Surgical Oncology，2007，(03)：173－185.

（邬文杰　吴晔明）

案例 42

血管瘤

一、病历资料

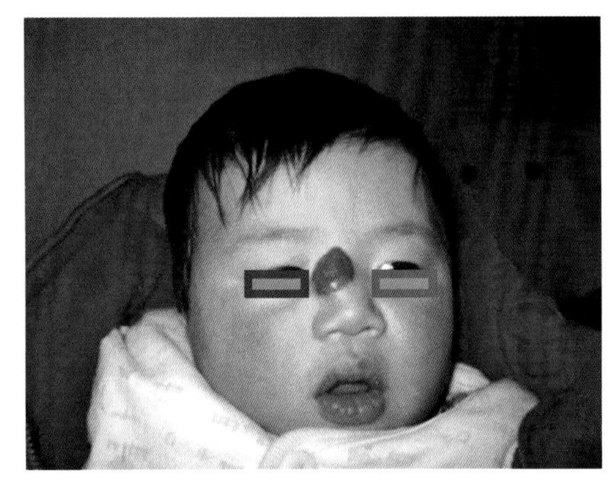
图 42-1　患儿眉间肿块

1. 现病史

患儿,女性,2月。因"发现眉间肿块2月,迅速增大1月"就诊。

患儿,生后父母即发现眉间有凸起的小肿块,表面有红色皮疹,质地偏软。未给予特殊的处理。肿块逐渐增大,近1月来增长迅速,凸出明显,导致容貌失常,为进一步诊治来我院。发病以来,患儿胃纳好,生长发育良好(见图42-1)。

2. 既往史

G_1P_1,产前检查无异常发现。父母身体健康。患儿按时按序接种,无外伤史。

3. 体格检查

T 37.2℃, HR 110次/min,一般情况可,神志清楚,精神反应佳,呼吸平稳;听诊双肺呼吸音请,未闻及啰音,心音有力,律齐,未闻明显杂音;腹软,未及压痛,未及包块,肝脾(—);四肢无畸形,肛门生殖器未见异常。眉间可及一2 cm×2 cm的红色肿块,质地偏软,无压痛,边界清楚,不可压缩,压之不褪色。

4. 实验室及影像学检查

血常规:RBC 4.22×10^{12}/L, PLT 215×10^{9}/L, WBC 8.42×10^{9}/L。

B超检查:眉间20 mm×20 mm×15 mm的实质性肿块,周边可及丰富的血流信号。

二、诊治经过

1. 治疗方案

考虑位于眉间的血管瘤,增长迅速,对容貌造成影响,需要进行干预。干预方法首选口服普萘洛尔。

2. 治疗经过

(1) 用药前检查:胸片,心电图,心超。

(2) 用药前谈话:与家属沟通,着重指出血管瘤本身是一个良性的病变,且有一个发生-发展-静止-

消退的过程，简单病例多数观察治疗。但如果位于影响外观的关键部位，或者影响相应器官功能，或者出现超出预期的增大和溃破，都建议采用相应的干预措施，对于该种类型的血管瘤，首选的治疗就是口服普萘洛尔。

（3）用药方案：普萘洛尔口服，1 mg/(kg·次)，一天2次，进奶后服药。初次用药在医院的心电监护下进行，如果没有呼吸暂停，心动过缓，血氧饱和度下降等异常现象，可以出院回家服药。

3. 随访

服药后1个月，3个月，9个月和12个月随访瘤体变化，肝功能和血糖。

三、病例分析

1. 病史特点

（1）患儿，女性，2月。因“发现眉间肿块2月，迅速增大1月”就诊。

（2）无产前异常发现和外伤史。

（3）体检：眉间可及一2 cm×2 cm的红色肿块，质地偏软，无压痛，边界清楚，不可压缩，压之不褪色。

（4）辅助检查：眉间20 mm×20 mm×15 mm的实质性肿块，周边可及丰富的血流信号。

2. 诊断及诊断依据

（1）初步诊断：眉间软组织肿块（血管瘤）。

（2）诊断依据：①眉间肿块，色红，生后即有，逐渐增大。②体检发现质地偏软，界清无压痛的肿块，表面有红色丘疹。③超声显示眉间肿块，血供丰富。

3. 鉴别诊断

主要和血管畸形进行鉴别。血管畸形的分类主要根据受累脉管的性质而定，包括静脉畸形，淋巴管畸形，动脉畸形，毛细血管畸形和不同联合形式的脉管畸形。往往和遗传有关，表现形式丰富多样，病变进展缓慢，持续，治疗效果差。瘤体的Glut－1表达是鉴别血管瘤和血管畸形最有效的方法，敏感性95%，特异性100%。对于家族性血管瘤和血管畸形综合征，还可以检测到基因的突变。

四、处理方案及基本原则

1. 处理方案

（1）口服普萘洛尔，用药前注意明确没有明显的心肺功能异常。

（2）加强局部护理，避免破溃，出血和感染。

（3）定期复查瘤体大小和肝功能。

（4）对于年龄小于1月，体重小于5 kg的患儿，初次用药在医院的心电监护下进行，如果没有呼吸暂停，心动过缓，SaO_2下降等异常现象，可以出院回家服药。

2. 依据

患儿目前有位于颜面部的持续增大的血管瘤，对外观造成影响，家长也极为担忧顾虑。手术肯定不是最佳的治疗选择，一方面肿块大，皮肤不够，需要植皮，且美容效果不好；另一方面，目前患儿仅2个月，正是血管瘤的增殖期，这个时期手术，非常容易在术后复发。口服普萘洛尔是最佳的治疗选择，它有不良反应少，治疗效果明显的特点，优于传统的激素治疗，临床随机对照研究已证实普萘洛尔治疗婴幼儿血管瘤的优势。

五、要点与讨论

1. 概述

血管瘤(Hemangioma)属于小儿血管发育异常性疾病中的真性肿瘤。发病率在5%～10%，好发于头颈部。血管瘤发病率存在明显的性别差异，女多于男，比例约为3∶1，低出生体重儿及有血管瘤家族史的婴幼儿是血管瘤发病的危险因素。一般在出生后一月内被患儿家长发现，随后进入快速增长期，1年后开始消退，90%患儿在7～9岁左右基本或完全消退，消退后的病变被纤维-脂肪组织所替代，少数有瘢痕形成。

2. 病理与分型

过去传统教科书上一直将血管瘤分为毛细血管瘤、海绵状血管瘤、蔓状血管瘤及混合性血管瘤，但由于这种分类难以真正反映血管瘤的生物学特征和临床特点。1982年Mulliken根据血管内皮细胞的生物学、病理组织学和临床表现方面的不同特点，将血管发育异常性疾病分为血管性肿瘤和血管畸形两大类。1996年国际脉管异常疾病研究协会(International Society for the Study of Vascular Anomalies，ISSVA)正式提出了血管发育异常性疾病的分类标准。对于血管性肿瘤，分为血管瘤和特殊类型的肿瘤，如卡波西样血管内皮瘤，丛状血管瘤。血管瘤可分为单纯性，复杂性和先天性。

1) 单纯性血管瘤

单纯性血管瘤是婴儿期最常见的肿瘤，发病率约1%～2.6%，女婴多见，早产儿多见，多为散发，有常染色体显性遗传的报道。往往分布于头、颈、躯干或四肢部位。可以累及皮内，也可累及皮下，称为浅表血管瘤和深层血管瘤。一般说来，浅表血管瘤在生后2周左右发病，4～6月的增殖期，6～12月的静止期，5～6年的消退期。70%～90%能自然消退，大多数没有并发症，但受累皮肤表面会有淡红色的印迹残留。深层的血管瘤在生后3～4月变得明显，表面的皮肤会显得淡蓝。9～12月龄达到增殖的高峰，然后进入消退期，变现为颜色变浅和皮肤变平。50%的患儿在5岁前消退，但可残留血管扩张，皮肤松弛或一些解剖结构的变形等后遗症。

2) 复杂性血管瘤

复杂性血管瘤一般与其他畸形伴发，往往需要进一步检查评估。

(1) 颈面部区域：涵盖了颈，颏，面等区域，需要耳鼻喉科协助评估。头皮或眉部的血管瘤可造成斑秃，眼眶周围的血管瘤会影响视轴和扭曲角膜，导致弱视。声门下血管瘤会阻塞气道，有时需要气管切开。

(2) 多发性血管瘤：有20%的婴儿会患有两处以上的血管瘤，但5处以上的血管瘤少见。

(3) 肝血管瘤：肝脏是皮肤以外最常见的血管瘤累及部位，可以为局灶性，多灶性和弥漫性。多数肝血管瘤不引起临床症状，偶然发现；但有一部分可导致心功能衰竭，肝脏肿大，贫血和甲状腺功能低下。

(4) 骶尾部血管瘤：血管瘤位于腰骶正中线附近需要排除合并的脊髓栓系，肛门直肠畸形和生殖系统畸形。

(5) PHACE联合畸形：2.3%的血管瘤患儿有PHACE伴发畸形，包括面部血管瘤，后颅窝畸形，动脉畸形，心脏畸形和主动脉缩窄，眼部畸形和胸骨裂和脐上裂。

3) 先天性血管瘤

先天性血管瘤是在出生时即已充分生长，生后不再生长的病变。与婴儿型血管瘤不同的是，先天性血管瘤为紫罗兰色，伴有粗糙的血管扩张，中央苍白伴周围苍白的晕轮。多位于肢体，男女分布相当，孤立，平均直径大于5 cm。有两种先天性血管瘤：快速消退型(RICH)和不消退型(NICH)。RICH在生后快速消退，50%在几个月后完全消退，受累部位往往为头，颈，肢体和躯干。RICH不像婴儿型血管瘤那样消退后留有明显残迹。NICH 不消退，受累部位包括头颈，肢体和躯干。

3. 检查方法的选择

实验室检查无特殊性，个别可能会伴有不同程度的血小板减少和贫血，特殊类型的肝脏血管瘤会有甲状腺功能的异常。深部的血管瘤可以采用 B 超，CT 和 MRI 等辅助手段进行诊断。后两者是治疗前了解病变范围和程度的最好的手段。任何血管病变怀疑恶性均应采用活检。

4. 治疗原则和进展

(1) 随访观察：大多数的婴儿型血管瘤多数仅需要观察随访，因为 90%的血管瘤体积小，局限，不影响外观和功能。

(2) 非手术治疗：包括局部和全身使用皮质激素，普萘洛尔治疗。

(3) 手术治疗：一般不推荐在增殖期行血管瘤的手术切除。

(4) 指征包括：对药物治疗不敏感；病灶局限，解剖部位安全；不需要复杂的重建技术；日后无法避免切除，瘢痕相似。消退期行血管瘤切除相对安全，可以减少出血和重建的难度，可以行分期手术切除。还可采用介入栓塞、激光等其他治疗。

5. 常见并发症

血管瘤最常见的并发症是出血和溃疡。肝脏血管瘤会有部分出现心功能不全和甲状腺功能不全。累及器官会有气道梗阻、视力影响，癫痫，甚至威胁生命安全。卡波西样血管内皮瘤往往伴有血小板减少和凝血功能异常。

6. 随访要点和预后

定期随访，了解肿块变化情况，有无治疗过程中出现的不良反应和并发症对于改善血管瘤患儿的预后非常重要。一般来说，服药一个月后会出现明显的瘤体缩小，变软，颜色变淡。小儿血管瘤总体预后良好。单纯性血管瘤 90%可以消退，仅残留少许皮肤松弛和色素沉着。对于复杂性血管瘤，及时有效的干预可以在很大程度上改善患儿的预后。卡波西样血管内皮瘤如治疗不当，病死率高达 30%。

六、思考题

1. 血管发育异常性疾病的最基本分类有哪些？
2. 婴儿型血管瘤的自然病程如何？
3. 婴儿型血管瘤如何治疗？

七、推荐阅读文献

1. Eivazi B, Werner JA. Extracranial vascular malformations (hemangiomasand vascular malformations) in children and adolescents-diagnosis, clinic, and therapy [J]. GMS Curr Top Otorhinolaryngol Head Neck Surg. 2014 Dec 1;13.

2. Hochman M. Infantile hemangiomas: current management [J]. Facial Plast Surg Clin North Am. 2014 Nov; 22(4):509 - 521.

3. Wang Z, Li K, Yao W. Steroid-resistant Kaposi form hemangioendothelioma: a retrospective study of 37 patients treated with vincristine and long-term follow-up [J]. Pediatr Blood Cancer. 2015 Apr; 62(4):577 - 580.

（李　凯）

案例 43

淋巴管瘤

一、病历资料

1. 现病史

患儿,女,1 岁 5 月龄,因“左上肢出现包块 1 年,突然增大 1 周”来诊。

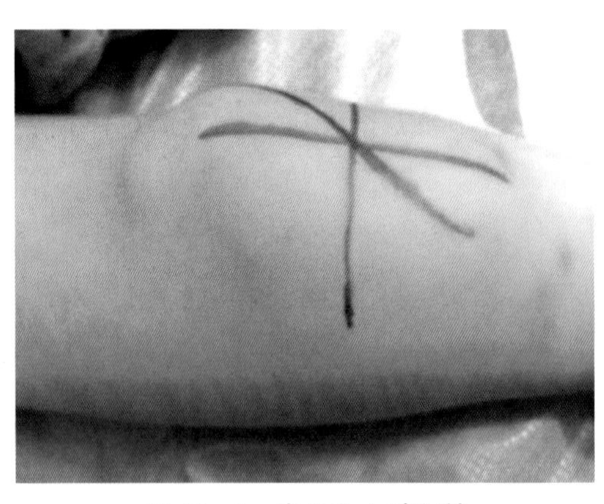

图 43-1 患儿左上肢包块

患儿出生后不久,家长发现患儿左前臂较对侧饱满,逐渐增大明显,觉有包块,但患儿无疼痛,上肢活动不影响,未予以注意。近 1 周来觉肿块增大明显,变硬,为求诊,来我院。门诊查体见患儿左前臂腹侧明显有包块突起,约 3 cm×5 cm 大小,表面皮肤颜色无异常,包块稍活动、质韧、似有波动感,无压痛(见图 43-1)。B 超检查提示包块位于左前臂软组织内,囊性,并且内部有分隔。

2. 既往史

G_1P_1,产前胎儿超声检查未见异常。按时按序接种,无局部外伤史,无疫水接触史。

3. 体格检查

T 37.2℃, HR 110 次/min,一般情况可,神志清楚,精神反应佳,呼吸平稳,口唇无青紫;皮肤、巩膜无黄染;心肺(一);腹部平软,未及压痛及明显包块;左前臂腹侧明显有包块突起,约 3 cm×5 cm 大小,表面皮肤颜色无异常,肿块与皮肤无粘连、质韧、波动感(+),无压痛。左上肢活动无殊,肌力 5 级。未见明显脊柱侧弯;肛门生殖器未见异常。

4. 实验室及影像学检查

血常规:RBC 4.22×10^{12}/L, PLT 215×10^{9}/L, WBC 8.42×10^{9}/L, N 40%。

B 超检查:左侧前臂软组织内多房囊性占位性病变。

MRI:左侧前臂皮下软组织内 T_1 等信号,T_2 高信号的占位性病变,边界清楚,内见分隔,强化不明显,肿块未侵犯肌层。

二、诊治经过

1. 治疗方案

完善术前准备,行淋巴管瘤切除术。

2. 治疗经过

(1) 入院完善术前常规检查及术前准备:胸片,心电图,阅读 MRI。

(2) 术前谈话:术前与家属沟通,着重指出术中风险、手术方式、术后并发症,特别是详细交代术后肿块虽为良性,但不易完整切除,容易复发,伤口积液,淋巴漏等可能。

(3) 入院第二天手术:术中切除肿块,尽可能完整切除囊壁,且不损伤邻近的组织和器官。如遇不能完整切除的囊壁,可用碘酊涂抹囊壁,破坏残留的内皮组织,减少复发。可以放置负压引流。术后将病情详细告知家属,伤口护理,保持引流通畅。没有必要使用抗生素。

3. 随访

术后 1 个月,6 个月,18 个月随访,了解肿块有无复发和是否出现手术相关并发症。

三、病例分析

1. 病史特点

(1) 患儿,女,17 月龄,因“左上肢出现包块 1 年,突然增大 1 周”来诊。

(2) 无外伤史。

(3) 体检阳性发现:左前臂腹侧有一突出的肿块,约 3 cm×5 cm 大小,与皮肤无粘连、质韧、波动感(+),无压痛。左上肢活动无殊,肌力 5 级。

(4) 辅助检查:

B 超检查:左侧前臂软组织内多房囊性占位性病变。

MRI:左侧前臂皮下软组织内 T_1 等信号,T_2 高信号的占位性病变,边界清楚,内见分隔,强化不明显,肿块未侵犯肌层。

2. 诊断及诊断依据

(1) 初步诊断:左前臂肿块,淋巴管瘤伴囊内出血。

(2) 诊断依据:①左上臂生后即有的肿块,逐渐增大,最近突然增大。②肿块位于皮下,与皮肤不粘连,质地韧,有波动。无红肿,无压痛。③B 超和 MRI 提示局部的多房囊性的肿块。

3. 鉴别诊断

位于不同部位的淋巴管瘤需要与不同的疾病相鉴别。如位于体表和躯干部位的淋巴管瘤,需要与血管瘤,血管畸形相鉴别。位于颌下的淋巴管瘤,需要和舌下腺囊肿相鉴别。位于颈部的淋巴管瘤,需要和腮源性囊肿相鉴别。位于腹腔内的淋巴管瘤,需要和肠重复畸形相鉴别。浅表的肿块,可以通过穿刺鉴别,位于体腔深部的肿瘤,可通过影像学检查,根据囊壁的厚薄,位置,与肠腔的关系进行鉴别。

四、处理方案及基本原则

1. 治疗方案

(1) 患儿术前诊断明确,完善术前准备后,可行肿块切除术。

(2) 术中注意完整切除肿块,注意操作的深度,避免损伤深部的血管和神经。残留的囊壁如果不能完全切除,可用碘酒烧灼破坏囊壁。

(3) 术后注意充分通畅的引流,可以减少积液和伤口感染。

2. 依据

目前认为,淋巴管瘤的治疗方案可以有手术切除和囊内药物注射。鉴于考虑该患儿左前臂淋巴管瘤囊内有分隔,囊内注射药物治疗的效果不确定,而且肿块未涉及关节、面部美容等其他特别问题,故首先考虑手术治疗。如果术后有瘤体残留导致的积液，可以通过残留囊腔内的药物治疗，获得进一步的改善预后和外观的治疗效果。

五、要点与讨论

1. 概述

淋巴管瘤(lymphangioma)，即淋巴管畸形，属于低流量脉管畸形，是儿童最常见的脉管畸形，其特征性的病理改变是淋巴管的异常扩张及连通，仅有淋巴管管腔直径的变化而无淋巴管内皮细胞数量的增加。好发于儿童的头面部、颈部和腋下。约50%的患者出生时即发现患有淋巴管畸形，其发病率约为1/2 000～1/4 000，无性别和种族差异。淋巴管瘤一般生后就有，可以分布于身体的任何部位，包括头、面、颈、躯干和四肢，尤其以面颈部为多见。一般来说，淋巴管瘤生长比较缓慢，在出现某些并发症(如囊内出血、感染情况下)可表现为突然迅速增大，成为一些患儿来就诊的原因之一。因此，囊内出血是淋巴管瘤最常见的并发症，其次有感染，部分淋巴管瘤可压迫邻近器官造成的如气道梗阻，吞咽困难，疼痛，以及肢体变形，功能受损，容貌毁损，甚至危及生命等少见却重大的不良影响。

2. 病因与病理分型

在淋巴管形成过程中，原始淋巴囊部分孤立分隔时就会形成淋巴管囊肿，如多次分隔则形成多囊性淋巴管囊肿。如原始淋巴管过度增生就形成单纯性或海绵状淋巴管瘤。也有学者提出淋巴管梗阻学说、淋巴系统连接障碍学说，少数学者认为淋巴管瘤与外伤、炎症及肿瘤导致淋巴管阻塞有关。淋巴管瘤多采用Wegner分类法：毛细淋巴管瘤，海绵状淋巴管瘤，囊性淋巴管瘤(囊状水瘤)及弥漫性淋巴管瘤(淋巴管巨肢症)。有些淋巴管含有血管组织为淋巴血管瘤。

3. 检查方法的选择

位于皮下、肌层、胸腔、纵隔、腹腔的淋巴管瘤，超声检查可以确定肿块的大小、部位、与周边组织结构脏器的关系、囊性还是实质性肿块，单房抑或多房的肿块，彩色多普勒还可显示瘤内血供以便与血管瘤鉴别。CT、MRI在确诊淋巴管瘤时还可以了解肿块内部结构及分隔，以及囊肿与周围组织、器官的关系。近年来，产前超声可以对妊娠小于30周的胎儿囊性淋巴管瘤做出诊断，了解相关并发畸形，为产时或生后早期合理治疗提供帮助。必要时还可以空针穿刺抽出液体观察/检查。

4. 治疗原则和进展

大多数的淋巴管瘤都可以手术切除。部分位于颜面部的单房的淋巴管瘤可以通过注射药物，以达到缩小瘤体，缓解肿块进展的效果，从而避免手术瘢痕或损伤面神经。部分淋巴管畸形与重要的组织、结构密不可分，强求完整切除非常困难，此时允许有残留；尽可能切除或破坏畸形的囊壁，使其形成单房的“囊腔”。残留囊腔或创面进行药物注射或涂擦，放置适当引流，避免伤口积液，必要时还可以术后经此引流管注入药物辅助综合治疗。

5. 术后处理原则和并发症防治

淋巴管瘤往往不能完整切除，术后注意保持引流的通畅，期望能建立淋巴侧支的循环，减少切口的淋巴液潴留。部分可以通过引流管或通过伤口注射药物，辅助介入治疗。

最常见的并发症是出血，邻近受累器官或组织的损伤以及残留所导致的复发。要求在术中尽可能地沿囊壁分离，越薄越好。遇到囊壁和重要的结构不能分离，宁可残留，也不要损伤。残留的囊皮可以局部涂抹碘酊破坏。遇到复发，可以再次手术，也可以采用注射的方法治疗，需要再次评估后选择。

6. 随访要点和预后

定期随访可以明确肿瘤有无复发，是否需要补充治疗(如药物的局部注射治疗)，有无手术所导致的后遗症。总体来说，淋巴管瘤如果能够手术切除大部分，则预后良好。有残留复发的患儿，可以通过综合治疗手段改善。但位于颌面部、气管旁的淋巴管瘤治疗仍然相当棘手。

六、思考题

1. 淋巴管瘤的病因和病理分型有哪些？
2. 淋巴管瘤的鉴别诊断有哪些？
3. 淋巴管瘤的治疗原则有哪些？

七、推荐阅读文献

1. Perkins JA, Manning SC, Tempero RM. Lymphatic malformations: review of current treatment [J]. Otolaryngol Head Neck Surg. 2010 Jun; 142(6):795 - 803.

2. Ha J, Yu YC, Lannigan F. A review of the management of lymphangiomas [J]. Curr Pediatr Rev. 2014;10(3):238 - 248.

（李 凯）

案例 44

神经母细胞瘤

一、病历资料

1. 现病史

患儿，男性，2岁。因"发热，左下肢疼痛2周，发现腹部包块3天"入院。

患儿2周前出现反复的发热，体温波动于38.5℃，在外院抗感染治疗无效，同时出现左下肢的疼痛，不愿行走。来我院检查，B超发现"右肾上腺区5 cm实质性占位"。发病以来，患儿经常乏力，胃纳差，体重减轻。

2. 既往史

否认外伤手术史，否认疫水接触史。按时按序接种。

3. 体格检查

T 38.5℃，HR 100次/min，R 20次/min，BP 90 mmHg/60 mmHg。精神软，脸色苍白，口唇无青紫；皮肤、巩膜无黄染，皮肤无瘀点瘀斑；左侧颈根部可扪及一直径3 cm的肿块，无压痛，与皮肤不粘连，略可推动。双肺呼吸音清，未闻及啰音，心音有力，律齐，未闻明显杂音；腹部尚平，软，右上腹可扪及肿块，边界不清，质地偏硬，表面不光滑，不可推动，无压痛。肝，脾肋下未及；四肢无畸形，左下肢未及固定压痛点，四肢活动如常，未见明显脊柱侧弯；肛门生殖器未见异常。

4. 实验室及影像学检查

血常规：RBC 2.1×10^{12}/L，Hb 80 g/L，PLT 215×10^{9}/L，WBC 5.4×10^{9}/L。

肝功能检查：ALB 32 g/L，LDH 650 IU/L。余指标均正常。

B超检查：右侧腹膜后实质不均质占位，约65 mm×48 mm×55 mm，紧贴右侧肾上极。后腹膜可见肿大的淋巴结融合成团。

上腹部增强CT提示：右肾上腺区巨大肿瘤，约68 mm×52 mm×55 mm大小，肿瘤内部有粗沙粒样钙化，腔静脉向左前方推移，肾门血管部分为肿瘤包绕，肾门周围淋巴结肿大。24 h尿VMA 37.5 mmol/L，血NSE 176 mmol/L，铁蛋白257 mmol/L。同位素骨扫描显示双侧髂骨、左侧股骨远端有浓集。骨髓穿刺显示有40%的肿瘤细胞。

胸部和颈部CT增强：纵隔未见占位性病变和肿大的淋巴结，左侧颈根部可见肿大融合成团的淋巴结，约4 cm×3 cm×2 cm，血供丰富。

二、诊治经过

1. 治疗方案

完善术前准备，准备手术切除或活检，术后辅以化疗，放疗，干细胞移植和生物治疗等综合治疗。

2. 治疗经过

1) 入院完善术前常规检查及术前准备

根据患儿的临床表现和B超的结果，强烈提示后腹膜的肿瘤，以神经母细胞瘤可能性最大。因为患儿出现了贫血，骨痛和颈部的淋巴结肿大，故除了要做腹部增强CT，还需要做颈胸部增强CT了解有无纵隔肿块，了解颈部肿块的性质。同时要做头颅CT，骨髓穿刺，同位素骨扫描了解有无骨髓转移，硬膜外转移和骨转移，从而确定疾病的分期。

2) 术前谈话

术前与家属沟通：

(1) 指出手术的目的：尽可能切除肿块，降低肿瘤的负荷。在无法切除的情况下，取肿瘤活检，明确肿瘤的性质。等化疗后肿瘤缩小再考虑行根治术。

(2) 需告知家属，手术只是神经母细胞瘤治疗的一部分，不能完全依赖手术治疗。神经母细胞瘤的治疗需要个体化的综合治疗。

(3) 术中风险、手术方式、术后并发症，尤其是肿瘤累及后腹膜大血管在分离时造成的大出血可能，右肾血管损伤导致一侧肾脏需要切除的可能。肿瘤如累及腹腔干，肠系膜上动脉，有血管损伤和相应脏器损伤的风险。总体来说，手术难度高，创伤大，风险多，并发症多。

3) 剖腹探查术

术中见肿瘤约6 cm×5 cm×6 cm大小，来自右肾上腺，上方顶着肝脏，下缘部分下压肾上极，内侧将下腔静脉推向前方，有肿大的淋巴结位于肾门的前、后方。先游离肝三角韧带，将肝脏向内侧掀起，分离肿块上极和膈肌的粘连。游离下腔静脉，结扎切断右肾上腺中静脉。分离肿瘤下极和肾脏的粘连，沿肿瘤边缘游离，完整切除肿瘤主体。将右肾游离掀起，在肾血管的前后方清扫肿大的淋巴结。术后病理提示"(右腹膜后)神经母细胞瘤，伴淋巴结转移，UH，n-myc阳性"。

3. 随访

需要长期随访。每3个月进行一次评估，2年后每6月进行评估。5年后，每年评估一次。

三、病例分析

1. 病史特点

(1) 患儿，男，2岁。"发热，左下肢疼痛2周，发现腹部包块3天"入院。

(2) 无外伤史和疫水接触史。

(3) 体检阳性发现：右上腹可扪及肿块，边界不清，质地偏硬，表面不光滑，不可推动，无压痛。

(4) 辅助检查：CT、B超提示右侧肾上腺区肿块伴后腹膜淋巴结肿大，左侧颈部淋巴结转移。同位素骨扫描提示多发骨转移，骨穿提示骨髓转移。

2. 诊断及诊断依据

(1) 诊断：腹膜后肿块，右侧肾上腺神经母细胞瘤伴后腹膜淋巴结转移和远处转移(Ⅳ期)。

(2) 诊断依据：①发热，骨痛；②B超和CT提示右侧肾上腺区实质性肿块，左侧颈部淋巴结转移；③骨穿和同位素骨扫描提示骨髓和骨转移。

3. 鉴别诊断

位于后腹膜的肿瘤需要与肾母细胞瘤、畸胎瘤、横纹肌肉瘤、淋巴瘤和原始神经外胚层肿瘤等鉴别。多数可以通过影像学资料，如钙化的性质、与周边脏器的关系、肾脏受侵犯的程度，并结合临床特征和实验室检查作出鉴别诊断。必要时通过活检明确病理。

四、处理方案及基本原则

1. 治疗方案

(1) 包括手术，化疗，放疗和生物治疗的综合性个体化治疗。

(2) 患儿目前已达肿瘤Ⅳ期，出现了淋巴结、骨和骨髓的转移。尽管临床上判断为神经母细胞瘤，但需要病理证实，并明确肿瘤为UH抑或FH，是否有N-myc基因的扩增。因此需要肿瘤活检。活检可以是切取性活检，也可以是切除性活检。一般主张开腹活检，因为穿刺活检不能够取到足够的组织标本。如果第一次不能获得切除性活检，则需要在新辅助化疗3～4疗程后，再次行根治手术。手术后继续完成化疗，干细胞移植辅助强化疗，放疗和为期6个月的维甲酸治疗。

2. 注意点

手术并不是唯一的治疗手段，追求肿瘤切除而不顾手术风险和可能带来的并发症并不值得提倡。尤其对于高危组神经母细胞瘤，切除肾脏和脾脏带来的肾功能代偿不全和感染风险会使患儿根本无法接受高强度的化疗和放疗，最终影响治疗效果，无益于生存率的提高。

五、要点与讨论

1. 概述

神经母细胞是交感神经嵴细胞来源的胚胎性肿瘤。它是儿童最常见的颅外实体肿瘤，也是婴幼儿时期最常见的恶性肿瘤，占15岁以下儿童恶性肿瘤的8%～10%，占儿童肿瘤死亡的近15%。其总体发病率估计为1/(8 000～10 000)活产儿，白种儿童为每年10.5例/100万，黑人儿童为每年8.8例/100万，男女之比为1.2∶1，美国每年有超过700例的新发病例，5岁之内发病达88%。神经母细胞瘤可发生于交感神经系统的任何部位，包括脑、颈(3%)、纵隔(20%)、主动脉旁的交感神经节(24%)、盆腔(3%)、肾上腺髓质(50%)，很多孩子在诊断之初就表现为远处转移，进展迅速，临床治疗比较困难。

2. 病理与分型

病理上，根据胚胎神经嵴的交感神经元分化情况分为神经母细胞瘤、神经节母细胞瘤和神经节细胞瘤。呈低分化的多能性交感神经元母细胞或交感神经母细胞的恶性增殖，为神经母细胞瘤；混合含有未分化或分化成熟的神经节细胞，为神经节母细胞瘤；呈神经节细胞的瘤性分化则为神经节细胞瘤。另外，神经母细胞瘤的性质的确定和预后的判断已不再满足简单的病理确诊和临床分期，先进的分子诊断需要在病理诊断的基础上，根据组织分化，生物特点，分子生物学特征，结合年龄和临床分期，进行具体细致的组织学分型。如Shimada组织学分型通过结合肿瘤的镜下特点，核分裂指数，患儿年龄，将肿瘤分为预后良好型(FH)和预后不良型(UH)。

3. 检查方法的选择

检查方法有：

(1) 肿瘤标记物检查，包括神经特异化烯醇酶(NSE)，血清铁蛋白和乳酸脱氢酶(LDH)。上述三种指标并非神经母细胞瘤特异性的指标，但是往往在神经母细胞瘤患儿中有升高，并且升高与预后不良有关。约95%的神经母细胞瘤有尿儿茶酚胺代谢产物的异常，包括高香草酸(HVA)和香草扁桃体酸

(VMA)，具有重要的诊断意义，且有助于疗效的评估。

(2) 影像学检查：X线平片，核素骨扫描，超声，CT和磁共振(MRI)可显示原发和转移病灶。CT检查的意义最大，增强CT可以提供详尽的信息，包括原发病灶部位，与周围血管的关系，有无淋巴结的肿大，还可显示出肝脏，头颅和骨骼有无明显的转移。神经母细胞瘤的肺播散比较少见，如发生则提示肿瘤已侵犯腔静脉及大分支。MRI也可提供重要的信息且无射线暴露，信息全面。^{123}I标记的MIBG(间碘苄胍)扫描无论对原发还是转移的神经母细胞瘤都是特异而敏感的检查，可显示骨和骨髓的转移，但国内由于药品的原因使其应用受限。由于大多数神经母细胞瘤都有浓聚^{18}FDG(^{18}F-脱氧葡萄糖)的现象，因此可经PET扫描显示。该检查对复发和复杂病例有一定帮助。此外，应用^{99m}锝(^{99m}Tc)双磷酸盐可评估骨骼病变，骨髓穿刺和微小病灶检测了解有无骨髓浸润。

4. 治疗原则和进展

治疗原则是包括手术，化疗，放疗和生物治疗在内的综合治疗，治疗要根据肿瘤的生物学特性实施个体化的治疗。手术原则是尽可能做到肉眼下可见和可触及的所有肿瘤，即Gross Total Resection (GTR)，但是必须知道神经母细胞瘤是一种需要综合治疗的肿瘤，根治手术应在权衡利弊，分析肉眼完整切除可能带来的风险后决定切除的程度和范围，不主张进行英雄式的肿瘤切除术，甚至牺牲相关的脏器如肾，脾，肠或造成大量出血等情况。切除肾脏和脾脏带来的肾功能代偿不全和感染风险会使患儿根本无法接受高强度的化疗和放疗，最终影响治疗效果，无益于生存率的提高。

早期病例仅通过手术切除即可治愈，但对其他进展期的病例，化疗仍是必须的治疗手段。化疗药物可单一使用也可联合使用。放疗只适合于高危险度的病例。

手术要点：

(1) 活检术：一般采取开腹方式，以便取得足够量的肿瘤活组织，可通过微创技术或小切口(小于5～6 cm)进行操作。活检时首先打开肿瘤假被膜，在肿瘤表面作环形小切口，直径不超过1～2 cm，用双极电凝处理表面血管，用垂体咬钳取肿瘤组织。活检处用明胶海绵等可吸收止血材料填塞，并利用切开的肿瘤假被膜作包裹缝合，通常可有效止血。取得足够的符合病理检查质量的瘤组织对诊断和预后评估至关重要，瘤组织一般不少于1 cm^3。

(2) 肿瘤切除术：通常需要大的暴露切口，必要时采用胸腹联合切口，手术应争取切除所有可见，可触及的恶性组织。切口要大，使手术野充分显露。进入腹腔后探查患侧肾脏和肿瘤附近淋巴结，注意肿瘤与附近血管的粘连，应根据探查结果决定是否切除肿瘤及其操作范围。如肿瘤包绕主动脉或下腔静脉，两者间虽有紧密粘连，但一般均存在一定的间隙，相比之下游离动脉更容易些。此时应沿血管外膜分离间隙，并沿血管纵轴将上方的肿瘤逐步剖开，进而分块切除肿瘤。一期手术尤其是未行术前化疗者，肿瘤血管丰富，脆弱易出血，更应细心操作，避免发生意外。

5. 术后处理原则和并发症防治

神经母细胞瘤术后重点关注患儿的生命体征，有无术后活动性的出血，在做后腹膜大面积分离操作，尤其是左侧后腹膜的患儿，要特别注意有无乳糜漏的发生。术后在明确病理以后要及时进行化疗药物的治疗，可以对肿瘤由于术中操作所产生的微小的血行播散进行控制。活检术后，一般给予3～4个新辅助化疗后，要安排根治性手术，注意不要化疗次数太多，避免瘤体太小，纤维化太重，对根治手术造成影响。

6. 随访要点和预后

需要长期随访，以了解瘤体有无复发和转移。一般2年内3个月随访一次，2年后6个月随访一次，5年后1年随访一次。低危险度组的患儿可有90%的5年存活率，而高危险度组的患儿仅有10%～20%的5年存活率。

六、思考题

1. 神经母细胞瘤的临床表现有哪些?
2. 神经母细胞瘤的诊断方法有哪些?
3. 神经母细胞瘤的治疗原则有哪些?

七、推荐阅读文献

1. Vo KT, Matthay KK, Neuhaus J. Clinical, biologic, and prognostic differences on the basis of primary tumor site in neuroblastoma: a report from the international neuroblastoma risk group project [J]. J Clin Oncol. 2014;32(28):3169 - 3176.

2. Fisher JP, Tweddle DA. Neonatal neuroblastoma [J]. Semin Fetal Neonatal Med. 2012;17(4):207 - 215.

3. 高解春,王耀平. 现代小儿肿瘤学[M]. 上海:复旦大学出版社,2003;538 - 558.

(李　凯)

案例 45

骶尾部畸胎瘤

一、病历资料

1. 现病史

患儿，女性，5 天。因“生后发现骶尾部肿块”就诊。

母亲孕 32 周时发现胎儿骶尾部肿块，之前产前检查无母、胎异常发现。足月剖宫产，产后发现患儿骶尾部巨大肿块，位于肛门后方，无破溃，胎粪已排。为进一步治疗入院。

2. 既往史

G_1P_1，产前检查孕 32 周发现胎儿骶尾部肿块。父母身体健康。

3. 体格检查

T 37.2℃，HR 120 次/min，R 30 次/min，无贫血貌，神清，反应可，前囟张力不高，心脏听诊无明显杂音，两肺呼吸音清晰，无啰音。腹部平软，腹部未及明显肿块。骶尾部见一巨大肿块，约 7.0 cm×5.0 cm，质软，囊性感，肿块表面有正常皮肤，皮温不高，无破溃，局部皮肤有瘀斑，肛门稍向前推移，无松弛，肛指提示骶前有一长约 2.5 cm 的囊性肿块，手指能超过肿块上界。尾骨尖未扪及。双下肢活动自如，无畸形。

4. 实验室及影像学检查

血常规：WBC 7.9×10^9/L，N 28.3%，Hb 164 g/L，PLT 192×10^9/L。

血清 AFP：50 224 ng/ml。

MRI：骶尾部见一巨大软组织肿块，大小约 9 cm×9 cm×5 cm，肿块向上延伸到骶前间隙，肿块 T_1WI 及 T_2WI 信号混杂，内见软组织信号及囊性液体信号灶，增强后肿块内实质成分强化明显，考虑为骶尾部畸胎瘤。

二、诊治经过

1. 治疗方案

完善术前准备，手术切除。

2. 治疗经过

（1）手术前检查：常规检查胸片，心电图；心超了解有无心内结构异常；B 超了解有无泌尿系统的梗阻积水和盆腔内肿块的大小。注意凝血功能的情况，必要时要补充维生素 K。

（2）手术前谈话：告知骶尾部畸胎瘤多数为良性，甲胎蛋白的升高是属于生理性的升高，并不意味着肿瘤为恶性。但肿块位于直肠和肛门的后方,有术中损伤或造瘘的风险。骶前操作会影响骶神经,部分患儿会出现排尿功能的影响。骶尾部皮肤会有缺损,伤口裂开,皮下积液,伤口感染的风险。另外,肿块有复发,甚至恶变的可能存在。关于手术入路,一般为骶尾部的切口,如果术中发现骶前的肿块大,位置高,需要同时经腹部切口游离肿块。

(3) 入院第三天行经骶部肿块切除术。术中完整切除肿块,并保护直肠不受损伤。切口需置负压引流一根。术后将病情详细告知家属,患儿术后俯卧位,生命体征监护、禁食、抗生素使用和肛门口护理等相关治疗。术后 2 天左右可以给予喂养,要密切观察切口情况,保持负压引流通畅。保留导尿一般需要 1 周左右的时间,在拔除尿管前先进行排尿训练。

3. 随访

术后 1 个月,3 个月,6 个月,12 个月,18 个月,2 年,随访局部肿块有无复发,随访 AFP(甲胎蛋白)。

三、病例分析

1. 病史特点

(1) 患儿,女性,5 天。因“生后发现骶尾部肿块”就诊。

(2) 产前检查孕 32 周发现胎儿骶尾部肿块。

(3) 体检阳性发现:骶尾部见一巨大肿块,约 7.0 cm×5.0 cm,质软,囊性感,肿块表面有正常皮肤,皮温不高,无破溃,局部皮肤有瘀斑,肛门稍向前推移,无松弛,肛指提示骶前有一长约 2.5 cm 的囊性肿块,手指能超过肿块上界。尾骨尖未扪及。

(4) 辅助检查:MRI 提示骶尾部囊实性肿块,囊性为主,向骶前延伸。AFP 升高,但在生理范围内升高。B 超未见输尿管扩张,盆腔内未见明显肿块。

2. 诊断及诊断依据

(1) 初步诊断:骶尾部畸胎瘤。

(2) 诊断依据:①骶尾部肿块,外观可见,位于骶前,肛门的后方;②体检提示骶前也有囊性肿块,与外露的肿块相连续;③MRI 提示囊实性肿块,以囊性为主;④AFP 在生理范围内的升高。

3. 鉴别诊断

骶尾部畸胎瘤需要与腰骶部脊膜膨出、脊索瘤、脂肪瘤、皮样囊肿等鉴别。其中有与脊膜膨出的鉴别较为困难。通常能够通过直肠指检来排除。骶尾部畸胎瘤的患儿,直肠指检能够摸到骶前肿块的实质性部分。如果存在脊膜膨出,通常摸到的是囊性成分,并且骶骨处可触及缺损。同时在直肠指检中需观察前囟的变化。如果有脊膜膨出,骶部肿块所传导的压力将导致前囟饱满。腰骶部的平片可明确诊断,脊膜膨出的患儿平片可显示特征性的骶骨缺损。目前随着 MRI 的普及,MRI 能够更好进行鉴别诊断,并能发现肿瘤通过骶前裂孔进入脊髓腔的部分。

四、处理方案及基本原则

1. 治疗方案

(1) 患儿产前即发现骶前肿块,从体检和辅助检查来看,可以排除脊膜膨出。甲胎蛋白虽有增高,但是为生理性的升高,结合 MRI 提示肿块是以囊性为主,加之患儿为新生儿,故良性的骶尾部畸胎瘤可能性最大。应该积极地进行术前准备,经骶部行肿块切除术。

(2) 注意肿块向骶前延伸,故要同时切除位于骶前的肿块。如果不能经骶部切除肿块,可考虑经腹部游离骶前肿块。

(3) 术前准备按外科的常规准备;注意凝血功能是否正常;术前晚清洁灌肠,灌肠后禁食补液;围术期建议给抗生素。

(4) 术后注意抗感染,保持引流通畅。俯卧位,避免压迫伤口。

2. 依据

骶前肿块为混合型,以外露为主型,影响外观,容易破溃,需要及时手术处理。另外,肿块不处理,如果骶前的肿块增大,会引起排便困难。最后,考虑到年龄越大,恶变的机会越高,故应该及时手术。

五、要点与讨论

1. 概述

骶尾部畸胎瘤(sacrococcygeal teratoma)是胎儿及新生儿期最常见的肿瘤性病变,约占所有畸胎瘤的70%。肿瘤来源于尾骨尖,大多数是良性病变,约17%呈现恶性组织学特征。骶尾部畸胎瘤的发病率在活产儿中约为1/20 000~1/40 000,女婴发生率约是男婴的3倍。约20%骶尾部畸胎瘤患儿有伴发畸形,较常见的畸形有食道气道瘘、无肛、直肠狭窄、脊柱裂、泌尿生殖系统畸形、脊髓脊膜膨出和无脑畸形。当患儿同时出现骶前肿块、骶骨缺损和直肠肛门畸形是,称为Currarino三联征。

2. 病理与分型

Altman等人根据骶尾部畸胎瘤的在盆腔内和盆腔外延伸程度的不同,分为4种不同的解剖类型(见图45-1),即Altman分型。Ⅰ型为显著外露型,最常见,占46.7%。肿瘤绝大部分外露性生长,仅有很小一般部分向骶前延伸。这型肿瘤极少是恶性的。Ⅱ型,占34.7%,肿瘤仍以外露生长为主,骶前盆腔内也有部分肿瘤。仅6%的该型肿瘤为恶性。Ⅲ型,占8.8%,盆腔及腹腔的肿瘤部分要多于外露部分。腹部体检时能触摸到腹腔内的肿瘤。该型肿瘤20%为恶性。Ⅳ型,占9.8%,肿瘤完全位于骶前,没有外露的表现。该型有一定的恶性率。新生儿期骶尾部畸胎瘤的恶性率较低,出生时发现病变的约有8%为恶性,而2个月后恶性变的可能性明显增高。

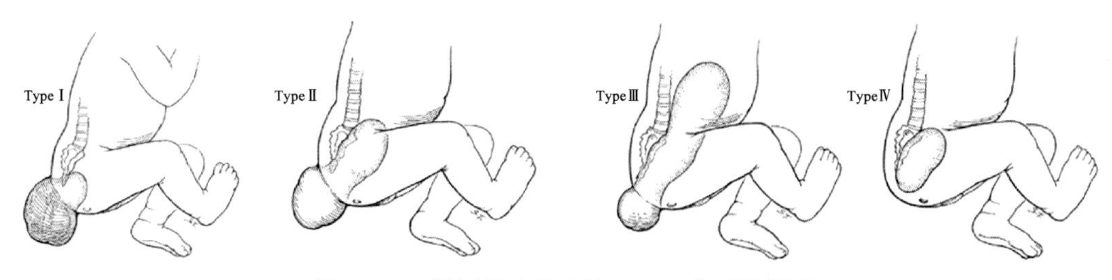

图45-1 骶尾部畸胎瘤的Altman分型示意图

3. 检查方法的选择

产前超声是孕期检查发现和诊断骶尾部畸胎瘤的方法。目前随着磁共振技术的进步,这项检查已运用于胎儿骶尾部畸胎瘤诊断中,对腰骶部脊膜膨出有重要鉴别价值。产后B超可了解肿块的大小和范围,肿瘤囊性成分的多少;腹部及盆腔CT可更清晰、直观地显示肿瘤的范围,为临床Altman分类提供依据,并可判断有无区域淋巴结肿大,肝转移等;MRI能够较好显示椎管情况,帮助骶尾部畸胎瘤与脊髓脊膜膨出进行鉴别诊断;对于怀疑肿瘤为恶性需进行胸部CT平扫了解有无肺转移灶。血AFP常作为评估畸胎瘤恶性程度的重要指标,需注意的是新生儿AFP一般处在较高的水平。

4. 治疗原则和进展

及时诊断、尽早手术对骶尾部畸胎瘤的疗效至关重要。术中要注意切除尾骨,并保证完整切除肿块,避免骶前肿块的残留。解除尾骨和完整切除肿块可避免肿块复发。术中注意妥善结扎或灼闭骶正中动脉,是减少出血的根本。另外,术中要保护肛周肌群和避免损伤直肠,减少不必要的肠造瘘。对于产前发现的骶尾部畸胎瘤，如果引起了胎儿水肿和血流动力学的不稳定，国外已经开展了胎儿手术，减少瘤负荷。

5. 术后处理原则和并发症防治

术后患儿采用俯卧位，避免对臀部伤口的触碰和挤压，保持伤口负压引流的通畅。及时清理肛周的大便，避免对伤口的污染和刺激。导尿管一般保留一周左右，在拔除前进行排尿训练，增加膀胱的顺应性。约30%～40%肿瘤巨大的早产儿及提肛肌被严重侵犯的患儿会出现大便失禁，有的甚至需要长期肠道管理。恶性的骶尾部畸胎瘤术后需要化疗。放疗无效。

6. 随访要点和预后

术后需要定期随访，以及时发现可能的复发。因为骶尾部畸胎瘤复发后极易转变成恶性，故术后定期复查骶尾部情况和AFP非常重要。一般2年内3个月一次随访，2年后改半年随访一次，5年后1年随访一次。

六、思考题

1. 骶尾部畸胎瘤的分型有哪些？
2. 骶尾部畸胎瘤的临床表现有哪些？
3. 骶尾部畸胎瘤的治疗原则和手术要点有哪些？

七、推荐阅读文献

1. Yao, W., et al. Analysis of recurrence risks for sacrococcygeal teratoma in children [J]. J Pediatr Surg, 2014. 49(12): p. 1839 - 1842.

2. Gharpure, V. Sacrococcygeal teratoma [J]. J Neonatal Surg, 2013. 2(2): p. 28.

3. Shalaby, M. S, L. Dorris et al. The long-term psychosocial outcomes following excision of sacrococcygeal teratoma: a national study [J]. Arch Dis Child Fetal Neonatal Ed, 2014. 99(2): p. F149 - 152.

（李　凯）

案例 46

胰腺实性假乳头状瘤

一、病历资料

1. 现病史

患儿，男，11 岁。因“左上腹部疼痛不适 1 周，B 超发现腹腔内肿物 1 天”入院。

患儿一周前出现无明显诱因下的腹部疼痛，为间歇性隐痛，不伴恶心，呕吐，无发热，无腹泻。疼痛无明显规律，与进食无关，蜷曲体位似可缓解。自觉在左侧腹部扪及异常肿物，来我院，B 超提示：左上腹部不均质回声团块，11.8 cm×8.7 cm×14.9 cm 大小。肿块与胰腺分界不清，周边可及血流信号。为进一步治疗入院。

2. 既往史

否认类似发作史，否认外伤手术史，否认疫水接触史。家族史无殊。

3. 体格检查

T 37.2℃，HR 80 次/min，一般情况可，体型偏瘦。神志清楚，对答反应灵敏，皮肤巩膜无黄染。浅表淋巴结未扪及肿大。心肺(－)。全腹平，软，肝脾肋下未及。左上腹部膨隆，可及 12 cm×10 cm×8 cm 大小的肿物，质地较硬，表面光滑，轻度压痛，不可推动。移动性浊音(－)，肠鸣音正常。四肢无畸形，肛门生殖器未见异常。

4. 实验室及影像学检查

血常规：RBC 4.35×10^{12}/L，PLT 215×10^{9}/L，WBC 6.1×10^{9}/L。

肝肾功能正常。淀粉酶 67 IU/L，AFP、CEA 正常。

B 超检查：左上腹部不均质回声团块，11.8 cm×8.7 cm×14.9 cm 大小。肿块与胰腺分界不清，周边可及血流信号。

CT：肿块位于胰体尾部，约 11.7 cm×9.1 cm×13.6 cm 大小，呈囊实性改变，增强后明显不均匀强化，内见多发大小不等斑片状不强化的水密度影，其内见丰富血管影(见图 46－1)。

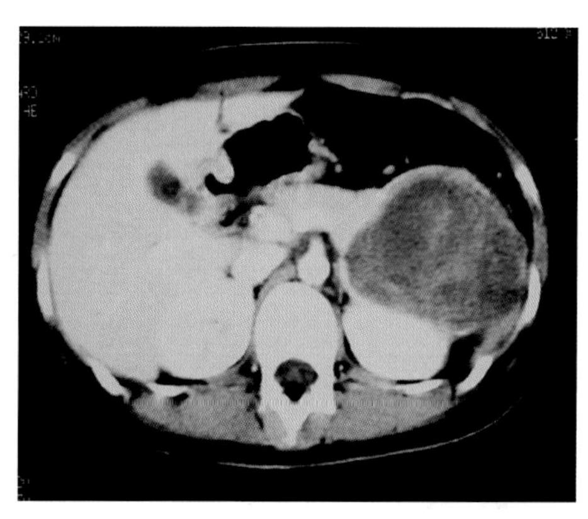

图 46－1　CT 显示胰体尾部不均匀强化肿块

二、诊治经过

1. 治疗方案

剖腹探查术，胰尾部肿瘤切除术。

2. 治疗经过

(1) 入院完善术前常规检查和术前准备：考虑来自于胰腺的实质性肿瘤，实性假乳头状瘤的可能性最大。但不排除其他肿瘤的可能。除常规完成肝肾功能，凝血功能，胸片，心电图以外，CT 和 B 超定位和了解肿块与周边组织的关系以及有无腹膜后肿大的淋巴结，肺部 CT 检查了解有无肺部的转移，骨穿和同位素检查了解有无骨转移和骨髓转移。

(2) 术前谈话：告知家属这是位于胰腺尾部的肿块，需要切除连同肿块在内的胰腺尾部组织。手术的风险在于脾血管损伤会导致脾切除的可能，胰腺切除有胰漏，胰腺假性囊肿形成的风险，邻近的肾血管和肠系膜血管有损伤的风险。肿瘤性质需要等待最终的病理，有复发，术后进一步进展恶化的可能。

(3) 入院完善检查后行剖腹探查，术中发现肿瘤直径约 11 cm，来自于胰腺的尾部，肿瘤紧贴脾静脉和脾动脉。推移左肾。行肿瘤切除，胰尾切除，残端间断缝合包埋。胰腺尾部置硅胶引流管一根。术后将病情详细告知家属，患儿转入 PICU，生命体征监护、禁食、胃肠减压、抗生素使用等相关治疗，注意保持引流管的通畅。术后 3 天患儿生命体征平稳，转回病房，肠道功能恢复，拔胃肠减压管，开始进食；术后 1 周，拔除引流管。术后病理：胰腺实性假乳头状瘤。

3. 随访

术后 1 个月，3 个月，6 个月，12 个月，24 个月分别随访 B 超，CT(或 MRI)了解肿块有无复发，了解胰管有无扩张，AFP 有无增高。

三、病例分析

1. 病史特点

(1) 患儿，男性，11 岁。左上腹部疼痛不适 1 周，B 超发现腹腔内肿物 1 天。

(2) 无外伤手术史和类似发作史。

(3) 体检阳性发现：左上腹部膨隆，可及 12 cm×10 cm×8 cm 大小的肿物，质地较硬，表面光滑，轻度压痛，不可推动。

(4) 辅助检查：肝肾功能，AFP，CEA 正常。B 超检查：左上腹部不均质占位，与胰腺分界不清。CT：肿块位于胰体尾部，约 11.7 cm×9.1 cm×13.6 cm 大小，呈囊实性，增强后明显不均匀强化，内见多发大小不等斑片状不强化的水密度影，其内见丰富血管影。

2. 诊断及诊断依据

(1) 诊断：胰腺肿瘤(疑为胰腺实性假乳头状瘤)。

(2) 诊断依据：①左上腹部疼痛不适，发现腹腔内肿物；②体检发现左上腹肿物；③B 超和 CT 提示来源于胰腺的实质性肿块；④AFP 和 CEA 不高。

3. 鉴别诊断

胰腺实性假乳头状瘤影像学表现与胰腺其他肿瘤，特别是其他良性肿瘤或低度恶性肿瘤重叠较多，须注意与之鉴别。

(1) 胰腺癌：是乏血管肿瘤，增强后肿瘤强化不明显，其恶性度高，浸润性强，病变边缘模糊，常侵犯周围结构。儿童罕见。

(2) 胰腺假性囊肿：胰腺假性囊肿患者常有胰腺炎病史或外伤史，CT 诊断的准确率高达 90%～

100%。病灶多呈圆形、类圆形,囊壁薄而均匀,没有结节,无分叶状改变。囊内无分隔和乳头状软组织影,增强后囊壁可强化,但囊内无乳头状突起强化。当假性囊肿内有出血、感染、坏死组织时或囊壁增强时鉴别困难,必须依靠活检确诊。

(3) 胰母细胞瘤:常见于10岁以下儿童,肿瘤包括腺泡、导管和未分化的实性区,鳞状上皮岛为其特征性结构,缺乏SPNP的特征性假乳头状结构。

(4) 非功能性胰岛细胞瘤:此病好发于年轻女性,且组织表现与胰腺实性假乳头状瘤相似,瘤细胞形态一致,呈菊花团样、腺泡样或实性团块排列,NSE和Syn可阳性。但此瘤缺乏胰腺实性假乳头状瘤的特征性假乳头状结构和广泛的出血坏死和退行性变。

四、处理方案和基本原则

1. 治疗方案

(1) 发现位于胰尾部的肿块,考虑实性假乳头状瘤,应积极术前准备,剖腹探查,肿瘤切除。

(2) 术前准备按腹部外科的常规准备;术前晚温盐水灌肠,减少结肠内的气体。准备充足的血源。

(3) 术中注意对重要血管和脏器的保护,注意完整切除肿块,检查腹膜后有无肿大的淋巴结。胰腺断端要严密缝合,最好找到胰管确切缝扎,避免胰漏发生。术后要放置引流。

(4) 术后保持引流通畅,查淀粉酶。抗感染,抑酶治疗。并查血糖了解胰岛功能。

2. 依据

患儿腹膜后有直径11 cm的巨大肿块,考虑为来自于胰腺的实性假乳头状瘤可能,具有剖腹探查的指证。

五、要点与讨论

1. 概述

胰腺实性假乳头状瘤(Solid Pueudopapillary Neoplasm of the Pancrease, SPNP)又称胰腺乳头状和实性上皮性肿瘤,胰腺囊实性肿瘤,乳头状囊性上皮肿瘤,是一种罕见的胰腺外分泌肿瘤。最早由Frantz于1959年首先报道,1996年WHO将其命名为胰腺实性假乳头状瘤,为低度恶性肿瘤,可以有局部的浸润,但远处转移极少发现。常发生于年轻的女性,也可发生于儿童。肿瘤可以发生于胰腺的任何部位,以胰体尾多见,其次为胰头部。偶有报道位于肠系膜等胰腺外组织,推测可能来源于异位胰腺;约15%可出现肿瘤转移或邻近组织直接浸润。SPNP的临床症状多不明显,亦无特异性表现。首发症状常为腹部包块或上腹腰背部隐痛,偶伴恶心呕吐。肿瘤增大时可伴有压迫及胃肠道不适,如恶心、呕吐、腹胀、持续性腹部钝痛和消化不良等症状,一般无发热及消瘦等表现,也很少引起梗阻性黄疸,这可能与肿瘤的外生性生长方式有关。

2. 病理

其组织发生目前尚不清楚,有导管细胞起源,泡细胞起源,多潜能干细胞起源,内分泌细胞起源等学说。胰腺实性假乳头状瘤具有实性和假乳头两种组织学的特点,而实际上其中乳头状结构是由于肿瘤细胞的退行性变及细胞的粘着力下降和囊腔所形成的假乳头。

3. 检查方法的选择

AFP、CEA、CA19-9、CA125、CA50、CA242等肿瘤标记物和血糖多在正常范围内,偶有报道AMS升高。B超显示胰腺低回声实性占位病变,或周边低回声而中央无回声的囊实性病变,肿瘤边界清,部分肿瘤的无回声区伴有分隔,且很少有胰管胆管扩张现象,是该肿瘤的一个特征性表现。CT检查多发现胰腺圆形或椭圆形低密度占位性病变，界限清，周边可出现不规则钙化，部分有分隔。增强CT显示肿瘤的实性部分强化明显，而囊性部分不强化。与CT相比，MRI在显示SPNP内部的出血、囊性变、肿瘤包膜等肿瘤内部不同组织结构方面有一定优势。

4. 治疗原则和进展

目前SPNP唯一有效的治疗方法是手术切除。具体术式的选择取决于肿瘤的生长部位、肿瘤的大小、手术次数及术中对肿瘤良恶性的判断。位于胰头部者可行胰十二指肠切除术，如无十二指肠的累及，可以考虑行保留幽门的胰十二指肠切除术或保留十二指肠的胰头切除术；胰体或尾部的肿瘤可行远端胰腺切除术和脾切除，未累及脾门者可以考虑保留脾脏；若肿瘤比较小，包膜完整，呈外生性生长，可考虑行肿瘤局部切除，但要注意基底部的完整切除和胰腺创面的修复、引流；位于颈体交界而又不能局部切除的SPNP，可以行胰腺中段切除近段关闭远段与胃或空肠吻合；肿瘤侵犯大部分胰腺而无正常组织保留的患者可行全胰腺切除；肿瘤侵犯门静脉或肠系膜上血管或侵犯周围组织，甚至有肝局部转移灶，可行肿瘤扩大切除术，切除原发病灶、肝转移灶和被侵犯的组织，行门静脉等血管重建。因为大部分肿瘤包膜完整，未侵犯大血管和脏器，行局部切除就能达到良好的治疗效果。

5. 术后处理原则和并发症防治

术后需要密切观察引流管的量，色。注意观察有无出血倾向，如出现脉细弱、血压下降、面色苍白、腹腔引流液量多且呈鲜红色时，提示腹腔内有出血需及时处理；术后加强营养支持，使患者在禁食的情况下，维持机体正氮平衡，促进蛋白质合成，减少胰液分泌，促进吻合口愈合，并减少并发症的发生。放化疗对SPNP的疗效意见不一，多数学者认为化放疗无效。术中要做到完整切除，胰腺断面的通畅引流。术后需长期随访，注意肿瘤有无复发和转移。一般说来，SPNP是低度恶性肿瘤，完整切除，很少有复发。

最常见的并发症时胰腺断面的胰漏。手术中尽可能找到胰腺切面的胰管开口，确切的缝扎闭合，是避免胰漏的最可靠的方法。如果发生胰漏和形成胰腺假性囊肿，按照胰腺炎的治疗原则，禁食，抑酶，抗感染治疗，多数能自愈。如果积液过多，囊肿巨大，可以通过经皮穿刺引流或经胃穿刺内引流解除，必要时需要行内引流。

6. 随访要点和预后

术后1个月，3个月，6个月，12个月，24个月分别随访B超、CT(或MRI)，了解肿块有无复发，了解胰管有无扩张，AFP有无增高。一般预后良好，完整切除很少有复发。

六、思考题

1. 胰腺实性假乳头状瘤的临床表现有哪些?
2. 胰腺实性假乳头状瘤的影像学特征和鉴别诊断有哪些?
3. 不同部位的胰腺实性假乳头状瘤的手术方式有哪些?

七、推荐阅读文献

1. 董蒨. 小儿肝胆外科学[M]. 北京：人民卫生出版社，2015：445 - 448.

2. Li G, Baek NH, Yoo K. Surgical outcomes for solid pseudopapillary neoplasm of the pancreas [J]. Hepatogastroenterology. 2014；61(134)：1780 - 1784.

3. Ozcan HN1, Oguz B, Sen HS. Imaging features of primary malignant pancreatic tumors in children [J]. AJR Am J Roentgenol. 2014；203(3)：662 - 667.

(李　凯)

案例 47
肝母细胞瘤

一、病历资料

1. 现病史

患儿，女性，15 月。因"家长无意中发现右上腹部肿块 5 天"入院。

患儿家长 5 天前在为患儿更换衣服时发现上腹部突出明显，似触及有肿块，来医院。体检发现右上腹肿块，直径约 5 cm，边界不清，质地偏硬，不可推动，无压痛。B 超提示肝右叶肿块，大小约 5 cm×5 cm×6 cm，实质性，有丰富的血流信号。为进一步治疗收入院。

发病以来，患儿胃纳尚好，无发热，两便正常。

2. 既往史

G_1P_1，产前检查无异常发现。父母身体健康。患儿按时按序接种。

3. 体格检查

T 37.2℃，HR 100 次/min，一般情况可，神志清楚，精神反应佳，呼吸平稳；听诊双肺呼吸音清，未闻及啰音，心音有力，律齐，未闻明显杂音；上腹部膨隆，可扪及直径约 5 cm 的肿块，质地偏硬，表面不光滑，不可推动，无压痛。余腹部平软，未及压痛，腹水(－)；四肢无畸形，肛门生殖器未见异常。

4. 实验室及影像学检查

血常规：RBC 4.22×10^{12}/L，PLT 455×10^{9}/L，WBC 8.42×10^{9}/L，TB 17.2 μmol/L，DB 9.0 μmol/L，IB 8.2 μmol/L，ALT 32.0 IU/L，AST 34.0 IU/L，AFP 120 000 ng/ml。

B 超检查：肝右叶实质不均质占位，大小约 5 cm×5 cm×6 cm，其内部回声不均，有丰富的血流信号。后腹膜未见肿大的淋巴结。腹水(－)。

增强 CT：肝脏增大，平扫见肝右叶内低密度影，动脉期不均匀强化明显，62.5 mm×71.1 mm×54 mm，边界不清，肝内门静脉和腔静脉回流显示清楚。肝门和腹膜后未见肿大的淋巴结。

二、诊治经过

1. 治疗方案

完善术前检查和准备，择期行右半肝切除术。

2. 治疗经过

(1) 完善术前检查，包括肺部和脑部的 MRI，了解有无肺部和脑部的转移。同位素骨扫描，了解有无骨转移。一般肝母细胞瘤不发生骨髓转移，可以不做骨穿。术前评估肿瘤的 PRETEXT 分期，评价肿瘤的可切除性。如果肿瘤为 PRETEXT Ⅰ期或Ⅱ期，而无远处的转移，可以考虑手术切除。

（2）手术前谈话：术前谈话主要告知手术的风险。因为切肝手术累及肝、胆道和血管。该患儿需要进行右半肝的切除术，因此谈话的重点包括：①血管的损伤，出血。门脉，肝中静脉均有损伤的可能，第二肝门的损伤导致出血，气栓形成的可能。出血量大有术中死亡的风险。②胆道的损伤，包括切除胆囊，左肝管的损伤，胆漏，胆湖形成，胆道狭窄的风险。③肝本身的损伤，包括肝功能异常，肝脏合成蛋白能力下降，糖生成减少，脂溶性维生素 K 合成不足，解毒能力下降导致的血氨升高等。

（3）入院完善检查后，发现肿块为 PRETEXT Ⅱ期，无远处的转移性病灶。剖腹探查，术中行标准右半肝切除术，高选择性的阻断门脉右支的血管和第二肝门。术中解剖胆道，并保护左肝管。术后将病情详细告知家属，患儿转入 PICU，生命体征监护、禁食、胃肠减压、改善凝血、保肝等相关治疗，注意保持肝区负压引流通畅，并检查有无胆汁漏出。术后 3 天患儿生命体征平稳，转回普通病房，肠道功能恢复，拔胃肠减压管，进食；术后 5 天，负压球量减少，拔除。术后病理回报“肝母细胞瘤”，术后二周肝功能恢复正常，化疗。

3. 随访

术后 1 个月，2 年内每 3 个月，2 年后每半年，5 年后每年随访复查 B 超，MRI 和 AFP，了解有无肿块的复发，远处转移等情况。

三、病例分析

1. 病史特点

（1）患儿，女性，15 月。因“因家长无意中发现右上腹部肿块 5 天”入院。

（2）无产前异常，按时按序接种。

（3）体检阳性发现：上腹部膨隆，可扪及直径约 5 cm 的肿块，质地偏硬，表面不光滑，不可推动，无压痛。

（4）辅助检查：AFP 120 000 ng/ml，B 超检查：肝右叶实质不均质占位，有丰富的血流信号。增强 CT：肝脏增大，平扫见肝右叶内低密度影，动脉期不均匀强化明显，62.5 mm×71.1 mm×54 mm，边界不清，肝内门静脉和腔静脉回流显示清楚。肝门和腹膜后未见肿大的淋巴结。

2. 诊断及诊断依据

（1）初步诊断：肝脏肿瘤（肝母细胞瘤，PRETEXT Ⅱ期?）。

（2）诊断依据：①发现肝区膨隆和肿块。②AFP 明显增高。③超声显示肝区实质性占位。④增强 CT 提示肝脏肿瘤，累及肝右叶。⑤未见后腹膜及肝门区淋巴结肿大，无远处转移。

3. 鉴别诊断

在婴儿期出现的 AFP 的升高和肝内的占位性病变，除了肝母细胞瘤，还有卵黄囊瘤，肉瘤，错构瘤，偶有血管瘤可能，需要加以鉴别。一般来说，肝母细胞瘤的 AFP 升高明显，肿块呈实质不均质，有强化，但不会像血管瘤那么明显，也不会有血管瘤那种向心性强化的表现。错构瘤以囊性和囊性分隔的表现为多见。在无法确定诊断时，需要活检。

四、处理方案及基本原则

1. 治疗方案

（1）患儿目前仅见局部肝脏占位，无远处转移，且术前判断 PRETEXT Ⅱ期，故应该积极地进行术前准备，剖腹探查，右半肝切除术。

(2) 术中行可行第一和第二肝门的解剖，高选择性的进行肝门的阻断。术前准备按腹部外科的常规准备；术前晚开塞露通便，排出结肠内的气体和残留粪便。

2. 依据

因为患儿的病变局限于局部，根据术前的分期，PRETEXT Ⅱ期，是属于可切除的肿块，并且患儿无远处的转移和腹腔内，肝门部位的淋巴结肿大。因此可以行肿瘤切除术，切除的目的一方面满足了病理检验的需要，另一方面去除了病灶，属于切除性活检。但是，不是每一个肝母细胞瘤的患儿都可以一期行肿瘤根治性切除的，术前评估和多学科的讨论，制订个体化的治疗方案非常重要。

五、要点与讨论

1. 概述

肝母细胞瘤(Hepatoblastoma)肝母细胞瘤是发生在婴幼儿期能代表胎儿特征的肝脏恶性肿瘤，亦是继神经母细胞瘤，肾母细胞瘤之后，小儿第三位常见的腹部恶性肿瘤。最常见于 6 个月至 3 岁的儿童，在 0～4 岁年龄组中发病率约为 5/1 000 000，男孩多于女孩，比例为 1.5∶1。肝母细胞瘤的临床重要性在于它是小儿最常见的肝脏原发性恶性肿瘤，占小儿肝恶性肿瘤的 80%和小儿所有恶性肿瘤的 1%，并且呈每年上升的趋势，这可能和父母孕期烟草摄入、环境污染，低体重和极低体重儿存活率的提高有关。临床上，肝母细胞瘤多见于 3 岁以下婴幼儿。10%患儿体检无意中发现腹部肿块，肿块位于右上腹，边界清楚，但不规则，无压痛，肿块生长迅速，有时超过中线或达脐下。晚期可以出现明显腹胀、腹水和黄疸，以及肿瘤压迫所引起的呼吸困难。肿瘤破溃可出现有急腹症表现，但少见。肝母细胞瘤有少数少见症状，部分男性患儿以性早熟为首发就诊症状，表现为声音低沉、生殖器肥大、有阴毛等。这是由于肿瘤细胞可合成人绒毛膜促性腺激素 HCG，刺激睾丸间质细胞和脑垂体，使血清睾酮和促黄体生成素浓度升高所致。亦可伴发先天性畸形，如腭裂、巨舌、耳廓发育不良、右肾上腺缺如、心血管及肾畸形等，也可见于 BWS 综合征和 FAP 患者中。

2. 病理与分型、分期

肝母细胞瘤最常表现为一个巨大的单结节的肿块并被覆假包膜。因为不是真包膜，故在假包膜之外可以看到肿瘤细胞镜下穿过包膜，而出现侵袭和扩散。少数情况下，肝母细胞瘤可表现为多个结节。单发结节约占 83%，局限于右叶占 58%，左叶占 15%，其余 27%为肿瘤累及两侧。肝母细胞瘤的病理类型如表 47－1 所示。肝母细胞瘤很少只包括一种细胞类型。美国儿童肿瘤学组(COG)的研究，肝母细胞瘤中约 5%的是小细胞未分化类型，7%的是纯分化良好的胎儿型，余下的是不同比例的多种上皮细胞型及混合型(见表 47－1)。

表 47－1　SIOPEL 的肝母细胞瘤分类

完全上皮型	
	胎儿型(单纯胎儿型)
	胚胎/胎儿胚胎混合型
	巨小梁型
	小细胞未分化型
上皮和间叶混合型	
	没有畸胎样成分
	含有畸胎样成分
肝母细胞瘤，未另行规定	HBL－NOS

肝母细胞瘤的 PRETEXT 分期：SIOPEL 所提出的 PRETEXT 分期系统是根据肿瘤术前的影像学资料进行区分的，根据肿瘤侵犯的肝段而划分（见表 47－2）。

表 47－2 SIOP PRETEXT (pretreatment extent)分期系统

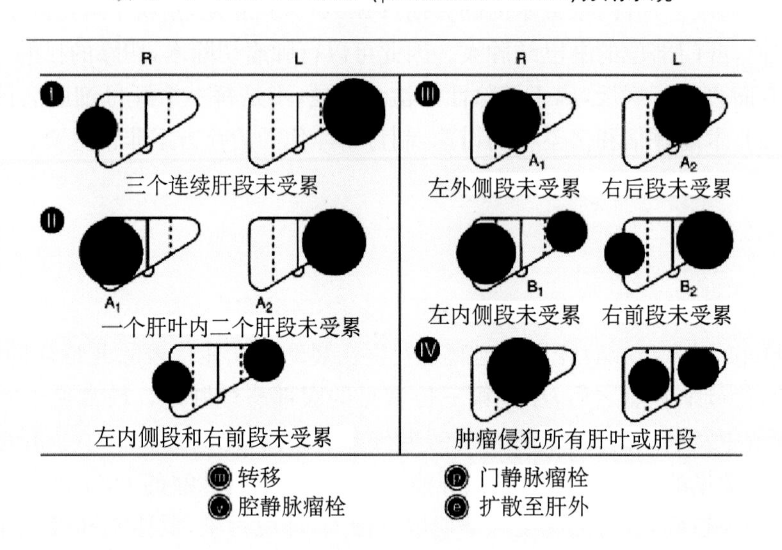

PRETEXT Ⅰ：肿瘤仅侵犯 1 个肝段，相邻 3 个肝段未受累
PRETEXT Ⅱ：肿瘤侵犯 2 个肝段，有 2 个连续肝段未受累
PRETEXT Ⅲ：肿瘤侵犯 2～3 个肝段，仅 1 个肝段未受累
PRETEXT Ⅳ：肿瘤侵犯所有肝段

3. 检查方法的选择

实验室检查可以发现不同程度的贫血。对诊断及观测预后最有意义的是甲胎蛋白测定（AFP），70％的肝母细胞瘤患儿有 AFP 的升高。AFP 与肿瘤消长相平行，故在肝母细胞瘤治疗的过程中，AFP 作为重要的观察指标予以监测。偶尔有极少数病例其转移的肿瘤中并不产生 AFP，那些初诊时 AFP 小于 100 mg/ml 的患儿往往提示预后不良，故在诊治中需注意这一情况。

影像学上，B 超是最常用的无损伤，价廉的检查肝内肿块情况的一项手段，可见肝脏内有大的不均质的回声增强的孤立性肿块，多为实质性，偶有囊性成分或点状不规则钙化。除了大小，性质，还可了解肿块是否多发，有无侵犯大的血管（肝静脉，下腔静脉和门脉等），有无后腹膜淋巴结肿大。CT 和 MRI，特别是采用增强时可清晰地了解肿块的位置，与周围血管，胆道的关系，有无血管内瘤栓，评估手术的可行性，并排除有无肝外、腹腔内的肿瘤转移。肺部 CT 平扫可以了解有无肿瘤的肺部转移。最近采用螺旋 CT 扫描三维重建的方法可以避免肝动脉造影，清晰地显示肿块和大血管的关系，判断肿块的可切除性和切除范围，以及残余肝的体积。肝动脉造影目前仅用于治疗（肝内动脉化疗灌注，TACE）。

4. 治疗原则和进展

肝母细胞瘤需要化疗和手术相结合的综合治疗。完整的手术切除肿瘤仍然是治疗肝母细胞瘤的主要手段。切除肿瘤的过程中最好是完全按照肝脏解剖进行手术切除，尽量避免不规则的或偏离解剖结构的手术操作（除非是切除那种有蒂的肿瘤）。儿童的肝脏再生和代偿能力强，故最多可切除 80％的肝组织。手术的主要风险是失血和胆漏。目前肝切除技术越来越成熟，现有的研究也表明，在化疗后的瘤体周边留有几毫米的安全无瘤切缘，已经足够。鉴于这种观点和认识，那些中央型的或 POSTTEXT Ⅲ、Ⅳ期的肝母细胞瘤的手术切除亦成为技术可能，且预后良好，从而对肝移植的指征有了新的认识。但手术一定要确保剩余的肝脏无肿瘤残留。

5. 术后处理原则和并发症防治

手术的主要并发症有：大出血，空气栓塞，胆道损伤，门脉血栓，肠梗阻，肝坏死，继发性布加综合征等，术中死亡的报道很少见。术后观察生命体征，密切注意创面引流液的量和颜色。补充肝切除后造成的凝血因子，蛋白的减少和补充血糖，脂溶性维生素，保肝药物的使用可以缓解肝脏损伤和降低血氨。定期复查B超或CT了解有无创面积液或假性胆湖形成。

手术不是治疗肝母细胞瘤的唯一手段，术后需要辅助化疗，药物以顺铂和阿霉素或氟尿嘧啶为主，一般AFP在术后迅速下降，化疗要用在AFP正常后的二个疗程才停止。定期监测AFP的水平，可以了解肿瘤有无复发或远处转移。

6. 随访要点和预后

定期随访非常重要。一般术后1个月，2年内每3个月，2年后每半年，5年后每年检查肝脏的B超，肺部的MRI和甲胎蛋白(AFP)。如果能够完整切除，切缘有0.5 cm的正常肝组织而无肿瘤细胞，术前无远处转移，患儿往往可以达到长期生存。术前已出现肺部转移的肝母细胞瘤或者PRETEXT Ⅲ期，Ⅳ期，无法肿瘤完整切除的患儿，预后较差，提倡早期进行肝移植。

六、思考题

1. 肝母细胞瘤的病理分型有哪些?
2. 肝母细胞瘤的PRETEXT分期是什么?
3. 肝母细胞瘤的治疗原则有哪些?

七、推荐阅读文献

1. Devi, L P, et al. Hepatoblastoma—a rare liver tumor with review of literature[J]. J Gastrointest Cancer, 2014. 45 Suppl 1: p. 261-4.

2. Becker, K., et al. Impact of postoperative complications on overall survival of patients with hepatoblastoma [J]. Pediatr Blood Cancer, 2015. 62(1):p. 24-8.

3. 高解春，王耀平. 现代小儿肿瘤学[M]. 上海，复旦大学出版社，2003，508-517.

（李　凯）

案例 48

卵巢肿瘤

一、病历资料

1. 现病史

患儿，女，8岁，因“腹痛10天，发现下腹部明显膨隆1天”入院。

患儿10天前无明显诱因下出现腹部疼痛，以下腹部为主，隐痛，不伴恶心、呕吐、腹泻，无发热。1天前至医院检查，体检发现下腹部膨隆明显，可扪及10 cm×9 cm×7 cm的肿块，质地偏硬，轻压痛，略可推动。为进一步诊治入院。

2. 既往史

无类似发作史，无外伤史，无疫水接触史。无性早熟的表现，家族史无殊。

3. 体格检查

T 36.8℃，HR 90次/min，呼吸平稳；浅表淋巴结未扪及明显肿大；两肺呼吸音清。腹软，未见浅表血管扩张，下腹部略偏右隆起，可扪及一10 cm×9 cm×7 cm的肿块，质地偏硬，轻压痛，略可推动。移动性浊音(−)。肠鸣音正常。肛指示直肠前壁距肛门口8 cm可及肿块底部，边界清楚，光滑，质地偏硬，无触痛。双合诊提示扪及盆腔肿块，可推动。

4. 实验室及影像学检查

血常规 WBC 4.4×10^9/L，Hb 118 g/L，PLT 138×10^9/L，CRP<8 mg/L。

肝肾功能：均在正常范围。

NSE 12.5 ng/mL，SF 79.8 ng/mL，LDH 238 IU/L，AFP 6750 ng/ml，CEA 0.5 ng/ml，hCG 3.1 IU/L。

B超：肝脾胰未见占位性病变。双肾结构清晰，未见占位，右侧输尿管轻度扩张；盆腔内探及103 mm×98 mm×85 mm的实质不均质占位，右侧卵巢未探及，左侧卵巢22 mm×13 mm×15 mm，可见卵泡。盆腔少量积液15 mm。

腹部增强CT：盆腔右侧附件区实质不均质占位，增强明显强化。

二、诊治经过

1. 治疗方案

完善术前检查和准备，限期行剖腹探查术。

2. 治疗经过

(1) 入院完善术前常规检查及术前准备：除初步判断肿块的性质和来源以外，还要明确肿瘤的分期。可做肺部 CT 了解有无肺部转移，关注有无肝脏转移和后腹膜淋巴结肿大和纵隔淋巴结的肿大。一般说来，卵巢恶性肿瘤骨和骨髓转移少见，可以根据病情酌情考虑是否需要检查。

(2) 术前谈话：术前与家属沟通，着重指出术中风险、手术方式、术后并发症，特别是详细交代手术为探查性质，肿瘤的来源术前考虑为卵巢来源，但还有来自盆腔内其他脏器或来自后腹膜的可能。如果卵巢来源，需要切除同侧卵巢和附件以及切除大网膜可能，需要行对侧卵巢活检可能。肿瘤为恶性可能，需要术后化疗可能。肿瘤有复发可能，以及疾病在术后进展可能。

(3) 剖腹探查术：术中所见肿瘤来源于右侧卵巢，为实质性肿块，大小约 10 cm×9 cm×8 cm，表面有结节样突起，同侧卵巢组织未探及。左侧卵巢约 2.2 cm×1.5 cm×1.5 cm，光滑，无占位性病变。双侧输卵管及其伞端未见占位，未见扭转。腹腔内未见明显血性腹水，盆腔内见少量清凉黄色液体。腹膜，大网膜和直肠壁，道格拉斯窝未见明显结节。后腹膜未探及肿大的淋巴结。腹水收集离心沉渣未找到肿瘤细胞。行右侧卵巢肿块切除＋右侧附件切除＋大网膜切除。术后病理提示“(右卵巢)内胚窦瘤”。

3. 随访

术后 1 个月，2 年内每 3 个月一次，2 年后每半年一次，5 年后每年一次定期 B 超，胸腹腔 CT 或 MRI，以及 AFP，了解肿瘤有无复发或转移。

三、病例分析

1. 病史特点

(1) 患儿，女，8 岁。因“腹痛 10 天，发现下腹部明显膨隆 1 天”入院。

(2) 无外伤史，无性早熟表现。

(3) 体检阳性发现：下腹部略偏右隆起，可扪及一 10 cm×9 cm×7 cm 的肿块，质地偏硬，轻压痛，略可推动。肛指示直肠前壁距肛门口 8 cm 可及肿块底部，边界清楚，光滑，质地偏硬，无触痛。双合诊提示扪及盆腔肿块，可推动。

(4) 辅助检查：AFP 6750 ng/ml。B 超：盆腔内探及 103 mm×98 mm×85 mm 的实质不均质占位，右侧卵巢未探及，左侧卵巢 22 mm×13 mm×15 mm，可见卵泡。腹部增强 CT：盆腔右侧附件区实质不均质占位，增强明显强化。

2. 诊断及诊断依据

(1) 诊断：盆腔肿块，卵巢恶性畸胎瘤。

(2) 诊断依据：①腹痛伴发现腹块；②体检发现下腹部质硬肿块，可推动；③AFP 6750 ng/ml；④B 超和 CT 提示右侧附件区实质占位，血供丰富。

3. 鉴别诊断

盆腔肿块的鉴别诊断首先要考虑肿块的来源，可以与之相鉴别的有卵巢来源的肿块，膀胱来源的肿块如膀胱横纹肌肉瘤，回肠末端，右半结肠或乙状结肠来源的肿块如淋巴瘤，结肠癌等，后腹膜来源的肿块如神经母细胞瘤，或骶尾部畸胎瘤的盆腔部分等。如果高度怀疑卵巢来源的肿块，需要鉴别是良性抑或恶性，卵巢良性肿瘤比较常见，主要包括卵巢囊肿和成熟畸胎瘤。儿童卵巢恶性肿瘤的发生率相对较低，主要包括了 3 个重要的细胞类型：生殖细胞来源，性索/基质来源肿瘤和上皮来源。

四、处理方案及基本原则

1. 治疗方案

（1）患儿盆腔肿块，高度怀疑恶性肿瘤，建议在完善术前准备后，尽快行剖腹探查术。术前准备除按腹部外科的常规准备，还需做肠道准备；术前重点注意的是肿瘤有无局部播散和远处转移，可做肺部CT，肝脏和后腹膜的B超；了解肿块有无压迫双侧输尿管导致的泌尿系统积水和双肾功能的损伤；注意肝肾功能，电解质是否正常。

（2）因为术前考虑为恶性肿瘤，故术中切除肿瘤后可通过冰冻证实。腹水可以用脱落细胞检查的方法，检查腹腔内有无播散。恶性肿瘤需要切除连同瘤体在内的卵巢及其附件，并行大网膜的切除术。同时探查盆腔、直肠子宫间隙、侧腹膜有无种植的肿瘤。

（3）术后注意生命体征，尽快给予术后化疗。

2. 依据

按照COG的生殖细胞肿瘤处理原则，尽快限期行根治术，可以最大限度地避免肿瘤破溃和远处转移，减少腹腔内播散。

五、要点与讨论

1. 概述

小儿卵巢肿瘤（ovarian tumor）并不多见，大多发生于较大的儿童，偶见于新生儿和婴幼儿。80%为良性肿瘤，畸胎瘤为常见的儿童卵巢肿瘤。恶性卵巢肿瘤生长迅速，容易发生淋巴道和血行转移。卵巢恶性肿瘤的患者会表现为腹胀、腹部疼痛、无意中扪及的腹部包块。肿块为性索间质来源时可表现为早熟的症状。肿块引起腹水和转移症状时会有腹胀、恶心、呕吐、发热等症状，引起肺部转移和胸水形成会出现气急、胸闷、咳嗽和消耗性表现。这种情况下，甲胎蛋白的检测、胸腹水查找肿瘤细胞对于诊断和鉴别诊断非常有用。

2. 病理与分型

卵巢肿瘤可以分为良性肿瘤和恶性肿瘤。卵巢良性肿瘤比较常见，主要包括卵巢囊肿和成熟畸胎瘤。

儿童卵巢恶性肿瘤的发生率相对较低，约占儿童所有恶性肿瘤的1%，主要包括了3个重要的细胞类型，①生殖细胞来源，占70%；②性索/基质来源肿瘤，约占10%～15%，这类患儿往往有青春期早熟的症状；③15%为上皮来源。

在生殖细胞来源的肿瘤中，根据细胞分化程度和来源不同，可再分为三大亚类：①无性细胞瘤属于未分化生殖细胞来源的肿瘤；②畸胎瘤和胚胎癌属于胚胎细胞来源的肿瘤；③内胚窦癌和绒毛膜癌属于胚胎外细胞来源的肿瘤。

3. 检查方法的选择

B超发现附件区的占位性病变，尤其是实质性的占位性的病变，同侧附件的缺失或探测不清，是发现卵巢肿瘤的最简单直接的方法。如果有肿瘤破裂、种植或转移，可以探测到中等至大量的腹水，直肠旁或直肠后方的大小不等的结节，后腹膜肿大的淋巴结，肝脏转移性肿瘤等发现。增强CT是了解肿块性质，部位，大小，血供的直观的方法，肿块有无钙化，脂肪和囊性成分，实质成分所占的比例，界限是否清楚，有无结节状的凸起，同时可以了解肿块与输尿管，髂血管的关系，有无腹水，后腹膜淋巴结的肿大和肝脏转移结节。肺部CT可以明确有无肿瘤肺部转移。如怀疑有其他部位的转移性病变，可行骨穿，同位素骨扫描，甚或头颅，颈部CT，但往往并不多见。增强MRI对于了解肿块成分很有帮助。血清中

AFP 的升高提示该肿瘤是由原始胚胎的内胚层和中胚层分化而来，有卵黄囊的残留。β-hCG 由滋养层分泌，绒毛膜癌、无性细胞瘤患者 β-hCG 往往会有异常增高。

4. 治疗原则和进展

及时诊断、尽早手术探查至关重要。手术原则依据肿瘤的良恶性不同而有所不同。对于良性肿瘤要求完整切除肿瘤，最大程度的保留生育功能。对于恶性肿瘤，则需要进行标准的卵巢肿瘤根治术。推荐的手术切除范围包括同侧卵巢切除＋同侧附件切除＋大网膜切除术。术中需要对盆、腹水收集，离心查找肿瘤细胞，必要时进行腹腔的灌洗收集盆、腹水，以了解肿瘤的分期。对于某些在术中尚不能判定良恶性，需要病理证实的卵巢肿块，建议先行保留卵巢的手术，等待病理结果，决定是否需要行二期根治术。

5. 术后处理原则和并发症防治

对于卵巢良性肿瘤，术后无需进一步的治疗，只需要进行定期随访相关肿瘤指标如 AFP、LDH、hCG 和 B 超，了解肿瘤有无复发，或异时性对侧肿瘤的发生。对于恶性肿瘤，还要接受化疗。常见的化疗方案为 JEB，包含了卡铂，VP16（依托泊苷）和博来霉素（BLM）。依据分期不同，疗程不定。放疗作用不大，一般不考虑应用。恶性肿瘤更需要长期随访，了解肿瘤有无复发和远处转移。必要时可以在第一次术后的 6 个月行"二次探查"，了解有无肿瘤复发和腹膜、盆底的影像学检查无法发现的种植性结节。

6. 随访要点和预后

卵巢的恶性肿瘤需要长期随访。如果术前有 AFP 或 E_2 水平的增高，术后定期检测可以预见肿瘤有无复发。术后 1 个月，2 年内每 3 个月一次，2 年后每半年一次，5 年后每年一次的腹部 B 超，胸部 MRI 可以了解肿瘤有无原位的复发和远处的转移，很有必要。Ⅰ期和Ⅱ期的患儿可以有很好的预后，而Ⅲ期和Ⅳ期的肿瘤预后较差，长期生存率为 50%～60%左右。

六、思考题

1. 卵巢肿瘤的诊断依据和鉴别诊断有哪些？
2. 卵巢肿瘤的病理和分型有哪些？
3. 卵巢肿瘤的治疗原则是什么？

七、推荐阅读文献

1. Taskinen S, Fagerholm R, Lohi J. Pediatric ovarian neoplastic tumors: incidence, age at presentation, tumor markers and outcome [J]. Acta Obstet Gynecol Scand. 2015 Apr;94(4):425-429.

2. Sait KH. Conservative treatment of ovarian cancer. Safety, ovarian function preservation, reproductive ability, and emotional attitude of the patients in Saudi Arabia [J]. Saudi Med J. 2011 Sep;32(9):913-918.

3. Yang C, Wang S, Li CC. Ovarian germ cell tumors in children: a 20-year retrospective study in a single institution [J]. Eur J Gynaecol Oncol. 2011;32(3):289-292.

（李　凯）

案例 49

颅脑损伤

一、病例资料

1. 现病史

患儿,男性,7 岁,因“车祸外伤后 4 h”入院。

入院前 4 h,患儿自私家车下车时不慎被行驶的电动车撞到,具体着地部位不详,受伤后患儿自行从地上站起,意识清醒,诉头痛,面色苍白,呕吐 1 次,呕吐物为胃内容物,家属即送患儿就医,途中患儿能跟家长正常交流,又呕吐 3 次,均为胃内容物,无血性液体,无抽搐。至我院后急诊查头颅 CT 示左颞顶部硬膜外血肿(见图 49-1),中线结构略右移,左顶骨骨折,左颞骨与蝶骨连接处局部颅缝增宽,左颞顶部头皮血肿;$C_{1\sim2}$半脱位(见图 49-2),余未见明显异常。准备入院前半小时患儿意识渐模糊,不能正确对答。急诊拟“车祸外伤:硬膜外血肿”收入 PICU。病程中患儿无气促,无大小便失禁,无黑便、血尿,无腹痛及腹胀。

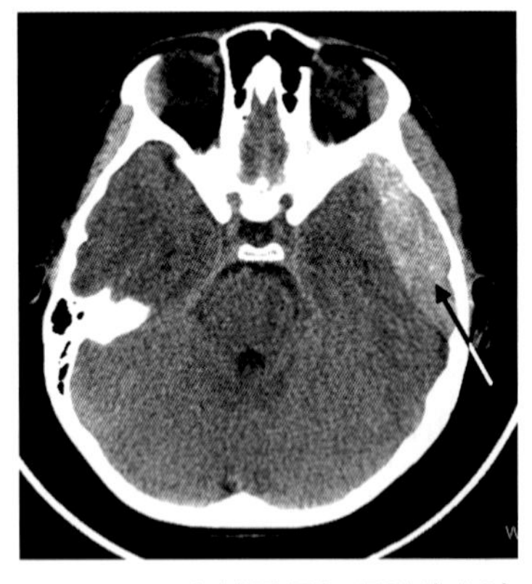

图 49-1 左侧颞顶部硬膜外血肿

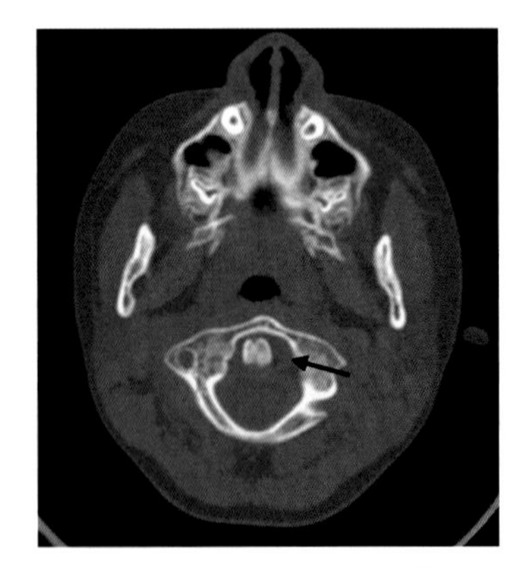

图 49-2 示颈椎 $C_{1\sim2}$半脱位

(图片来自复旦大学附属儿科医院)

2. 既往史与个人史

G_2P_1,足月剖腹产,无窒息抢救史,预防接种按序按时进行。生后人工喂养,现普食。既往有过敏性鼻炎,无传染病史,无家族性遗传病史,无输血史,无明确外伤手术史。

3. 体格检查

T 36.8℃, HR 110 次/min, BP 95 mmHg/60 mmHg, R 30 次/min。

营养发育良好。神志模糊，GCS 评分 7 分(睁眼反应 1，言语反应 2，运动反应 4)，双侧瞳孔不等大，右侧 6 mm，左侧 3 mm，对光反射迟钝，颈托固定中。呼吸平，双肺呼吸音对称，未及干湿啰音，心律齐，心率 110 次/min，未及杂音，腹软，肝肋下 1.5 cm，脾未及，移动性浊音(一)。四肢肌力及肌张力可，各关节活动度可，病理征(一)。双下肢皮肤见散在的擦伤、淤青。四肢各关节活动度可，肌力及肌张力可。

4. 实验室及影像学检查

血常规：CRP<8 mg/L，Hb 88.2 g/L，PLT 162×10^9/L，WBC 19.6×10^9/L。

血凝报告：活化 APTT 35.5 s；D-二聚体 3.11 mg/L；FDP 1.48 g/L；INR 1.20；纤维蛋白降解产物 9.12 μg/ML；PT 15.3 s；PTA 74.0%；TT 21.0 s。

生化报告：ALB 34.1 g/L；ALT 7 IU/L；AST 13 IU/L；CK 112 IU/L；CK-MB 23.0 IU/L；Cr 24.0 μmol/L；α-羟丁酸脱氢酶 195 IU/L；K^+ 3.60 mmol/L；LDH 231 IU/L；Na^+ 135.0 mmol/L；BUN 3.10 mmol/L。

头颅 CT：左颞顶部硬膜外血肿，中线结构略右移，左顶骨骨折，左颞骨与蝶骨连接处局部颅缝增宽，左颞顶部头皮血肿。

颈部 CT：$C_{1\sim2}$半脱位。

二、诊治经过

1. 治疗方案

完善术前准备，急诊行颅内血肿清除术。

2. 治疗经过

(1) 入院完善术前常规检查及术前准备：心电、血压、血氧监测；予西力欣预防性抗感染；甘露醇、地塞米松减轻脑水肿降低颅内压、洛赛克抑酸；维生素 K_1、止血敏、立止血等对症止血，备少浆血、冰冻血浆，急诊手术。

(2) 术前谈话：术前与家属沟通，着重指出术中风险、手术方式(硬膜外血肿清除术)、术后并发症，特别是详细交代术中无法止血、术后颅内出血、中枢感染的可能。

(3) 入院后 3 h，急诊行硬膜外血肿清除术。术后将病情详细告知家属，患儿转入 PICU，生命体征监护、禁食、胃肠减压，呼吸机机械辅助通气，止血、降颅压、抑酸、抗生素使用等相关治疗。术后 5 h，患儿逐渐苏醒，自主呼吸强，撤呼吸机。术后 1 天拔除胃肠减压，2 天患儿生命体征平稳，转回神经外科普通病房。术后 6 h 随访头颅 CT 血肿基本清除，左侧颞顶部少量积气、积液(见图 49-3)。术后 5 天随访头颅 CT 无积气积液(见图 49-4)。

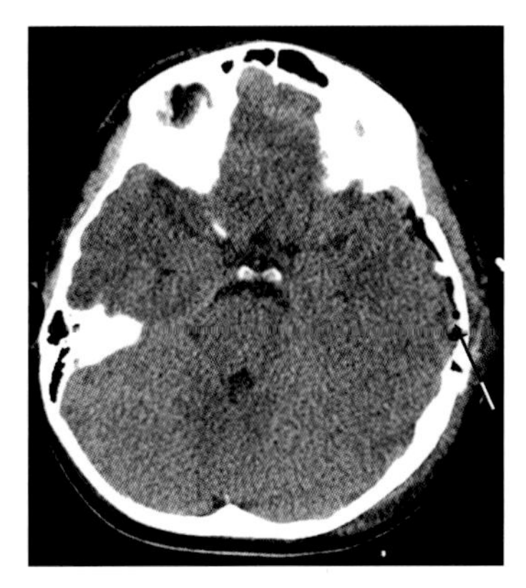

图 49-3 术后 6 h 随访头颅 CT

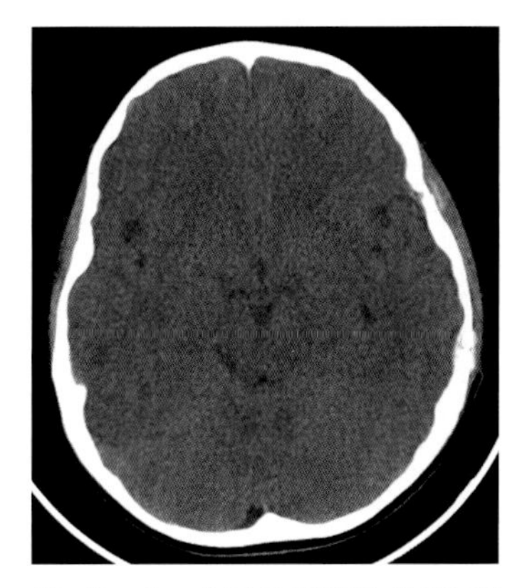

图 49-4 术后 5 天随访头颅 CT

(图片来自复旦大学附属儿科医院)

3. 随访

术后一月随访头颅CT,无积液。无精神意识异常。

三、病例分析

1. 病史特点

(1) 患儿,男性,7岁,"车祸外伤后4 h"就诊。

(2) 既往无手术外伤史。

(3) 体检阳性发现:神志模糊,GCS评分7分(睁眼反应1,言语反应2,运动反应4),双侧瞳孔不等大,右侧6 mm,左侧3 mm,对光反射迟钝,颈托固定中。双下肢皮肤散在的挫伤、淤青。

(4) 辅助检查:头颅CT示左颞顶部硬膜外血肿,中线结构略右移,左顶骨骨折,左颞骨与蝶骨连接处局部颅缝增宽,左颞顶部头皮血肿;颈部CT示$C_{1\sim2}$半脱位。

2. 诊断及诊断依据

(1) 初步诊断:①行人被机动车辆碰撞的交通事故。②创伤性颅内出血(左颞顶部硬膜外血肿)。③脑疝。④颅骨骨折(左顶骨)。⑤颈椎脱位($C_{1\sim2}$半脱位)。

(2) 诊断依据:①入院前4 h被行驶的电瓶车撞倒。②伤后患儿反复出现呕吐,并逐渐出现意识模糊。GCS 7分,双侧瞳孔不等大,右侧6 mm,左侧3 mm,对光反射迟钝。③影像学检查提示左侧颞顶部硬膜外血肿,中线移位;$C_{1\sim2}$半脱位。

3. 鉴别诊断

对于颅脑损伤患儿,有临床症状者,大多边予脱水、止血等对症处理,边进行头颅CT或MRI检查,明确诊断。

4. 处理方案及基本原则

(1) 治疗方案:患儿伤后出现呕吐,逐渐出现意识模糊,头颅CT提示硬膜外血肿,出血量较大,且中线有移位,提示颅内压增高,脑疝形成可能,应该积极进行术前准备,急诊手术,清除血肿。术前准备按脑外科的常规准备;术前重点注意的是凝血功能的正常;术前备少浆血、冰冻血浆等。

(2) 依据:根据GCS评分表(见表49-1),患儿入院后GCS评分7分,根据急性颅脑损伤临床分级(见表49-2、表49-3),患儿为$Ⅲ_1$级。根据颅脑损伤的急性处理原则,第Ⅲ级需立即抢救(包括输血、补液、脱水、利尿剂、手术等),同时采用必要的对症治疗及早期预防并发症。结合该患儿CT,颅内出血量较大,故急诊行左侧颞顶部血肿清除术。

表49-1 格拉斯哥昏迷评分

睁眼反应		言语反应		运动反应	
正常睁眼	4	回答正确	5	遵嘱动作	6
呼唤睁眼	3	回答错误	4	定位动作	5
刺激睁眼	2	含混不清	3	肢体回缩	4
无反应	1	唯有声叹	2	肢体屈曲	3
		无反应	1	肢体过伸	2
				无反应	1

表49-2 急性颅脑损伤的临床分级

指标		第Ⅰ级（轻型）	第Ⅱ级（中型）	第Ⅲ级（重型）		
				Ⅲ₁（普重型）	Ⅲ₂（特重型）	Ⅲ₃（濒死型）
意识状态(GCS)		13～15	9～12	6～8	4～5	3
生命功能	呼吸	正常	可正常	增快或减慢节律正常	可呈周期性	不规则或停止
	循环	正常	可正常	可明显紊乱	可显著紊乱	严重紊乱
眼部症状	瞳孔大小	正常	正常	可不等大	两侧多变或不等	散大固定
	瞳孔反应	正常	正常	正常或减弱	减弱或消失	消失固定

表49-3 5岁以下儿童的急性颅脑损伤分级

级别	主要表现	级别	主要表现
Ⅰ	正常睁眼	Ⅳ	刺痛肢体不动，瞳孔未散大
Ⅱ	刺痛不睁眼，可哭闹	Ⅴ	瞳孔散大，严重呼吸紊乱
Ⅲ	刺痛不哭闹，肢体可动		

五、要点与讨论

1. 概述

儿童颅脑损伤(Brain Injury)在儿童意外伤害中较为常见。包括头皮损伤(头皮血肿、头皮裂伤、头皮撕脱伤)、颅骨骨折(线形骨折、凹陷骨折、颅底骨折)、颅内出血及血肿。

2. 病理与分型

(1) 头皮损伤：头皮血肿分为皮下血肿、帽状腱膜下血肿和骨膜下血肿。血肿的基本疗法大致相同。出血急性期24～48 h局部宜冷敷，大部分可自行吸收。头皮裂伤尽可能早的清创缝合。而对于头皮撕脱伤首先要给予镇静剂，无菌敷料覆盖创面，加压包扎止血，并将撕脱头皮无菌巾包好，送患儿至医院就诊，对于12 h以内的病例，可将头皮作为全厚皮片或中厚皮片重新植回。对于12 h以后的患儿，需根据具体情况进一步处理。

(2) 颅骨骨折：与成人相比，小儿颅骨损伤有所不同。线形骨折是颅骨骨折中最为常见的一种形式，单发或多发。跨越颅缝的骨折发生顺序往往为额、顶、颞、枕。无需特殊处理，一般3～4月后多数可以自行愈合。凹陷骨折需要手术处理的包括：①骨折片陷入颅腔深达1 cm以上或其凹陷程度超过了局部颅板的厚度；②大面积的骨折片陷入颅腔；③骨折片压迫脑组织引起脑损害症状。颅底骨折则分为颅前窝骨折、颅中窝和颅后窝骨折。颅底骨折本身绝大部分无需特殊治疗，重要的是治疗脑损伤和其他并发症。

(3) 颅内出血及血肿：颅内出血是颅脑损伤的一类常见的继发性改变，可发生于颅内各处。硬膜外血肿小儿发生率较成人低。具有受伤时有短暂的意识障碍，随后出现“小儿脑震荡综合征”，甚至出现脑疝症状的特点，CT表现为颅骨内板下局限性梭形高密度区，外方多有颅骨骨折。硬膜下血肿发生率高于硬膜外血肿，临床症状发生时间与血肿形成时间和出血来源、是否伴有相应的脑损伤，以及颅骨和脑膜对缓冲颅内压增高的能力有关，CT扫描显示颅骨内板下新月形或半月形高密度区。蛛网膜下腔出血量少可无特殊症状，量多时出现剧烈头痛、高热、颈项强直等。急性期以静卧、休息为主。而脑内出血是小儿颅脑外伤中的少见并发症。多数无需外科手术。

3. 检查方法的选择

目前颅脑损伤的检查方法主要为头颅CT和MRI。尤其是前者可明显显示病变部位及范围。

4. 治疗原则和进展

为了便于估计伤情、决定处理原则，判断预后和评比疗效，对不同颅脑损伤患儿进行临床分级划分。一般的处理原则包括病情观察（意识状态、生命体征、神经系统症状改变），急救过程中包括处理呼吸道梗阻、活动性出血、处理休克、镇静与镇痛、维持正常的循环状态、制止高热、营养、抗生素使用等。而对于颅内压增高者可应用脱水、利尿药物、白蛋白、高渗盐溶液、肾上腺皮质激素等，同时可以进行脑室外引流和颅内压监测。对于闭合性颅脑损伤，手术主要为清除血肿等占位性病变，缓解颅内压增高。对于开放性颅脑损伤患儿手术主要是清创术。

5. 术后处理和并发症防治

急性颅脑损伤，除伤后迅速死亡者，多数经过急性期、恢复期、慢性期3个阶段。术后需密切监护生命体征，如有引流管注意引流管的护理，伤口的护理。运用抗生素预防感染，止血药物止血，同时予洛赛克抑酸，如有颅内压增高予甘露醇、白蛋白等降颅压治疗。常见的并发损伤如脑脊液漏、脑神经损伤等，常见的并发症有急性期的胃肠道出血、肺部感染等。

6. 随访要点和预后

后遗症主要是在恢复期和慢性期遗留下来的某些心理或生理方面的不足，如脑震荡后神经症、瘫痪、癫痫、颅骨缺损等。预后与损伤的严重程度有关。

六、思考题

1. 儿童常见的颅骨骨折包括哪些?
2. 儿童颅内出血的分类有哪些?
3. 如何对儿童颅脑损伤进行临床分级及GCS评分?

七、推荐阅读文献

1. 雷霆. 小儿神经外科学(第2版)[M]. 北京:人民卫生出版社,2011:85-104.

2. Abdul Qayyum Rana, John Anthony Morren. Neurological emergencies in clinical practice [M]. New York: Springer London Heidelberg New York Dordrecht, 2013:82-92.

3. David Wesson, Arthur Cooper, L. R. Tres Scherer, et al. Pediatric Trauma: Pathophysiology, Diagnosis, and Treatment [M]. 1st ed New York: Taylor & Francis Group, 2006:211-224.

（郑继翠　李　昊）

案例 50

脊髓损伤

一、病例资料

1. 现病史

患儿，女性，6 岁，因“被重物击中背部后 5 h 余”入院。

入院前 5 h 余患儿被高空坠落的重物砸中背部，感觉背部疼痛，无抽搐、呕吐、发热等，遂至当地医院就诊，随后感觉下肢无力，不能站立和行走，为进一步诊治，家长要求转入我院。我院急诊 MRI 检查提示“C_5～T_3 脊髓损伤”，拟“脊髓损伤”收入院。病程中患儿出现小便失禁，大便未解。

2. 既往史

G_2P_1，足月顺产，无窒息抢救史，生长发育无异常，预防接种按时按序进行。生后母乳喂养，现普食，父母均体健，无传染病史家族遗传病史，无明确重大外伤及手术史。

3. 体格检查

T 36.8℃，P 109 次/min，R 40 次/min，BP 125 mmHg/63 mmHg。

呼吸稍费力，颈托固定中，项背部局部皮肤发青，局部压痛，无明显裂伤。胸腹未及明显异常。双侧乳头连线以下感觉消失，腹壁反射、膝腱反射均未引出，病理反射未引出，双上肢可自主活动，肌力Ⅳ级，双下肢肌力 0 级，肌张力低。四肢末端尚暖，CRT 2S。

4. 实验室及影像学检查

血常规：CRP＜8 mg/L，Hb 111.0 g/L，PLT 157×10^9/L，RBC 3.88×10^{12}/L，WBC 15.9×10^9/L。

生化报告：ALB 49.0 g/L；AKP 40 IU/L；ALT 71 IU/L；Cr 20.0 μmol/L。

血凝报告：D-二聚体 2.1 mg/L，FDP 2.20 g/L，INR 1.2，纤维蛋白降解产物 32.30 μg/ML，PT 14.5 s，PTA 85.0%，TT 20.2 s。

脊椎 MRI：C_5～T_4 椎体水平脊髓损伤伴局部断裂，C_6 椎体上缘见细条状高信号影，撕脱骨折可能，C_6～T_7 椎体挫伤。颈部及中上段胸部椎前、颈项部、双侧颈部软组织广泛损伤（见图 50-1）。

二、诊治经过

1. 治疗方案

生命体征监护，根据损伤时间予激素冲击治疗，完善各项检查，术前各项准备，予椎板减压，脊髓探查。术后抗感染治疗，功能康复治疗。

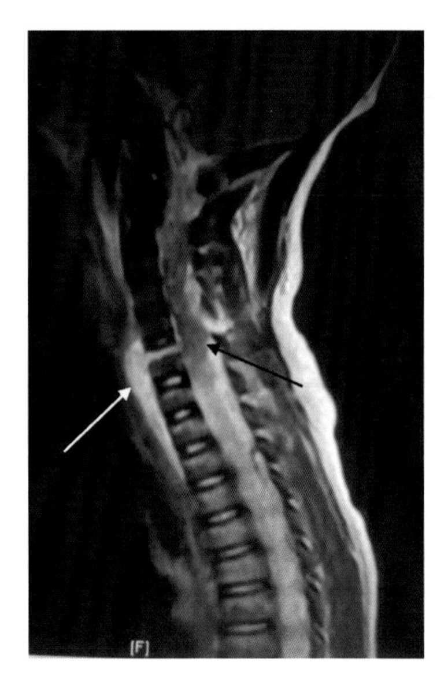
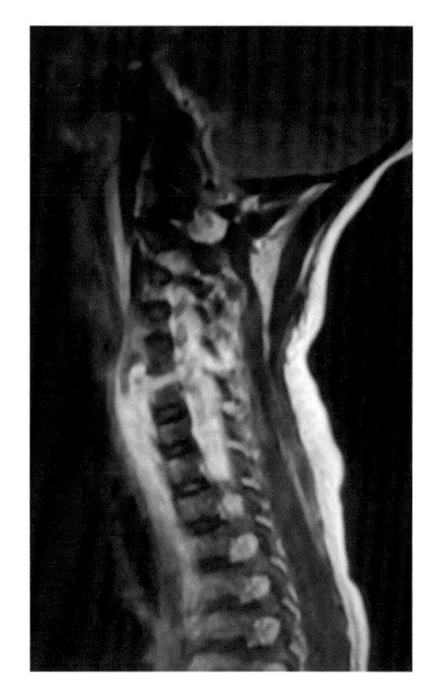

图 50-1 颈椎胸椎 MRI(图片来自复旦大学附属儿科医院)

2. 治疗经过

(1) 入院后治疗:入院后监测心、肺功能及血流动力学,观察呼吸频率、方式、SaO_2,因患儿逐渐出现呼吸困难,予气管插管辅助呼吸,导尿保持尿路通畅。在伤后 8 h 内,予甲基强的松龙 30 mg/kg 经静脉 15 min 内入,此后予 5.4 mg/(kg·h)维持 24 h。同时予洛赛克抑酸、甘露醇、速尿、神经营养药等治疗。

(2) 完善术前常规检查及术前准备:凝血功能、血常规、肝肾功能等无异常,未予特殊处理。各项检查完善后,于伤后 12 h 予椎板减压,脊髓探查术。

(3) 术前谈话:术前与家属沟通,着重指出术中风险、手术方式(颈胸椎切开减压+脊髓探查术)、术后并发症,特别是详细交代术后中枢感染,术后仍有部分功能无法恢复(下肢运动、感觉、大小便、不能自主呼吸、长期呼吸机支持或者需要气管切开等)。

(4) 术中发现硬膜张力极高,脊髓神经糜烂,部分离断。术后将病情详细告知家属,患儿继续于 PICU 生命体征监护、禁食、胃肠减压、抗生素使用、激素维持剂量,营养神经、呼吸机机械通气、洛赛克、止血、白蛋白等相关治疗。术后至今患儿无法脱离呼吸机,意识清晰,可以自行排尿但有残余尿,踝阵挛(+),轻微感觉,每天需要开塞露辅助通便,双下肢肌力 0 级,肌张力低,双上肢肌力Ⅳ级,鼻饲。

3. 随访

术后患儿出现肺部感染,双下肢肌力无恢复,双上肢肌力Ⅴ级。

三、病例分析

1. 病史特点

(1) 患儿,女性,5 岁,“被重物击中背部后 5 h 余”就诊。

(2) 既往无外伤手术史。

(3) 体检阳性发现:呼吸稍费力,颈托固定中,项背部局部皮肤发青,局部压痛,无明显裂伤。胸腹未及明显异常。双侧乳头连线以下感觉消失,腹壁反射、膝腱反射均未引出,病理反射未引出,双上肢可自主活动,肌力Ⅳ级,双下肢肌力 0 级,肌张力低。四肢末端尚暖,CRT 2 s。

(4) 辅助检查:脊椎 MRI $C_5 \sim T_4$ 椎体水平脊髓损伤伴局部断裂,C_6 椎体上缘见细条状高信号影,撕脱骨折可能,$C_6 \sim T_7$ 椎体挫伤。颈部及中上段胸部椎前、颈项部、双侧颈部软组织广泛损伤。

2. 诊断及诊断依据

(1) 初步诊断:异物砸伤;脊髓损伤(A 级,C_5～T_4);截瘫。

(2) 诊断依据:①受伤前 5 h 被高空坠落异物砸中背部的病史。②伤后出现不能站立,双下肢无力,感觉消失。③MRI 检查显示 C_5～T_4 水平脊髓损伤,C_6 椎体撕脱性骨折可能。

3. 鉴别诊断

创伤性脊髓损伤的患儿意识不清时很难与颅脑损伤所致的功能障碍相鉴别。需行 MRI 检查明确诊断。

四、处理方案及基本原则

1. 治疗方案

心肺功能监测、呼吸节律方式、SaO_2 监测,保持尿路通畅。患儿伤后出现截瘫症状,结合 MRI 检查,诊断脊髓损伤(颈胸段,A 级),于伤后 8 h 内给予大剂量激素(30 mg/kg,甲基强的松龙)冲击减轻脊髓水肿,并用 5.4 mg/(kg・h)的剂量维持 24 h。同时于伤后 24 h(伤后 12 h)内进行脊髓减压,以便脊髓功能尽可能的恢复。术前准备按神经外科脊柱外科常规进行,术前备血等。

2. 依据

外科治疗脊髓损伤的基本原则是最大限度减轻或预防继发性脊髓损伤,恢复脊柱稳定性。手术的目的是神经减压和恢复脊柱稳定性,以及纠正畸形。手术减压越早,效果越好。早期减压(<24 h)对于神经功能恢复是有效的。非手术治疗包括激素、神经营养药物、脱水剂。该患儿主要是脊髓损伤,不伴有脊柱不稳定,所以在伤后 24 h 内行脊髓减压术,并在 8 h 内给予激素治疗,希望神经功能尽可能恢复。

五、要点与讨论

1. 概述

脊髓损伤(spinal cord injury, SCI)是一种较为严重的神经损伤。高处坠地,颈、胸、背部的挤压伤、产伤均能引起脊髓损伤。最早记载的脊髓损伤是 5 000 年前的治疗策略,20 世纪开始尝试手术。发生率逐渐增多。2002 年,北京脊髓损伤升至 60 例/百万人,伤害每年为 34.3 例/百万人(1991 年)。SCI 好发于 16～30 岁,约 85%以上为男性。在我国最常见的创伤原因为交通事故、运动损伤、工伤、暴力损伤。

2. 病理与分型

1) 脊髓损伤的分类

临床上,根据 SCI 的形式将 SCI 分为:

(1) 脊髓震荡:损伤最轻,多见,症状可在数分钟或数小时内完全恢复。

(2) 脊髓出血或血肿:症状取决于血肿的大小和出血量。

(3) 脊髓挫伤或裂伤。

(4) 脊髓压迫性损伤:压迫引起局部缺血、坏死等。

(5) 脊髓休克:损伤平面以下弛缓性瘫痪,病理反射消失,大小便失禁,2～4 周可完全性恢复。根据病程长短可将 SCI 分为早期损伤(≤2 周)、中期损伤(2 周～2 年)和晚期损伤(>2 年)。

2) 脊髓损伤的定位体征

不同节段完全性 SCI 会有一些特殊的临床表现。

(1) 颈髓损伤 $C_{1\sim2}$病死率高,C_3 膈肌受累明显,出现呼吸无力自主呼吸困难,C_4 自主呼吸困难,

$C_{5\sim7}$上肢相应部位的感觉运动丧失。

(2) 胸髓损伤:完全性损伤通常导致捷泰,对应损伤平面感觉障碍和大小便功能紊乱。

(3) 腰骶髓损伤:主要表现为下肢、臀部肌肉功能失调,肛门、尿道括约肌失控等。

3) 脊髓损伤的特殊综合征

包括贝尔交叉麻痹、脊髓中央损伤综合征、前脊髓损伤综合征、脊髓半切综合征、圆锥损伤综合征和马尾损伤综合征。

4) SCI 分级

目前较常用的 SCI 评分系统是 ASIA 系统,平面定位依据标准为:关键肌肉肌力≥3 级的最低平面,上肢关键肌群包括:屈伸肘肌群(C_5/C_7),伸腕肌群(C_6),指屈、收肌群(C_8/T_1)。下肢关键肌群包括:屈髋、伸膝,踝背屈(L_2/L_3/L_4),指长伸肌(L_5),踝足石屈肌(S_1)。判断损伤是否完全的依据:平面以下的神经功能完整性,包括鞍区感觉。ASIA 分为 5 级:

A 级:完全性损害,在骶段($S_{4\sim5}$)无任何感觉运动功能保留;

B 级:不完全性损害,在神经平面以下包括骶段($S_{4\sim5}$)存在感觉功能,但无运动功能;

C 级:不完全性损害,在神经平面以下存在运动功能,半数以上关键肌的肌力<3 级;

D 级:不完全性损害,在神经平面以下存在运动功能,半数以上关键肌的肌力≥3 级;

E 级:正常,感觉和运动功能正常。

3. 检查方法的选择

脊髓 MRI 能够明确诊断受损部位,CT 或 X 线平片可以显示脊椎的损伤有无及其受损程度,为临床治疗提供依据。

4. 急性 SCI 治疗原则和进展

SCI 的诊疗包括现场急救及入院后的诊断和治疗。

(1) 现场急救:急性 SCI 的现场急救原则是迅速评估病情、稳定患儿生命体征、及时转运专科医院、避免人为的二次损伤。

(2) 入院后的诊断:患儿转入 ICU 后,需要根据 ASIA 量表,准确对患儿进行临床评估,同时监测心、肺功能及血流动力学、呼吸频率、神经电生理评价、保持尿路通常。待生命体征稳定后,进行 X 线检查、CT 扫描和 MRI 检查。了解脊椎骨折、脊髓受压及脊髓损伤的评估。

(3) 入院后的治疗:SCI 的外科治疗的基本原则是最大限度减轻或预防继发性脊髓损伤,恢复脊柱稳定性。手术目的是神经减压、恢复脊柱稳定性、纠正畸形。对于手术减压的时间,目前仍存在争议。但比较明确的是手术时间越早,效果越好,目前有确凿的临床证据支持早期减压术(<24 h)的神经疗效,但对降低病死率没有优势。

非手术治疗包括激素治疗、神经营养药物、脱水剂及其他药物(如钙通道阻滞剂、抗儿茶酚胺药物等)以及处于基础研究的神经干细胞移植治疗。对于激素治疗争议较大。但既往的研究表明对不完全脊髓损伤的恢复有确切疗效的药物两种一种是激素,一种是神经节甘脂。目前常用的激素为甲强龙。北美脊柱外伤协会推荐的首次剂量为 30 mg/kg 静脉 15 min 内给药,维持量为 5.4 mg/(kg・h),如果伤后 8 h 内给予,疗程为 24 h,如果伤后 24 h 内给药,疗程为 48 h。

(4) 康复治疗:SCI 患儿通过康复训练,恢复程度个体差异较大。但早期、正确的脊髓功能训练是康复的前提。对于生命体征稳定、无明显并发症的患儿建议早期进入康复治疗。

5. 术后处理和并发症防治

创伤性脊髓损伤患儿术后予抗生素预防肺部感染及伤口感染、中枢感染、泌尿系感染。同时注意局部护理,预防压疮发生。

6. 随访要点和预后

SCI 的预后与以下因素相关:

(1) 年龄:与年龄密切相关,年龄越小者预后相对好些。

(2) 损伤平面和严重程度:ASIA 评分 A 级的完全性损伤预后差,损伤平面越高预后越差。

(3) 三级预防工作是否到位:Ⅰ级预防是指正确的现场急救,快速转运及防止搬运过程中的人为二次损害;Ⅱ级预防指脊髓损伤发生后,院内防治继发性脊髓损害,正确处理各种并发症;Ⅲ级预防指脊髓损伤造成功能障碍后,积极开展康复治疗,分段进行合理康复措施,最大限度恢复脊髓功能。

六、思考题

1. 急性脊髓损伤院前救治需要注意哪几点?

2. 急性脊髓损伤如何分级?

3. 急性脊髓损伤院内手术治疗的原则和目的,激素治疗需要注意哪些事项?

七、推荐阅读文献

1. Demetrios Demetriades, Edward J. Newton. Color atlas of emergency trauma [M]. 2nd edition New York: the United States of America by Cambridge University Press, 2011;211 - 252.

2. Peters JP, Kramer W. Traumatic spinal cord injury in children: early and late effects [J]. Ned Tijdschr Geneeskd. 2013;157(27): A5788.

3. Vogel LC, Betz RR, Mulcahey MJ. Spinal cord injuries in children and adolescents [J]. Handb Clin Neurol. 2012;109:131 - 48.

(郑继翠　李　昊)

案例 51

脊膜膨出及脊髓脊膜膨出

一、病例资料

1. 现病史

患儿，男，6 天。因“出生后发现腰骶部肿块 6 天”就诊。

2. 既往史

患儿 G_1P_1，足月，顺产。产检不详。出生体重 3.2 kg，Apager 评分 10 分。父母均体健，否认类似病史。

3. 体格检查

T 36.5℃，HR 110 次/min，正常新生儿貌，腰骶部中线髂前上棘水平及一肿块，4 cm×4 cm×6 cm，囊性，表面皮肤完整，中间及一凹陷，无压痛。左足踝关节内翻。

4. 实验室及影像学检查

血常规，大小便常规，肝、肾功能，凝血功能检查均正常。

B 超检查：双肾，输尿管，膀胱均正常。

MRI 检查：头部及脊髓 MRI 检查发现患儿腰骶部脊髓脊膜膨出，脊髓栓系(见图 51－1)。泌尿系统检查未发现异常。

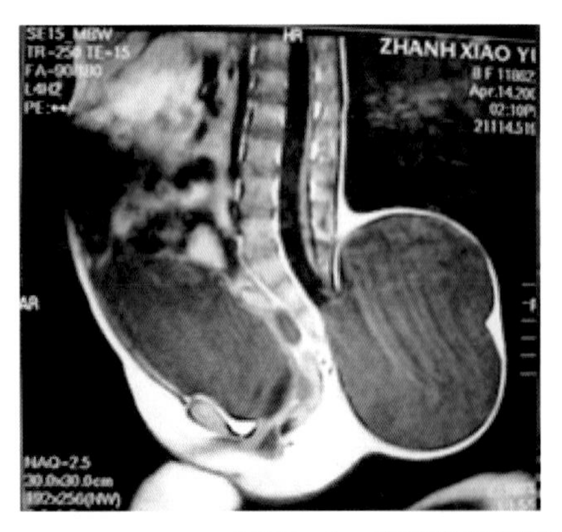

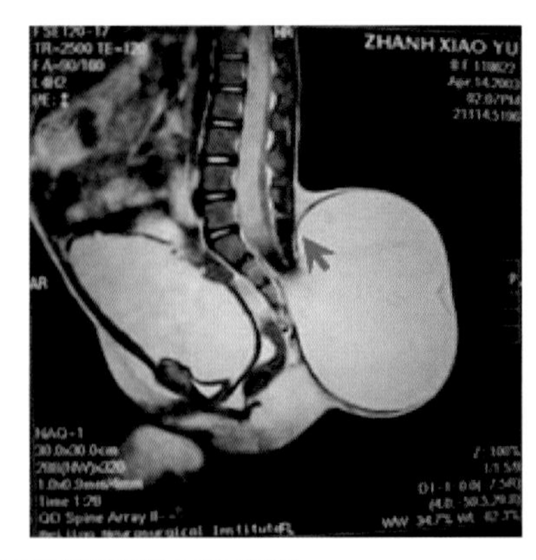

图 51－1　脊髓脊膜膨出及脊髓栓系的 MRI 表现

二、诊治经过

1. 治疗方案

入院初步诊断：腰骶部脊髓脊膜膨出，准备行脊膜膨出修补术。

2. 治疗经过

(1) 术前准备：入院完善术前常规检查及术前准备：血常规，大小便常规，肝、肾功能，凝血功能检查均正常，术前 6～8 h 禁食，禁食期间给予补液。

(2) 术前谈话：术前与家属沟通，着重指出术中风险、手术方式、术后并发症，特别是详细交代术后大小便功能障碍、脑脊液漏、颅内感染的可能。

(3) 手术方法：入院第二天行脊膜膨出修补术：患儿取俯卧位，常规消毒，铺巾。取腰骶部正中竖切口。切开皮肤，皮下组织。转入显微镜下操作。纵型切开硬膜。见神经板外翻，从软脑膜分离神经基板，用双极电凝凝固蛛网膜，沿神经板的边缘切开，将基板分离出来，并将其回到椎管内。切开连接区与皮下组织连接的硬脑膜，在中线处关闭硬膜和皮肤。术中采用电生理监测。

(4) 术后处理术后将病情详细告知家属，患儿转回病房，俯卧位，生命体征监测。术后 1 周，拔除导尿管，患儿可自行小便。术后 10 天拆线，患儿顺利出院。嘱骨科随访治疗左足踝关节内翻。

3. 随访

术后 3 月随访大便 1 次/天，小便功能正常，B 超双肾、输尿管、膀胱形态正常。腰骶部 MRI 显示脊髓低位。骨科继续随访治疗中。

三、病例分析

1. 病史特点

(1) 患儿，男性，6 天。出生后发现腰骶部肿块 6 天就诊。

(2) 无手术、外伤史。

(3) 体检阳性发现：腰骶部中线髂前上棘水平及一肿块，4 cm×4 cm×6 cm，囊性，表面皮肤完整，中间及一凹陷，无压痛。左足踝关节内翻。

(4) 辅助检查：MRI 检查：腰骶部脊髓脊膜膨出。

2. 诊断及诊断依据

(1) 诊断：腰骶部脊髓脊膜膨出。

(2) 诊断依据：①腰骶部中线髂前上棘水平及一肿块，4 cm×4 cm×6 cm，囊性，表面皮肤完整。②MRI 检查：腰骶部脊髓脊膜膨出。

3. 鉴别诊断

(1) 骶尾部畸胎瘤：肿物内常有实质性组织，为分化或未分化的实质性组织。如骨骼、牙齿软骨等。肿物界限清楚囊性畸胎瘤透光试验阳性因与椎管不相通所以压迫肿物时囟门无冲击感。直肠指诊时可触到骶前肿物。B 超检查肿物为囊实性，X 线摄片显示无腰骶椎骨质缺损。

(2) 脂肪瘤：脂肪瘤柔软表面皮肤虽高起，但正常界限清楚，常呈分叶状，透光试验阴性，与椎管不相通，穿刺抽不出脑脊液。但脊柱裂常合并该部位的皮下脂肪瘤，更应注意的是与脂肪脊髓脊膜膨出型的鉴别。

(3) 皮样囊肿：囊肿由结缔组织构成，内含皮脂腺汗腺毛发等。囊肿较小与皮肤紧密相连可以移动为实质感。透光试验阴性。与椎管不相通，压迫时囟门没有冲击感。

四、处理方案及基本原则

1. 治疗方案

对于脊髓脊膜膨出治疗的方案只有手术修补。术前准备按脊髓手术的常规准备;术前重点注意的是凝血功能的正常;术后注意俯卧位及膀胱功能的恢复。

2. 依据

(1) 出生后发现腰骶部肿块,腰骶部中线髂前上棘水平及一肿块,4 cm×4 cm×6 cm,囊性,表面皮肤完整,中间及一凹陷,无压痛。

(2) MRI检查:腰骶部脊髓脊膜膨出。

五、要点与讨论

1. 概述

脊髓脊膜膨出是最常见的神经系统先天性畸形,但其总发病率在逐渐下降,其因素包括产前诊断水平的逐渐提高,出生率的降低,生活饮食水平的提高以及社会对疾病态度的变化。总之,脊髓脊膜膨出的诊断以及所谓"正确的"治疗包括医疗、伦理、法律等多方面的问题。其治疗团队应包括:神经外科医生、儿科医生、神经内科医生、泌尿科医生、骨科医生、康复科医生、社会工作者、心理治疗师以及护士团队。

2. 病理分型

(1) 脊膜膨出:此型最轻。特点是脊髓及其神经根的形态和位置均正常,但脊膜自骨裂缺损处呈囊状膨出,其中含脑脊液。

(2) 脊髓脊膜膨出:此型较重。特点是有的脊髓本身即具有畸形,脊髓和(或)神经根自骨裂缺处向背后膨出,并与囊壁或(和)其周围结构发生不等的粘连;同时还具备脊膜膨出的特点。脊髓脊膜膨出可以是囊性的,也可类似瘤体样改变,包含脑脊液和脊髓神经末梢或部分马尾丛。80%脊髓脊膜膨出发生在腰区(胸腰、腰、腰骶)。

(3) 脊髓膨出:又称脊髓外露、开放性或完全性脊柱裂,此型虽较少见但最严重。特点是除椎管和脊膜均开敞外,还有一段脊髓平板似的暴露于外界。病区表面因富于血管而呈紫红色,酷似一片肉芽组织。因为有的脊髓中央管也随脊柱裂开而开敞,所以常有脑脊液从裂隙或脊髓四周漏出。患儿出生时局部尚平坦,随后则随颅内压增高而稍隆起,但不成为囊状物。脊髓末梢位置低而且呈平板样结构异常,称为基板。通常通过皮肤缺损,可以看到基板像一本有脊的书一样放于脊柱中间,有时背侧有神经根翻出皮肤外。

(4) 隐性脊柱裂:有脊柱弓融合异常,脊髓、脊膜和软组织均发育正常。脂肪脊膜膨出表面皮肤有缺损,内含脂肪瘤紧贴脊髓由外延伸至椎管内,有时表面皮肤可表现为一血管瘤或潜毛窦。

3. 检查方法

通常首先X线摄片了解脊柱、头颅、髋部形态。若存在畸形,再行下肢检查。常规超声检查,超声检查可见椎骨缺损及柔软的组织团块影。泌尿系统检查十分重要,包括尿常规、尿培养、尿素氮和肌酐测定、肾盂静脉造影及超声检查等。进一步的检查则取决于合并畸形的情况,需作CT、MRI和脑脊液检查。腰背部有皮肤覆盖的病变应给予术前MRI检查明确解剖结构。

4. 治疗原则和进展

(1) 手术原则:所有手术操作均应在显微镜下完成。

(2) 脊髓脊膜膨出常规显微手术要点及进展:俯卧位,应在下腹部垫物以使下腹部和臀部高过头水平，这样可以使手术过程中的脑脊液漏出最少。脊髓脊膜突出关闭手术一般包括三步：从软脑膜分离神经基板。切开连接区与皮下组织连接的硬脑膜，在中线处关闭硬膜和皮肤。每一步都要根据脊髓脊膜突出的形状，大小，位置的变化而做改动。最初，包囊在看不到神经组织的区域打开，然后扩大切口用双极电凝凝固蛛网膜，沿神经板的边缘切开。所有神经组织即使患者截瘫也必须保留：起初的运动力弱可能部分是由于脊髓休克，早期用电刺激基板和诱发电位做的研究显示部分基板仍有功能。用双极电凝是要特别小心避免对神经基板造成热损伤。一旦基板分离出来，就会自己回到椎管内。应去除基板上的所有皮肤组织，以避免晚期发生皮样囊肿。术中采用电生理监测有利于神经结构保留。切开连接区的硬脊膜，连接区硬脊膜侧边与皮肤延续，有结实的结缔组织，它可以很好地闭合皮肤。硬脊膜从贴近连接处切开，在皮肤连接处完全游离。硬脊膜上的脂肪仍留在硬脊膜上。硬脊膜用5-0聚丙烯线缝合，要确保基板在新硬膜管中不受压。从脊柱旁筋膜移开皮肤和皮下组织来缝合皮肤。皮下组织从肌肉筋膜上相对无血管的平面移开，筋膜用钝头剪刀垂直打开，这样大血管可以不被切断而留下。这种切开方法不仅减少出血而且可以保存皮瓣的血供。剪去过多的皮肤。内翻缝合皮下组织，皮肤。

5. 术后处理原则和并发症防治

脊髓脊膜膨出患儿术后近期可能出现的问题：

(1) 脑积水：25%脊髓脊膜膨出患儿在出生后不久即有脑积水需要行分流，在神经管缺损修补后再出现脑积水的概率在25%～60%。最常用的分流方法是脑室-腹腔分流(V-P分流)。如果出生后有明显脑积水，在修补缺陷时应同时做分流术；未行分流术患儿，术后要密切随访头围和临床有无颅高压症状。

(2) 脑脊液漏：一般出现在术后5～10天，表现为伤口处有清亮的液体流出，一旦出现脑脊液漏，首先要进行头颅CT检查，排除脑积水，颅高压的可能性，如果有颅高压表现，尽快分流，解除颅高压。排除颅高压后，进行加压包扎，局部抬高体位，一般脑脊液漏会在2周内停止，如果超过2周，需要重新缝合。

6. 随访要点和预后

脊膜膨出根据不同病理分型和有无其他神经系统畸形预后不同，在病理分型中已经详细描述。随访要点主要为：

(1) 神经功能的恢复：主要是双下肢功能和大小便功能。

(2) 其他伴发的神经系统病变：脑室扩张情况、脊髓位置及有无脊髓栓系情况等。

六、思考题

1. 脊髓脊膜膨出的病理分型和临床表现有哪些？
2. 脊髓脊膜膨出的鉴别诊断包括哪些？
3. 脊髓脊膜膨出的手术原则和要点是什么？

七、推荐阅读文献

1. A. Leland albright, Ian F. Pollack, P. David Adelson. Principles and Practice of Pediatric Neurosurgery [M]. 3th ed. Thieme 2014, 399-412.

2. 周良辅. 现代神经外科学(第2版)[M]. 上海，复旦大学出版社，2015，1187-1189.

3. 雷霆. 小儿神经外科学(第2版)[M]. 北京，人民卫生出版社，2011，332-345.

(李　昊)

案例 52
脑积水

一、病例资料

1. 现病史

患儿，男性，1 岁 3 月。因“头围增大半年”入院。

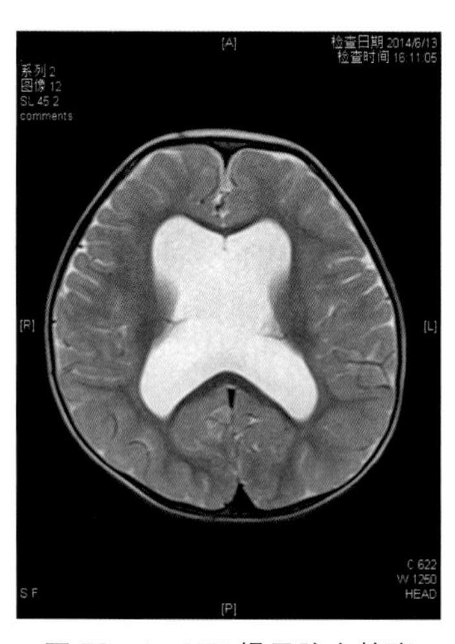

图 52－1 MRI 提示脑室扩张

患儿产前检查无异常，1 周岁后发现仍不能行走，可独自站立，近半年来发现头围增大，行 MRI 检查发现“脑积水、导水管狭窄，脑实质未见异常信号”（见图 52－1）。为进一步治疗于我院就诊，门诊拟诊“脑积水”收入院。

2. 既往史

G_1P_1，产前检查无异常。父母体健，预防接种史正常。家族中无类似病例。

3. 体格检查

神情，精神反应正常，头围增大，48 cm，囟门未闭，约 2 cm×2 cm，可独自站立，不能行走，语言发育落后，仅能发单个音节；胸廓平坦，三凹征阴性，听诊双肺呼吸音清，未闻及啰音，心音有力，律齐，未闻明显杂音；腹平软，肝脾未及；四肢无畸形，肌力及肌张力无异常，未见明显脊柱侧弯；肛门生殖器未见异常。

4. 实验室及影像学检查

血常规：RBC 4.5×10^{12}/L，PLT 212×10^{9}/L，WBC 9.9×10^{9}/L，Hb 117.0 g/L。

肝肾功能检查：DB 1.0 μmol/L，TB 2.8 μmol/L，ALT 8.0 IU/L，AST 23.0 IU/L，ALB 44.4 g/L，Cr 21.0 μmol/L，BUN 4.2 mmol/L。

凝血功能：APTT 33.1 s，FDP 2.28 g/L，INR 1.24，PT 14.6 s，PTA 113.0%，TT 18.5 s。

MRI：双侧脑室扩张伴透明隔缺如。

二、诊治经过

1. 治疗方案

入院初步诊断：脑积水，准备进行脑室-腹腔分流术。

2. 治疗经过

(1) 术前准备:入院完善术前常规检查及术前准备。

(2) 术前谈话:术前与家属沟通,着重指出术中风险、手术方式、术后并发症,特别是详细交代术后引流管堵塞脑积水不能缓解需再次手术可能,术后出现硬膜下出血,再次手术冲洗可能,随生长发育需要调换引流管,长期随访存在脑发育异常并出现相应症状可能。

(3) 手术方法:入院第四天行脑室-腹腔分流术:术中定位额角穿刺点,将脑室引流管置入脑室,并经皮下隧道引流至腹腔。

(4) 术后处理:术后将病情详细告知家属,术后患儿恢复良好,术后1周出院。

3. 随访

随后3月复查头颅MRI显示脑室形态正常,患儿神经发育正常。

三、病例分析

1. 病史特点

(1) 患儿,男性,1岁3月。头围增大半年入院。

(2) 产前检查无异常,既往无手术史。

(3) 体检阳性发现:头围增大,48 cm,囟门未闭,约2 cm×2 cm,可独自站立,不能行走,语言发育落后。

(4) 辅助检查:MR双侧脑室扩张伴透明隔缺如。

2. 诊断及诊断依据

(1) 诊断:脑积水。

(2) 诊断依据:①临床表现,头围增大超过正常上限,并且与身体其他部位发育比例失衡。②CT或MRI检查,是诊断脑积水的可靠方法,MRI检测可见梗阻部位以上的脑室扩大,侧脑室颞角和额角变钝变圆。

3. 鉴别诊断

主要与脑萎缩鉴别:脑萎缩所引起的脑室系统扩大与脑脊液循环障碍所致脑室扩大,影像学在形态学上的改变有差异,支持脑积水的表现包括侧脑室颞角扩大,第三脑室不成比例的扩大,脑室角变窄,前角半径增宽,皮质沟消失,脑室周围间质水肿。临床上头围增大伴影像学检查脑室系统扩大提示脑积水,头围缩小的提示脑萎缩。

四、处理方案及基本原则

1. 治疗方案

手术治疗。

2. 依据

无论何种原因的脑积水都需及时治疗,可分为药物和手术两种,但药物治疗是一种延缓手术的临时治疗方法,且长期服用可导致水电解质紊乱,据随机对照研究提示药物治疗并不能减少分流术,因此手术治疗是脑积水的首选方法。对于交通性脑积水、梗阻性脑积水(不适合第三脑室造瘘者)、复杂性脑积水(如脑室分隔)、正常压力脑积水等均适合选择脑脊液分流术。

五、要点与讨论

1. 概述

脑积水(hydrocephalus)系指脑室系统内脑脊液积聚过多并引起脑室内压力增高。脑积水是一个临床总称，需具备3个要素：①脑脊液量增多；②脑室系统扩张；③脑室内压增高。Dandy提出的交通性脑积水和非交通性脑积水的概念，这两种脑积水发生的部位不同，但本质上都是梗阻性的，交通性脑积水指梗阻发生在脑室系统外，而非交通性脑积水梗阻发生在脑室系统内。

2. 病理与分型

脑脊液产生后，脑室内的脑脊液通过一系列孔道从一个腔隙流到下一个腔隙。由侧脑室开始，通过Monro孔（室间孔）进入第三脑室，从第三脑室经导水管进入第四脑室，再经第四脑室流出孔道Luschka孔和Magendie孔流入枕大池内，并在这里与从脊髓蛛网膜下腔来源的脑脊液汇合。最后，脑脊液进入皮质蛛网膜下腔，通过蛛网膜颗粒吸收进入矢状窦。

在正常情况下，脑脊液的产生量与吸收量保持平衡。在下列三种情况下可造成脑脊液的产生和吸收不平稳引起脑积水。①脑脊液产生过多，除脑室系统内脉络丛乳头状瘤以外，脉络丛的弥漫性绒毛状增生是引起脑脊液产生过多的极为少见的原因。②脑脊液吸收障碍：颅内出血或中枢神经系统感染的病儿，出现颅底蛛网膜下腔粘连，导致蛛网膜颗粒对脑脊液吸收的减少，绝大多数脑积水是脑脊液吸收障碍所致。③脑脊液循环通道梗阻：可分为先天性或后天性因素所致，脑脊液循环通道梗阻有两种类型，脑室内梗阻（非交通性脑积水）和脑室外梗阻（交通性脑积水）。

在先天性脑积水中，主要由各种畸形引起。包括：

（1）中脑导水管阻塞：由导水管狭窄或隔膜形成、导水管分叉、神经胶质增生所致，引起侧脑室和第三脑室扩张。

（2）第四脑室正中孔或两个侧孔闭锁，引起全脑室系统扩张，特别是第四脑室。侧脑室室间孔闭锁，一侧室间孔闭锁引起单侧脑室积水，双侧室间孔闭锁则引起双侧脑室扩张。

（3）小脑扁桃体下疝（Chiari畸形）和Dandy Walker畸形：Chiari畸形第Ⅴ型，由于第四脑室出口位置异常导致脑积水。Dandy Walker畸形伴有脑积水的患儿出生时不存在脑积水，婴儿时也不明显，延迟出现脑积水原因尚不明确。

（4）其他先天性畸形伴发脑积水：脊髓脊膜膨出可伴发脑积水，出生时脑室可不扩大，但在手术修补后继发出现脑室扩大，可能与膨出的组织切除后使脑脊液吸收不全或脑脊髓膜炎致蛛网膜下腔梗阻等有关。

在后天性脑积水中，主要病因如下：

（1）颅内出血：最常见于未成熟儿，足月儿颅内出血多因产伤或维生素K缺乏导致脑室内蛛网膜下腔出血造成导水管阻塞、狭窄或蛛网膜下腔粘连而发生脑积水。

（2）颅内感染：细菌性、真菌性、病毒性、结核性感染引起的脑膜炎，都可造成炎性粘连和纤维化而发生脑积水。

（3）颅内肿瘤：约20%儿童脑积水是占位病变所致，引起继发性脑积水最常见的病变是后颅窝肿瘤及第三脑室区肿瘤。此外罕见的Galan大脑大静脉瘤压迫中脑导水管亦可引起脑积水。

3. 检查方法

（1）头颅B超检查：是一种无创、安全的诊断方法。通过未闭的前囟，了解两侧脑室、第三脑室的大小，后颅窝的情况。超声检查可以确定脑室扩大程度，但超声图像对脑部结构性病损尚不能获得满意的检测结果。

（2）CT检查：为最常用的检查方法，可显示脑室扩大程度和脑皮质的厚度，以及有无其他颅内病变，并可用作追踪脑积水有无进展及评价治疗效果。交通性脑积水时，脑室系统和枕大池均扩大。非交通性脑积水阻塞在导水管以上仅侧脑室和第三脑室扩大，而第四脑室正常。如阻塞在第四脑室出口，显示全脑室系统扩大，第四脑室扩大明显，导水管阻塞引起的脑积水，CT检查后应再行MRI检查，以明确是单纯性良性导水管狭窄所致还是CT不能发现的其他病变所引起。

（3）MRI检查：MRI采用轴位、冠状位和矢状位扫描，较CT能提供更详细的形态学结构方面的病损变化，能准确地显示脑室及导水管和蛛网膜下腔各部位的形态、大小和存在的狭窄。MRI 可以更好地检测小的病变及脑室的解剖，但可能遗漏小的钙化。

4. 治疗原则和手术要点、进展

脑积水的治疗应首选解除脑脊液循环通路梗阻，故手术治疗是唯一的选择。药物治疗包括使用多种利尿剂和渗透性药物如甘露醇等只能暂时缓解症状。手术治疗主要方式为脑室分流和脑室镜下第三脑室造口术。脑室分流通过改变脑脊液的循环途径，将脑脊液分流到人体的体腔而吸收。手术需植入特制的分流管，有低、中、高压三种类型，在手术时经脑室测压后选择使用，近年来，可调压脑脊液分流管已在临床使用。

(1) 侧脑室-腹腔分流术：适用于各种类型脑积水是目前应用最广的术式。脑室引流管最好放置在额角，经颈部，胸壁皮下达腹部在剑突下正中作腹壁小切口、将导管引入腹腔。

(2) 脑室-心耳分流术：该术式将脑脊液引流到心脏进入循环系统。在额角将脑室管插入侧脑室后，再作颈部切口，分离颈内静脉将远端导管插入右心耳。该术式弊端较侧脑室腹腔分流多，临床上小儿应用较少。

(3) 脑室镜下第三脑室造口：适用于非感染性，非出血性梗阻性脑积水，该术式是替代植入性分流的首选治疗方法。切口选择中线外侧 2.5～3 cm，脑室镜导入侧脑室，识别 Monro 孔，脑室镜穿过此孔时看到乳头体，选择在乳头体和基底动脉的前方，漏斗隐窝和视交叉后方为穿通点，然后插入 Fogarty 气囊行裂隙内扩张。该术式的禁忌证包括：①第三脑室小，宽度不到 3 mm；②丘脑中间块巨大或第三脑室底小；③裂隙样侧脑室。

5. 术后处理原则和并发症防治

近年来大量回顾研究表明 V-P 分流术后 1 年内并发症发生率高达 40%，2 年内高达 50%，任何一种并发症都会给该病的治疗带来极大的影响。

(1) 分流管堵塞：文献报道分流管堵塞的发生率可为 28%。堵塞分为脑室端和腹腔端，脑室端 77.1%，腹腔端 12%～34%。通常认为脑室端堵塞的常见原因为：穿刺时脑组织碎片或血凝块堵塞；脑脊液蛋白质成分过高；穿刺时被侧脑室内脉络丛包绕；逆行感染引起脓性分泌物堵塞等。

(2) 分流管感染：感染亦是脑室-腹腔分流术后较严重的并发症之一，文献报道发生率为 6%～23%。在分流术后最初 8 周是感染发生的高峰期，而在 28 周以后的感染发生率明显降低。感染包括颅内感染，分流管皮下隧道感染及腹膜炎等。

(3) 分流过度：脑脊液分流过快使脑室内压力迅速减低导致脑皮层与硬脑膜相连的桥静脉断裂出血，表现为硬膜下出血。分流过度还可导致脑室塌陷，引起室管膜阻塞脑室内分流口，造成阻塞，脑室顺应性下降，引起裂隙样脑室。目前有越来越多的人推荐使用可调压式分流管治疗脑积水，可使过度分流的并发症相对减少。

(4) 消化道症状：术后可出现腹痛，腹胀，食欲减退等消化道症状，还有的病例伴发恶心，呕吐。

(5) 癫痫：脑室-腹腔分流术后癫痫发生率为 9%～24%。一般脑电图显示的癫痫灶位于置管侧半球，提示与分流管有关。

(6) 其他并发症：脑脊液分泌量超过腹腔吸收能力可导致大量腹水；分流管腹腔端固定过死，不能在皮下游走，在做剧烈活动时可导致分流管断裂；重度脑积水分流不足导致脑脊液漏，脑脊液皮下积聚。上述并发症相对来说都比较罕见。

6. 随访要点和预后

脑积水如不伴有其他神经系统畸形，手术预后均佳。随访要点主要包括：

(1) 大脑皮质形态和功能的恢复情况。

(2) 引流管运行情况。

六、思考题

1. 儿童脑积水的病理及分型有哪些?
2. 儿童脑积水的临床表现有哪些?
3. 脑室-腹腔分流的并发症有哪些?

七、推荐阅读文献

1. A. Leland albright, Ian F. Pollack, P. David Adelson. Principles and Practice of Pediatric Neurosurgery [M]. 3th ed. Thieme 2014,47-124.
2. 周良辅. 现代神经外科学(第2版)[M]. 上海:复旦大学出版社,2015,1151-1161.
3. 雷霆. 小儿神经外科学(第2版)[M]. 北京:人民卫生出版社,2011,281-301.

(李　昊)

案例53

脊髓栓系综合征

一、病例资料

1. 现病史

患儿，男，2岁，因“出生后发现骶尾部凹陷”入院。

患儿出生后家属即发现骶尾部凹陷(见图53－1)。平时无不适主诉，大、小便均正常。

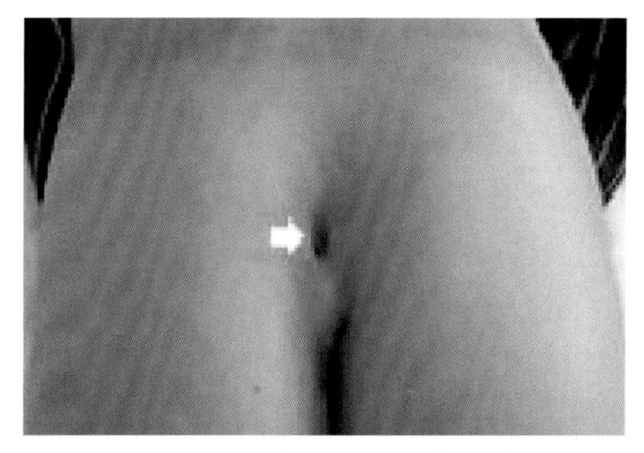

图53－1 外观显示骶尾部凹陷

2. 既往史

G_1P_1，产前胎儿超声检查未及异常。否认外伤及手术史。父母均体健，否认类似病史。

3. 体格检查

T 36.5℃，HR 90次/min，一般情况可，神志清楚，精神反应佳，骶尾部见一凹陷，直径0.5 cm，不见底，未及分泌物。双下肢外观正常，肌力肌张力正常；未见明显脊柱侧弯；肛门生殖器未见异常。

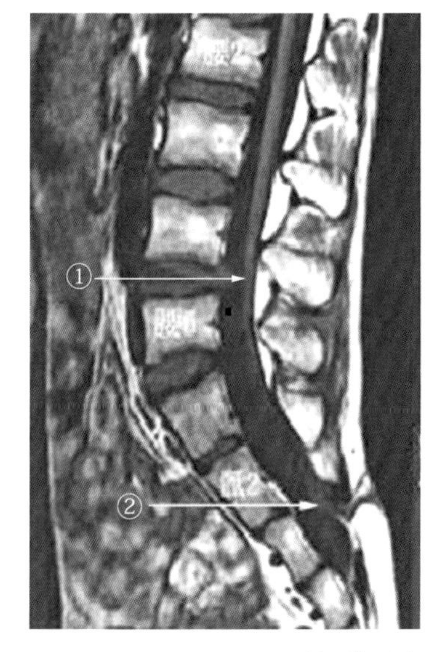

图53－2 MRI显示腰骶部潜毛窦伴脊髓栓系

4. 实验室及影像学检查

血常规，大小便常规，肝、肾功能，凝血功能检查均正常。

B超检查：双肾，输尿管，膀胱均正常，残余尿：10 ml。

MRI检查：腰骶部潜毛窦伴脊髓栓系(见图53－2)。患者MRI图像，正常脊髓末端约在第1腰椎椎体下缘，此患者脊髓末端降至近腰5椎体水平。图53－2中，①指脊髓末端，②指脊髓被拴系的部位。

二、诊治经过

1. 治疗方案

入院初步诊断：腰骶部潜毛窦伴脊髓栓系，准备进行脊髓栓系松解术。

2. 治疗经过

(1) 术前准备：入院完善术前常规检查及术前准备：血常规，大小便常规，肝、肾功能，凝血功能检查均正常，术前8 h禁食。

(2) 术前谈话：术前与家属沟通，着重指出术中风险、手术方式、术后并发症，特别是详细交代术后大小便功能障碍、脑脊液漏、颅内感染的可能。

(3) 手术方法：入院第二天行栓系松解+潜毛窦切除术：患儿取俯卧位，常规消毒，铺巾。取腰骶部正中竖切口。切开皮肤，皮下组织。钝性分离肌肉，乳突拉钩将切口拉开。见骶椎正中一缺损，直径约0.3 cm，为皮肤凹陷的底部，进入椎管。将 L_1 及骶骨的椎板切除，约1 cm宽。止血，保护切口。转入显微镜下操作。纵型切开硬膜，悬吊。见终丝粗大，脂肪浸润，末端与凹陷相连，终丝紧张，将终丝末端及脂肪瘤、凹陷切除，见近端终丝回缩1 cm。止血，连续缝合关闭硬膜。逐层关闭伤口。

(4) 术后处理：术后将病情详细告知家属，患儿转回病房，俯卧位，生命体征监测。术后1周，拔除导尿管，患儿可自行小便。术后10天拆线，患儿顺利出院。

3. 随访

术后3月复查MRI见脊髓低位，大小便功能正常。

三、病例分析

1. 病史特点

(1) 患儿，男性，2岁。生后发现骶尾部凹陷就诊。

(2) 无手术、外伤史。

(3) 体检阳性发现：骶尾部见一凹陷，直径0.5 cm，不见底，未及分泌物。

(4) 辅助检查：MRI检查：腰骶部潜毛窦伴脊髓栓系。

2. 诊断及诊断依据

(1) 诊断：腰骶部潜毛窦伴脊髓栓系。

(2) 诊断依据：①骶尾部见一凹陷，直径0.5 cm，不见底，未及分泌物。②MRI检查：腰骶部潜毛窦伴脊髓栓系。

3. 鉴别诊断

临床医师们习惯于分别单独描述隐性脊柱裂的各种病理形式，并据此给出诊断，如脊髓栓系综合征、脂肪瘤、脊髓空洞症、终丝紧张综合征、脊髓纵裂等。但事实上，这些病理形式的诊断常常不能反映疾病的全貌，实际病理形式常可能更复杂，并倾向于多种病理形式同时发生。脊髓栓系综合征是脊柱裂疾病的一部分，极少有单独的脊髓栓系不伴脊柱裂者。脊髓栓系是脊柱裂造成神经损害的主要病理形式，但在很多情况下，单独的脊髓栓系综合征的诊断常常是不全面的，因为它常与其他的病理形式并存，认识到这一点并在术前借助必要的检查对各种病理形式进行详细的分析，对于提高手术疗效是十分重要的。

四、处理方案及基本原则

1. 治疗方案

对于脊髓栓系综合征治疗的方案只有手术松解栓系。术前准备按脊髓手术的常规准备；术前重点注意的是凝血功能的正常；术后注意俯卧位及膀胱功能的恢复。

2. 依据

脊髓栓系综合征手术治疗的根本目的：预防病情继续进展，部分患者的下肢运动和感觉功能，甚至大小便功能有可能因此获得改善。通常，出现大小便功能障碍常提示预后欠佳，手术通常不能使大小便功能障碍、下肢和足部的变形得到改善，但可能使疼痛和不完全的肌力下降得到一定程度的改善。下肢和足部的变形部分可以通过矫形手术得到改善。

对于大小便功能尚正常的脊髓栓系综合征患者，包括因腰骶部皮肤改变和下肢感觉和运动障碍而发现者，我们建议及早进行系统的检查、评估和手术治疗；对于已经出现大小便功能障碍的患者，则应结合其全身情况及相关检查情况选择手术与否，此类患者绝大多数能够也需要手术治疗。

五、要点与讨论

1. 概述

脊髓和脊柱末端的各种先天性发育异常均可导致脊髓栓系，如隐性脊柱裂、脊膜膨出、脊髓脊膜膨出、脊髓终丝紧张、腰骶椎管内脂肪瘤、先天性囊肿及潜毛窦等。除了前述各种先天性因素外，腰骶部脊膜膨出术后粘连亦可导致脊髓再栓系。一般认为，脊髓栓系使脊髓末端发生血液循环障碍，从而导致相应的神经症状。

其临床主要表现包括：

(1) 腰骶部皮肤改变：腰骶部皮肤隆突或凹陷，可能伴有分泌物或感染；多毛；隆起的大包块。这些预示存在隐性脊柱裂、潜毛窦、脊膜膨出等，可能合并脊髓栓系。

(2) 下肢的运动障碍：表现为行走异常，下肢力弱、变形和疼痛，还可合并脊柱侧弯。

(3) 下肢的感觉障碍：表现为下肢、会阴部和腰背部的感觉异常和疼痛。

(4) 大小便功能障碍：常见表现为尿潴留，排尿困难，尿失禁，小便次多，每次量较正常少等等；大便秘结、便秘，或失禁。

2. 病理特点

脊髓位于脊椎管中，人在生长发育过程中，脊椎管的生长速度大于脊髓，因此脊髓下端相对于椎管下端逐渐升高。脊髓栓系即脊髓下端因各种原因受制于椎管的末端不能正常上升，使其位置低于正常。它是多种先天性发育异常导致神经症状的主要病理机制之一，由此而导致的一系列临床表现即称为脊髓栓系综合征。

3. 检查方法

磁共振(MRI)是诊断脊髓栓系的主要方法，它不仅可以明确有无脊髓栓系，还可以了解并存的其他病理改变，如脂肪瘤、脊髓纵裂等。X线平片可以确定有无脊柱裂。结合大小便功能情况行泌尿系B超和尿流动力学检查，以评价泌尿系受累程度和脊髓神经功能受损情况。

4. 治疗原则和手术要点、进展

我们对于脊髓栓系综合征手术治疗的原则：脊髓栓系到出现症状时已经发生器质性改变，我们无法使之恢复正常，只能予以适当的矫治，使其不继续发展。脊髓栓系综合征的症状可能是神经系统的损毁性的损害造成的，这种损伤通常是无法修复的，治疗仅仅是使病损不再继续加重。症状也可能是神经系统的刺激性或不完全损害所致，此时手术治疗则可能达到减轻症状和防止病情进展的双重效果。对患者进行手术时应贯彻微创理念，坚持做显微外科手术，必要时配合神经电生理监测，以做到尽可能彻底松解栓系，避免神经损伤，减少再粘连和栓系，以及预防术后伤口并发症。

5. 术后处理原则和并发症防治

脊髓栓系术后主要防止脑脊液漏和感染的发生，要求患儿为俯卧位，保持伤口的高位和清洁。一旦出现脑脊液漏应及时引流并加强抗感染处理，90%的脑脊液漏可在2周～2月内自行愈合。由于为清洁手术，并不要求预防性抗生素的使用，但是一旦出现脑脊液漏或感染症状，应立即使用头孢三代广谱抗生素。

6. 随访要点和预后

脊髓栓系预后较好。随访要点为：①脊髓形态的观察；②脊髓神经功能的观察。

六、思考题

1. 脊髓栓系的临床表现和诊断依据有哪些？
2. 脊髓栓系的手术原则和要点是什么？

七、推荐阅读文献

1. Shokei Yamada. Tethered Cord Syndrome in Children and Adults [M]. 2nd ed. Thieme, 2012,80 - 103.

2. A. Leland albright, Ian F. Pollack, P. David Adelson. Principles and Practice of Pediatric Neurosurgery [M]. 3th ed. Thieme 2014,271 - 290.

3. 周良辅. 现代神经外科学(第 2 版)[M]. 上海:复旦大学出版社,2015,1189 - 1197.

4. 雷霆. 小儿神经外科学(第 2 版)[M]. 北京:人民卫生出版社,2011,346 - 348.

（李　昊）

案例 54
颅缝早闭

一、病例资料

1. 现病史

患儿，男，3 岁。因“发现头颅外观增大 1 年”入院。

患儿孕 28 周产前检查提示存在脑室增宽，孕 32 周 MRI 检查提示单纯性脑积水。出生后发现患儿头颅外观异常，双眼外突，双耳位置较低，生后随访头颅 MRI 提示脑积水渐加重，2 年前于当地医院行脑室腹腔分流术，术后随访至今，家属自觉患儿头部向两侧渐增大，为进一步治疗于我院就诊，我院 CT 检查提示冠状缝早闭(见图 54－1)，考虑需手术治疗收入院。

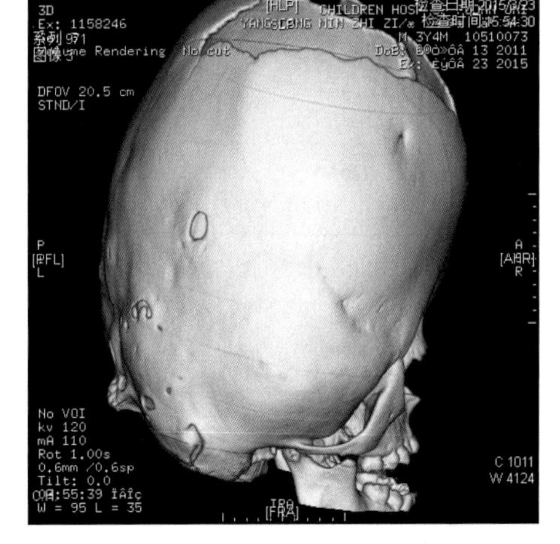

图 54－1　CT 检查提示冠状缝早闭

2. 既往史

G_1P_1，产前检查提示胎儿脑室扩张。父母体健。预防接种史正常。家族中无类似病例。

3. 体格检查

神清，精神反应正常，头颅横向增宽明显，顶部尖高突起，枕骨扁平，表面可及多处凹陷，双眼突起，眼睑可闭合，双耳耳位低，行走活动正常，语言发育落后，仅能发单个音节；胸廓平坦，三凹征阴性，听诊双肺呼吸音清，未闻及啰音，心音有力，律齐，未闻明显杂音；腹平软，肝脾未及；四肢无畸形，肌力及肌张力无异常，未见明显脊柱侧弯；肛门生殖器未见异常。

4. 实验室及影像学检查

血常规：RBC 4.22×10^{12}/L，PLT 102×10^9/L，WBC 7.7×10^9/L，Hb 120.0 g/L。

肝肾功能检查：DB 0.9 μmol/L，TB 2.1 μmol/L，ALT 8.0 IU/L，AST 20 IU/L，ALB 42.6 g/L，Cr 21.0 μmol/L，BUN 5.0 mmol/L。

凝血功能：APTT 33.7 s FDP 2.46 g/L，INR 0.87，PT 11.1 s，PTA 130.0%，TT 20.1。

CT：头颅外形失常，前后径偏短，颅面比例增大，颅缝闭合，枕骨隆凸显著，枕骨多发骨质缺损。双侧脑室扩张。

二、诊治经过

1. 治疗方案

入院初步诊断：颅缝早闭(冠状缝)；脑积水，准备行颅骨整形术。

2. 治疗经过

(1) 术前准备：入院完善术前常规检查及术前准备。

(2) 术前谈话：术前与家属沟通，着重指出术中风险、手术方式、术后并发症，特别是详细交代患儿畸形复杂可能需要多次整形，合并脑发育不良可能，术中置入延长器可能出现感染、折断需手术取出可能。

(3) 手术方法：入院第三天行颅骨整形术：术中设计枕顶颞截骨线，并于两侧截骨线对称位置放置延长器，术中调试顺利。

(4) 术后处理：术后将病情详细告知家属，患儿转入 PICU，生命体征监护、禁食、胃肠减压、抗生素使用等相关治疗。术后 3 天患儿生命体征平稳，转回普通病房，头部负压引流量不多；术后 1 周，开始少量肠道喂养。

3. 随访

术后 1 月复查头颅 CT＋颅骨三维重建，了解颅骨形态，调节扩张器情况。

三、病例分析

1. 病史特点

(1) 患儿，男性，3 岁。发现头颅外观增大 1 年入院。

(2) 产前检查存脑室扩张，生后 1 年行脑室腹腔引流术。

(3) 体检阳性发现：头颅横向增宽明显，顶部尖高突起，枕骨扁平，表面可及多处凹陷，双眼突起，眼睑可闭合，双耳耳位低，行走活动正常，语言发育落后。

(4) 辅助检查：CT 头颅外形失常，前后径偏短，颅面比例增大，颅缝闭合，枕骨隆凸显著，枕骨多发骨质缺损。双侧脑室扩张。

2. 诊断及诊断依据

(1) 诊断：颅缝早闭(冠状缝)。

(2) 诊断依据：①头颅外观异常；②头颅影像学检查。

颅缝早闭可有明显颅骨畸形外观，早闭颅缝的范围和数量的差异亦引发不同的临床症状，包括外观改变、颅压增高、脑积水和视力障碍等。

X 线检查能发现颅缝早闭的原发征象，CT 能更好地显示颅缝早闭的形态，除了评价颅骨和骨缝的异常外，还能判断合并的脑内结构异常，如脑积水、脑萎缩等，MRI 检测可显示伴随的脑组织异常，对综合征颅缝早闭具有诊断价值。

3. 鉴别诊断

颅缝早闭临床诊断比较明确，主要鉴别是要了解是否伴有其他畸形，明确是否存在各种复杂的综合征。

四、处理方案及基本原则

1. 治疗方案

患儿颅骨畸形存在明显，手术治疗指征明确。行枕顶颞截骨，并放置延长器逐步延长头颅前后径。

2. 依据

颅缝早闭均需要手术治疗，已有多种手术方式出现，包括局部手术及全颅骨重塑。一般而言，局限性手术如内镜和条形颅骨切除适合<3 月的年幼患儿。对累及多条骨缝的年长患儿，倾向于采取广泛的手术方式。广泛的手术方式不仅能够矫正原发的限制性颅骨畸形，同时也允许重塑代偿性生长造成的其他部位的异常。

五、要点与讨论

1. 概述

狭颅症(craniosynostosis)是在 1851 年由 Virchow 首次发现并命名的。这一名称涉及到一组疾病，指婴幼儿一个或多个纤维性颅缝过早骨化闭合，以致颅骨生长模式异常。在少部分患者中，颅骨的异常生长能提供一定的颅内容积以适应脑的正常发育，仅表现特征性的面颅畸形。大部分患者的颅骨畸形不能适应脑组织的正常发育，导致颅内高压，致使神经系统功能障碍如视力损害，喂养困难，精神发育迟滞甚至弱智等。根据不同骨缝的闭合而有不同的命名。颅缝早闭在新生儿中的发病率约(2 000～2 500)：1。大约 15%～40%患者存在复杂的综合征，但绝大多数是单纯的颅缝早闭。非综合征的颅缝早闭中，最常见的是矢状缝早闭，约占 40%～50%，其次是冠状缝早闭患者(20%～25%)，额缝早闭(5%～15%)和人字缝早闭(<5%)。大约 5%～15%患者存在多发颅缝早闭，而且大多是颅缝早闭综合征的症状之一，只有 4%～8%的非综合征颅缝早闭累及多条骨缝。

原发性狭颅症出生时即有，为一条或多条骨缝过早融合，根据不同的骨缝闭合，产生不同形状的头颅畸形，并可阻碍脑的生长。继发性狭颅症为脑发育不良或脑萎缩，导致颅骨无法生长，多条骨缝闭合，其头颅外形与正常儿一样匀称，但形状狭小，当低于正常同龄儿平均头围 2～3 个百分点时，称其为小头畸形。

2. 病理特点和分型

出生时，颅盖骨之间由致密结缔组织分割。骨缝的存在让颅骨具有一定的可塑性和延展性，由于脑组织的生长，将颅骨缝撑开，使头颅骨扩大。随着颅骨的生长发育和骨化，逐渐融合成为一块整体，额缝可在 3～9 个月龄时融合消失，冠状缝矢状缝人字缝可在 22～39 个月龄时消失。后囟通常在 8 周左右闭合，而前囟可保留至 18 个月。出生后的 6 个月脑组织容积扩大一倍，到了 2.5 岁脑组织容积增大到出生时的三倍，相当于其最大脑容积的 80%。在成人，颅缝保证了颅骨的刚性和相对的位移，有利于吸收外界的机械力以保护脑组织。婴幼儿期，当一条骨缝先天性闭合时，其余骨缝随脑组织生长不断扩大，而此条骨缝未能生长，导致头颅骨不均匀扩大，从而产生头颅畸形。不同部位颅缝闭合产生不同形状的畸形。小头畸形是由于颅脑发育缓慢，不能够在短期内对整个颅缝造成足够的撑开力，颅骨缝逐渐趋于废用性闭合。

临床分型：

(1) 矢状缝早闭(sagital synostosis)：称舟状头畸形，头颅外形长而窄，呈“船形”。前囟通常已闭合，双顶径狭窄伴前额突出，枕部后突，沿着矢状缝可触及骨嵴。舟状头是严重的颅面骨畸形。男性占 80%。沿矢状缝处常常可触及骨嵴，这是狭颅症最常见的畸形，约占 50%。

(2) 双侧冠状缝早闭(bilateral coronal synostosis)：称短头畸形，颅骨前后径短，并向两侧过度生长，呈短、宽、高头形。冠状缝闭合常伴有常染色体显性疾病 Apert's 综合征和 Crouzon's 综合征。女性略占多数。

(3) 额缝早闭(metopic synostosis)：又称三角头畸形，“子弹头样”前额。尖的、有角的、狭窄的前额，前额中线有明显骨嵴，眼眶向前成角，导致两眼间距缩短，眼眶侧面后移。

(4) 单侧冠状缝早闭(unilateral coronal synostosis)：为前额斜头畸形，病变侧前额扁平，对侧正常冠状缝处前额外突，鼻子向对侧偏移，同侧耳朵向前向下移位，受影响的眼眶变小。

（5）人字缝早闭(lambdoid synostosis)：呈后枕斜头畸形，病变处枕骨扁平伴同侧额骨突出。

（6）矢状缝和冠状缝早闭(sagital and coronal synostosis)：又称尖头畸形，呈"尖塔样头"。颅骨向顶端扩张生长，形成长长的、窄窄的呈尖顶或圆锥状外观。

（7）小头畸形：头形外观匀称，但头围狭小，比正常头围低2～3个百分点。由于颅脑生长异常缓慢，导致颅骨无法正常生长，所有骨缝趋于闭合，甚至完全闭合。

3. 检查方法

原发性狭颅症的筛查可在新生儿早期作为新生儿体检的一部分，通过触摸骨缝和囟门而诊断。典型的狭颅症，除了有上述描述的各种畸形头颅外，在闭合的骨缝处可触及隆起的长条形骨嵴。头颅三维CT扫描是诊断颅缝早闭的金标准。CT扫描不仅有助于准确诊断颅缝早闭的范围和评估颅脑畸形的程度，也有利于颅骨重建的手术计划。

4. 治疗原则和手术要点、进展

手术是治疗颅缝早闭唯一有效的手段。目前尚无有效的药物治疗和物理治疗经验。狭颅症的早期诊断和及时处理能够预防颅脑生长的紊乱、颅内压的升高以及严重的颅面骨畸形。这类病儿平均智商是75分(45～100分)。6个月前行手术纠治的狭颅症病儿，IQs分数可以显著增高。

（1）矢状缝早闭：出生3个月内可行简单的矢状缝切开术。6个月以上可行各种相关的颅骨整形手术。

（2）双侧冠状缝早闭：需在婴儿早期治疗。将骨缝切开，眶上缘前移。额骨瓣重新塑形，并下降、后移。通常前额和脸面可以正常生长。6个月以后才手术的孩子在3～4岁时常需要再次颅面整形术，以纠正因前颅窝未充分发育而引起的中颅面发育不全及外突畸形。

（3）额缝早闭：额骨拆下，额缝再造后和眶上缘一起重新排列。许多额缝早闭可以不引起头颅畸形，则不需要手术治疗。

（4）单侧冠状缝早闭：前额颅骨切开术纠正单侧的额、眶畸形。

（5）人字缝早闭：有多种手术方法如双侧枕骨切开，骨边缘翻转整形；枕骨条状切开整形。

（6）矢状缝和冠状缝早闭：需要手术干预以利于颅脑生长防止颅内高压。不同部位的骨缝闭合采取相应的手术方法。

（7）小头畸形：对于智力落后的患儿，目前尚无有效的治疗方法使其智力恢复正常。颅骨整形手术对颅脑发育没有帮助；神经营养药物治疗是否有效，值得探讨；康复治疗对智力的改善有一定帮助。

5. 术后处理原则和并发症防治

颅缝早闭术后主要防止脑脊液漏和感染的发生，要求患儿保持伤口的高位和清洁。一旦出现脑脊液漏应及时引流并加强抗感染处理，90%的脑脊液漏可在2周内自行愈合。由于为清洁手术，并不要求预防性抗生素的使用，但是一旦出现脑脊液漏或感染症状，应立即使用头孢三代广谱强力抗生素。

6. 随访要点和预后

除外一些特别的综合征外，狭颅症预后较好。随访要点主要为颅骨形态的观察。

六、思考题

1. 颅缝早闭的临床分型有哪些？
2. 颅缝早闭的手术原则是什么？

七、推荐阅读文献

1. Leland albright, Ian F. Pollack, P. David Adelson. Principles and Practice of Pediatric Neurosurgery [M]. 3th ed. Thieme 2014,219 - 242.

2. 周良辅.现代神经外科学(第2版)[M].上海:复旦大学出版社,2015,1172 - 1177.

3. 雷霆.小儿神经外科学(第2版)[M].北京:人民卫生出版社,2011,316 - 320.

(董晨彬　李　昊)

案例 55
颅内出血

一、病例资料

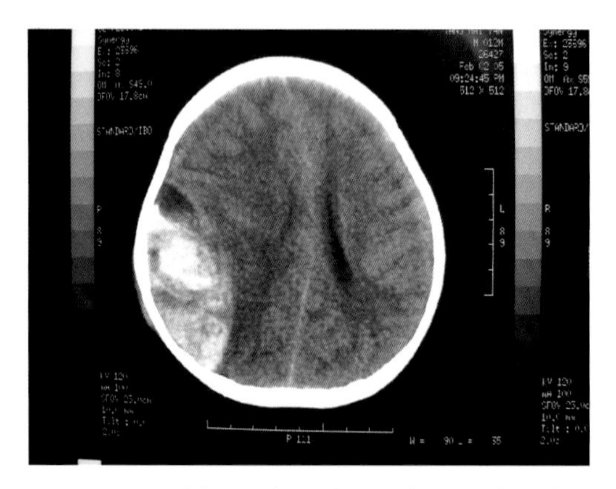
图 55-1　头颅 CT 提示右颞顶部硬膜外血肿，约 30 ml，中线左移

1. 现病史

3 岁男孩，15 kg，因“从床上摔下 2 h，反复呕吐数次”急诊就医。

患儿 2 h 前从床上摔下（约 0.5 m 高），着地情况不详，当时即出现哭吵，无昏迷，无抽搐。半小时后患儿出现呕吐，非喷射性，为胃内容物，哭吵加剧。遂急诊就医，患儿在就医途中，反复呕吐数次。头颅 CT：右颞顶部硬膜外血肿，约 30 ml，中线左移（见图 55-1）。考虑需进一步治疗收入院。

2. 既往史

G_1P_1，产前检查无异常。父母体健，预防接种史正常。

3. 体格检查

T 37.2℃，P 96 次/min，R 30 次/min，BP 100 mmHg/70 mmHg。神清，哭吵，较易激惹，GCS 12 分，右颞顶部可及一 3 cm×4 cm 肿块，质软，触痛（+）。耳、鼻未见渗血、渗液。双眼活动佳，瞳孔等大、等圆，对光反射正常。颈软，伸舌居中。四肢活动正常，肌力、肌张力正常。病理反射未引出。

4. 实验室及影像学检查

血常规：RBC 4.88×10^{12}/L，PLT 225×10^{9}/L，WBC 16.8×10^{9}/L，Hb 132.0 g/L。

肝肾功能检查：DB 1.5 μmol/L，TB 4.1 μmol/L，ALT 9 IU/L AST 16.0 IU/L，ALB 45.7 g/L，Cr 40.0 μmol/L，BUN 5.5 mmol/L。

凝血功能：APTT 32.5 s，FDP 2.34 g/L，INR 1.19，PT 15.1 s，PTA 80.0%，TT 17.2 s。

CT：右颞顶部硬膜外血肿，约 30 ml，中线左移。

二、诊治经过

1. 治疗方案

入院初步诊断：右颞顶部硬膜外血肿，准备血肿清除术。

2. 治疗经过

(1) 术前准备:入院完善常规检查,随访 CT 提示脑水肿加重,环池显示不清,脑疝可能,积极完善术前准备,急诊手术。

(2) 术前谈话:术前与家属沟通,着重指出术中风险、手术方式、术后并发症,特别是详细交代术后可能仍有出血再次手术可能,术中脑实质水肿明显,同时去骨瓣减压可能,术后发生脑萎缩、脑积水等并发症可能,并出现偏瘫、智力障碍、癫痫等症状。

(3) 手术方法:入院当天行颅内血肿清除术:术中发现右颞部硬膜外血肿,约 40 ml,脑膜中动脉破裂,双极电凝止血。探查硬膜下未见出血,硬膜悬吊后硬膜外置负压引流管后将颅骨复位,逐层关闭伤口。患儿麻醉苏醒后安返病房。

(4) 术后处理:术后患儿清醒,精神状态良好;进食后无呕吐,无发热,术后复查头颅 CT 显示硬膜外血肿消失,颅内未见出血。24 h 后拔出负压引流管,术后 7 天顺利出院。

3. 随访

术后 3 月复查头颅 CT 见颅内血肿消失,患儿正常生活。

三、病例分析

1. 病史特点

(1) 患儿,男性,3 岁,15 kg,从床上摔下 2 h,反复呕吐数次。

(2) 既往无手术史。

(3) 体检阳性发现:神清,哭吵,较易激惹,GCS 12 分,右颞顶部可及一 3 cm×4 cm 肿块,质软,触痛(+)。

(4) 辅助检查:CT 示右颞顶部硬膜外血肿,约 30 ml,中线左移。

2. 诊断及诊断依据

(1) 诊断:右颞顶部硬膜外血肿。

(2) 诊断依据:依据患儿临床表现及 CT 检查可以明确,需立即处理。

3. 鉴别诊断

患儿出现颅脑外伤时须行颅骨 X 线检查、头颅 CT 或 MRI 检查,必要时可行前囟穿刺及脑电图、经颈动脉脑血管造影等检查。CT 或 MRI 检查可清晰显示硬膜外、硬膜下、蛛网膜下腔出血。如果 CT 显示大面积的低密度影提示脑水肿严重,并提示患儿预后不良。GCS(Glasgow Coma Scale)评分是目前评价颅脑外伤的最主要的指标。如果患儿经非外科急救后 GCS 评分小于等于 8 分,提示重度颅脑损伤,需要进行颅内压监测必要时进行外科干预。GCS 评分为 9~12 分,为中度颅脑损伤,患儿仍然需要严密观察,包括进行头颅 CT 复查,以明确损伤的类型及变化。轻度颅脑损伤 GCS 评分为 13~15 分,一般无生命危险而且预后良好,然而仍有少数患儿会留下永久性神经系统损伤甚至死亡

四、处理方案

1. 治疗方案

急诊手术行血肿清除,术前使用降低颅压药物,并准备红细胞悬液、血浆等血制品以备术中出血使用。

2. 依据

脑内血肿的手术指征包括:

(1) 进行性意识障碍和神经功能损害,药物无法控制的颅高压,CT出现明显占位效应。

(2) 中线移位>5 cm,CT扫描有脑池受压表现应立即手术治疗。

(3) 任何损伤体积>20 ml的患者。患儿入院后随访头颅CT提示脑水肿加重,环池显示不清,脑疝可能,血肿占位效果明显,具备急诊手术指征。

五、要点与讨论

1. 概述

颅内出血是颅脑损伤的一类常见的继发性病变,可发生在颅内各处,有的为散在性出血,有的可形成巨大血肿并产生明显的占位效应。当出血达到一定量时,将引起颅内压增高,可进而促使脑疝发生。

2. 病理与分型

颅内血肿有幕上、幕下之分,按部位深浅又分为硬膜外、硬膜下、脑内及脑室内。按其损伤病史和症状出现时间的不同,可分为三种类型。伤后3天以内者为急性型,3日以上至3周以内者为亚急性型,超过3周者为慢性型。

3. 检查方法

颅脑损伤的患儿往往伤情重、情况急、变化快,又常因意识障碍不能配合检查,如何有重点地收集病史和简洁扼要地查体,是迅速做出判断的关键。但也不可忽视全面的系统检查,既要重点突出,也要顾及整体。

首先进行体格检查,包括:

1) 头部视诊与触诊

(1) 颅底骨折的证据:①熊猫眼;②耳后皮下瘀斑(Battle征);③脑脊液鼻或耳漏;④鼓膜撕破或鼓室积血。

(2) 面部骨折的检查:①眼眶外缘扪诊与触诊;②眼巩膜水肿、瘀斑;③突眼。

2) 颅颈听诊

(1) 颈动脉听诊,如闻及血管杂音,提示颈动脉壁挫伤。

(2) 眼球听诊,颈动脉海绵窦瘘者眼球可闻及血管杂音。

3) 脊柱视、触和叩诊

4) 神经系统检查

(1) 脑神经:①瞳孔对光反应(包括直、间接对光反应);②面部是否对称,有否周围性面瘫;③眼底检查,有无视神经乳头水肿、视网膜出血或剥离。

(2) 意识和精神状态:①格拉斯哥昏迷评分表(Glasgow comascale)可对患儿意识水平进行定量检查;②能对话者检查定向能力。

(3) 运动功能检查:患儿合作时检查四肢肌力;不合作者,通过刺激判断肢体随意与不随意活动。

(4) 感觉功能检查:①刺痛和触觉检查,仔细检查或选择C_7、C_8,T_4、T_6、T_{10},L_2、L_4、L_5以及S_1等;②后柱功能,关节位置觉。

(5) 反射检查:①肌肉牵张反射;②跖反射。

接着进行颅内伤情的评估与处理:

1) 危险性较小

(1) 依据:无症状或有头痛、眩晕、头皮血肿、裂伤或挫伤,无中度或高度危险证据。

(2) 处理:无需进行辅助检查,患者可回家观察,并告知注意事项。

2) 危险性较大

(1) 依据:伤时或伤后有意识改变、受伤病史不详或不可靠、伤后呕吐、遗忘、颅底骨折、复合伤、严重面部骨折、颅骨贯穿伤或凹陷性骨折等。

(2) 处理：观察，并酌情拍摄头颅正侧位片或CT扫描检查。准备施行开颅手术。

在进行神经影像学检查时：

(1) CT扫描检查指征：①上述中、高危患儿；②复合伤需全麻手术者；③颅内伤患者随访。

(2) 头颅平片指征：①上述轻、中危患儿；②疑颅穹窿部骨折。

4. 治疗原则和手术要点、进展

决定颅脑血肿是否需要手术的关键因素主要为：①是否有颅内压增高；②患儿的意识状态和神经体征；③血肿大小与部位；④颅外合并损伤的程度。由于儿童颅内容积变化较大，儿童颅内血肿手术指征仍无定论。目前认为，幕上血肿>20 ml，血肿厚度>5 mm，CT扫描提示中线向对侧移位>3 mm，基底池受压，临床有明显颅内压增高表现，应急诊手术。幕下血肿>8 ml时应立即手术。幕上血肿<15 ml，中线移位<3 mm，脑室无明显受压而且意识、生命体征稳定，可在严密监护下行保守治疗，(应严密监测颅内压水平)。如果患儿出现意识恶化、瞳孔异常、偏瘫加重或CT证实基底池消失、血肿扩大造成明显的占位效应，应行急诊手术。对于CT检查发现脑挫伤、颅内血肿而行保守治疗的病儿，3天内应每8～12 h行CT复查，以便及时发现迟发性血肿的出现。

手术中注意要点：

(1) 皮瓣的大小依据血肿大小而定，切口一般为马蹄形，基底部较宽，以保证有充足的血液供应。

(2) 按常规行皮瓣、肌骨瓣或游离骨瓣开颅，部分患儿可行骨窗开颅，开瓣大小要充分，以能全部或大部暴露血肿范围为宜。

(3) 翻开骨瓣后可见到血肿，血肿多为暗红色血细胞凝集块，附着在硬脑膜外，可用剥离子或脑压板轻轻将血肿自硬脑膜上剥离下来，亦可用吸引器将其吸除。

(4) 血肿清除后如遇到活动性出血，应仔细寻找出血来源，探明损伤血管后，将其电凝，以期彻底止血。如上矢状窦或横窦出血，可覆盖吸收性明胶海绵压迫止血。对于硬脑膜表面的小血管渗血，要予以电凝彻底止血。

(5) 血肿清除彻底止血后，应沿骨瓣周围每隔2～3 cm，用丝线或可吸收线将硬脑膜与骨膜悬吊缝合，如仍存有渗血处，须在硬脑膜与颅骨内板之间放置吸收性明胶海绵止血。对骨瓣较大者，应根据骨瓣大小，于骨瓣上钻数个小孔，做硬脑膜悬吊，尽量消灭无效腔。硬脑膜外放置引流，回复骨瓣，分层缝合切口。

5. 术后处理原则和并发症防治

除一般开颅术后常见并发症外，尤应注意：

(1) 术后的复发性血肿以及迟发性血肿，应及时发现和处理。

(2) 继发性脑肿胀和脑水肿应妥善控制。

长期昏迷患者容易发生肺部感染、水电解质平衡紊乱、下丘脑功能紊乱和营养不良等，应及时予以相应的处理。

6. 随访要点和预后

硬膜外血肿只要及时处理一般预后良好。脑实质出血根据其脑损伤的情况差异较大。随访要点是：①脑功能恢复情况；②血肿吸收情况。

六、思考题

1. 颅内出血的临床特点有哪些？
2. 颅内血肿的手术指征有哪些？

七、推荐阅读文献

1. Leland albright, Ian F. Pollack, P. David Adelson. Principles and Practice of Pediatric Neurosurgery [M]. 3th ed. Thieme 2014,799 - 812.

2. 周良辅。现代神经外科学(第 2 版)[M]. 上海:复旦大学出版社,2015,354 - 365.

3. 雷霆。小儿神经外科学(第 2 版)[M]. 北京:人民卫生出版社,2011,93 - 98.

4. 雷霆,陈坚,陈劲草. 颅脑损伤. [M]. 上海:上海科学技术出版社,2010,89 - 96.

(李　昊)

案例 56

松果体区占位

一、病例资料

1. 现病史

患儿，男，5 岁。因“阵发性头痛伴呕吐 1 周”入院。

患儿于入院前一周无明显诱因下出现阵发性头痛，以右颞部胀痛为主，伴呕吐，非喷射性，呕吐物为胃内容物。患儿伴嗜睡、乏力，偶有咳嗽，无发热、抽搐、昏迷，无流涕、咽痛，无腹痛、腹泻。遂于当地二级医院就诊，该院拟“病毒性脑炎可能”收治入院，入院后予以查头颅 CT 提示“颅内占位，脑积水”。该院给予脱水降颅压等对症治疗。家属要求转三甲医院继续治疗。病程中，患儿精神状态萎靡，食欲差，大小便正常。

2. 既往史

G_2P_2，足月顺产，BW 3 400 g。产前胎儿超声检查未及异常。否认存在胎内或新生儿期感染。出生后无青紫、窒息抢救史。一姐 8 岁，体健，无类似病史。父母体健，孕期未口服药物。否认脑外伤史及手术史。

3. 体格检查

T 37℃，HR 105 次/min，一般情况可，神志清楚，精神萎靡。口唇无青紫，皮肤、巩膜黄染，无脱水貌。头颅完整无畸形。双侧瞳孔等大等圆，对光反射灵敏。两眼上视不能，眼球其余活动自如，无眼球震颤。眼底检查示双侧视乳头水肿。无明显听力障碍。面部感觉无异常，面部左右对称，运动正常。伸舌居中。颈软，颈部运动无明显异常。胸廓平坦，三凹征阴性，听诊双肺呼吸音清，未闻及啰音。心音有力，律齐，未闻明显杂音。腹软，无压痛。腹壁反射灵敏。未及颈部、腹股沟、腋窝淋巴结肿大。四肢无畸形，四肢肌力、肌张力正常，活动自如，双侧膝反射(＋)，双侧巴氏征(－)，直立行走步态无异常，无共济失调。未见明显脊柱侧弯。肛门生殖器未见异常。

4. 实验室及影像学检查

血常规：RBC 4.14×10^{12}/L，PLT 277×10^9/L，WBC 7.29×10^9/L，N 81.5%，MO 3.00%，LY 15.00%，Hb 115 g/L。

血电解质：Na^+ 136.0 mmol/L，K^+ 3.90 mmol/L，CL^- 104.0 mmol/L。

肝功能检查：前白蛋白 167.0 mg/L，胆汁酸 1.5 μmol/L，ALT 15 IU/L，AST 24 IU/L，AKP 107 IU/L，γ-GT 10.0 IU/L，TB 4.2 μmol/L，DB 0.8 μmol/L，TP 60.6 g/L，ALB 36.7 g/L。

血清肿瘤标记物：甲胎蛋白 1.48 ng/ml，HCG 0.00 mIU/mL。

头颅 CT(平扫)(见图 56-1)：中线结构居中，脑室系统形态大，脑池脑沟形态正常，松果体区混杂密度影，伴钙化。影像学诊断：松果体占位，脑积水。

头颅 MRI(平扫+增强)(见图 56 - 2)：各序列扫描见松果体区小团块状异常信号灶，T_1WI 为低信号，其后方见小片等高信号影，T_2WI 略高信号，DWI 信号不高，增强后病灶后方实质部分呈明显强化。病灶大小约 2 cm×3 cm。肿块向前推压三脑室和导水管，幕上脑室扩大和中脑导水管狭窄。两侧半球和小脑未见异常。影像学诊断：松果体区占位，考虑生殖细胞源性肿瘤，伴脑积水。

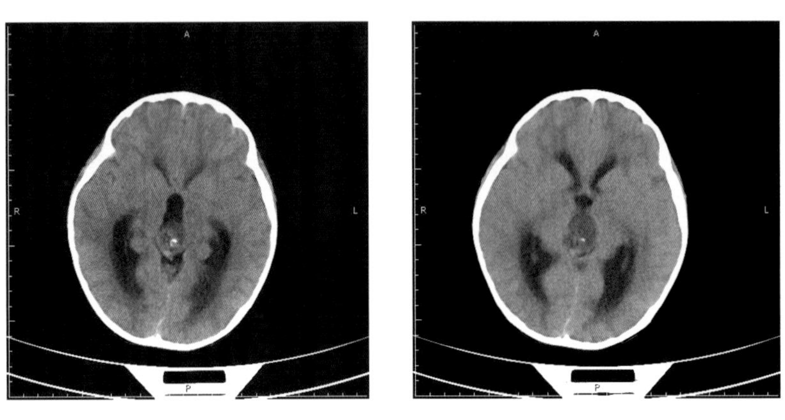

图 56 - 1 头颅 CT(平扫)

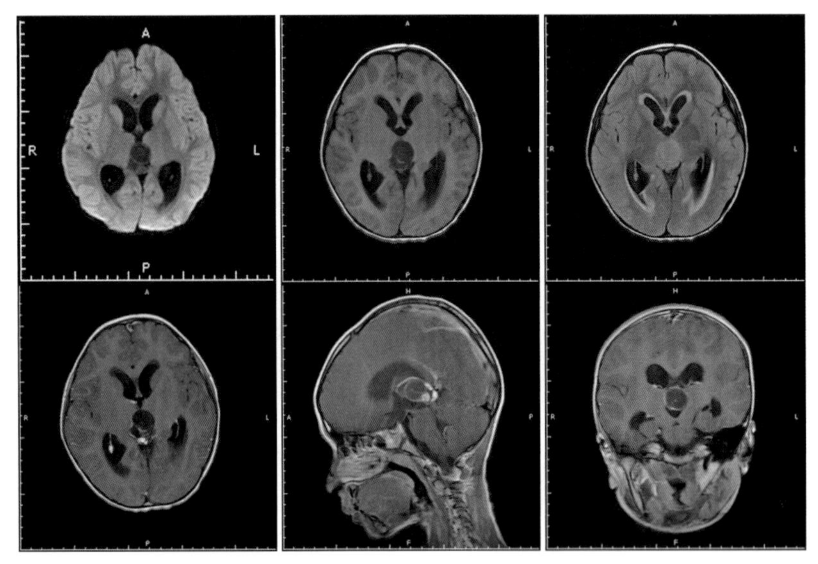

图 56 - 2 头颅 MRI(平扫+增强)

二、诊治经过

1. 治疗方案

入院初步诊断为松果体区占位，梗阻性脑积水。完善相关检查，限期手术治疗。

2. 治疗经过

(1) 术前准备：入院完善术前常规检查及术前准备：凝血功能正常无需补充，血型抗筛鉴定，输血前测试(二对半、丙肝抗体、HIV、TP - Ab)正常，术前备全血、成分血(红细胞悬液、血浆、冷沉淀)。

(2) 术前谈话：术前与家属沟通，着重指出术中风险、手术方式、术后并发症，特别是详细交待术中大出血、诊断依靠病理及术后脑积水不缓解需进一步手术的可能。

(3) 手术方法：入院第三天在全麻下，经纵裂-胼胝体-穹窿间入路行松果体区三脑室后部病灶切除术。术中见灰黄色囊性病灶，囊液黄色，直径约 3 cm，质地不均匀，有瘤结节，病灶边界清。术中冰冻提示生殖细胞来源肿瘤，畸胎瘤可能。显微镜下分离边界后全切病灶。手术顺利。

(4) 术后处理：术后将病情详细告知家属，患儿转入 PICU，生命体征监护、神经外科六联观察(T、P、R、BP、瞳孔和意识)、脱水降颅压、神经营养等相关治疗，术后 6 h 予以半流质饮食，术后 24 h 恢复正常饮食。术后 24 h 内复查头颅 CT(平扫)(见图 56－3)未见明显出血及缺血。术后第 1 天患儿生命体征平稳，转回普通病房。术后 72 h 内复查头颅 MRI(平扫＋增强)(见图 56－4)提示肿瘤全切，脑室无明显扩大。术后 1 周患儿恢复情况良好，脑积水症状缓解，予以出院。

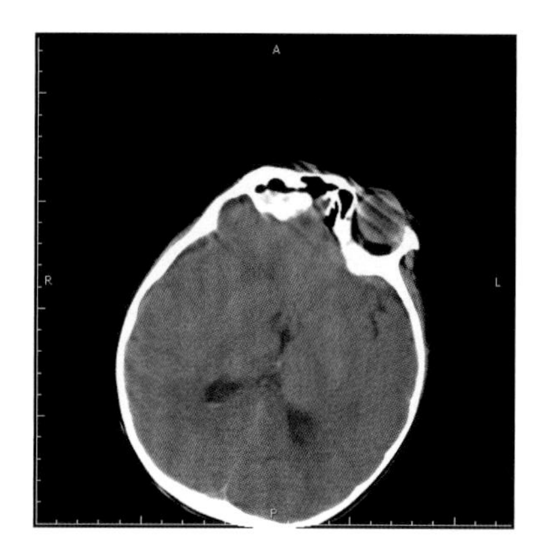
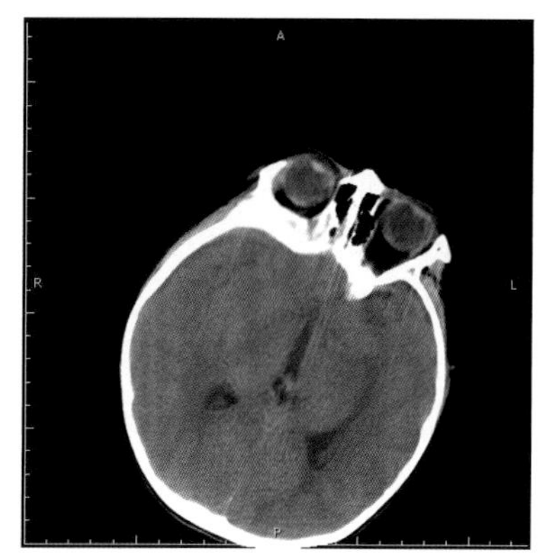

图 56－3 术后 24 h 内头颅 CT(平扫)

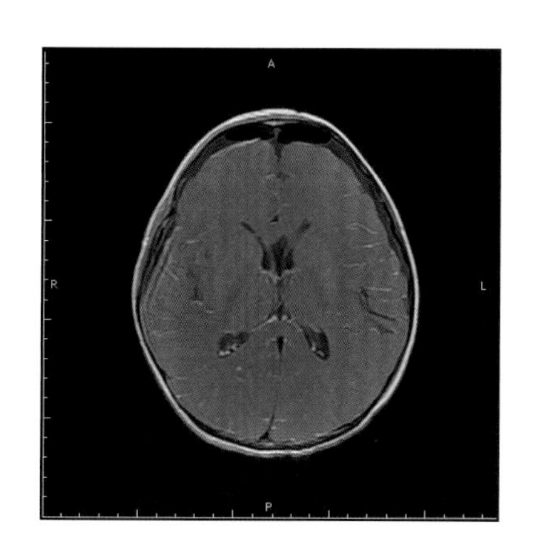
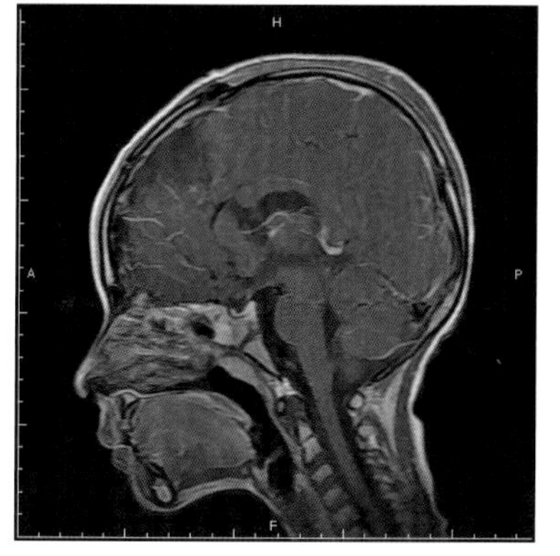
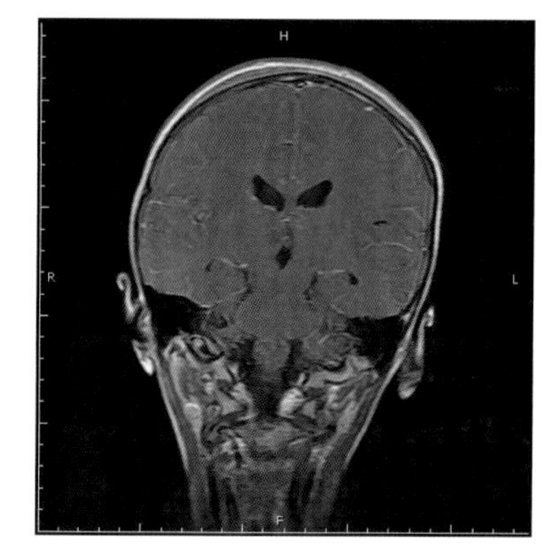

图 56－4 术后 72 h 内头颅 MRI(增强)

3. 随访

出院 1 月，门诊复诊，患儿一般情况可，无明显呕吐及头痛症状。嘱定期(术后 1 个月，3 个月，6 个月，12 个月)门诊复诊。

三、病例分析

1. 病史特点

(1) 患儿，男性，5 岁。因“阵发性头痛伴呕吐 1 周”入院。

(2) 无产前或新生儿期感染、外伤及手术史。

(3) 体检阳性发现：两眼上视不能，眼底检查示双侧视乳头水肿。

(4) 辅助检查：肿瘤标记物：甲胎蛋白 1.48 ng/ml，HCG 0.00 mIU/mL。头颅 CT(平扫)(见图

56－1)及头颅 MRI(平扫＋增强)(见图 56－2)提示"松果体区占位,生殖细胞源性肿瘤可能,伴梗阻性脑积水"。

2. 诊断及诊断依据

诊断:松果体区占位(生殖细胞源性肿瘤可能),梗阻性脑积水。

诊断依据:

(1) 阵发性头痛伴呕吐 1 周。

(2) 体检阳性发现:两眼上视不能,眼底检查示双侧视乳头水肿。

(3) 血清肿瘤标记物:甲胎蛋白 1.48 ng/ml, HCG 0.00 mIU/mL;

(4) 头颅 CT(平扫)(见图 56－1)及头颅 MRI(平扫＋增强)(见图 56－2)提示"松果体区占位,生殖细胞源性肿瘤可能,伴梗阻性脑积水"。

3. 鉴别诊断

松果体区肿瘤的定位诊断主要依赖于临床表现和影像学检查。Parinaud 综合征和 Sylvian 导水管综合征,以及内分泌功能障碍的出现,应考虑该部位病变的可能。头颅 CT 和 MRI 检查是明确肿瘤位置的有效方法。结合临床表现和辅助检查,特别是脑脊液、血清中肿瘤标记物的检测,可对松果体区肿瘤性质作出初步诊断。

患者年龄和性别对肿瘤性质判断有重要参考价值。生殖细胞瘤多见于 20～30 岁年龄段,松果体区的畸胎瘤几乎均为男性。松果体区肿瘤的生长方式有助于肿瘤类型的诊断。生殖细胞瘤主要向第三脑室内生长,大多数胶质瘤和恶性淋巴瘤浸润脑实质,不向第三脑室侵犯。畸胎瘤和脑膜瘤边界清楚,与脑实质间有界面,有别于胶质瘤和其他恶性肿瘤。

四、处理方案及基本原则

1. 治疗方案

患儿年龄已经 5 岁,入院前 1 周出现阵发性头痛伴呕吐等颅高压症状,应该在应用甘露醇脱水剂的同时积极地进行术前准备,并密切监测患儿瞳孔、意识变化,必要时可急诊行侧脑室 Ommaya 泵置入脑室外引流术或脑室镜下三脑室底造瘘术。术前备全血及成分血,并充分告知家属手术风险及术后并发症。

2. 依据

(1) 患儿有颅高压临床表现。

(2) 影像学显示脑室扩张,松果体区占位。

五、要点与讨论

1. 概述

松果体区位于颅腔正中,前部为第三脑室后壁,后部为小脑幕切迹游离缘,上部达胼胝体压部,下部为中脑导水管,来源于这一区域的肿瘤统称为松果体区肿瘤。松果体区肿瘤在日韩占所有颅内肿瘤的 3.2%,在欧美只占 0.4%～1%。松果体区肿瘤男性高发,性别比男∶女为 5.25∶1;其中生殖细胞源性肿瘤的男性高发趋势最明显,性别比男∶女为 8.33∶1。各病理类型发病高峰:生殖细胞源性肿瘤为 10～14岁;松果体细胞瘤有 10～14 岁和 65～69 岁两个高峰;松果体母细胞瘤为 0～4 岁。

2. 病理类型

1) 生殖细胞源性肿瘤

包括生殖细胞瘤和非生殖性生殖细胞肿瘤。

(1) 生殖细胞瘤：为最常见的生殖细胞源性肿瘤，可为单纯生殖细胞瘤，或混合有其他非生殖性成分。通常幕上病变多为单纯生殖细胞瘤，而松果体区多为混合性生殖细胞瘤。切面上生殖细胞瘤呈淡灰色，质地可软可韧，瘤内多为实质性，但少数情况下瘤内可见出血、坏死、囊变或退化，多能与邻近脑组织分开，但部分肿瘤可边界不清，并沿脑脊液循环通路向远处播散。

(2) 非生殖性生殖细胞瘤：在非生殖性生殖细胞肿瘤中胚胎癌、内胚窦瘤和绒毛膜癌均为高度恶性肿瘤，可局部浸润或沿脑脊液通路播散，神经系统外转移罕见。

① 畸胎瘤：常见于松果体区，肿瘤中含有来自3个胚层的成熟细胞，如鳞状上皮、皮样结构、毛发、骨骼、腺体、呼吸道上皮和神经外胚叶成分(节细胞和脉络丛上皮)。切面呈杂色，可见不同组织结构如软骨、骨或牙齿。瘤腔内可见上皮样或皮样囊肿，内含毛发、液体或角化物。不成熟畸胎瘤更为常见，有恶性表现，可在颅内播散。包含不成熟的原始神经外胚叶和成横纹肌细胞。

② 胚胎癌：是此类肿瘤中最原始的肿瘤，来源于胚胎干细胞。

③ 内胚窦瘤：很少见，预后不良。

④ 绒毛膜癌：高度恶性肿瘤，常为其他生殖细胞肿瘤的伴随成分，只有约15%的绒毛膜癌为单独成分。肿瘤血供丰富、瘤内常见出血。采用免疫组化方法可在组织中检出β-促绒毛膜性激素，脑脊液、血清或尿中也可查出β-促绒毛膜性激素。

2) 松果体实质细胞肿瘤

松果体区有15%～20%肿瘤来自松果体实质细胞，包括松果体细胞瘤(占1/4)、松果体母细胞瘤(占1/2)和两者的混合瘤(占1/4)。

(1) 松果体细胞瘤：来自构成松果体腺的松果体细胞，可见于任何年龄组，无性别差异。大体检查：肿瘤边缘清楚，有灰色颗粒状均质切面，也可见退行性变，如囊变、出血。

(2) 松果体母细胞瘤：来源于松果体区的神经外胚叶髓上皮，少见，可发病于任何年龄，通常20岁以前发病多见。男性略多。临床起病较快，短则一个月，术后中位存活时间在24～30个月之间。大体检查：软，边界不清，瘤内常见出血或坏死，钙化少见。常浸润邻近结构(包括脑膜)，并都可循脑脊液远处播散，但很少有中枢神经系统外转移。

(3) 松果体细胞及松果体母细胞混合瘤：也称中间分化的松果体实质细胞肿瘤，是介于松果体细胞瘤和松果体母细胞瘤之间的变形。脑脊液播散机会较松果体母细胞瘤少。

3) 胶质瘤

少见，星形细胞瘤可来源于松果体区星形细胞，也可来自于第三脑室壁或顶盖区。其他胶质瘤有室管膜瘤、少突胶质细胞瘤、乳头状瘤和髓上皮瘤等。

4) 脑膜瘤

脑膜瘤的各种亚型均可出现于松果体区。来自于第三脑室顶的中间帆、穹窿和小脑幕结合处，也可来自松果体内结缔组织。

5) 其他肿瘤

其他少见肿瘤嗜铬细胞瘤、血管上皮瘤、血管瘤和脂肪瘤。

3. 检查方法

影像学检查：松果体区肿瘤的影像学诊断主要依靠CT和MRI，MRI扫描对软组织显影优于CT扫描，而CT扫描对钙化灶显影较佳。影像学检查首先可以明确肿块的位置、大小，对质地、边界以及与周边组织甚至重要血管、神经的关系也有很高的参考价值，它是手术方案选择的主要依据。脑血管造影主要用于手术前了解松果体区肿瘤的供血和周围血管结构，特别是静脉回流包括大脑大静脉、Rosenthal基底静脉、大脑内静脉以及小脑中央静脉等，有利于手术入路的选择。目前来讲，松果体区肿瘤影像表现复杂，很难单从影像学上明确病理类型，必须结合临床，最终诊断需要手术病理证实。

肿瘤标记物：甲胎蛋白(α-FP)和β-促绒毛膜性腺激素(β-HCG)可在患生殖细胞肿瘤患者的血

清、脑脊液和肿瘤囊液中检出(见表 56-1)。血清中甲胎蛋白含量增高是内胚窦瘤典型的特征,绒毛膜癌患者血清及脑脊液中可检出β-HCG 含量增高。两者都增高可见于恶性畸胎瘤和未分化生殖细胞肿瘤。血浆和脑脊液中 α-FP 和 β-HCG 增高可排除单纯生殖细胞瘤和畸胎瘤的可能。上述激素的异常改变在治疗后可恢复正常,肿瘤复发可使血浆或脑脊液中的激素水平再次升高。定期随访检查可判断治疗效果和监测肿瘤复发。

表 56-1 松果体肿瘤血清/脑脊液中肿瘤标记物表达

肿瘤类型	α-FP	β-HCG
生殖细胞瘤	-	-/+ *
畸胎瘤	-	-/+(少见)
恶性畸胎瘤	-/+	-/+
内胚窦瘤	+	-
绒癌	-	+
胚胎性肿瘤	+	+ *
未分化生殖细胞肿瘤	-/+	-/+
松果体实质细胞瘤	-	-

注:* 含量增高由生殖细胞瘤内的合体滋养层细胞产生。

4. 治疗原则和进展

及时诊断、尽早手术至关重要。开颅手术的优点在于:①更大的肿瘤组织的病理检查;②良性肿瘤(约占所有肿瘤 33%)的直接治愈;③减少肿瘤组织,提高化疗和放疗的功效;④减轻肿瘤压迫导致的阻塞性脑积水和神经症状。

手术入路的选择:主要取决于肿瘤的位置和大小;常用的有幕下小脑上入路、枕下经天幕入路、经纵裂-胼胝体-穹隆间入路、经侧脑室后角入路和联合入路等。每个入路有它们特定合适的一些体位。入路选择的原则是在尽量减少损伤前提下,尽可能地增加肿瘤暴露,更大范围的切除。良性肿瘤全切后可直接治愈,生殖细胞瘤由于放疗敏感无须大范围的切除,其他恶性肿瘤在无重大功能影响的前提下,应尽可能地切除。影响手术切除的主要因素为深静脉系统、脑干等与肿瘤的粘连,另外深静脉系统、天幕、第三脑室等结构的视角阻挡也是原因。

脑室内镜和立体定向下微创活检作为可获得病理诊断的另一方式越来越被重视。目前部分医师已经把它作为松果体区肿瘤的首选治疗,但也应看到它的不足:①微创活检的病理,由于量少而存在偏差;②它可能会造成肿瘤的播散;③对一些恶性的、预后差的、放化疗抵抗的肿瘤,并没有理想的跟进措施。术前如怀疑生殖细胞瘤、松果体母细胞瘤等放化疗敏感的恶性肿瘤,活检可首先考虑。需要补充的是,脑室内镜有时可直接切除良性肿瘤,特别是直径<2 cm 的囊肿,血供较少,尤为适合。内镜下还可以直接行第三脑室底造瘘术,解除脑积水。

5. 术后处理原则、并发症的防治

(1) 颅内出血:是影响患者预后的重要原因。特别是松果体母细胞瘤质软、血供丰富,止血较困难。

(2) 手术体位相关并发症:如坐位引起的静脉空气栓塞、低血压、脑积水解除后脑皮质塌陷引起的硬膜下出血或积液;手术头位不当,过伸或过屈引起颈椎损伤。

(3) 与手术入路有关的并发症:枕叶下经天幕入路因需要牵拉枕叶或影响枕叶引流静脉,引起视野缺损。经纵裂胼胝体入路因牵拉顶叶,引起对侧肢体皮层感觉一过性障碍。

(4) 视觉功能障碍(眼外肌麻痹、瞳孔调节功能障碍、上视不能等):可见于四叠体区手术后,一般经

数月至一年逐渐恢复。

6. 随访要点和预后

松果体区肿瘤依据病理分型总体预后欠佳。但是生殖细胞瘤经放疗可以达到较长的生存率。随访要点主要为脑积水缓解情况,中脑功能的恢复,神经内分泌情况以及肿瘤复发的情况。

六、思考题

1. 松果体区占位的临床表现有哪些?
2. 松果体区肿瘤的病理分类如何?
3. 松果体区肿瘤的手术入路选择和术后并发症有哪些?

七、推荐阅读文献

1. 周良辅.现代神经外科学[M].上海:复旦大学出版社,2015,748-758.

2. Nomura K. Epidemiology of germ cell tumors in Asia of pineal region tumor [J]. J Neurooncol. 2001 Sep;54(3):211-217.

3. Bhala N, Coleman JM, Radstone CR, et al. The management and survival of patients with advanced germ-cell tumours: improving outcome in intermediate and poor prognosis patients [J]. Clin Oncol (R Coll Radiol). 2004 Feb;16(1):40-47.

(马 杰 赵 阳)

案例 57

胸壁畸形(漏斗胸)

一、病历资料

1. 现病史

患儿,男性,5 岁,因“发现胸骨下陷进行性加重 2 年余”入院。

患儿生后胸壁外观无明显异常,1 岁左右家长发现患儿吸气胸廓下陷,未就诊。患儿家长于 2 年余前偶然发现患儿胸部正中有下陷,以胸骨中下段凹陷为主,近 2 年来日益加重,最深处距离胸壁约 2.5 cm(见图 57-1)。患儿平时胃纳一般,体型较瘦。近日于我院门诊要求治疗胸壁畸形。

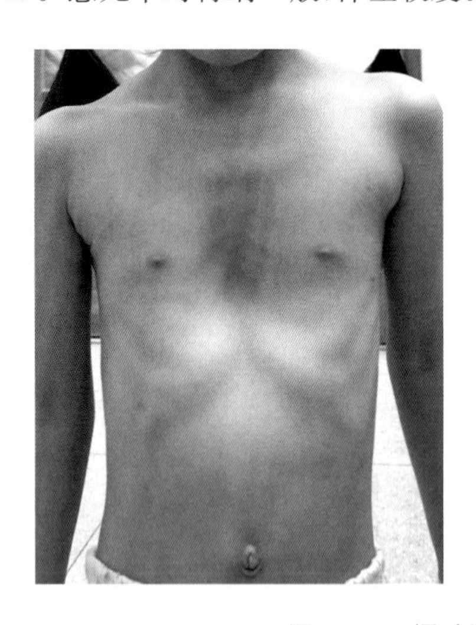
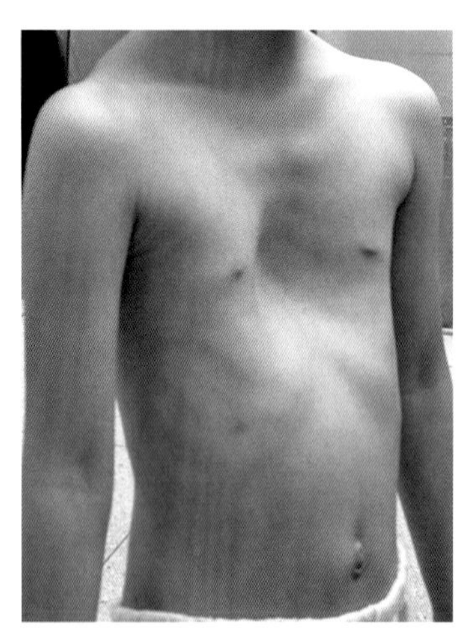

图 57-1　漏斗胸正侧位外观

2. 既往史

喂养史:G_1P_1,生后母乳喂养,及时添加辅食。现普食。生长发育史:生后体健,生长发育较落后,现体重 15 kg。否认食物过敏史。否认药物过敏史。

家族无遗传疾病史,父母无胸壁畸形病史,孕期无口服药物。

3. 体格检查

T 36.8℃, HR 95 次/min,一般情况可,神志清楚,精神反应佳,口唇无绀。皮肤巩膜无黄染。体型瘦长,胸骨中下段明显凹陷,最深处距离胸壁约 2.5 cm。双肺呼吸音清,对称,心音有力,律齐,未及明显杂音。全腹平软,肝脾肋下未及。四肢无畸形,脊柱未见明显侧弯。肛门生殖器未见异常。

4. 实验室和影像学检查

胸部正侧位胸片提示:双肺纹理增粗,前胸壁凹陷部位以稀钡标记后提示胸骨下陷约2.5 cm。

心电图:窦性节律,提示右心室增大,未见ST-T改变。

肺功能:提示轻度限制性通气障碍。

胸壁CT平扫+胸骨三维重建:提示漏斗胸,胸骨Haller指数4.52。

二、诊治经过

1. 治疗方案

初步诊断是胸壁畸形,漏斗胸(重度)。完善术前检查,择期行漏斗胸纠治术。

2. 诊治经过

(1) 术前准备:三大常规、肝肾功能、凝血功能、肝炎、梅毒筛查和HIV抗体筛查。辅助检查包括:正侧位胸片、胸部CT平扫+胸骨三维重建、肺功能检查和心电图检查。

(2) 术前谈话:术前与家属沟通,着重指出术中风险、手术方式、术后并发症,特别是详细交代术中有Nuss钢板植入物,需签署人体植入物知情同意书。术后部分患儿可能出现植入物过敏、钢板移位等并发症。

(3) 手术方法:入院第二天在全麻胸腔镜辅助下行Nuss手术。患者仰卧,全身麻醉下,定位漏斗胸凹陷最深及两侧边缘最高处(胸廓最高点),以此点向左、右两侧划线达腋中线。以模板金属片制成胸廓外形,取Nuss钢板用折板器将钢板按模板金属片折成合适的形状待用。在两侧腋中线点,作2 cm横切口,皮下潜行至胸廓最高点,并在右侧该切口下一肋间,切开胸壁各层,置入胸腔镜套管,插入胸腔镜,注入CO_2气体,可显露胸骨后、心包、肺及膈肌,从左侧最高点穿出胸壁,再从腋中线切口穿出,然后用纱条连接导引钢板和备用的Nuss钢板,推出导引钢板置入Nuss钢板,凸面朝后,然后将Nuss钢板翻转,顶起凹陷的胸壁,在两侧或单侧(右侧)插入固定片与Nuss钢板分别固定。再以胸腔镜观察,证实无出血等正常情况后,退出胸腔镜,缝合两侧胸壁切口。术后病情详细交代家属,术后转入PACU,观察2 h病情稳定后转入普通病房。

(4) 术后处理:常规术后24 h心电监护,镇痛、抗生素使用相关治疗。鼓励术后早期下床活动。随访胸片,排除气胸、胸腔积液等并发症,确定钢板位置。

3. 随访

患儿术后需规则门诊随访,Nuss钢板固定3年后,再手术取出。

三、病例分析

1. 病史特点

(1) 患儿男性,5岁,因"发现胸骨下陷进行性加重2年余"入院。

(2) 无产前异常及手术史,无家族史。

(3) 体检阳性体征发现:胸骨下陷,漏斗样,最深处约距离胸壁2.5 cm。

(4) 辅助检查:胸部正侧位胸片提示:双肺纹理增粗,前胸壁凹陷部位以稀钡标记后提示胸骨下陷约2.5 cm。心电图:窦性节律,提示右心室增大,未见ST-T改变。肺功能:提示轻度限制性通气障碍。胸壁CT平扫+胸骨三维重建:提示漏斗胸,Heller指数4.52。

2. 诊断与诊断依据

(1) 诊断:漏斗胸。

(2) 诊断依据:①胸骨下陷,最深处距离体表2.5 cm;②CT提示漏斗胸,Haller指数4.52;③肺功能提示轻度限制性通气障碍;④心电图提示右心室增大。

3. 鉴别诊断

需与其他胸壁畸形、脊柱畸形鉴别。还需鉴别患儿是否合并Marfan综合征。

四、处理方案及基本原则

1. 治疗方案

患儿年龄已经 5 岁余，辅助检查提示重度漏斗胸，应积极术前准备，在胸腔镜辅助下进行微创漏斗胸纠治术——Nuss 手术。术前按胸外科常规术前准备，因为有植入物需术前使用抗生素。

2. 依据

目前认为漏斗胸合适的手术年龄为 3～10 岁，年龄过大效果相对较差。手术指征为中度以上漏斗胸，Heller 指数>3.2，或者存在胸廓畸形引起的心肺功能不全。

五、要点与讨论

1. 概述

漏斗胸又称胸骨凹陷畸形，为小儿最常见的一种先天性胸壁畸形，其发病率为新生儿的 1/300～1/400，男性多于女性。主要病变为以胸骨体下端及剑突为中心，胸骨和相连的肋软骨向内凹陷形成前胸壁漏斗状畸形，最常累及第三肋软骨至第七肋软骨，有时胸骨偏向一侧，故可形成对称性或非对称性畸形，该畸形虽在出生时已存在，少数病例可晚至青春期发生，但多数病例随年龄的增长，病变呈进行性发展，可由轻度发展到重度，青春期开始累及脊柱，形成脊柱侧突畸形，其发病率约为 20%左右。

2. 病理特点及分型

由于胸骨凹陷畸形，胸廓的前后经缩小，造成纵隔和胸腔内脏器受压，影响心肺功能。影响心功能的主要因素为心脏受压和推移，心脏不能充分舒张，心排量减少，又因心脏紧贴前胸壁，压迫造成心肌局部缺血，可致束支传导阻滞，心律失常和心肌损害等。影响肺功能的研究和术后长期随访的结论为肺活量，用力通气流量，第一秒用力呼出容量和呼出肺活量 25%时的气体流量比术前明显改善，术后呼吸道感染明显减少，也是心功能改善的佐证，从肺功能提示，术前限制性通气障碍消失与临床症状的改善和消失相符。

分型：漏斗指数 $F_2I=(a\times b\times c)/(A\times B\times C)$

a=漏斗胸凹陷长轴；b=漏头胸凹陷短轴；c=漏头胸凹陷深度；

A=胸骨长度；B=胸骨横径；C=Louis 角到椎体前最短距离。

$F_2I>0.3$ 重度，$F_2I>0.2$ 中度，$F_2I<0.2$ 轻度。

Haller 指数：测量方法：CT 片上，以漏斗最深点为测量平面，胸部冠状面内径值除以从漏斗最深点到脊柱前方的距离值。如不对称的漏斗胸，凹陷最低点不在脊柱前方，则在脊柱前方和凹陷最低点画两条水平线，按两线间的距离计算修正的 CT 指数。

正常人平均指数为 2.52，小于 3.2 为轻度，3.2～3.5 为中度，3.5～6 为重度漏斗胸，6 以上为极重度。

2004 年 Park 等用 CT 将漏斗胸分为对称型Ⅰ和非对称型Ⅱ，再将它们分为 9 种亚型；也有人将 Park 分型简化为对称型、偏心型和不均衡型。

3. 检查方法的选择

常规进行正侧位胸片、胸壁 CT+胸骨三维重建、肺功能、心电图检查。

4. 治疗原则和进展

对于轻度漏斗胸患儿，建议进行规律的锻炼并随访，而不是盲目的手术。部分患儿经过锻炼漏斗胸会有所纠正。若在定期复查过程中漏斗胸逐渐加重，则需要选择恰当时机手术治疗。凡有明显的胸骨凹陷畸形的小儿及成人，尤其是凹陷畸形有进行性发展者均应手术矫治。手术不但可矫正畸形，改善外观体形，更重要的是恢复正常的呼吸和循环功能，并可达到消除其病态心理。手术时间取决就诊年龄，部分 1 岁小儿在深呼吸时前胸可呈现不同程度的下陷，多在 3 岁以前自行好转，为“假性漏斗胸”，因此漏斗胸手术应在 3 岁以后施行。随着非对称性漏斗胸加重,会继发脊柱侧弯畸形,并逐渐加重,故获得最佳效果的手术年龄为 4～6 岁,因为该时期畸形通常局限于肋软骨,肋骨受累少,且导致继发性脊椎侧突的胸源性应力尚未发生。但在 3 岁以内有重度凹陷畸形,反复呼吸道感染症状和心电图检查已有心肌损害者也有手术指征,但小年龄在术后成长过程中有发生再凹陷的可能,故要慎重。

目前漏斗胸的治疗 Nuss 手术已经成为标准术式。其原理从胸骨后置入一根弧形金属支杆,将下移的前胸壁顶起,支杆两端达腋下线,其原理是根据前胸壁的这一力学原理,使畸形的胸壁矫形后在支杆力的维持下重新塑形。

5. 术后处理原则和并发症防治

术后避免剧烈活动,减少钢板移位的发生。

(1) 气胸:发生率为 5%左右。多因术中气体未完全抽出、伤口漏气、未放胸腔引流管和引流不畅导致。如果气体量较多,术后经过简单的胸腔穿刺抽气即可好转,少量气胸可自行吸收痊愈。

(2) 心脏、心包损伤:在非胸腔镜监视下的 Nuss 手术中可能会出现,但是在胸腔镜监视下很少出现心包和心脏损伤。因为漏斗胸时心脏纵隔移向左侧,胸腔镜监视下行 Nuss 手术,胸腔镜监视宜从右侧入路,可避免心脏及心包的损伤。

(3) 术后钢板移位,漏斗胸复发:可能原因有:钢板和最凹点间的接触面过小;固定器、钢板固定不牢;术后剧烈活动导致钢板移位。预防措施为支撑点尽量选择在胸骨凹陷最低点或其上的胸骨后平坦部位,如果凹陷起始点水平的胸骨后不够平坦,可把钢板支撑点调整(向内或向外)到胸骨后平坦的位置,确保钢板稳定。术后 3 月内避免较大幅度的活动。

(4) 胸腔积液:发生率为 1%左右,一般都是少量积液,可以自行吸收痊愈。小部分需要通过胸穿引流。

(5) 获得性脊柱侧弯:为术后疼痛处理重视不够所致。早期可应用静脉泵止痛,后期对病儿行心理甚至口服止痛药治疗,尤其是大年龄儿童,可防发生脊柱侧弯并发症。

(6) 疼痛:术后疼痛时间可能较长,约持续 2～4 周,但是通过药物止痛治疗一般可较好控制。

6. 随访要点及预后

术后需规律随访,每次随访需行胸部正侧位胸片检查。该疾病预后良好,Nuss 手术整体拔出钢板后漏斗胸复发率在 2%～3%。

六、思考题

1. 漏斗胸的分型依据和手术指征有哪些?
2. 漏斗胸的手术时机和主要手术方法是什么?
3. Nuss 手术治疗漏斗胸的关键点和常见并发症有哪些?

七、推荐阅读文献

1. Nuss D, Kelly RE Jr, Croitoru DP. A 10-year review of a minimally invasive technique for the correction of pectus excavatum [J]. Pediatric Surgery, 1998(4):545 - 552.

2. 曾骐,张娜,陈诚豪,等. 漏斗胸的分型和微创 Nuss 手术[J]. 中华外科杂志,2008(46):1160 - 1162.

3. 彭芸,曾骐,张娜,等. CT 在漏斗胸诊断和微创 Nuss 手术中的作用[J]. 中华胸心血管外科杂志,2010(26):396 - 399.

4. 曾骐,项超美,张娜,等. Nuss 手术并发症的处理及预防[J]. 中华胸心血管外科杂志,2009(25):326 - 328.

(陈 纲)

案例 58
胸壁畸形(鸡胸)

一、病历资料

1. 现病史

患儿,男性,12 岁,因“发现胸廓畸形 10 年余”入院。

患儿 1 岁余时家长发现患儿胸廓畸形,胸骨隆起明显,伴双侧肋弓内陷,于当地医院就诊,考虑缺钙,予以补钙对症治疗无明显改善。近年来,胸廓畸形现象随患儿生长发育日益明显,患儿因胸廓畸形存在不愿与同龄人交流、运动等倾向,拟进一步诊治收住入院。

2. 既往史

喂养史:G_1P_1,生后母乳喂养,及时添加辅食。现普食。生长发育史:生后体健,生长发育较落后,现体重 27 kg。否认食物过敏史。否认药物过敏史。

家族无遗传疾病史,父母无胸壁畸形病史,孕期无口服药物。

3. 体格检查

T 36.8℃, HR 75 次/min,一般情况可,神志清楚,精神反应佳,口唇无绀。皮肤巩膜无黄染。体型瘦长,胸骨中下段明显隆起,双侧肋弓内陷。双肺呼吸音清,对称,心音有力,律齐,未及明显杂音。全腹平软,肝脾肋下未及。四肢无畸形,脊柱未见明显侧弯。肛门生殖器未见异常。

4. 实验室和影像学检查

胸部正侧位胸片提示:双肺纹理增粗,侧位片提示胸骨隆起,胸廓畸形。

心电图:窦性节律,提示心肌劳损,未见 ST-T 改变。

肺功能:提示轻度限制性通气障碍。

胸壁 CT 平扫+胸骨三维重建:提示胸廓畸形,鸡胸,胸骨 Haller 指数 2.0。

二、诊治经过

1. 治疗方案

初步诊断为胸壁畸形,鸡胸。入院完善术前检查,行胸壁畸形矫正术。

2. 治疗经过

(1) 术前准备:三大常规、肝肾功能、凝血功能、肝炎、梅毒筛查和 HIV 抗体筛查。辅助检查包括:正侧位胸片、胸部 CT 平扫+胸骨三维重建、肺功能检查和心电图检查。

(2) 术前谈话:术前与家属沟通,着重指出术中风险、手术方式、术后并发症,特别是详细交代术中有 Nuss 钢板植入物，需签署人体植入物知情同意书。术后部分患儿可能出现植入物过敏、钢板移位等并发症。

（3）手术方法：入院第二天在全麻胸腔镜辅助下行改良 Nuss 手术。手术采用气管插管静脉复合麻醉。于胸壁最前凸处的两侧腋前线与腋中线之间分别做 2 cm 长横切口，适当钝性游离肌肉。直至显露相应部位两根肋骨。在一侧已暴露的肋骨浅面钝性潜行游离肌肉深面，直至游离的隧道到达前胸壁最前凸处（一般在胸骨浅面），再同样于对侧以同法游离出肌肉深面的隧道，在中央部位穿通会师形成一条贯通前胸壁突起畸形最明显处的完整肌肉下隧道，再于两侧皮肤切口部位已充分游离肋骨处剥除少许肋骨骨膜。并确定此部位为矫形钢板的固定翼安置处。分别用钢丝穿经 Nuss 同定翼的两头侧孔。将其妥善同定于此前已游离暴露的侧胸肋骨上。再用导引器或环形长钳经已贯通的隧道穿过，将 Nuss 钢板一端穿过此隧道拖至另一皮肤切口端的胸廓外，翻转器将 Nuss 钢板翻转。助手经突起的前胸壁正中表面（置入同定钢板部位）用手掌逐渐下压畸形的前胸壁，直至前突的前胸壁被矫正至一个比较满意理想的位置，再用钢丝将 Nuss 钢板及同定翼妥善捆绑固定。术后病情详细交代家属，术后转入 PACU，观察 2 h 病情稳定后转入普通病房。

（4）术后处理：常规术后 24 h 心电监护，镇痛、抗生素使用相关治疗。鼓励术后早期下床活动。随访胸片，了解钢板位置及有无气胸、胸腔积液等并发症。

3. 随访

患儿术后需规则门诊随访，Nuss 钢板固定 3 年后，再手术取出。

三、病例分析

1. 病史特点

（1）患儿男性，11 岁，因“发现胸廓畸形 10 年余”入院。

（2）无产前异常及手术史，无家族史。

（3）体检阳性体征发现：胸骨隆起，双侧肋弓内陷。

（4）辅助检查：胸部正侧位胸片提示：双肺纹理增粗，侧位片提示胸骨隆起，胸廓畸形。心电图：窦性节律，提示心肌劳损，未见 ST－T 改变。肺功能：提示轻度限制性通气障碍。胸壁 CT 平扫＋胸骨三维重建：提示胸廓畸形，鸡胸，Heller 指数 2.0。

2. 诊断与诊断依据

（1）诊断：胸廓畸形，鸡胸。

（2）诊断依据：①胸骨隆起，肋弓内翻；②CT 提示胸廓畸形，鸡胸，Haller 指数 2.0；③肺功能提示轻度限制性通气障碍；④心电图提示心肌劳损。

3. 鉴别诊断

需与其他胸壁畸形、脊柱畸形鉴别。还需鉴别患儿是否合并 Marfan 综合征。

四、处理方案及基本原则

1. 治疗方案

患儿年龄已经 11 岁余，辅助检查提示鸡胸，伴有心肺功能受限，应积极术前准备，在胸腔镜辅助下进行微创鸡胸纠治术——Nuss 手术。术前按胸外科常规术前准备，因为有植入物需术前使用抗生素。

2. 依据

目前认为鸡胸合适的手术年龄为 10～16 岁，因为这时期的青少年胸、肋骨弹性好，所需压力小，操作简单，对手术耐受力、术后恢复及效果均较青春后期及成人好。手术指征包括以下 2 个及 2 个以上标准：①CT 提示 Haller 指数小于 2.30；②肺功能、EKG 和超声心动检查提示限制性或阻塞性气道病变；③畸形进展或合并明显症状；④畸形外观使患儿不能忍受。

五、要点与讨论

1. 概述

鸡胸又称胸骨前突畸形，胸骨向前突出，邻近的胸骨部分肋软骨向前隆起，形似鸡胸而命名。鸡胸是小儿前胸壁生长发育过程中的一种骨性畸形，发病率约 1∶1 000，男女比例约 4∶1。

2. 病理特点及分型

鸡胸的畸形随年龄增长呈进行性加重趋势，并逐步由对称性鸡胸演变为不对称性鸡胸，严重者可导致限制性呼吸障碍，出现反复呼吸道感染，对儿童的生长发育及心理健康产生不良影响。

临床分为三种类型：Ⅰ型：对称型，最为常见，胸骨向前突出，两侧肋软骨呈对称性凹陷，胸骨纵断面呈弓形。Ⅱ型：又称复合型，胸骨柄，胸骨体上部及肋软骨向上向前突出，胸骨体中部向后屈曲，胸骨下部又突向前方，胸骨纵断面呈 Z 型，少见。Ⅲ型：又称不对称型，胸骨位置正常，一侧肋软骨前突而对侧肋软骨正常或凹陷。

3. 检查方法的选择

常规进行正侧位胸片、胸壁 CT＋胸骨三维重建、肺功能、心电图检查。

4. 治疗原则和进展

轻度鸡胸畸形不需手术矫治，小儿可积极作扩胸锻炼，有望在生长发育过程中有所改善，重度鸡胸畸形可手术矫治，目前认为鸡胸合适的手术年龄为 10～16 岁，因为这时期的青少年胸、肋骨弹性好，所需压力小，操作简单，对手术耐受力、术后恢复及效果均较青春后期及成人好。手术指征包括以下 2 个及 2 个以上标准：①CT 提示 Haller 指数小于 2.30；②肺功能、EKG 和超声心动检查提示限制性或阻塞性气道病变；③畸形进展或合并明显症状；④畸形外观使患儿不能忍受。

手术采用气管插管静脉复合麻醉。于胸壁最前凸处的两侧腋前线与腋中线之间分别做 2 cm 长横切口，适当钝性游离肌肉。直至显露相应部位两根肋骨。在一侧已暴露的肋骨浅面钝性潜行游离肌肉深面，直至游离的隧道到达前胸壁最前凸处(一般在胸骨浅面)，再同样于对侧以同法游离出肌肉深面的隧道，在中央部位穿通会师形成一条贯通前胸壁突起畸形最明显处的完整肌肉下隧道，再于两侧皮肤切口部位已充分游离肋骨处剥除少许肋骨骨膜。并确定此部位为矫形钢板的固定翼安置处。分别用钢丝穿经 Nuss 同定翼的两头侧孔。将其妥善同定于此前已游离暴露的侧胸肋骨上。再用导引器或环形长钳经已贯通的隧道穿过，将 Nuss 钢板一端穿过此隧道拖至另一皮肤切口端的胸廓外，翻转器将 Nuss 钢板翻转。助手经突起的前胸壁正中表面(置人同定钢板部位)用手掌逐渐下压畸形的前胸壁，直至前突的前胸壁被矫正至一个比较满意理想的位置，再用钢丝将 Nuss 钢板及同定翼妥善捆绑固定。其优点包括前胸廓区域无伤口，避免了瘢痕形成；缩短了手术时间；减少了术中出血；缩短住院时间及恢复时间；前凸矫正后胸廓外形改善，在没有失去胸廓弹性的基础上可以拓宽两侧胸廓。

5. 术后处理原则和并发症防治

(1) 气胸：多因术中隧道打孔进入游离胸腔引起。如果气体量较多，术后经过简单的胸腔穿刺抽气即可好转，少量气胸可自行吸收痊愈。

(2) 术后钢板移位，鸡胸复发：可能原因有：钢板和最凸点间的接触面过小；固定器、钢板固定不牢；术后剧烈活动导致钢板移位。预防措施为术中确保钢板稳定。术后 3 月内避免较大幅度的活动。

(3) 疼痛：术后疼痛时间可能较长，约持续 2～4 周，但是通过药物止痛治疗一般可较好控制。

6. 随访要点和预后

术后需规律随访，每次随访需行胸部正侧位胸片检查。该疾病预后良好，Nuss 手术整体拔出钢板后鸡胸复发率在 3%左右。

六、思考题

1. 鸡胸的分型依据和手术指征有哪些?
2. 鸡胸的手术时机和主要手术方法是什么?
3. 改良 Nuss 手术治疗鸡胸的关键点有哪些?

七、推荐阅读文献

1. Eric W, Fonkalsrud MD, Steven Beanes. Surgical Management of Pectus Carinatum: 30 Years' Experience [J]. World J Surg, 2001(25):898 - 903.

2. 曾骐，郭卫红，张娜，等. 鸡胸的微创外科治疗[J]. 中华胸心血管外科杂志，2010(26):113 - 115.

3. 徐冰，刘文英. 微创手术治疗鸡胸[J]. 中华小儿外科杂志，2010(31):951 - 953.

(陈 纲)

案例 59

先天性肺囊性病变

一、病历资料

1. 现病史

患儿,男性,2岁。因“咳嗽胸片检查提示肺部异常囊状影”入院。

患儿生后无反复呼吸道感染史,1月前患儿出现咳嗽,伴有气促,于当地医院就诊,胸片检查提示右肺有囊状阴影,抗感染对症治疗后咳嗽发热好转。本次于我院门诊行胸片检查提示右肺仍有囊状影,拟进一步诊治收住入院。

2. 既往史

喂养史:G_1P_1,生后母乳喂养,及时添加辅食。生长发育史:生后体健,生长发育稍落后,现体重11 kg。否认食物过敏史。否认药物过敏史。

家族无遗传疾病史,父母无相关先天性肺部发育异常病史,孕期无口服药物。产前胎儿超声未见异常。否认胎内或新生儿期感染。

3. 体格检查

T 36.6℃, HR 115次/min,一般情况可,神志清,精神反应佳,口唇无绀。皮肤巩膜无黄染。双肺呼吸音清,基本对称,右侧呼吸音略低。心音有力,律齐,未及明显杂音。全腹平软,肝脾肋下未及。四肢无畸形,脊柱未见明显侧弯。肛门生殖器未见异常。

4. 实验室和影像学检查

血常规:RBC 4.22×10^{12}/L, PLT 205×10^{9}/L, WBC 6.42×10^{9}/L, N% 50%。

胸片提示右肺囊状阴影,右肺先天性囊性病变可能(见图59-1)。

CT提示右肺上叶囊性占位,内无液平,壁薄,先天性支气管源性肺囊肿可能(见图59-2)。

心电图:窦性节律。

二、诊治经过

1. 治疗方案

初步诊断为先天性肺囊性病变,支气管源性肺囊肿可能。完善术前检查,择期行剖胸探查,肺囊肿切除术(肺段切除术)。

2. 治疗经过

(1) 术前准备:三大常规、肝肾功能、凝血功能、肝炎、梅毒筛查和HIV抗体筛查。辅助检查包括正侧位胸片、胸部 CT 增强、肺功能检查和心电图检查。

（2）术前谈话：术前与家属沟通，着重指出术中风险、手术方式、术后并发症，特别是详细交代，术后部分患儿可能出现局部感染、支气管胸膜瘘并发症。

（3）手术方法：入院第 3 天在全麻胸腔镜辅助下行胸部探查＋肺囊肿切除术（肺段切除术）。

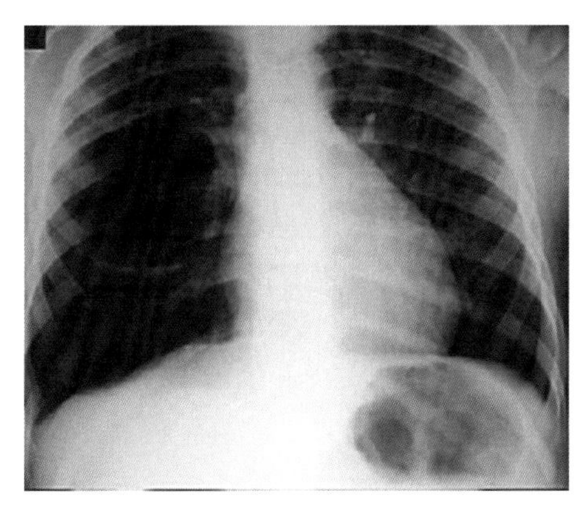

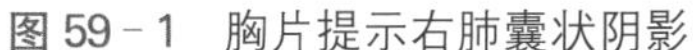

图 59－1　胸片提示右肺囊状阴影

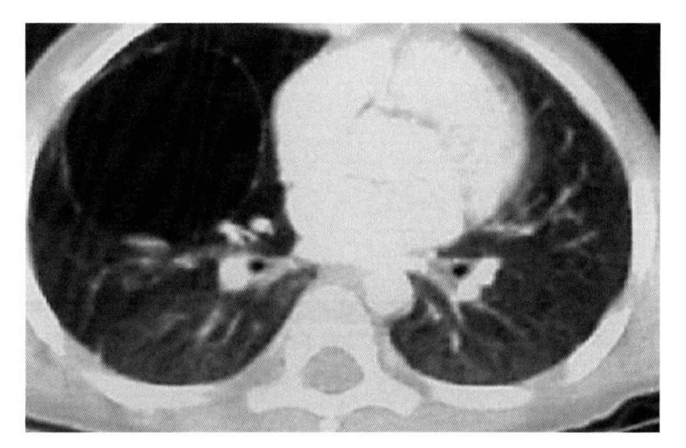

图 59－2　CT 提示右肺上叶囊性占位

（4）术后处理：术后处理：充分供氧、保持呼吸道通畅、控制静脉输液速度、观察心脏体征，防治心律失常、观察胸腔引流情况，注意气管位置，听诊肺呼吸音。常规术后 24 h 心电监护，镇痛、抗生素使用相关治疗。术后留置引流管 48 h 后无气体溢出予以夹管。24 h 随访胸片，无液、气胸表现，拔引流管。

3. 随访

术后定期随访，行胸部 X 线检查明确有无支气管胸膜瘘、残端感染等并发症，必要时行胸部 CT 检查。随访肺功能检查，明确切除肺叶后，肺代偿情况。

三、病例分析

1. 病史特点

（1）患儿男性，14 月。因“咳嗽胸片检查提示肺部异常囊状影”入院。

（2）产前胎儿超声未见异常。否认胎内或新生儿期感染。

（3）查体阳性发现：双肺呼吸音基本对称，右侧略低。

（4）辅助检查：

血常规：WBC 6.42×10^9/L，N 50％。

胸片提示右肺囊状阴影，右肺先天性囊性病变可能。

CT 提示右肺上叶囊性占位，内无液平面，壁薄，支气管源性肺囊肿可能。

2. 诊断与诊断依据

（1）诊断：先天性肺囊性病变，支气管源性肺囊肿。

（2）诊断依据：①有反复呼吸道感染史；②胸片提示右肺囊性占位；③CT 提示右肺上叶囊性占位，内无液平，壁薄。

3. 鉴别诊断

先天性肺囊性病变的鉴别诊断极为困难，相同的临床症状、体征、X 线和 CT 表现，可以为不同的囊性病变，主要依赖于病理学诊断。先天性肺囊肿约 70％位于肺内，30％位于纵隔，由于囊肿可分为单个或多个，含气体或液体不同在 X 线胸片上可呈现不同表现：

（1）单个气囊肿：胸片上示患侧肺部的气囊肿，大小不一，巨大气囊肿可占据一侧胸腔，压迫肺呈不张，心脏、气管、纵隔移位。需与气胸鉴别。气胸的特点是肺萎缩推向肺门，而气囊肿的空气位于肺内，往往仔细观察在肺尖和膈面可见到肺组织。

(2) 单个液、气囊肿：最为常见，囊肿大小不一的圆形薄壁内有液面。这种液、气囊肿的特点是囊壁菲薄，邻近肺组织无炎性浸润，纤维性变不多。需于肺脓肿、肺结核空洞、肺包虫囊肿和脓气胸鉴别。在X线胸片表现上肺脓肿壁厚，周围炎症反应明显。肺结核空洞则有肺结核接触史，肺门淋巴结及周围结核卫星灶，痰培养结核菌阳性。肺包虫囊肿有流行病学的地区特点，生活史及职业史，血象、皮内试验阳性。脓气胸常伴肺炎、胸膜增厚有助诊断。

(3) 多个气囊肿：临床上也较多见患侧肺部多个气囊肿，大小不一，边缘不齐的气囊肿，需与感染性肺大疱鉴别，感染性肺大疱多见于患肺炎的婴幼儿，以金黄色葡萄球菌肺炎的发病率较高，其次百日咳、麻疹伴发肺炎也多见，因炎症分泌物阻塞部分支气管形成活瓣作用形成肺大疱，多数病例经控制感染后好转、吸收。但有时可迅速增大或破裂后形成气胸。X线胸片上以多个圆形或椭圆形透亮薄壁大疱及其大小、数目、形态的易变性为其特征。在短期治疗随访中就可见较多变化，因此不需手术治疗，除非有气胸并发症的出现，则作胸腔闭塞引流。

四、处理方案及基本原则

1. 治疗方案

患儿年龄2岁，目前无明确感染征象，距离上次呼吸道感染已3月余，应积极术前准备，胸腔镜探查。术中明确病灶位置及累及肺叶，如CT所示病变位于上叶，可行胸腔镜辅助局部囊肿病灶切除或者肺段切除术，最大程度保护残留肺功能。术后常规抗生素治疗，留置胸腔引流管。48 h后无气体溢出予以夹管。24 h随访胸片，无液、气胸表现，拔引流管。

2. 依据

患儿年龄2岁，胸片提示右肺较大囊性占位，距离上次呼吸道感染已3月余，囊肿位置及形态无改变，基本可排除肺炎引起的脓肿可能，因此需手术治疗。条件允许前提下应选择创伤较小的胸腔镜辅助手术，局部囊肿切除，保留病变肺叶残留的肺功能。

五、要点与讨论

1. 概述

先天性肺囊性病是较少见的先天性肺发育异常。但在小儿胸外科是一种最常见的先天性肺部疾病。在各年龄期均有不同的表现，有的甚至需要急诊手术处理。

2. 病理特点及分型

先天性肺囊性病，包括支气管源性囊肿(肺囊肿)、肺叶气肿、肺隔离症、囊性腺瘤样畸形和肺发育不良。其中以肺囊肿，肺叶气肿，肺隔离症为多见，其次为先天性肺囊性腺瘤样畸形和先天性肺发育不良。

先天性肺囊性病多在胚胎发育期因气管支气管及肺泡发育异常或其分支异常发育所致。病变可发生在支气管分支的不同部位和显示不同的发育阶段。囊性病变常为多囊性，也可为单囊性。囊壁多具有小支气管壁的结构，内层有纤毛柱状上皮，外层可见散在小片软骨，壁内可见平滑肌和纤维组织。囊性病变结构内层可见不同的上皮细胞，有柱状、立方形和圆形上皮细胞，这显示出支气管树分支发育不完全的不同程度。有些具有分泌黏液的柱状细胞，腔内充满黏液。

3. 检查方法的选择

正侧位胸片、胸部CT增强、肺功能检查和心电图检查。

4. 治疗原则和进展

一旦诊断明确在无急性炎症情况下应尽早手术治疗。因为囊肿容易继发感染，药物治疗非但不能根治，相反由于多次感染后囊壁周围炎性反应，引起胸腔粘连，可为以后手术增加困难和并发症。年龄小并非手术的绝对禁忌证。尤其在出现缺氧、发绀、呼吸窘迫者更应尽早手术才能挽救生命。

手术方法应根据病变部位、大小、感染而定：

(1) 单纯囊肿切除术：位于胸膜下未感染的单个囊肿。

(2) 肺契形切除术：局限于肺缘部位的囊肿。

(3) 肺叶切除或全肺切除术：在肺内囊肿或因反复感染而致周围粘连或邻近支气管扩张者。

(4) 双侧性病变，在有手术适应证的前提下，可先作病变严重的一侧。小儿以尽量保留正常肺组织为原则。

临床拟诊本病时，应尽量避免作胸腔穿刺，以免引起胸腔感染或张力性气胸。仅在个别病例，表现严重呼吸窘迫，发绀，缺氧严重又无条件作急诊手术，才可作囊肿穿刺引流，达到暂时性减压，解除呼吸窘迫症状，作为术前一种临时性紧急措施。如病变过于广泛，肺功能严重不良或合并存在严重心、肝、肾等器质性疾患时，则禁忌手术。

目前腔镜手术是小儿微创外科的发展方向。对此类疾病，从早期单纯肺楔型切除到现在的肺叶切除，均能在腔镜下进行，国内已有数家中心成功实施和报道。

5. 术后处理原则和并发症防治

充分供氧、保持呼吸道通畅、控制静脉输液速度、观察心脏体征，防治心律失常、观察胸腔引流情况，注意气管位置，听诊肺呼吸音。

(1) 支气管胸膜瘘：对肺的裸面的漏气肺泡组织及支气管必须严密加以缝扎及闭合。

(2) 脓胸：重视无菌操作防止污染胸腔是关键。

6. 随访要点和预后

一般切除病变囊肿或肺叶预后良好。术后定期随访，行胸部 X 线检查明确有无支气管胸膜瘘、残端感染等并发症，必要时行胸部 CT 检查。随访肺功能检查，明确切除肺叶后，肺代偿情况。

六、思考题

1. 先天性肺囊性病变常见分型有哪些？不同年龄组最常见的分别是哪一型？
2. 胸片提示肺内单个囊性占位，主要可能的疾病有哪些？
3. 如何鉴别先天性肺囊性病变感染和脓胸引起的肺脓肿？

七、推荐阅读文献

1. Newman B, Caplan J. Cystic lung lesions in newborns and young children: differential considerations and imaging [J]. Semin Ultrasound CT MR. 2014,35:571 - 587.

2. Fascetti-Leon F, Gobbi D, Pavia SV, et al. Sparing-lung surgery for the treatment of congenital lung malformations [J]. J Pediatr Surg. 2013;48:1476 - 1480.

3. 刘文英. 小儿先天性肺囊性病变的分类命名及其处理原则[J]. 中华妇幼临床医学杂志，2013，9：720 - 722.

（陈　纲）

案例 60

先天性肺隔离症

一、病历资料

1. 现病史

患儿，男性，6 月。因“反复左下肺炎症”入院。

患儿生后 2 月龄起有反复呼吸道感染史，发热咳嗽，伴有气促，于当地医院就诊，胸片检查每次均提示左下肺炎症，先天性肺囊性病变不能除外，抗感染对症治疗后咳嗽发热好转。本次于我院门诊行胸片检查提示左下肺仍有囊状影，拟进一步诊治收住入院。

2. 既往史

喂养史：G_1P_1，生后母乳喂养，及时添加辅食。生长发育史：生后体健，生长发育稍落后，现体重 6 kg。否认食物过敏史。否认药物过敏史。

家族无遗传疾病史，父母无相关先天性肺部发育异常病史，孕期无口服药物。产前胎儿超声未见异常。否认宫内或新生儿期感染。

3. 体格检查

T 36.6℃，HR 125 次/min，一般情况可，神志清，精神反应佳，口唇无绀。皮肤巩膜无黄染。双肺呼吸音清，基本对称，未及啰音，无呼吸音减低。心音有力，律齐，未及明显杂音。全腹平软，肝脾肋下未及。四肢无畸形，脊柱未见明显侧弯。肛门生殖器未见异常。

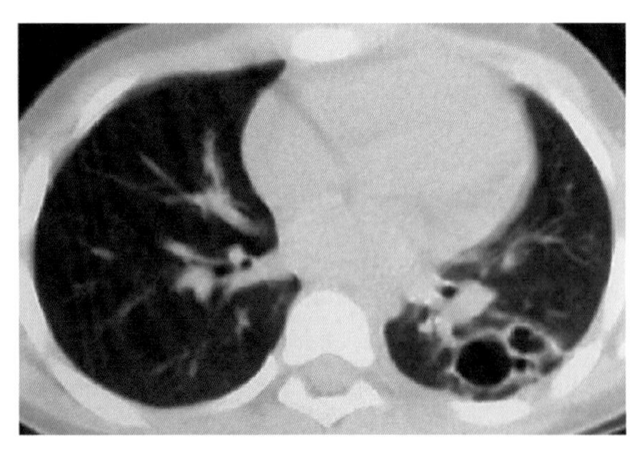

图 60-1　CT 提示左肺下叶多发囊性占位

4. 实验室和影像学检查

血常规：RBC 4.22×10^{12}/L，PLT 235×10^{9}/L，WBC 7.2×10^{9}/L，N 40%。

胸片提示左下肺囊状阴影，先天性肺囊性病变可能。

CT 提示左肺下叶多发囊性占位，胸主动脉来源血管供应局部肺组织，先天性肺隔离症（左下肺、叶内型）可能（见图 60-1）。

心电图：窦性节律。

二、诊治经过

1. 治疗方案

初步诊断为先天性肺囊性病变，左下肺肺隔离症（叶内型）可能。完善术前检查，择期行剖胸探查，左下肺叶/肺段切除术。

2. 治疗经过

(1) 术前准备：三大常规、肝肾功能、凝血功能、肝炎、梅毒筛查和HIV抗体筛查。辅助检查包括：正侧位胸片、胸部CT增强、肺功能和心电图检查。

(2) 术前谈话：术前与家属沟通，着重指出术中风险、手术方式、术后并发症，特别是详细交代，术后部分患儿可能出现局部感染、支气管胸膜瘘并发症。

(3) 入院第3天在全麻下行胸部探查＋左下肺叶切除术。根据CT提示确定异常体动脉和静脉回流位置。先游离结扎体动脉。打开斜裂，下叶向后牵开，上叶向前牵开，显露肺下叶动脉。因上（背）段动脉与舌段动脉往往在同一水平发自左肺动脉干，所以先结扎、切断上段动脉。自下舌段动脉下方游离出基底段动脉，结扎并缝扎后切断。将下叶向前牵开，结扎、切断肺下韧带。推开纵隔胸膜，游离出肺下静脉，套线结扎并缝扎后切断。游离出下叶支气管，先将背段支气管切断、缝合，再处理基底段支气管。术后病情详细交代家属。

(4) 术后处理：充分供氧、保持呼吸道通畅、控制静脉输液速度、观察心脏体征，防治心律失常、观察胸腔引流情况，注意气管位置，听诊肺呼吸音。

常规术后24 h心电监护，镇痛、抗生素使用相关治疗。术后留置引流管48 h后无气体溢出予以夹管。24 h随访胸片，无液、气胸表现拔管。

3. 随访

术后定期随访，行胸部X线检查明确有无支气管胸膜瘘、残端感染等并发症，必要时行胸部CT检查。随访肺功能检查，明确切除肺叶后，肺代偿情况。

三、病例分析

1. 病史特点

(1) 患儿男性，6月。因“反复左下肺炎症感染”入院。

(2) 产前胎儿超声未见异常。否认胎内或新生儿期感染。

(3) 查体阳性发现：双肺呼吸音基本对称，无啰音。

(4) 辅助检查：

血常规：WBC 7.2×10^9/L，N 40%。

胸片提示左下肺囊状阴影，左下肺先天性肺囊性病变可能。

CT提示左肺下叶多发囊性占位，胸主动脉来源血管供应局部肺组织，先天性肺隔离症（左下肺、叶内型）可能。

2. 诊断与诊断依据

(1) 诊断：先天性肺囊性病变，左下肺肺隔离症（叶内型）。

(2) 诊断依据：①有反复左下肺感染炎症病史，位置固定；②胸片提示左下肺囊性占位；③CT提示左肺下叶囊性占位，见局部体动脉供血，先天性肺隔离症（左下肺、叶内型）可能。

诊断包括以下几个方面：①是否合并肺组织发育不良；②分型；③体循环动脉血供来源；④静脉回流途径；⑤是否与支气管或消化道相通；⑥是否伴有其他合并畸形。

3. 鉴别诊断

胸部X线片可见致密的圆形、椭圆形或多个小的透光或完全不透光的阴影位于肺内或肺外。肺下叶后基底段实性或囊性肿块，其长轴与该段支气管走行方向一致，边缘一般比较清楚，合并感染时边缘可模糊，经抗炎治疗后，病变可缩小，边缘变清但长期不消失。X线胸片是最基本、首选的方法，但特异性低不能确诊。动脉造影可确定血供来源，但均为创伤性检查现已不作常规检查，CT检查及核磁共振等有助诊断并能判断血管来源。多排螺旋CT无创、血管重建、3D-补偿、射线暴露时间短，对诊断非常有价值，通过多平面重建技术(MPR)、最大密度投射(MIP)和容积补偿(VR)技术可以再现肺隔离症的解剖细节、动脉和静脉回流。

肺隔离症可因咳嗽、咳血等表现，需与肺部肿瘤鉴别。如隔离肺位于肺外或纵隔，则需与纵隔肿瘤鉴别。

四、处理方案及基本原则

1. 治疗方案

患儿年龄6月，目前无明确感染征象，应积极术前准备，剖胸探查。术中明确病灶位置及累及肺叶，一般肺段切除术，最大程度保护残留肺功能。术后常规抗生素治疗，留置胸腔引流管。48 h后无气体溢出予以夹管。24 h随访胸片，无液气胸表现拔管。

2. 依据

患儿年龄6月，胸片提示左下肺多发囊性占位，局部有反复感染病史，CT可见体动脉血供进入局部肺组织，肺隔离症诊断可能大，手术指征明确。叶内型肺隔离症病灶与正常肺组织难以分离，一般做肺叶切除术。

五、要点与讨论

1. 概述

先天性肺隔离症也是先天性肺囊性病变的一种，在小儿胸外科是一种最常见的先天性肺部疾病。在各年龄期均有不同的表现，有的甚至需要急诊手术处理。占先天性肺部畸形的1.1%～1.8%，男女比例1.5∶1，占产前诊断肺囊性病变的14%～30%。1946年Pryce首次命名为肺隔离症，是一种实质的非功能性的先天性肺部病变，血供来源于主动脉而非肺动脉。

2. 病理特点及分类

胚胎期肺发育过程中部分肺芽组织与支气管树分离产生的先天性肺发育异常病变的肺组织与正常气管及支气管不相通形成肺隔离症，其供血可能由于肺动脉不能供应最远端的隔离肺，因而保留由原始内脏血管供应。病肺血供来自体循环血管，常见为胸主动脉和腹主动脉的单支或多支异常动脉。支气管、肺泡组织可能因体循环压力过高，引起囊性改变和纤维化。

(1) 叶内型肺隔离症：较为常见占75%，98%位于下叶(基底段常见)，58%位于左侧，位于同一肺叶的脏层胸膜内，病变肺组织呈囊性改变，病肺供血常见为胸主动脉，腹主动脉的单支或多支，少见来自肋间动脉或锁骨下动脉，回流入肺静脉也有肺动脉供血回流入体静脉。一岁多内出现症状。

(2) 叶外型肺隔离症：占25%。多位于左后肋膈角，病肺位于正常肺组织之外，两者之间无交通的支气管，病肺与正常肺组织间有胸膜分隔，形成独立的肺叶。血供来源多样，除胸、腹主动脉外，尚可为胃左动脉、脾动脉或肺动脉分支，静脉回流通过奇静脉或半奇静脉系统。90%位于左肺下叶，又称副肺、迷走肺，可呈圆形，位于纵隔，约2.5%位于腹腔内。叶外型约65%合并其他畸形，包括心脏畸形:肺动脉闭锁或发育不良、膈疝、漏斗胸、前肠重复畸形、支气管肺前肠重复畸形——隔离肺与食管、胃有交通。

3. 检查方法的选择

胸部X线片可见致密的圆形、椭圆形或多个小的透光或完全不透光的阴影位于肺内或肺外。肺下叶后基底段实性或囊性肿块,其长轴与该段支气管走行方向一致,边缘一般比较清楚,合并感染时边缘可模糊,抗炎治疗后,病变可缩小,边缘变清但长期不消失。X线胸片是最基本、首选的方法,但特异性低不能确诊。动脉造影可确定血供来源,但均为创伤性检查现已不作常规检查,CT检查及核磁共振等有助诊断并能判断血管来源。多排螺旋CT无创、血管重建、3D-补偿、射线暴露时间短,对诊断非常有价值,通过多平面重建技术(MPR)、最大密度投射(MIP)和容积补偿(VR)技术可以再现肺隔离症的解剖细节、动脉和静脉回流。

4. 治疗原则和进展

一旦诊断明确,均应手术治疗。标准术式为肺叶切除。叶外型因与正常肺组织分开,有独立胸膜包裹,常位于左侧胸腔或纵隔,故可作单纯病肺切除术。叶内型可作肺叶切除术。手术时必须重视异常血管或因病肺反复感染,周围常有较多粘连,影响手术难度,血管分离困难,注意误伤出血。在新生儿先天性膈疝修补时,均采用经腹手术,若有叶外型隔离肺存在时切忌在游离分界不清前,盲目钳夹血管,且异常的动脉极脆且易回缩入纵隔或腹腔,造成无法控制的大出血。目前部分单位对叶外型肺隔离症无气管相通者,采用经皮异常体动脉封堵技术治疗,完全消除了肺部动静脉交通的影响,取得良好治疗效果。

5. 术后处理原则和并发症防治

充分供氧、保持呼吸道通畅、控制静脉输液速度、观察心脏体征,防治心律失常、观察胸腔引流情况,注意气管位置,听诊肺呼吸音。

(1) 支气管胸膜瘘:对肺的裸面的漏气肺泡组织及支气管必须严密加以缝扎及闭合。

(2) 脓胸:重视无菌操作防止污染胸腔是关键。

6. 随访要点和预后

一般切除肺叶后预后良好。术后定期随访,行胸部X线检查明确有无支气管胸膜瘘、残端感染等并发症,必要时行胸部CT检查。随访肺功能检查,明确切除肺叶后,肺代偿情况。

六、思考题

1. 先天性肺隔离症的常见分型有哪些?各个分型各有哪些特点?
2. 先天性肺隔离症的常见临床症状有哪些?不同分型临床表现有何不同?
3. 先天性肺隔离症的主要诊断方法?诊断包括哪些方面?

七、推荐阅读文献

1. 聂永康,赵绍宏,蔡祖龙,等.螺旋CT三维重建在肺隔离症诊断中的应用[J].中华放射学杂志 2003;11:997-1000.
2. 李栋,张志泰,区颂雷,等.肺隔离症的外科诊治分析.中华胸心血管外科杂志[J].2012;28:135-137.
3. 卢根.小儿先天性肺隔离症的诊治策略[J].中华实用临床儿科杂志.2014;29:1213-1216.

(陈 纲)

案例 61
纵隔肿瘤

一、病例资料

1. 现病史

患儿，男性，3 岁。因“呼吸道感染”就诊，胸片示胸腔内高密度影，收住入院。

患儿反复咳嗽 2 周，呼吸内科治疗症状无明显改善，行胸部平片检查示“胸腔内高密度影”收住入院。

2. 既往史

G_1P_1，产前检查无明显异常。生长发育正常，无反复呼吸道感染史。接受正规预防接种。父母体健，无特殊疾病家族史。无继往手术史，无药物过敏史。

3. 体格检查

T 37.5℃，HR 108 次/min，一般情况可，神志清楚，精神反应佳，呼吸平稳，口唇无青紫；皮肤、巩膜黄染；胸廓平坦，三凹征阴性，听诊双肺呼吸音清，两侧对称，未闻及啰音，心音有力，律齐，未闻及明显杂音；腹部平软，肝脏无肿大，肋下 0.5 cm，边缘清晰，剑下 1 cm，质软，无触痛，脾脏肋下 1 cm，腹腔叩诊无移动性浊音；四肢无畸形，未见明显脊柱侧弯；肛门生殖器未见异常。

4. 实验室及影像学检查

血常规：RBC 4.5×10^{12}/L，PLT 265×10^9/L，WBC 6.2×10^9/L，N 40%。

肝肾功能检查(－)，凝血功能(－)。

24 h 尿 VMA：74 mmol/L，LDH 360 IU/L，甲胎蛋白(－)。

癌胚抗原：(－)。同位素骨扫描：(－)。骨髓检查：(－)。

胸部增强 CT：纵隔占位。

脊髓 MR：纵隔占位，无椎管内浸润及脊髓压迫。

二、诊治经过

1. 治疗方案

完善术前准备，胸部 CT 示纵隔占位，行剖胸探查手术。

2. 治疗经过

(1) 入院完善术前常规检查及术前准备：凝血功能正常无需补充。

(2) 术前谈话：术前与家属沟通，着重指出术中风险、手术方式、术后并发症，特别是详细交代术后肿瘤可能复发，转移，如为恶性肿瘤术后需化疗可能，术后可能出现 Horner 症。

(3) 入院第三天手术探查：行肿瘤切除手术。术后将病情详细告知家属，切除的肿瘤组织请家属过目后送病理检查明确性质。患儿转入 ICU，生命体征监护、并给予相关治疗。术后 1 天引流物不多拔除胸腔引流管，患儿生命体征平稳，转回病房，并开始逐渐进食及恢复。

3. 随访

术后 1 个月、3 个月、6 个月、12 个月、2 年、3 年、5 年分别随访胸片，胸部 CT 及全身 CT 等。

三、病例分析

1. 病史特点

(1) 患儿，男性，3 岁。因呼吸道感染就诊，胸片示胸腔内高密度影。

(2) 继往无特殊疾病史。

(3) 体检无阳性发现。

(4) 辅助检查：24 h 尿 VMA、胸部增强 CT。

2. 诊断及诊断依据

(1) 诊断：纵隔占位（神经源性可能）。

(2) 纵隔肿瘤诊断依据：①胸片：胸腔高密度影。②胸部增强 CT：纵隔占位。③24 h 尿 VMA 增高。④脊髓 MR：纵隔占位，无椎管内浸润及脊髓压迫。

3. 鉴别诊断

一般来说经胸片及胸部 CT 检查发现纵隔占位，则诊断明确，无需鉴别诊断，对于有严重感染症状，发热咳嗽者，胸片上显示有高密度影且伴有液平需考虑脓胸的可能；如果胸片显示为低密度影，需要与纵隔囊肿鉴别。

四、处理方案及基本原则

1. 治疗方案

(1) 患儿纵隔占位诊断明确，且无骨髓及骨转移征象，应手术切除。术前准备按胸部外科的常规准备。

(2) 术前谈话：术前与家属沟通，着重指出术中风险、手术方式、术后并发症，特别是详细交代术后肿瘤可能复发，转移，如为恶性肿瘤术后需化疗可能，术后可能出现 Horner 症。

(3) 入院完善术前常规检查及术前准备：凝血功能及肝肾功能等。

2. 依据

胸片及胸部增强 CT 证实存在纵隔占位。

五、要点与讨论

1. 概述

纵隔为一潜在腔隙，前界为胸骨后缘，后界为胸椎及两侧脊柱旁肋脊区，上界与颈部相通，下界为膈肌，两侧为纵隔胸膜。纵隔内包含很多重要脏器或组织，大血管、气管、主支气管、心包、心脏、食管、胸腺及大量脂肪、神经和淋巴管等组织。为便于标明脏器位置及纵隔内病变部位，纵隔上通常被分为 4 个区：即以胸骨角与第 4 胸椎下缘水平分为上、下两部；又将下纵隔分为前、中、后三个区，心包、气管前面的部分为前纵隔，心包、气管后方的部分为后纵隔，中间包含心包、心脏、气管等重要脏器的部分为中纵隔，近来也称内脏器官纵隔。

2. 病理与分型

纵隔内器官组织较多，胎生结构来源复杂，可发生的肿瘤或囊肿种类众多；如上皮增生性病变、淋巴组织、间叶组织、生殖组织等病变。在纵隔肿瘤中，胸腺肿瘤占 35%、神经源性肿瘤占 20%、生殖细胞肿瘤占 18%、囊肿占 17%、淋巴瘤占 3%以及其他一些肿瘤。纵隔内肿瘤和囊肿都有其各自的好发部位，好发于上纵隔的有胸腺瘤、淋巴瘤、甲状腺瘤、甲状旁腺瘤等；好发于前纵隔的有胸腺瘤、畸胎瘤、淋巴管瘤、胸内甲状腺、血管瘤、脂肪瘤等；好发于中纵隔的有心包囊肿、支气管囊肿、淋巴瘤等；好发于后纵隔的主要为神经源性肿瘤以及肠源性囊肿等。

3. 检查方法的选择

(1) 胸部 X 线检查(见图 61-1)：包括正侧位片及透视，是纵隔肿瘤的主要诊断方法之一，多数都可以得到初步诊断。胸部 X 片可以显示肿瘤的部位、大小、密度、形态及有无钙化灶等；透视下可进一步了解肿块影是否随吞咽动作上下移动，以及自身有无搏动等。

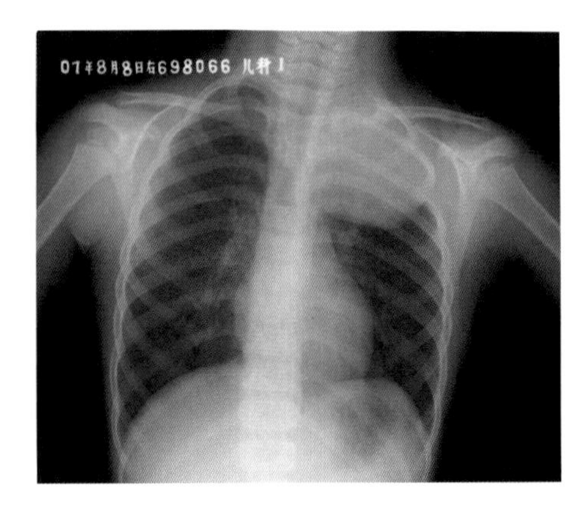

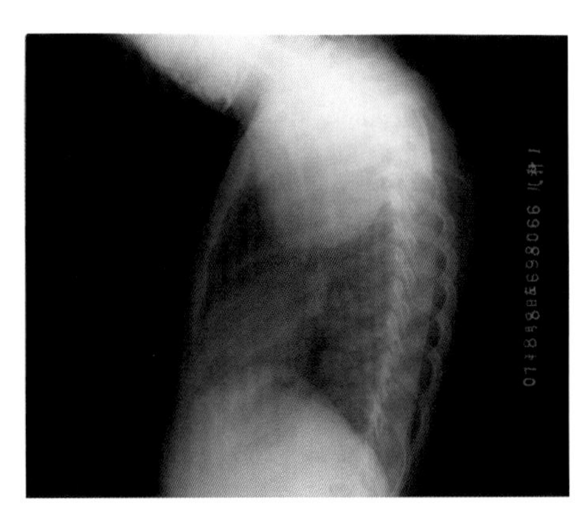

图 61-1 纵隔肿瘤胸片图(正侧位片)

(2) CT：能提供许多胸部 X 片所不能提供的信息，进一步了解病变形态、部位以及与周围器官及组织的关系，帮助对肿瘤性质的初步判断；CT 检查已越来越成为必不可少的诊断方法。其对脂肪性、血管性、软组织性以及囊性肿块的鉴别较敏感；此外，可以发现一些 X 片难以查到的隐匿病灶。

(3) MRI：在判断神经源性有无向椎管内或硬脊膜内侵犯方面优于 CT；此外 MRI 还可以提供矢状面和冠状面的图像，得到的肿瘤图像资料更加全面。

(4) B 超：其检查无不良反应。在确定肿块的性质，及肿块与周围组织结构的关系有重要作用。在判断肿瘤囊性、实质性及混合性方面准确率高。但其诊断价值已逐渐被 CT、MRI 等取代。

(5) 活体组织检查：可通过经皮穿刺、纵隔镜或胸腔镜及手术探查获取组织。是否活检及活检方法应根据病变位置、临床症状等决定；对有严重胸痛、胸腔积液、上腔静脉梗阻的病例和中纵隔淋巴结病变需要活组织检查；对于怀疑恶性的脊柱旁沟肿瘤可进行活检，以制定治疗方案。

(6) 纵隔镜检查：纵隔镜由于其手术视野暴露清晰、宽阔，操作者能够进行更加准确、广泛的组织分离和活检，所以不仅适用于肺癌分期以及肺门、纵隔病变的诊断，而且也逐渐应用于胸部良性疾病的手术治疗中，成为胸部疾病诊断和治疗的重要手段之一。其可明确气管旁、隆突下有无肿大的淋巴结，并可钳取活组织明确病因诊断。主要并发症包括组织出血、血管损伤、喉返神经损伤、纵隔胸膜损伤等。

(7) 放射性核素检查：对诊断胸内甲状腺、纵隔内嗜铬细胞瘤、神经肠源性囊肿等有很高的敏感度和特异度。

(8) 生物学标记检测：后纵隔肿瘤患者应检测儿茶酚胺代谢产物 VMA(香草基苦杏仁酸)和 HVA

(高香草酸)在尿液中的浓度;因为在神经母细胞瘤及节细胞神经母细胞瘤患者常有肾上腺素水平增高表现。此外,血清铁蛋白的浓度变化可以提示神经母细胞瘤的病情进展。对于年轻的前纵隔肿瘤患者则应进行 AFP(甲胎蛋白)和 β-HCG(β绒毛膜促性腺激素)的检测,以排除非精原性恶性肿瘤可能。

4. 治疗原则和进展

纵隔肿瘤一经发现,应采取积极的手术治疗;尤其在小儿患者,由于胸腔容积相对较小,肿瘤生长速度较快,即使良性肿瘤,也可对呼吸、循环造成不利影响,且有感染和恶变的可能,因此均应考虑手术。手术路径应根据肿瘤部位、性质、大小,可能侵蚀的毗邻器官及有无并发症而具体设计。前纵隔肿瘤多采用胸部正中切口,其余则多采用胸部后外侧或前外侧切口进胸;目前已开展胸腔镜辅助下手术方法进行肿瘤切除,可减少创伤,恢复较快且较美观。

5. 术后处理和并发症防治

术后维持生命体征稳定,根据病理检查结果,如为恶性需行化疗。定期复查,及早发现转移及复发病例。

6. 随访要点和预后

定期随访对于纵隔肿瘤非常重要,一般要求随访胸片及胸部 CT,且定期需要做全身 CT 检查,以了解肿瘤有无复发或转移。良性肿瘤通常预后良好,如为恶性肿瘤,则预后取决于肿瘤的性质以及对化疗药物的敏感程度。

六、思考题

1. 纵隔如何进行分区?
2. 纵隔肿瘤的病理与分型有哪些?
3. 纵隔肿瘤的检查方法有哪些?

七、推荐阅读文献

1. 张善通,陈张根,贾兵. 小儿胸心外科学.[M]. 上海:上海科学技术文献出版社. 2007:85-91.
2. 张延龄,吴肇汉. 实用外科学(第3版)[M]. 北京:人民卫生出版社,2012:1348-1352.

(叶 明)

案例 62
纵隔囊肿

一、病例资料

1. 现病史

患儿,男性,2 个月。因气促就诊,胸片示胸腔内低密度影,收住入院。

患儿生后进行性气促,胸部平片检查示“胸腔内低密度影”收住入院。

2. 既往史

G_1P_1,无正规产前检查史。生长发育正常,无反复呼吸道感染史。接受正规预防接种。父母体健,无特殊疾病家族史。无继往手术史,无药物过敏史。

3. 体格检查

T 37.5℃, HR 128 次/min,一般情况可,神志清楚,精神反应佳,呼吸急促,口唇无青紫;皮肤、巩膜无黄染;听诊双肺呼吸音清,右侧略低,未闻及啰音,心音有力,律齐,未闻及明显杂音;腹部平软,肝脏无肿大,肋下 1 cm,边缘清晰,剑下 1.5 cm,质软,无触痛,脾脏肋下 1 cm,腹腔叩诊无移动性浊音;四肢无畸形,未见明显脊柱侧弯;肛门生殖器未见异常。

4. 实验室及影像学检查

血常规:RBC 4.03×10^{12}/L, PLT 315×10^{9}/L, WBC 6.4×10^{9}/L, N 50%。

肝肾功能检查:(—);凝血功能:(—)。

24 h 尿 VMA:(—);甲胎蛋白:(—);癌胚抗原:(—)。

胸部增强 CT:纵隔占位。

二、诊治经过

1. 治疗方案

完善术前准备,胸片及胸部 CT 示:纵隔占位,囊肿可能,行剖胸探查手术。

2. 治疗经过

(1) 入院完善术前常规检查及术前准备:凝血功能正常无需补充。

(2) 术前谈话:术前与家属沟通,着重指出术中风险、手术方式、术后并发症,特别是详细交代术后肿瘤可能复发,可能为食管或气管源性囊肿,手术影响食管气管功能。

(3) 入院第三天手术探查:行囊肿切除手术。术后将病情详细告知家属,切除的肿瘤组织请家属过目后送病理检查明确性质。患儿转入 ICU,生命体征监护、并给予相关治疗。术后 1 天引流不多拔除胸腔引流管，患儿生命体征平稳，转回病房，并开始逐渐进食及恢复。

3. 随访

术后1个月、3个月、6个月、12个月、2年、3年、5年分别随访胸片及胸部CT等。

三、病例分析

1. 病史特点

(1) 患儿，男性，2月。因气促就诊，胸片示胸腔内低密度影。

(2) 继往无特殊疾病史。

(3) 体检右侧呼吸音略低。

(4) 辅助检查：胸部平片、胸部增强CT示纵隔占位，囊肿可能。

2. 诊断及诊断依据

(1) 诊断：纵隔占位(囊性可能)。

(2) 纵隔囊肿诊断依据：①胸片：胸腔低密度影。②胸部增强CT：纵隔占位。

3. 鉴别诊断

一般来说经胸片及胸部CT检查发现纵隔占位，则诊断明确，无需鉴别诊断，对于有严重感染症状，发热咳嗽者，胸片上显示有高密度影且伴有液平需考虑脓胸的可能。

四、处理方案及基本原则

1. 治疗方案

(1) 患儿纵隔占位诊断明确，应手术切除。术前准备按胸部外科的常规准备。

(2) 术前谈话：术前与家属沟通，着重指出术中风险、手术方式、术后并发症，特别是详细交代术后肿瘤可能复发，可能为食管或气管源性囊肿，手术影响食管气管功能。

(3) 完善术前常规检查及术前准备：凝血功能及肝肾功能。

2. 依据

胸片及胸部增强CT证实存在纵隔占位，有手术指征。

五、要点与讨论

1. 概述

纵隔内单纯囊性占位，首先考虑食管或气管来源的可能较大。

2. 病理与分型

纵隔内囊肿约占17%、多位于中纵隔，来源以食管源性较多，其次为气管来源及心包囊肿等。

3. 检查方法的选择

(1) 胸部X线检查(见图62-1)：包括正侧位片及透视，是纵隔肿瘤的主要诊断方法之一，多数都可以得到初步诊断。胸部X片可以显示肿瘤的部位、大小、密度、形态及有无钙化灶等；透视下可进一步了解肿块影是否随吞咽动作上下移动，以及自身有无搏动等。

(2) 胸部CT(见图62-2)：能提供许多胸部X片所不能提供的信息，进一步了解病变形态、部位以及与周围器官及组织的关系，帮助对肿瘤性质的初步判断；CT检查已越来越成为必不可少的诊断方法。其对脂肪性、血管性、软组织性以及囊性肿块的鉴别较敏感；此外，可以发现一些X片难以查到的隐匿病灶。

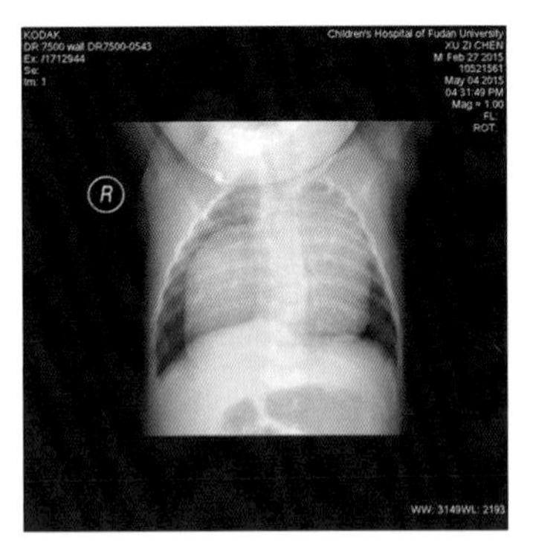
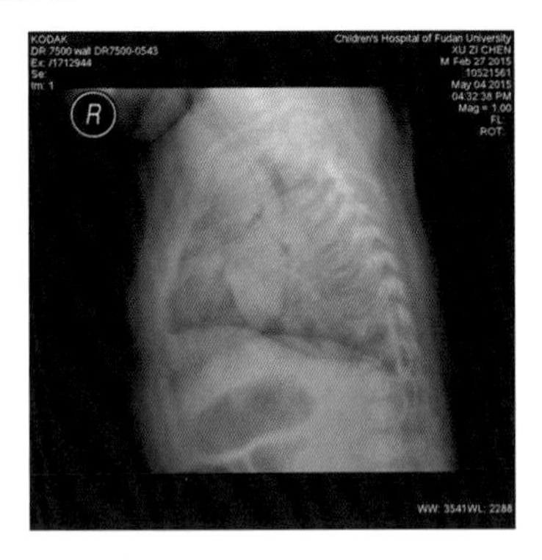

图 62－1 纵隔囊肿胸片图(正侧位片)

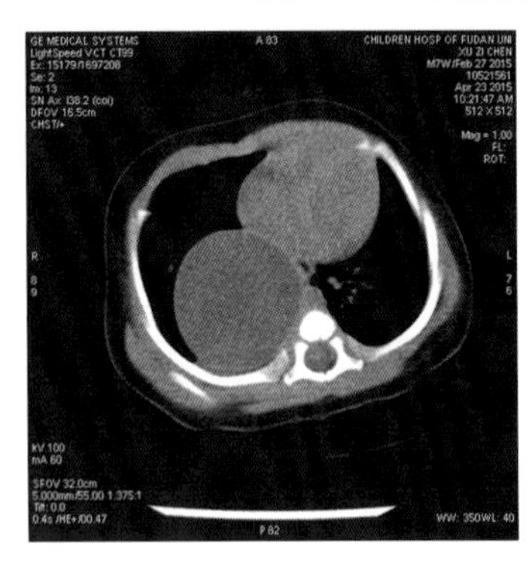
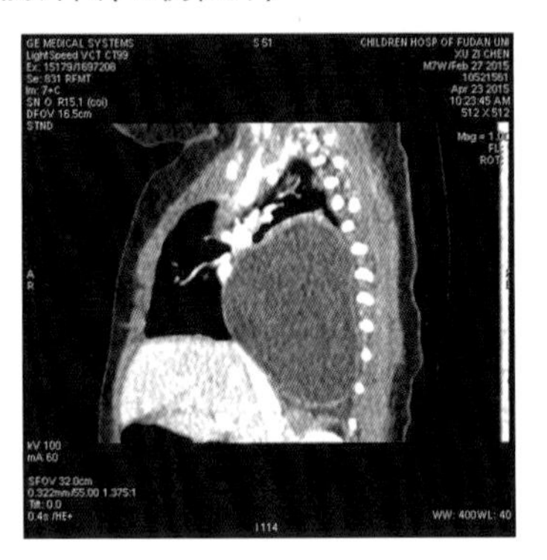

图 62－2 纵隔囊肿胸部 CT 图(横截面与矢状位)

(3) B 超：其检查无不良反应。在确定肿块的性质，及肿块与周围组织结构的关系有重要作用。在判断肿瘤囊性、实质性及混合性方面准确率高。但其诊断价值已逐渐被 CT、MRI 等取代。

(4) 钡餐检查：用以明确囊肿与食管的关系及是否存在与食管之间的交通。

4. 治疗原则和进展

纵隔占位一经发现，应采取积极的手术治疗；通常采用后外侧切口，应尽可能完整切除以防复发，同时手术中应避免损伤周围组织及器官，尤其是食管或气管源性囊肿，应尽可能避免造成食道和气管的破损。纵隔囊肿更多采用胸腔镜辅助下微创手术切除，创伤小，术后恢复快。

5. 术后处理和并发症防治

术后维持生命体征稳定，防止出现食管或气管损伤的并发症。

6. 随访要点和预后

定期随访对于纵隔肿瘤非常重要，一般要求随访胸片及胸部 CT，且定期需要做全身 CT 检查，以了解肿瘤有无复发。通常预后良好。

六、思考题

1. 纵隔囊肿的术前检查包括哪些？
2. 纵隔囊肿的治疗原则和进展有哪些？

七、推荐阅读文献

1. 张善通，陈张根，贾兵. 小儿胸心外科学.［M］. 上海：上海科学技术文献出版社. 2007：85－91.
2. 张延龄，吴肇汉. 实用外科学(第 3 版)［M］. 北京：人民卫生出版社，2012：1351－1352.

(叶　明)

案例 63
脓胸

一、病例资料

1. 现病史

患儿，男性，5 岁。因“持续发热伴咳嗽 3 周”就诊，“体温持续不退”收住入院。

患儿反复发热、咳嗽 3 周，内科正规抗感染治疗后发热仍无明显好转。

2. 既往史

G_1P_1。生长发育正常，继往体健，无反复呼吸道感染史。接受正规预防接种。父母体健，无特殊疾病家族史。无继往手术史，无药物过敏史。

3. 体格检查

T 39.2℃，HR 116 次/min，一般情况可，神志清楚，精神略萎，呼吸急促，口唇无青紫；皮肤、巩膜无黄染；胸廓平坦，三凹征阴性，听诊双肺呼吸音粗，右侧降低，可闻及细湿啰音，叩诊实音，心音有力，律齐，未闻及明显杂音；腹部平软，肝脾无肿大，腹腔叩诊无移动性浊音；四肢无畸形，未见明显脊柱侧弯；肛门生殖器未见异常。

4. 实验室及影像学检查

血常规：RBC 3.8×10^{12}/L，PLT 305×10^{9}/L，WBC 16.2×10^{9}/L，N 80%，CRP 85 mg/L。

肝肾功能检查：(一)。

凝血功能：(一)。

B 超：胸腔内稠厚的液体形成，伴较多纤维条索状分隔。

胸片：胸腔积液伴胸膜增厚，并形成部分液气平面。

胸部增强 CT：肺炎伴胸腔积液，包裹性液气腔。

二、诊治经过

1. 治疗方案

完善术前准备，进行影像学检查，诊断肺炎，脓胸。

2. 治疗经过

(1) 入院继续抗感染治疗，待体温正常，感染控制后完善术前常规检查及术前准备。

(2) 术前谈话：术前与家属沟通，着重指出术中风险、手术方式、术后并发症，特别是详细交代术后早期可能体温上升，感染加重，术后可能支气管胸膜瘘等。

（3）入院急性期感染控制后手术探查：行脓胸清创手术。术后将病情详细告知家属。患儿转入ICU，生命体征监护、并给予相关治疗。术后1天患儿生命体征平稳，转回病房，并开始逐渐进食及恢复。

3. 随访

术后2周、3个月、6个月、12个月、2年分别随访胸片及胸部CT。

三、病例分析

1. 病史特点

（1）患儿，男性，5岁。因持续发热伴咳嗽3周，体温持续不退收住入院。

（2）无既往特殊疾病史。

（3）体检：发热，听诊双肺呼吸音粗，右侧降低，可闻及细湿啰音，叩诊实音。

（4）辅助检查：

血常规：RBC 3.8×10^{12}/L，PLT 305×10^{9}/L，WBC 16.2×10^{9}/L，N 80%，CRP 85 mg/L。

胸部增强CT：肺炎伴胸腔积液，包裹性液气腔。

2. 诊断及诊断依据

（1）诊断：肺炎，脓胸。

（2）脓胸诊断依据：①临床有发热及呼吸道感染表现；②B超：胸腔内稠厚的液体形成，伴较多纤维条索状分隔；③胸片：胸腔积液伴胸膜增厚，并形成部分液气平面；④胸部增强CT：肺炎伴胸腔积液，包裹性液气腔。

3. 鉴别诊断

需要与先天性肺囊性病变鉴别，通常先天性肺囊性病变的患儿胸片及胸部CT显示为薄壁囊肿，且多以气囊肿为常见。

四、处理方案及基本原则

1. 治疗方案

（1）患儿肺炎脓胸诊断明确，体温正常，急性期感染控制，应手术清除胸腔内脓液及脓苔，有利于肺功能恢复。术前准备按胸部外科的常规准备。

（2）术前谈话：术前与家属沟通，着重指出术中风险、手术方式、术后并发症，特别是详细交代术后早期可能体温上升，感染加重，术后可能支气管胸膜瘘等。

2. 依据

临床症状、胸片及胸部增强CT。

五、要点与讨论

1. 概述

脓胸根据有无基础疾病的存在，可以分为原发性肺脓肿和继发性肺脓肿两大类。原发性肺脓肿较为少见，主要由于呼吸道感染以及误吸引起。继发性肺脓肿约占小儿肺脓肿患者的三分之二左右，主要继发于免疫功能低下、血液病以及先天性心脏病等。

2. 病理与分型

原发性脓胸患儿中口咽部的菌群是最常见的致病菌，主要包括金黄色葡萄球菌、肺炎球菌以及部分革兰阴性菌，此外，在大部分患者中，尤其是在误吸的患儿中，存在厌氧菌的感染。在继发性脓胸患儿中，革兰氏阴性菌感染的比例要高于原发性脓胸患儿，少数继发性脓胸患儿存在真菌感染。在考虑脓胸患儿致病菌时还要注意多重病原菌感染致病的可能，主要根据不同的病原菌分为不同类型的脓胸，较为常见的是金葡菌脓胸。

3. 检查方法的选择

(1) 胸部X线检查：包括正侧位片，是脓胸的主要诊断方法之一，多数都可以得到初步诊断。

(2) CT：能提供许多胸部X片所不能提供的信息，进一步了解脓胸的部位、范围以及与肺组织及气管的关系，CT检查已越来越成为必不可少的诊断方法。

(3) B超：其检查无不良反应。在确定脓胸部位、病变性质等方面有重要作用。

(4) 诊断性穿刺：可通过经皮穿刺，抽得液体进行常规、生化及培养等检查来获得诊断依据。

4. 治疗原则和进展

脓胸一经诊断即有手术指征，过去观点认为必须在急性期感染完全控制后，甚至需要再恢复2～3月后进行手术探查，但是术后肺功能的恢复常受到一定影响，近年来的观点是脓胸应该进行早期干预以期获得良好的治疗效果，尤其是获得最大程度的肺功能恢复，因此临床上建议在急性期感染基本控制，体温控制在38.5℃以下时即进行手术。同时随着胸腔镜微创技术的发展，脓胸的治疗更多的可以通过胸腔镜手术完成，创伤更小，恢复更快。

5. 术后处理和并发症防治

术后维持生命体征稳定，尤其是呼吸功能的恢复，同时继续辅助抗感染治疗，并根据培养结果应用敏感的抗生素。术后防止发生支气管胸膜瘘及再感染，同时鼓励患儿咳嗽咳痰以利于肺复张。

6. 随访要点和预后

定期随访非常重要，一般以术后3个月、6个月及12个月复查胸片及胸部CT为主，通常脓胸的患儿如果能获得早期的治疗和手术干预，可获得良好的治疗效果，术后12月后随访肺功能均能恢复到完全正常。

六、思考题

1. 脓胸的病理与分型包括哪些?
2. 脓胸的治疗原则及进展有哪些?

七、推荐阅读文献

1. 张善通、陈张根、贾兵. 小儿胸心外科学[M]. 上海：上海科学技术文献出版社，2007，47－48.
2. 张延龄，吴肇汉. 实用外科学(第3版)[M]. 北京：人民卫生出版社，2012：1277－1280.

(叶　明)

案例 64

动脉导管未闭

一、病历资料

1. 现病史

患儿，男性，2 月。因“体检发现心脏杂音 1 月”入院。

患儿生后 1 月龄起有反复呼吸道感染史，发热咳嗽，于当地医院就诊，体检发现心脏杂音。平时有喂养困难，喂养时伴有气促，有吃奶停顿、多汗现象，奶量完成欠佳，生长发育明显落后，体重仅 3.8 kg。就诊于我院门诊，拟诊先天性心脏病，拟进一步诊治收住入院。

2. 既往史

喂养史：G_1P_1，生后母乳喂养，及时添加辅食。生长发育史：生长发育落后，现体重 3.8 kg。否认食物过敏史。否认药物过敏史。家族无遗传疾病史，父母无相关先天性心脏病史，孕期无口服药物。产前胎儿超声未提示异常。否认胎内或新生儿期感染。

3. 体格检查

T 36.6℃，R 40 次/min，HR 150 次/min，BP 77 mmHg/28 mmHg，SpO_2 97%。一般情况可，神志清，精神反应可，口唇无绀。皮肤巩膜无黄染。双肺呼吸音粗，对称，两肺底可及细湿啰音，无呼吸音减低。心音有力，律齐，胸骨左缘 2～3 肋间可及响亮粗糙收缩期杂音Ⅲ/Ⅵ级，肺动脉瓣区第二心音亢进。全腹平软，肝肋下 2 cm，脾肋下未及。股动脉搏动强烈，水冲脉(+)，足背动脉搏动良好。四肢无畸形，脊柱未见明显侧弯。肛门生殖器未见异常。

4. 实验室和影像学检查

血常规：RBC 3.22×10^{12}/L，PLT 135×10^{9}/L，WBC 7.2×10^{9}/L，N 40%。

胸片提示双肺充血，心影明显增大，心胸比例 0.65，左心房、左心室、右心室均增大。主动脉结影不小，肺动脉段凸。

心电图：窦性节律，左心房、左心室、右心室均增大。提示心肌劳损。超声心动图：动脉导管未闭(7 mm)左向右分流为主双向分流，伴肺动脉高压。

二、诊治经过

1. 治疗方案

强心利尿，改善心功能。完善术前检查，限期全麻下行动脉导管结扎术。

2. 治疗经过

(1) 术前准备：充血性心力衰竭患儿药物治疗是标准的充血性心力衰竭的药物治疗，主要指地高辛、利尿剂和减轻后负荷等措施。营养支持和抗生素治疗反复肺部感染可以延缓手术。三大常规、肝肾功能、凝血功能、肝炎、梅毒筛查和 HIV 抗体筛查。辅助检查包括：正侧位胸片、心电图检查、超声心动图检查。

(2) 术前谈话：术前与家属沟通，着重指出术中风险、手术方式和术后并发症，特别是详细交代术后部分患儿可能出现心功能不全、动脉导管残余分流、肺功能差长期呼吸机支持、感染等并发症。

(3) 手术方法：入院第 3 天在全麻下行剖左胸动脉导管结扎术。手术方法首先注意保持充足的通气，右侧卧位经左胸第四肋间隙后外侧进胸，向前牵开肺组织，纵向切开纵隔胸膜，不必过分游离动脉导管组织，注意保护喉返神经，用 1—0 丝线结扎动脉导管或金属止血夹夹闭。一般不放置引流管。目前也有中心进行胸腔镜辅助动脉导管钳闭或经导管封堵等技术，但是大部分中心不考虑进行动脉导管切断、胸腔镜辅助动脉导管钳闭和经导管治疗。术后病情详细交代家属，术后带管转入 CICU。

(4) 术后处理：术后镇静、心电监护、机械通气，评估循环系统、呼吸功能、肺高压情况。出现术后并发症及时处理。病情稳定后撤离呼吸机，术后 24～36 h 转入普通病房。常规心电监护，肺部护理，利尿、ACEI 降压等相关治疗。

3. 随访

动脉导管未闭术后需定期随访心脏超声、心电图和胸片，了解有无残余分流、心律变化和心影大小等。一般术后 2 周、1 个月、3 个月、6 个月、1 年规律随访，以后根据病情变化每 1～2 年随访一次。

三、病例分析

1. 病史特点

(1) 患儿男性，2 月。因“体检发现心脏杂音 1 月”入院。

(2) 产前胎儿超声未见异常。否认宫内或新生儿期感染，无先心家族史。

(3) 查体阳性发现：R 40 次/min，HR 150 次/min，BP 77 mmHg/28 mmHg。口唇无绀。双肺呼吸音粗，对称，两肺底可及细湿啰音，无呼吸音减低。心音有力，律齐，胸骨左缘 2～3 肋间可及响亮粗糙收缩期杂音Ⅲ/Ⅵ级，肺动脉瓣区第二心音亢进。股动脉搏动强烈，水冲脉(＋)，足背动脉搏动良好。

(4) 辅助检查：胸片提示双肺充血，心影明显增大，心胸比例 0.65，左心房、左心室、右心室均增大。主动脉结影不小，肺动脉段凸。PDA 可能大，伴 PH。心电图：窦性节律，左心房、左心室、右心室肥厚。提示心肌劳损。超声心动图：动脉导管未闭(7 mm)左向右分流为主双向分流，伴肺动脉高压。

2. 诊断与诊断依据

(1) 诊断：先天性心脏病：动脉导管未闭、心脏疾病相关性动力性肺动脉高压、心功能不全(Ⅲ～Ⅳ级)。

(2) 诊断依据：①体检发现心脏杂音；②有喂养困难、体重不增、气促、多汗等心功能不全表现；③体检脉压差增大，胸骨左缘 2～3 肋间可及响亮粗糙收缩期杂音Ⅲ/Ⅵ级，肺动脉瓣区第二心音亢进。股动脉搏动强烈，水冲脉(＋)，足背动脉搏动良好；④胸片提示充血类先心，心脏增大；心电图提示左房左室、右室肥厚伴心肌劳损；超声心动图：动脉导管未闭(7 mm)左向右分流为主双向分流，伴肺动脉高压。

3. 鉴别诊断

动脉导管未闭需与具有类似心脏杂音的疾病相鉴别。如高位室间隔缺损合并主动脉瓣脱垂而致关闭不全、主-肺动脉隔缺损、冠状动脉-右侧心腔或肺动脉瘘、主动脉窦瘤破入右心室或右心房。根据杂音的部位和彩色多普勒超声心动图检查，一般可以作出判断。

四、处理方案及基本原则

1. 治疗方案

患儿年龄2月，动脉导管分流大，伴有肺动脉高压及心衰，有手术指征。目前无明确感染征象，应积极术前准备，行剖胸动脉导管结扎术。

2. 依据

患儿年龄2月，临床心衰症状明显，胸片提示肺充血、伴心脏增大；心电图提示心脏增大伴心肌劳损，心超提示动脉导管7 mm分流巨大，伴有肺动脉高压，患儿年龄2月，阻力性肺高压可能小，手术指征明确。患儿年龄小，体重仅3.8 kg，动脉导管巨大，不适合行介入封堵治疗，应全麻下行动脉导管结扎术，必要时应缝合切断。

五、要点与讨论

1. 概述

动脉导管未闭是小儿最常见的先天性心血管畸形之一，仅次于室间隔缺损，居先天性心脏病的第2位，发病率占先天性心脏病的15%～20%。女性多见。可单独存在或与其他心血管畸形并存。动脉导管未闭存在收缩期和舒张期从体循环向肺循环的连续窃血，由于冠状动脉血流发生在舒张期，所以存在冠状动脉血流受重大影响的风险。如果为大型交通，会导致严重的充血性心力衰竭和/或呼吸衰竭，因此部分患儿的未闭的动脉导管需要在新生儿期进行干预。

2. 病理特点和分型

动脉导管多位于左侧，起源于主动脉峡部和近端降主动脉连接处，并行走于左肺动脉起始部。动脉导管外形和大小均存在非常大的变异，通常主动脉端比肺动脉端粗。未闭的动脉导管造成主动脉和肺动脉之间的左向右分流，由左心室承担这一额外的容量负荷。导管粗大时肺动脉压力升高，造成右心室压力负荷增加，回到左心房血流增加，造成左心房和左心室扩张。大型动脉导管未闭会降低舒张压，减少冠状动脉的灌注。

3. 检查方法的选择

(1) 胸部X线检查：分流量小，心外形正常。分流量大，升主动脉扩张，主动脉结呈漏斗征，左室、左房、肺血管相应扩张。两肺充血，血管分布延长、增粗而致肺纹理增多，左心缘下延或呈圆形隆起，并向外延伸，显示左心室增大，肺动脉段隆起或突出。

(2) 心电图：导管直径小，分流量较小，心电图可以正常；相反，可出现电轴左偏，左心室高电压或左心室肥厚，随肺动脉压力增高时，则出现左、右心室肥厚。

(3) 彩色多普勒超声心动图检查：为常规无创检查的一种重要诊断方法，对早产儿更有价值，可以显示导管的粗细及类型，以及还可发现是否伴有其他畸形如主动脉缩窄等。

4. 治疗原则和进展

一旦诊断明确，均应手术治疗，争取在1～2岁内手术；未成熟儿伴呼吸窘迫综合征时，经消炎痛治疗无效，应急诊手术；新生儿伴难以控制的心力衰竭，应尽早手术；合并肺动脉高压时，争取在1岁之内手术；合并细菌性心内膜炎，积极控制感染后，只有积极手术才能奏效，术后继续抗感染治疗；动脉导管未闭合并房间隔缺损、室间隔缺损时可分期手术，先闭合大的动脉导管改善心功能，再次纠治心内畸形，近年来均同时一期手术治疗。

目前有多种方法治疗动脉导管未闭。对于关闭早产新生儿的动脉导管，吲哚美辛已经被确认能使动脉导管组织收缩，促进早产儿动脉导管关闭，而对足月儿效果较差。吲哚美辛治疗失败者，伴有不能控制的心衰或肺功能衰退者需要诊断后数天内外科手术治疗。

治疗方法主要分为介入治疗、外科手术结扎动脉导管及体外循环下进行动脉导管游离切断缝合。介入治疗是目前的首选治疗方法，适合大部分动脉导管的治疗，仅在低体重临床小于 3 kg、动脉导管分流相对较大、封堵后可能影响主动脉或肺动脉端血流、合并主动脉缩窄可能者不能封堵。具有创伤小、安全、栓塞牢固等优点。动脉导管结扎一般适宜于封堵手术不能进行者或是早产儿低体重儿的动脉导管治疗。体外循环下进行动脉导管游离切断缝合临床应用极少，仅在巨大窗型动脉导管分流者适用。

5. 术后处理原则、并发症防治

术后镇静、心电监护、机械通气，评估循环系统、呼吸功能、肺高压情况。如出现术后并发症及时处理。病情稳定后撤离呼吸机，术后 24～36 h 转入普通病房。常规心电监护，肺部护理，利尿、ACEI 降压等相关治疗。常见并发症是：

（1）出血：术中损伤血管发生大出血是最严重的并发症和死亡原因。预防出血的关键是根据具体情况，选择合适的手术方式，遵循手术要点及仔细的操作。一旦发生出血用手指或纱布加压止血。建立有效输血通路，补充血容量，维持适度血压，游离动脉导管近、远端主动脉，控制肺动脉端后予以切断缝闭。

（2）喉返神经损伤：注意解剖及仔细辨认，损伤发生率不高。

（3）乳糜胸：少见，如发生乳糜胸，经禁食、营养支持、胸腔穿刺或闭式引流均可自愈，很少需手术处理。

（4）膈神经损伤：少见，以左侧为多见，可致患侧膈肌抬高，需要时可行膈肌折叠术。

（5）术后高血压：常为粗大的动脉导管术后短期内发生，由于体循环血容量增加及反射性血管收缩。注意控制输液，镇静，止痛。血压过高可用扩血管药。

（6）导管再通：由于结扎不紧所致，结扎时常规控制性降压极为关键，但仍有 1%～3%再通率。

（7）误扎主动脉或左肺动脉。

（8）其他脏器围术期并发症：对于早产儿而言占到多数，包括颅内出血、多器官功能不全等。

6. 随访要点和预后

手术治疗满意，并发症和病死率发生均极低。手术关闭早产儿和新生儿动脉导管未闭的手术病死率和并发症发生率都很低。与药物治疗相比，手术能降低患儿对机械通气、氧疗的需求，缩短住院时间，降低坏死性小肠结肠炎的风险。动脉导管未闭术后需定期随访心脏超声、心电图和胸片，了解有无残余分流、心律变化和心影大小等。一般术后 2 周、1 个月、3 个月、6 个月、1 年规律随访，以后根据病情变化每 1～2 年随访一次。

六、思考题

1. 分流量大的动脉导管未闭临床主要表现和体格检查主要体征是哪些？
2. 动脉导管未闭临床需与哪些疾病鉴别诊断？
3. 动脉导管未闭的主要治疗方式是哪些？各有何适应证和禁忌证？

七、推荐阅读文献

1. Mavroudis C, Backer C. 小儿心脏外科学(第 4 版)[M]. 上海：上海世界图书出版公司. 2014,258 - 268.

2. 黄连军. 动脉导管未闭封堵术规范化讨论[J]. 介入放射学杂志. 2004：13；571 - 572.

3. 陆丹芳，刘云峰，童笑梅. 早产儿动脉导管未闭的临床特点及其心脏血流动力学研究[J]. 中华儿科杂志. 2015；53：187 - 193.

（陈　纲）

案例 65

房间隔缺损

一、病例资料

1. 现病史

患儿,女性,2 岁。因“生后发现心脏杂音”入院。

患儿生后体检发现心脏杂音,平时易感冒,有多汗、婴幼儿期有喂养困难表现,近 1 年来症状有所改善。

2. 既往史

G_1P_1,产前胎儿超声检查未及异常。体格略瘦,生长发育基本正常。接受正规预防接种。父母体健,无特殊疾病家族史。无继往手术史,无药物过敏史。

3. 体格检查

T 36.5℃,HR 104 次/min, SpO_2 98%, BP 96 mmHg/50 mmHg,上下肢血压关系正常。一般情况可,神志清楚,精神反应佳,呼吸平稳,口唇无青紫;皮肤、巩膜无黄染;无脱水貌;胸廓平坦,三凹征阴性,听诊双肺呼吸音清,未闻及啰音,心音有力,律齐,胸骨左缘二、三肋间可闻及Ⅱ级收缩期杂音,肺动脉瓣区第二心音分裂;腹部平软,肝脾无肿大;四肢无畸形,未见明显脊柱侧弯;肛门生殖器未见异常。

4. 实验室及影像学检查

胸片:肺充血,心影饱满,以右房右室增大为主。

心电图:窦性心律,电轴右偏,提示右室增大。

超声心动图:右房、右室内径增大,房间隔存在左向右分流,回声失落 15 mm。

二、诊治经过

1. 治疗方案

完善术前准备,诊断明确为房间隔缺损,行体外循环下房间隔缺损修补术。

2. 治疗经过

(1) 入院完善术前常规检查及术前准备。

(2) 术前谈话:术前与家属沟通,着重指出术中风险、手术方式、术后并发症。

(3) 入院第三天体外循环心内直视手术修补房间隔缺损,术后将病情详细告知家属,患儿转入 ICU,生命体征监护、正性肌力药物维持、抗生素使用等相关治疗。术后 2～3 天患儿生命体征平稳,转回病房,拔心包引流管;术后 1 周,复查相关检查后出院。

3. 随访

术后2周、3个月、6个月、12个月、2年、3年分别随访胸片，心超，心电图。

三、病例分析

1. 病史特点

(1) 患儿，女性，2岁。生后发现心脏杂音就诊。

(2) 体检阳性发现：胸骨左缘而、三肋间Ⅱ级收缩期杂音，肺动脉瓣区第二心音分裂。

(3) 辅助检查：

胸片：肺充血，心影饱满，以右房右室增大为主。

心电图：窦性心律，电轴右偏，提示右室增大。

超声心动图：右房、右室内径增大，房间隔存在左向右分流，回声失落15 mm。

2. 诊断及诊断依据

(1) 诊断：房间隔缺损。

(2) 房间隔缺损诊断依据：①生后发现心脏杂音。②体检胸骨左缘二、三肋间可及Ⅱ级收缩期杂音，肺动脉瓣区第二心音分裂。③超声心动图显示房间隔缺损存在左向右分流，回声失落达15 mm。

3. 鉴别诊断

需与左向右分流的其他心脏疾病相鉴别。

(1) 动脉导管未闭伴肺动脉高压：杂音位于胸骨左缘2、3肋间，但是通常伴有肺动脉瓣区第二心音增强或亢进。

(2) 肺动脉瓣狭窄：杂音位置与房间隔缺损相同，但是杂音性质通常为喷射性，同时伴有肺动脉瓣区第二心音降低。

(3) 高位室间隔缺损：为胸骨左缘2、3肋间收缩期杂音，性质较粗糙，不伴有第二心音分裂。

(4) 冠状动脉瘘：通常为连续性粗糙杂音。

四、处理方案及基本原则

1. 治疗方案

(1) 患儿年龄已2岁，房间隔缺损15 mm存在较大分流，应该积极手术治疗。

(2) 完善术前准备，体外循环下行房间隔缺损修补术。术前准备按心脏外科的常规准备；术前重点注意心功能状况，必要时需应用强心、利尿药物。

(3) 术前谈话：术前与家属沟通，着重指出术中风险、手术方式、术后并发症。

2. 依据

房间隔缺损无自然闭合趋势，一旦诊断明确即有手术指征。

五、要点与讨论

1. 概述

继发孔房间隔缺损是一种常见的先天性心脏病。约占小儿先天性心血管畸形的10%～20%，女性多见，女与男之比例约(2～3)∶1。继发孔房间膈缺损可单独存在，亦可伴有其他先天性心脏病如肺动脉瓣狭窄，心室间隔缺损，动脉导管未闭，部分肺静脉异常连接右心房，先天性二尖瓣狭窄，左上腔静脉永存等。

2. 病理与分型

按缺损所在部位可分为下列数种类型：

(1) 中央型缺损(卵圆窝型)：此型最常见，在心房间隔缺损病例中约占70%，缺损位于心房间隔的中央部分，相当于胚胎期卵圆窝所在之处。一般呈椭圆形或圆形，缺损面积较大。直径大约为2～4 cm或更大。大多数病例呈单个巨大缺孔。

(2) 上腔静脉型缺损(高位缺损)：亦称静脉窦型缺损，在心房间隔缺损中约占5%～10%缺损位于上腔静脉开口与右心房联结的部位。缺损下缘为房间隔组织。缺损面积一般不大，很少超过2 cm。

(3) 下腔静脉型缺损(低位缺损)：又称后位房间隔缺损，在房间隔缺损中约占20%。缺损位于心房间隔的后下部分。缺损下缘接近于下腔静脉入口处。

(4) 混合型：两种或两种以上畸形同时存在，约占8.5%，缺损往往占房间隔的极大部分。

3. 检查方法的选择

(1) 胸部X线检查：婴幼儿病例心脏大小可正常或稍有增大，肺血增多亦不明显；左向右分流大的病例，显示心脏扩大，以右心房，右心室增大为主，肺总动脉明显突出，两侧肺门区血管增大，搏动增强，在透视下有时可见“肺门舞蹈”，肺野血管纹理增粗。

(2) 心电图检查：典型病例显示电轴右偏，右心室肥大，伴不完全性或完全性右束支传导阻滞，P波增高或增大，P-R间期延长。

(3) 超声心动图检查：显示右心室内径增大，左室面心室间隔肌部在收缩期与左心室后壁呈同向的向前运动，与正常者相反，称为室间隔矛盾运动。二维超声心动图检查可显示缺损的部位和大小。

(4) 心导管检查及心血管造影检查：由于无创性的超声心动图检查具有安全、简单、正确，重复性强的优点，对创伤性心导管及心血管造影检查临床上在单纯继发孔房间隔缺损诊断上很少应用，但仍为诊断的可靠方法。

4. 治疗原则和进展

房间隔缺损几乎没有自然闭合趋势，因此一旦明确诊断即应手术治疗。

手术行全麻体外循环下房间隔缺损修补术，术中需完整修补房间隔缺损，缺损大于8 mm者需补片修补，小于8 mm且缺损为中央型可予直接缝闭。术中需避免损伤传导束影响心率。

目前针对房间隔缺损的新的治疗方法还包括经皮心导管房间隔缺损堵闭术及经胸小切口房间隔缺损堵闭术。

5. 术后处理和并发症防治

术后维持呼吸循环稳定，在患儿清醒后逐渐撤离呼吸机，同时给予强心利尿药物应用维持心功能。

空气栓塞是种严重的并发症，在术中避免吸引器头进入左心房吸引，在修补缺损结扎最后一针前，麻醉医师鼓肺使左心房血液和气体从缝合口裂隙中排除，同时主动脉根部持续排气，并逐渐开放主动脉钳。误将下腔静脉瓣当作缺损下缘修补房间隔缺损，造成下腔静脉隔向左房，术后出现呈发绀。在下腔静脉插管下修补缺损发生机会极少。

6. 随访要点和预后

定期及长期随访非常重要，一般以术后2周、3个月、6个月、12个月随访及以后定期复查为原则，通常房间隔缺损患儿预后良好，术后心功能均可恢复到正常水平。

六、思考题

1. 房间隔缺损的病理分型有哪些？
2. 房间隔缺损的治疗原则及进展包括哪些？
3. 房间隔缺损的辅助检查特点有哪些？

七、推荐阅读文献

1. Constantine Mavroudis, CL, Backer. Pediatric Cardiac Surgery [M], 3th ed. Mosby Inc. An affiliate of Elsevier, USA. 2003. 283 - 297.

2. Richard A, Jonas. Comprehensive Surgical Management of Congenital Heart Disease [M], 4th ed. Arnold Company, A member of the Hodder Headline group, London. 2004. 225 - 241.

3. 张善通,陈张根,贾兵.小儿胸心外科学[M].上海:上海科学技术文献出版社,2007,243 - 249.

（叶　明）

案例 66

室间隔缺损

一、病历资料

1. 现病史

患儿，男性，6月。因“生后体检发现心脏杂音”入院。

患儿生后2月龄起有反复呼吸道感染史，发热咳嗽，于当地医院就诊，体检发现心脏杂音，行心脏超声检查提示室间隔缺损。平时有喂养困难，喂养时伴有气促，有吃奶停顿、多汗现象，奶量完成欠佳，生长发育明显落后，体重仅5.2 kg。就诊于我院门诊，拟诊先天性心脏病，拟进一步诊治收住入院。

2. 既往史

喂养史：G_1P_1，生后母乳喂养，及时添加辅食。生长发育史：生长发育落后，现体重5.2 kg。否认食物过敏史。否认药物过敏史。家族无遗传疾病史，父母无相关先天性心脏病史，孕期无口服药物。产前胎儿超声未提示异常。否认胎内或新生儿期感染。

3. 体格检查

T 36.7℃，R 36次/min，HR 145次/min，BP 85 mmHg/48 mmHg，SpO_2 97%。一般情况可，神志清，精神反应可，口唇无绀。皮肤巩膜无黄染。双肺呼吸音粗，对称，未及明显啰音，无呼吸音减低。心音有力，律齐，胸骨左缘3～4肋间可及响亮粗糙收缩期杂音Ⅲ/Ⅵ级，肺动脉瓣区第二心音亢进。全腹平软，肝肋下1.5 cm，脾肋下未及。足背动脉搏动良好。四肢无畸形，脊柱未见明显侧弯。

4. 实验室和影像学检查

血常规：RBC 3.12×10^{12}/L，PLT 165×10^9/L，WBC 5.2×10^9/L，N 42%。

胸片提示双肺充血，心影明显增大，心胸比例0.66，左心房、左心室均增大。主动脉结影小，肺动脉段凸。

心电图：窦性节律，左心房、左心室增大。提示心肌劳损。

超声心动图：室间隔缺损（膜周部延及主动脉瓣下，12 mm，左向右为主的双向分流）、肺动脉高压。

二、诊治经过

1. 治疗方案

强心利尿，改善心功能。完善术前检查，限期全麻体外循环下行室间隔缺损修补术。

2. 治疗经过

（1）术前准备：对充血性心力衰竭的室间隔缺损患儿的药物治疗是标准的充血性心力衰竭的药物

治疗，主要指地高辛、利尿剂和减轻后负荷等措施。营养支持和抗生素治疗反复肺部感染可以延缓手术。

术前准备包括三大常规、肝肾功能、凝血功能、肝炎、梅毒筛查和 HIV 抗体筛查。辅助检查包括：正侧位胸片、心电图检查、超声心动图检查。

(2) 术前谈话：术前与家属沟通，着重指出术中风险、手术方式、术后并发症，特别是详细交代，术后部分患儿可能出现心功能不全、室间隔缺损残余分流、肺功能差长期呼吸机支持、感染等并发症。

(3) 手术方法：入院第 3 天在全麻体外循环下行室间隔缺损补片修补术。胸部正中切口在浅低温体外循环下进行的，常规推荐体外循环转流前或开始即刻后结扎动脉导管。转流流量稳定后阻断升主动脉，灌注心肌停搏液，膜周部室间隔缺损可以通过右心房切口经三尖瓣径路修补。补片材料多采用自体心包补片，戊二醛处理后使用。右房切口修补时应避免过度牵拉三尖瓣，否则可能引起传导阻滞，也会损害心室肌。推荐室间隔缺损修补采用连续缝合技术，一般第一针缝线安置在 3～4 点钟位置，然后顺时针方向连续缝合，在缺损后下缘要特别注意，从右心室面进针，也从右心室面出针，缝线接近三尖瓣瓣环时多采用转移针技术缝合，再利用反针缝合方法在靠近瓣环的隔瓣穿缝 2～3 针。然后再次从 3～4 点处逆时针方向缝合室间隔缺损，之前缝合的每一针都可用于牵拉显示室间隔缺损上缘最后一针从圆锥隔肌肉上出针，穿过三尖瓣瓣叶在隔瓣根部穿过垫片后打结。缝合结束后有必要用生理盐水经房间隔缺损或卵圆孔灌注充满左心，从心尖部向心底部按摩，将气体冲升主动脉上心肌停搏液灌注点排除，再开放主动脉阻断钳。术后常规进行术中食道超声的监测，如有明确残余分流情况，或通过测定右心房和肺动脉氧饱和度来确定。如氧饱和度差在 5%～10%则有探查残余分流的指针。肺动脉氧饱和度如超过 80%，常常提示有超过体循环一倍的肺循环血流量。常规术后安置两根临时心室起搏导线，根据心率决定是否安放两根心房起搏导线。术后病情详细交代家属。

(4) 术后处理：术后镇静、心电监护、机械通气，评估循环系统、呼吸功能、肺高压情况和有无心律失常。如出现术后并发症及时处理。

3. 随访

室间隔缺损术后需定期随访心脏超声、心电图和胸片，了解有无残余分流、心律变化和心影大小等。一般术后 2 周、1 个月、3 个月、6 个月、1 年规律随访，以后根据病情变化每 1～2 年随访一次。

三、病例分析

1. 病史特点

(1) 患儿，男性，6 月。因“生后体检发现心脏杂音”入院。

(2) 产前胎儿超声未见异常。否认胎内或新生儿期感染，无先心家族史。

(3) 查体阳性发现：R 36 次/min，HR 145 次/min，BP 85 mmHg/48 mmHg，SpO_2 97%。口唇无绀。心音有力，律齐，胸骨左缘 3～4 肋间可及响亮粗糙收缩期杂音Ⅲ/Ⅵ级，肺动脉瓣区第二心音亢进。全腹平软，肝肋下 1.5 cm，脾肋下未及。足背动脉搏动良好。

(4) 辅助检查：胸片提示双肺充血，心影明显增大，心胸比例 0.66，左心房、左心室均增大。主动脉结影小，肺动脉段凸。心电图：窦性节律，左心房、左心室增大。提示心肌劳损。超声心动图：室间隔缺损(膜周部延及主动脉瓣下，12 mm，左向右为主的双向分流)、肺动脉高压。

2. 诊断与诊断依据

(1) 诊断：先天性心脏病：大型室间隔缺损(膜周部)、心脏疾病相关性动力性肺动脉高压、心功能不全(Ⅲ级)。

(2) 诊断依据：①体检发现心脏杂音。②有喂养困难、体重不增、气促、多汗等心功能不全表现。③体检胸骨左缘 3～4 肋间可及响亮粗糙收缩期杂音，肺动脉瓣区第二心音亢进。足背动脉搏动良好。

④胸片提示充血类先心，心脏增大；心电图提示左房左室肥厚伴心肌劳损；超声心动图：室间隔缺损（膜周部延及主动脉瓣下，12 mm，左向右为主的双向分流）、肺动脉高压。

3. 鉴别诊断

（1）动脉导管未闭伴肺动脉高位时，听诊仅为收缩期杂音，易与高位心室间隔缺损混淆。高位心室间隔缺损伴主动脉瓣关闭不全，易误为动脉导管未闭。心超检查有助鉴别。

（2）肺动脉瓣狭窄需与心室间隔缺损小，尤其是肺动脉瓣下型缺损鉴别。前者胸片肺血少，肺动脉总有狭窄后扩张。

（3）心室间隔缺损伴重度肺动脉高压临床出现发绀时，需与其他发绀型先天性心血管畸形鉴别。病史发绀从无到有，肺动脉瓣区第二音亢进。

四、处理方案及理由

1. 治疗方案

患儿年龄 6 月，室间隔缺损分流大，伴有肺动脉高压及心衰，有手术指征。目前无明确感染征象，应积极术前准备，体外循环下行室间隔缺损补片修补术。

2. 依据

患儿年龄 6 月，临床心衰症状明显，胸片提示肺充血、伴心脏增大；心电图提示心脏增大伴心肌劳损，心超提示室间隔缺损 12 mm，分流巨大，伴有肺动脉高压，患儿年龄 6 月，阻力性肺高压可能小，手术指征明确。患儿年龄小，体重仅 5.2 kg，室间隔缺损分流巨大，不适合行介入封堵治疗，应全麻下行室间隔缺损补片修补术。

五、要点与讨论

1. 概述

室间隔缺损是最普遍被认识的先天性心脏病，占所有先天性心脏病的 20%，如包括所有合并室间隔缺损的其他畸形在内，超过所有先心病的 50%。

2. 病理特点和分型

心室间隔缺损的病理生理影响，主要是由于左右心室互相交通，引起血液分流，以及由此产生的一系列继发性变化。分流量的多少和分流方向取决于缺损口径的大小和左右心室的压力阶差，而后者又取决于右心室顺应性和肺循环阻力情况。

在循环阻力和体循环阻力正常的情况下，左心室收缩期压力明显高于右心室，两者 4∶1。室间隔缺损时，每当心室收缩期，血液通过缺损产生左向右分流。新生婴儿出生后头几周内，由于肺及动脉仍保持某种程度的胚胎期状态，肺血管阻力仍较高，因此左向右分流量较少，此后分流量逐步增多。由于肺血流量增多，肺静脉和左心房的压力亦随之升高，致使肺间质内的液体增多，肺组织的顺应性降低，肺功能受损，且易招致呼吸系统感染。因此，分流量较多时，特别在婴幼儿时期，会出现呼吸急促，呼吸困难增加能量消耗，加以体循环血流量相应减少，因而影响生长发育。心室水平的左向右分流，使左，右心室负荷均增加。起初，随着肺血流的增多，肺总阻力可作相应调节，因而肺动脉压力增高不明显（肺血管床正常时，肺血流量增加 4 倍，仍可依赖肺总阻力的自身调节而保持肺动脉压力无明显改变）。继之，肺小动脉发生痉挛，收缩等反应性改变，肺血管阻力随之增加，肺动脉压力亦相应升高，肺静脉和左心房压力反见下降，肺间质水肿和肺组织顺应性相应好转，呼吸功能和呼吸系感染等可随之改善。虽然有这种相对平衡和缓解阶段，但是肺小动脉却由痉挛等功能性改变，向管壁中层肌肉肥厚、内膜增厚、管壁纤维化和管腔变细等器质性改变方向发展，使肺动脉阻力日益增高，产生严重的肺动脉高压。随着上述病理生理演变，左向右分流量由逐步减少发展成双向分流，以至最终形成右向左的逆向分流，后者使体循环动脉血氧含量降低，临床出现口唇及指、趾端发绀，体力活动时尤甚，即所谓艾森曼格(Eisenmenger)综合征。

室间隔缺损常发生于4个位置，根据胚胎学和解剖学命名原则，第一类室间隔缺损是位于右心室流出道肺动脉瓣下方，上缘与主动脉右冠瓣直接相连，是由于球干系发育不良引起，称为动脉下型或圆锥隔型、嵴上型缺损。此类室间隔缺损有主动脉瓣叶脱垂入室间隔缺损会导致主动脉瓣关闭不全。第二类室间隔缺损是膜周型，即室间隔缺损邻近室间隔膜部，上缘邻近主动脉右冠瓣和无冠瓣，下缘延伸至肌嵴和圆锥乳头肌，右侧邻近三尖瓣隔瓣。第三类室间隔缺损是房室通道型或流入道型，指室间隔缺损位于室间隔流入道和三尖瓣膈瓣后下方，上缘延伸至隔瓣瓣环，认为是胚胎时心内膜发育停滞所致。第四类为肌性室间隔缺损，位于室间隔小梁部，可单发或多发。许多外科医生喜欢采用Anderson分类法，即以房室瓣与动脉瓣纤维连接为边缘的膜周部缺损，完全位于肌部的肌部缺损和主动脉、肺动脉瓣为边缘的双动脉瓣下缺损。室间隔缺损的患者临床表现与室间隔缺损大小、分流量和肺阻力相关。

3. 检查方法的选择

胸部X线检查：缺损小，左向右分流量较小者，常无明显的心、肺和大血管影像改变，或仅示肺动脉段较饱满或肺血管纹理增粗。缺损大，左向右分流量较大时，但肺动脉压力轻度增高时，则示左心室和右心室扩大，肺充血明显。如左心室扩大为主，提示可能为巨大高位缺损合并主动脉瓣脱垂或关闭不全；肺动脉段膨隆，肺门和肺内血管影增粗，主动脉影相对较小。当肺血管阻力明显增高，严重肺动脉高压者，心影反见缩小，主要示右心室肥大或合并右心房扩大，突出表现为肺动脉段明显膨大，肺门血管影亦扩大，而肺野血管接近正常或反较细小。

心电图检查：以心室间隔缺损直径的大小和病期的早晚而异。缺损小心电图正常。缺损大，初期阶段示左心室高电压，左心室肥大；随着肺血管阻力增加和肺动脉压力升高，逐步出现左、右心室合并肥大；最终主要是右心室肥大，并可出现不完全性束支传导阻滞和心肌劳损等表现。

超声心动图检查：可发现心室间隔缺损的部位和大小缺损处，回声中断和心室，心房和肺动脉主干扩大情况。高位的大缺损合并主动脉瓣脱垂或关闭不全者，可见舒张期瓣膜脱垂或关闭不全情况。彩色多普勒超声检查可见经缺损处血液分流情况和并发主动脉瓣脱垂者舒张期血液反流情况。另外，尚可有助于发现临床漏诊的伴发各种心血管畸形，如右心室流出道狭窄，右心室异常肌束，动脉导管未闭；继发孔房间隔缺损等。此外，超声检查还可提供在缺损周围是否形成“膜部瘤”，有自然关闭的趋势，作为随访缺损自然关闭的素据。近年来，二维、三维心动超声检查和彩色多普勒检查的无创性检查正确性高，方法简便，安全，可重复检查，目前已成为诊断先天性心血管畸形的主要手段，在很大程度上已可取代心导管检查和心血管造影检查。

心导管检查：测定各心肺氧含量和氧饱和度、压力，可计算心内分流量和肺动脉压力和肺血管阻力。一般按肺动脉压与体动脉压的比值判定肺动脉升高的程度，小于40%者为轻度，40%～70%者为中度，大于70%者为重度。根据肺动脉压力与心排血指数，换算出肺血管阻力肺小动脉正常为小于2 wood单位，肺血管总阻力小于3 wood单位，有助于手术时机的选择和手术适应证及禁忌证的测定。测算肺循环与体循环血流量及二者的比值，一般以小于1.3为低分流量，1.3～2.0为中分流量，大于2.0为高合流量。

诊断心室间隔缺损，一般根据病史，心脏杂音，胸片，心电图，超声心动图检查可做出诊断。心导管检查和心血管造影检查仅在必要时作辅加诊断措施。在术前除了确诊心室间隔缺损外，必须排除伴发其他心血管畸形，不然因漏诊造成不良后果。

4. 目前治疗原则和进展

根据流行病学调查，约有25%～30%的单纯膜部心室间隔缺损可以自然闭合或缩小，大约80%的室缺可在出生后第1个月内自然闭合，60%在3个月内闭合，50%在6个月内闭合，25%在12个月内闭合，随着年龄的增长，自然闭合的可能性减少，到5岁以后闭合机会更少。膜部小缺损可因边缘纤维组织生长或三尖瓣隔瓣与缺损边缘粘连覆盖而闭合，在闭合前心超检查常可见“膜部瘤”形成，故不需积极手术治疗。可由超声心动图检查及临床杂音随访。因此膜部缺损无肺动脉高压，临床无明显症状，心电图及胸片检查无明显异常改变者，一般在2～3岁左右手术为宜。室上嵴上型缺损包括肺动脉瓣下或双动脉瓣下缺损，缺损上缘由肺动脉瓣环构成而无肌性组织，常可见主动脉瓣膜脱垂于缺损中，这种缺损由于左心室分流血液直接进入肺动脉，以致早期引起肺动脉高压及主动脉瓣关闭不全，且无自然闭合可能，临床出现症状早，故手术不受年龄限制，主张早期诊断，手术治疗。大口径缺损分流量大易早期发生肺动脉高压，在婴幼儿期即有症状，反复呼吸道感染或肺炎，心肺功能不全，多数病例在1岁左右因大量的分流致肺血管阻力增高。因此手术的最佳时间应在6月龄内，如不及时手术，肺血管阻力将进一步增高，最终造成不可逆性器质性病变，一般认为在2岁时，尽管肺动脉压力已有中～重度增高，而肺血管阻力往往为轻～中度增高，手术可获满意效果。

室间隔缺损伴肺动脉高压的手术适应证：临床无发绀，动脉血氧饱和度达95%，肺循环流量/体循环流量≥1.5、肺动脉阻力/体循环阻力≤0.75，肺总阻力<10 Woods单位。

关于肌部室间隔缺损的治疗，肌部单发室间隔缺损，缺损直径<0.5 cm，血流动力学改变不明显，随着生长发育和肌束肥厚，有可能自行愈合，一般不主张早期手术。肌部多发室间隔缺损、合并其他类型的室间隔缺损，主张手术。

目前，对于小分流大年龄的室间隔缺损经皮导管封堵技术已经日益成熟。近年来开展的经胸小切口室间隔封堵技术，进一步消除了年龄体重的限制、避免了辐射的影响，对于某些特殊部位的室间隔缺损如肌部室间隔缺损封堵取得良好效果，对于双动脉瓣下室间隔缺损也有成功封堵报道。

5. 术后处理原则和并发症防治

术后镇静、心电监护、机械通气，评估循环系统、呼吸功能、肺高压情况和有无心律失常。

(1) 室间隔缺损闭合不全，残留左向右分流，发生率为1%～10%甚至有报道高达25%。残留小漏，有望自行闭合，大的漏孔需再手术闭合。当室缺修补结束后，吸尽手术野的血液，阻断肺动脉，然后膨肺检查是否存在因缺损修补不全而有漏血现象，这是避免残余分流的一个极为重要的有效措施。

(2) 完全性房室传导阻滞：由于经验的积累和技术提高，永久性完全性房室传导阻滞的发生率已降至0.5%以下，需用永久性心脏起搏器维持心律及心功能。而暂时性完全性房室传导阻滞的术后发病率尚常见，多为缝线处水肿，出血压迫邻近传导束或术中牵拉损伤所致。采用激素治疗，减轻水肿，同时应用心外膜临时起搏方法维持一定的心律一般在短期内可恢复窦性节律。

(3) 术后肺动脉高压的处理　术后持续应用镇静剂和肌松剂保持患儿绝对安静。在呼吸机辅助通气下，通过高频通气或增加潮气量方法，维持PEEP 2～4 cmH_2O，$PaCO_2$在4Kpa(30 mmHg)，则可将肺动脉压力控制在体循环压的1/3以下。用扩血管药及强心利尿药前需补充足够血容量，常用妥拉苏林、酚妥拉明、硝普钠等、开搏通、多巴胺、氨力农、米力农。在上述处理后肺动脉压仍很高，为了防止肺动脉高压危象的发生可吸入NO，往往见效。

6. 随访要点和预后

随着体外循环、术后监护技术的提高，室间隔缺损的外科治疗病死率大幅下降，目前有报道700 g的早产儿也能纠治。手术修补室间隔缺损的效果良好，整体病死率低于1%，96%以上患儿有很好的生存质量。室间隔缺损术后需定期随访心脏超声、心电图和胸片，了解有无残余分流、心律变化和心影大小等。一般术后2周、1个月、3个月、6个月、1年规律随访，以后根据病情变化每1～2年随访一次。

六、思考题

1. 室间隔缺损的分型有哪些？

2. 室间隔缺损的手术指征有哪些?
3. 室间隔缺损的目前主要的治疗方法和适应证包括哪些?

七、推荐阅读文献

1. Mavroudis C, Backer C. 小儿心脏外科学(第 4 版)[M]. 上海:上海世界图书出版公司. 2014:356 - 389.
2. 张善通,陈张根,贾兵. 小儿胸心外科学[M]. 上海:上海科学技术文献出版社. 2007:259 - 266.
3. 杨思源. 小儿心脏病学(第 3 版)[M]. 北京:人民卫生出版社. 2005:125 - 141.

(陈 纲)

案例 67

法洛四联症

一、病例资料

1. 现病史

患儿，女性，6 月，因“发现发绀及心脏杂音 3 月余”入院。

患儿于 3 月前发现口唇发绀，医院就诊发现心脏杂音，平时无多汗、气促及喂养困难表现，生长发育尚好。

2. 既往史

G_1P_1，产前胎儿超声检查未及异常。生长发育基本正常。接受正规预防接种。父母体健，无特殊疾病家族史。无继往手术史，无药物过敏史。

3. 体格检查

T 36.5℃，HR 134 次/min，SpO_2 82%，BP 76 mmHg/42 mmHg，上下肢血压关系正常。一般情况可，神志清楚，精神反应佳，呼吸平稳，口唇青紫；皮肤、巩膜无黄染；无脱水貌；胸廓平坦，三凹征阴性，听诊双肺呼吸音清，未闻及啰音，心音有力，律齐，胸骨左缘三、四肋间可闻及Ⅲ级收缩期杂音，肺动脉瓣区第二心音降低；腹部平软，肝脾无肿大；四肢无畸形，未见明显脊柱侧弯；肛门生殖器未见异常。

4. 实验室及影像学检查

胸片：肺血减少，心影饱满，以右房右室增大为主，心腰凹陷，心尖上翘，呈靴形心。

心电图：窦性心律，电轴右偏，右房、右室增大。

超声心动图：主动脉骑跨达 50%，室间隔缺损 12 mm，双向分流，右房、右室内径增大，左室略小，肺动脉狭窄，肺动脉瓣口流速加快达 4.05 m/s，卵圆孔未闭约 5 mm。

心脏 CT：主动脉骑跨达 50%，大型室间隔缺损，右房、右室内径增大，左室发育尚可，肺动脉狭窄，左右肺动脉内径小，降主动脉有细小侧枝血管形成。

心导管造影检查：主动脉骑跨，大型室间隔缺损，右室流出道及肺动脉瓣狭窄，左心室发育尚好，McGoon 指数 1.8，Nakata 指数 200 mm^2/m^2。

二、诊治经过

1. 治疗方案

完善术前准备，行心脏 CT 和心导管造影检查，明确诊断为法洛四联症，于全麻体外循环下行法洛四联症根治术。

2. 治疗经过

（1）入院完善术前常规检查及术前准备。

(2) 术前谈话:术前与家属沟通,着重指出术中风险、手术方式、术后并发症。

(3) 入院第三天体外循环心内直视手术法洛四联症根治,术后将病情详细告知家属,患儿转入ICU,生命体征监护、正性肌力药物维持、抗生素使用等相关治疗。术后待患儿生命体征平稳后逐渐撤离呼吸机拔除气管插管,待循环稳定后转回病房,拔心包引流管;术后1周至10天,复查相关检查后出院。

3. 随访

术后2周、1个月、3个月、6个月、12个月、2年、3年分别随访胸片,心超,心电图及心脏CT。

三、病例分析

1. 病史特点

(1) 患儿,女性,6月。因"发现发绀及心脏杂音3月余"入院。

(2) 体检阳性发现:SpO_2 82%,口唇青紫,胸骨左缘三、四肋间可闻及Ⅲ级收缩期杂音,肺动脉瓣区第二心音降低。

(3) 辅助检查:

胸片:肺血减少,心影饱满,以右房右室增大为主,心腰凹陷,心尖上翘,呈靴形心。

心电图:窦性心律,电轴右偏,右房、右室增大。

超声心动图:主动脉骑跨达50%,室间隔缺损12 mm,双向分流,右房、右室内径增大,左室略小,肺动脉狭窄,肺动脉瓣口流速加快达4.05 m/s,卵圆孔未闭约5 mm。

心脏CT:主动脉骑跨达50%,大型室间隔缺损,右房、右室内径增大,左室发育尚可,肺动脉狭窄,左右肺动脉内径小,降主动脉有细小侧枝血管形成。

心导管造影检查:主动脉骑跨,大型室间隔缺损,右室流出道及肺动脉瓣狭窄,左心室发育尚好,McGoon指数1.8,Nakata指数200 mm^2/m^2。

2. 诊断及诊断依据

(1) 诊断:法洛四联症。

(2) 房间隔缺损诊断依据:①发现发绀及心脏杂音3月余。②体检胸骨左缘三、四肋间可及Ⅲ级收缩期杂音,肺动脉瓣区第二心音降低。③超声心动图显示室间隔缺损、主动脉骑跨、肺动脉狭窄、右心室肥厚。④心脏CT及心导管检查显示法洛四联症。

3. 鉴别诊断

法洛四联症需与发绀型先心鉴别。

(1) 完全性大动脉转位:该病生后发现发绀及心脏杂音,而法洛四联症为满月后逐渐出现发绀。

(2) 完全性肺静脉异位引流:该病生后发现发绀及心脏杂音,且胸片显示为肺充血表现,而法洛四联症为满月后逐渐出现发绀,胸片为肺缺血表现。

(3) 肺动脉闭锁:通常生后即出现严重发绀,可无临床杂音。

四、处理方案及基本原则

1. 治疗方案

(1) 患儿法洛四联症诊断明确,目前观点在3月龄后即应手术根治,以期尽早改善心功能,并获得较好的疗效及预后。

(2) 完善术前准备,于体外循环下行法洛四联症根治术。术前准备按心脏外科的常规准备;术前重点注意心功能状况,防止缺氧发作。

（3）术前谈话：术前与家属沟通，着重指出术中风险、手术方式、术后并发症。

2. 依据

法洛四联症诊断明确即有手术指征。

五、要点与讨论

1. 概述

法洛四联症是发绀型先心病手术中最常见的一种，占发绀型先心病手术的 80%，在所有先心病手术中占 12%左右。圆锥动脉干发育异常是该病变的胚胎学基础，其基本病理解剖改变为：右室流出道狭窄，室间隔缺损，主动脉骑跨和右心室肥厚。

2. 病理与分型

右室流出道狭窄引起肺血流量减少，而肺的侧支循环增多。由于右室压力增高使室间隔缺损引起的左向右分流减少，主动脉的骑跨使右室血分流入主动脉，产生右向左分流，且逐渐加重。肺血减少主要取决于右室流出道狭窄的严重程度，而与狭窄的部位无关。右心室流出道与肺动脉梗阻越重，肺部血流越少，发绀和组织缺氧就越严重。严重法洛四联症伴有粗大的动脉导管未闭或体肺动脉侧支者肺血减少与右室流出道狭窄并不成比例，甚至肺动脉压偏高，发绀较轻。肺动脉远端发育不良者则常有严重发绀。由于左心发育较差，右心负担重，且随年龄的增长日益加重，最终导致心力衰竭。

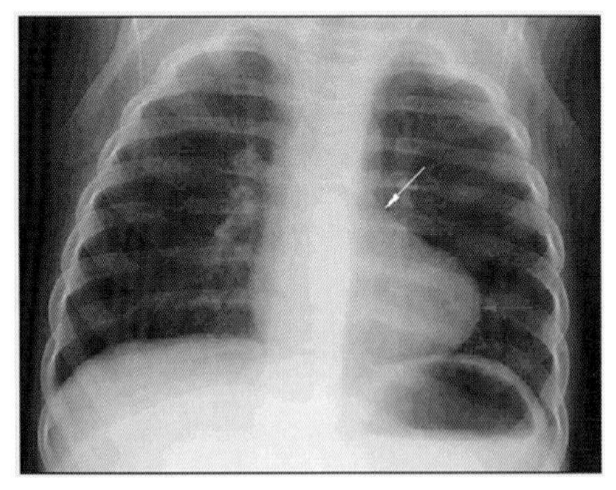

图67－1 典型法四胸片，白色箭头示肺动脉狭窄，心腰凹陷，红色箭头示右心房、右心室增大，心尖上翘圆钝

3. 检查方法的选择

（1）实验室检查：法洛四联症患者动脉 SaO_2 可降至 70%以下。通常有红细胞增多症，血红蛋白可升至 200 g/L 以上，但合并贫血的法洛四联症患者血红蛋白可能并不升高，多见于婴幼儿。

（2）心电图：电轴右偏，右心房扩大，右心室肥厚。

（3）X 线胸片（见图 67－1）：典型的法洛四联症心脏形态呈“靴形心”，即心尖上翘圆钝，心脏扩大以右心房、右心室为主。肺血减少，肺血管纤细。心腰凹陷和肺部纹理纤细。

（4）超声心动图（见图 67－2）：超声心动图检查有无创、方便、准确等优势，是确诊法洛四联症的首选方法。可直接观察到右室流出道狭窄部位和严重程度，室间隔缺损的类型和大小，主动脉骑跨程度，并测算左心室容积和功能以及合并畸形。

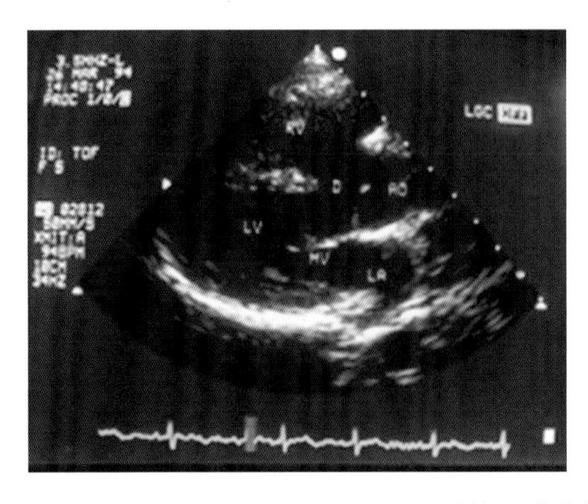

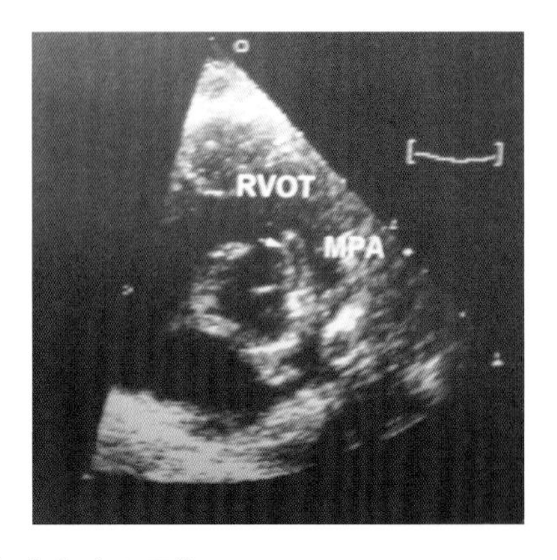

图 67－2 法洛四联症超声心动图图像

(5) 心导管和右心造影检查(见图 67-3):这是诊断法洛四联症重要的检查技术。通过测压可了解右室流出道狭窄部位、程度,血气分析可计算出心内分流部位和分流量。选择性心室造影可以显示室间隔缺损类型、大小、肺动脉发育情况、主动脉骑跨程度、冠状动脉畸形和肺部侧支循环血管等。

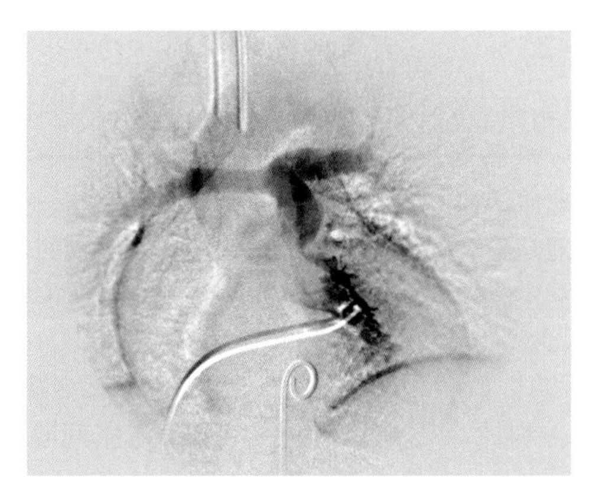
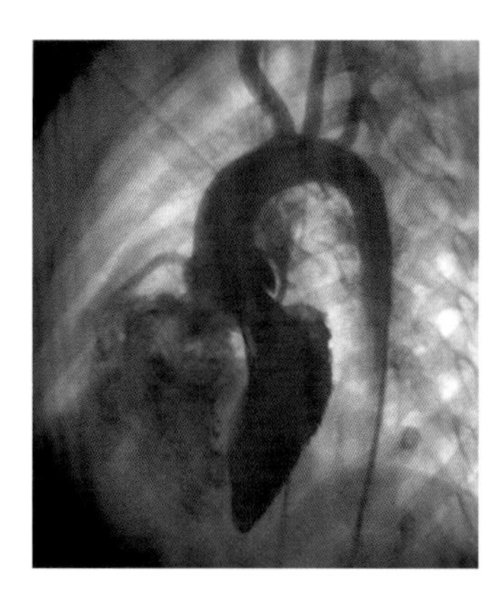

图 67-3　法洛四联症心导管造影图像

(6) CT 和 MRI 检查:超高速 CT 及 MRI 检查能对主肺动脉和左右肺动脉直径进行准确的测量,并可直观地观察肺动脉的形态及其与主动脉的关系,同时对室间隔缺损的大小、部位和右室流出道狭窄的部位和程度得出准确的诊断。

4. 治疗原则和进展

法洛四联症患者右室流出道狭窄的部位和程度有很大差别,包括肺动脉瓣与瓣上狭窄,左右肺动脉及其远端狭窄。用"McGoon 比值"反映肺动脉分叉远端狭窄程度是比较实用的指标。McGoon 比值的正常值为大于 2.0,一般认为法洛四联症患儿 McGoon 比值大于 1.2,考虑一期根治术。另一参考指标是肺动脉指数(pulmonary arterial index, PAI),又称 Nakata 指数(Nakata index),肺动脉指数正常值为≥330 mm^2/m^2,肺动脉指数≥150 mm^2/m^2 可考虑一期根治术,<150 mm^2/m^2 时,根治手术应慎重。肺动脉指数小于 120 mm^2/m^2,提示两侧肺动脉发育不良。

单纯型法洛四联症首选一期根治手术,一般典型的法洛四联症患者,即使病情较重均可行一期根治术,但也有一些特殊情况。对右室流出道狭窄严重且肺动脉远端严重发育不良,或肺动脉缺失伴有较大的体肺侧枝,以及婴儿冠状动脉畸形难以施行右心室流出道补片扩大者应先做姑息手术,其基本原理是先建立体-肺动脉分流,增加肺动脉内血流,待肺动脉发育改善后作二期根治术。

法洛四联症手术治疗的关键是修补室间隔缺损并将主动脉完全隔至左侧心腔,同时做右室流出道及肺动脉扩大。修补室间隔缺损的时候要避免损伤传导束以免造成术后房室传导阻滞。

5. 术后处理和并发症防治

术后维持呼吸循环稳定,在患儿清醒后逐渐撤离呼吸机,同时给予强心利尿药物应用维持心功能。

(1) 低心排出量综合征:这是法洛四联症根治术后最常见的并发症。除因血容量不足外,产生原因多为心内畸形矫治不满意,如右心室流出道狭窄解除不够,修补的室间隔缺损有残余分流,右心室切口过长,右室流出道过度疏通,心肌保护差以及心包填塞等均可导致低心排出量综合征的发生。在外科治疗中应避免上述情况的发生,对原因明确的应考虑二次手术干预。术后应常规使用正性肌力药物,增强心肌收缩力,改善循环。必要时可考虑使用少量扩血管药物,以减轻心脏前后负荷,但法洛氏四联症患者往往有体肺侧支,过多扩血管可加重左心负荷。

(2) 呼吸窘迫综合征:肺血管发育不良患者术后肺血管过度灌注是出现呼吸窘迫综合征的主要原因。此外室间隔缺损残余分流以及术中回血过多,左心引流不畅也是原因之一。防治方法是对于肺内侧枝循环较多者术中采用深低温低流量的方法,保证左心引流通畅,严格控制输液量,适当提高体内胶体渗透压,充分给氧,适当延长辅助呼吸时间,及时纠正酸中毒。

(3) 心律失常:术后早期出现的房室传导阻滞多与外科技术有关,随着手术技术的改进,房室传导阻滞的发生率已显著减少。一旦发生高度房室传导阻滞应安放临时起搏器，非器质性损伤多能在 3～5 天内恢复，一个月以上不能恢复的房室传导阻滞应安装永久起搏器。室上性心动过速，早期多因心肌损伤或缺氧所致，应改善通气，纠正水电解质酸碱紊乱，必要时可使用胺碘酮等药物。晚期出现室上性心动过速多由于流出道梗阻所致，需再次手术解除梗阻。室性早搏和室性心动过速多在晚期出现，可导致猝死，所以术后应定期随访监测。

(4) 肾功能不全：法洛四联症患者由于长期缺氧，常有不同程度的肾功能损害，因此在围术期要注意保护肾功能，术中要保证肾脏的灌注量和降温，术后要维持血压，以保证肾脏的基本灌注。出现肾功能不全时，婴幼儿可以考虑腹膜透析，成人可考虑血液透析。

(5) 渗漏综合征：婴幼儿毛细血管发育不成熟，长时间的体外循环后在炎症介质的作用下易引发全身毛细血管渗漏综合征，影响术后患儿恢复，其发生常与患儿的特异性体质有关。在治疗上主要是使用正性肌力药物及提高胶体渗透压，也可适当使用激素治疗。

(6) 室间隔缺损残余分流：多为缺损修补不完全，也可见于未发现的多发肌部室缺，分流量较大时可引起低心排血量综合征或肺水肿，应加强强心利尿。残余分流较大，婴幼儿室间隔缺损超过 5 mm 者，影响患者心肺功能的应考虑再次手术修补。

(7) 右室流出道残余狭窄：残余狭窄多见于肺动脉瓣环，也可发生于右室流出道加宽补片的远端，多由于流出道疏通不满意或补片加宽不够所致。此类患者易发生右心衰、三尖瓣反流以及低心排血量综合征和各种心律失常，甚至猝死，狭窄严重者应再次手术矫治。

(8) 瓣膜关闭不全：法洛四联症患者术后常合并肺动脉瓣关闭不全和三尖瓣关闭不全。肺动脉瓣关闭不全多发生在肺动脉瓣切开或右室流出道跨环补片扩大后。严重的肺动脉瓣关闭不全可增加右室容量负荷，引起右心衰竭。因此肺动脉瓣环发育小需跨环补片者，可用同种带瓣的大动脉片，常常收到较好的血流动力学效果。三尖瓣关闭不全多为手术损伤所致，术中应避免损伤三尖瓣，如有关闭不全应同时成形三尖瓣，以免影响术后右心功能。术后肺动脉瓣或三尖瓣关闭不全都有可能导致右心功能不全，因此手术时应至少保证其中一个瓣膜的功能是良好的。术后主动脉瓣关闭不全往往也是手术损伤所致，严重的可能需行主动脉瓣成形或瓣膜置换。

6. 随访要点和预后

定期和长期随访非常重要，术后 2 周、1 个月、3 个月、6 个月、12 个月及以后长期随访需要坚持，术后早期随访以心功能恢复为主要关注点，而远期随访则更注重于右心功能，尤其是肺动脉瓣及三尖瓣关闭不全的程度，远端肺动脉发育的情况。

六、思考题

1. 法洛四联症的病理改变有哪些?
2. 法洛四联症的诊断方法有哪些?
3. 法洛四联症的根治手术指征是什么?
4. 法洛四联症术后常见的并发症有哪些?

七、推荐阅读文献

1. Constantine Mavroudis, CL, Backer. Pediatric Cardiac Surgery [M]. 3th ed, Mosby Inc. An affiliate of Elsevier, USA. 2003. 383 - 397.

2. Richard A, Jonas. Comprehensive Surgical Management of Congenital Heart Disease [M]. 4th ed. , Arnold Company, A member of the Hodder Headline group, London. 2004. 279 - 300.

3. 张善通，陈张根，贾兵. 小儿胸心外科学[M]. 上海：上海科学技术文献出版社，2007；301 - 311.

(叶　明)

案例 68

包茎

一、病例资料

1. 现病史

患儿,男性,5 岁。因“出生后至今包皮不能外翻”就诊。

患儿出生后至今包皮不能外翻,患儿曾有包皮炎病史,局部抗感染治疗后好转,否认尿线变细、排尿困难。现为进一步治疗前来就诊。

2. 既往史

G_1P_1,足月顺产,出生体重 3 600 g,出生后无窒息、缺氧、抢救病史,Apgar 评分 10 分。按时接种疫苗,否认药物食物过敏史,否认手术外伤史。

3. 体格检查

T 36.5℃, HR 90 次/min,一般情况可,神志清楚,精神反应佳,阴茎海绵体发育正常,包皮环口狭窄,包皮不能外翻至露出龟头。双侧睾丸阴囊可及,大小正常。

4. 实验室及影像学检查

血常规正常,尿常规正常。

二、诊治经过

1. 治疗方案

初步诊断包茎,包皮环口因炎症后狭窄,具有手术指征,完善术前准备及检查,择期行包皮环切术。

2. 治疗经过

(1) 入院当天完善术前常规检查及术前准备,凝血功能正常,无手术禁忌。

(2) 入院第二天,手术中根据患儿阴茎实际情况选择不同型号圈套器,行全麻下包皮环切术。

(3) 术后第一天,患儿无发热,手术创面无渗血、圈套器无松动等异常情况,患儿病情稳定,予带呋喃西林外用药出院。

3. 随访

出院后 2 周,门诊复诊,圈套器自行脱落,创面整洁,无渗血渗液,龟头面少量分泌物结痂。

三、病例分析

1. 病史特点

(1) 男性,5 岁。因“出生后至今包皮不能外翻”就诊。

(2) 出生后至今包皮不能外翻,有包皮感染病史,局部抗感染治疗后好转。

(3) 体检阳性发现:包皮环口狭窄,包皮不能外翻至露出龟头。

(4) 辅助检查:无明显异常。

2. 诊断及诊断依据

(1) 诊断:包茎(炎症后,瘢痕性)。

(2) 诊断依据:①男性,5 岁。因“出生后至今包皮不能外翻”就诊。②患儿有包皮感染病史。③包皮环口狭窄,包皮不能外翻至龟头露出。

3. 鉴别诊断

需要与先天性包茎鉴别。先天性包茎可见于每一个正常新生儿和婴幼儿。男婴出生时包皮和龟头粘连,随着阴茎的生长和勃起,包皮可自行向上退缩,逐渐显露龟头。对于婴幼儿期的包茎,如无排尿困难,包皮炎等症状,大多数无需治疗,待其自行外翻显露龟头。如环口稍窄,可将包皮反复试行上翻,以扩大包皮环口,但要注意手法要轻柔,不可过分急于上翻包皮以免包皮环口内外的皮肤较深撕裂、引起瘢痕形成。

四、治疗方案及基本原则

1. 治疗方案

治疗包茎的主要方法是手术,包皮环切术。实际上每一个男婴出生时都有包茎,大部分随着年龄的增长或通过手法上翻,均可显露龟头,只有少数需做包皮环切术。

2. 基本原则

婴幼儿无临床症状的包茎,大多数无需治疗。炎性包茎、针尖样包茎引起排便困难、包茎伴有狭窄段等情况下需要手术治疗。包皮嵌顿者需要急诊手术。

五、要点与讨论

1. 概述

包皮分为外板和内板,外板无需上翻包皮即可见,性状类似一般皮肤。儿童中内板需要上翻包皮才能露出,性状介于普通皮肤和黏膜之间,较红。内外板的交界处往往位于包皮最前端,该处称为包皮环口。包茎(phimosis)是指包皮环口狭窄或包皮环口非常细小,使包皮不能外翻显露龟头。

2. 病理与分型

当包皮环口小若针尖时可引起排尿困难,可见排尿时包皮鼓包,排尿后少量残余包皮囊内尿液流出、刺激阴囊皮肤或包皮外板,导致局部皮肤湿疹样改变。包茎的儿童,易反复发作包皮炎,包皮环口可逐渐瘢痕化而失去皮肤弹性和扩张能力,包皮更加不能外翻,在此基础上还可因局部粘连引起尿道口狭窄,这种炎性包茎无法自愈。炎性包茎患者由于包皮环口呈瘢痕化纤维狭窄环,需行包皮环切术。另有些包皮环口狭窄者,包皮可以上翻、复位却较为困难,甚至复位失败导致环口远端包皮特别是包皮内板水肿、严重者导致包皮和龟头缺血,此为包皮嵌顿,应急诊手法复位或手术切开复位。

3. 检查方法的选择

包茎诊断主要依靠体格检查。

4. 治疗原则与手术适应证

包皮环切术是治疗包茎的主要手术方法。但在包皮炎的急性期处理主要为局部用 1∶5 000 呋喃西林液浸泡，一日 2～3 次，或使用其他抗感染软膏，一般 3～5 天即开始快速好转。极个别感染难以控制者，可考虑包皮背侧切开引流。

包皮环切术的适应证，因各个国家、宗教和民族习惯不同，说法不一。一些学者认为包皮环切术降低尿路感染率、拉链伤害率、性疾病传播发生率，还可减少阴茎癌与女性宫颈癌的发病率。但有其他资料表明，包皮环切术并未能降低尿路感染的发生率。一般认为以下两条为绝对适应证：①包皮口有瘢痕性狭窄环；②反复发作龟头包皮炎。其他情况如排尿时包皮尿囊形成、有包皮嵌顿史、局部皮肤反复湿疹、反复的排除其他常见原因的尿路感染、包皮前端小肿块合并包皮环口狭窄等，也推荐包皮环切术。对于 5 岁以上包皮口狭窄，包皮不能上翻者应综合患儿具体情况及家长要求决定是否需要手术。

5. 术后并发症防治

包皮环切术后并发症发生率约 0.2%～5%。出血是最常见的术后急性期并发症，所以术中应充分止血。尿道口狭窄也是常见的并发症，可能与包皮环切后尿道口炎症、粘连相关，另外包皮环切术过程中处理包皮系带血管时损伤了尿道口的脉管系统也被认为是可能的原因。严重的尿道外口狭窄，需行尿道外口切开术。包皮环切时内板保留 0.5 cm 或稍多较为合适，包皮切除过少，可能仍有狭窄环，切除过多，可能引起勃起时疼痛。其他并发症包括包皮环切术后瘢痕形成、阴茎旋转、包皮与龟头真性粘连等。

6. 随访要点与预后

包皮环切术后主要随访圈套器脱落情况、创面愈合情况以及阴茎外观、勃起等情况。绝大多数包茎术后恢复良好。

六、思考题

1. 包皮环切术的手术适应证是什么？
2. 包皮环切术后的注意要点有哪些？

七、推荐阅读文献

1. 黄澄如. 实用小儿泌尿外科学[M]. 北京：人民卫生出版社，2005：356－358.

2. Jay L. Grosffeld, James A. O'Neill, Eric W. Fonkalsrud. 小儿外科学(第 6 版)[M]. 吴晔明主译. 北京：北京大学医学出版社，2009：1949－1951.

（耿红全）

案例 69

隐匿性阴茎

一、病例资料

1. 现病史

患儿，男性，3 岁。出生时"发现阴茎外观短小"至今。

患儿生后家长即发现其阴茎外观较同龄正常儿短小，排尿时包皮前端呈囊状扩张，患儿食欲、睡眠良好，大便正常，无明显消瘦。

2. 既往史

G_1P_1，生后常规体检未见异常。既往体健，否认阴茎外伤及手术史。

3. 体格检查

T 36.8℃，HR 80 次/min，一般情况可，神志清楚，精神反应佳，呼吸平稳；皮肤、巩膜无黄染；胸廓平坦，三凹征阴性，听诊双肺呼吸音清，未闻及啰音，心音有力，律齐，未闻明显杂音；腹软，无腹壁静脉显露，肝脾触诊无肿大，腹腔叩诊无移动性浊音；四肢无畸形，未见明显脊柱侧弯；肛门未见异常。阴茎外观短小，阴茎海绵体发育尚可。包皮外板少，呈鸟嘴状覆盖阴茎体，包皮环口狭小，不能上翻。双侧睾丸质地大小无明显异常。

4. 实验室及影像学检查

血常规、凝血常规：正常。

二、诊治经过

1. 治疗方案

入院初步诊断为隐匿性阴茎，完善术前检查及准备后，择期手术治疗，阴茎成形术。

2. 治疗经过

(1) 入院完善术前常规检查及术前准备：血常规、凝血功能正常，术前晚会阴部皮肤、阴茎清洁。

(2) 术前谈话：术前与家属沟通，着重指出术中风险、手术方式、术后并发症，特别是详细交代术后包皮水肿可能。

(3) 入院第二天行隐匿阴茎成形术：术中见包皮皮下较多发育不良筋膜组织，包皮内板丰富，外板少，充分剔除包皮皮下发育不良筋膜组织，阴茎根部白膜与背侧包皮根部做皮下固定，采用渐进性皮瓣使包皮完全覆盖阴茎体。术后以医用海绵或绷带包裹固定阴茎。将病情详细告知家属，患儿术后生命体征平稳，转回病房。术后 4～5 天换药，观察伤口，愈合可。术后 6 天出院。

3. 随访

出院1月，门诊复诊，阴茎外观较前好转，龟头外露，无红肿无分泌物，伤口愈合好。

三、病例分析

1. 病史特点

（1）患儿，男性，3岁。出生时“发现阴茎外观短小”至今就诊。

（2）无阴茎外伤及手术史。

（3）体检阳性发现：阴茎外观短小，阴茎海绵体发育尚可。包皮外板少，呈鸟嘴状覆盖阴茎体。双侧睾丸质地大小无明显异常。

（4）辅助检查：血常规、凝血常规正常。

2. 诊断及诊断依据

（1）诊断：隐匿性阴茎。

（2）诊断依据：阴茎外观短小，阴茎海绵体发育尚可。包皮外板少，呈鸟嘴状覆盖阴茎体。

3. 鉴别诊断

（1）包茎：包皮口狭小，不能将包皮向上翻起显露出阴茎头，而阴茎体完全显露，阴茎根部皮肤固定良好，包皮外板不缺乏。

（2）阴茎发育不良：阴茎海绵体纤细短小。

（3）束缚阴茎(trapped penis)：以往进行过包皮手术，形成包皮环口瘢痕导致阴茎回缩者。

四、治疗方案及基本原则

1. 治疗方案

是否需要手术和何时手术具有很大争议。但明确的是手术能显著改善阴茎外观，去除可能造成阴茎发育受限的因素。

2. 基本原则

手术方式有很多种，基本的要点是去除附着于海绵体上的发育不良的脂肪筋膜，充分游离阴茎海绵体并使之外伸，妥善分布包皮。

五、要点与讨论

1. 概述

隐匿阴茎(concealed penis)的发病机制在业界也没有统一的认识，甚至隐匿性阴茎的确切所指也难以达成一致。Casale等认为隐匿性阴茎是综合因素所致，存在阴茎肉膜发育异常、阴茎根部皮肤附着不良、白膜外纤维索带限制了阴茎正常伸出、严重包茎等，这些因素往往同时存在。Walsh等认为新生儿和婴儿的隐匿阴茎多由于阴茎肉膜发育异常所致，而年长儿和青少年阴茎外观短小、显露不佳往往和肥胖有关，主要是由于阴茎根部皮下脂肪堆积过多引起，而我们一般把这类情况称为埋藏阴茎(buried penis)。Maizels等认为隐匿阴茎是由多种原因引起阴茎显露不良的一组综合征，而不是一种单独的疾病，他也把隐匿阴茎分为小儿型和青少年型，小儿型的病因是因为阴茎皮肤与阴茎体分离，而后者则是由于局部皮下脂肪过多堆积引起，从而造成阴茎与皮肤分离。表现为阴茎外观短小，阴茎海绵体发育尚可。包皮外板少，呈鸟嘴状覆盖阴茎体，包茎。双侧睾丸质地大小无明显异常。用手将阴茎皮肤向内挤压，阴茎体能显露，但去除外力后，阴茎体再度回缩。

2. 病理与分型

隐匿性阴茎主要的病理特点：

(1) 阴茎被肉膜层中发育不良的纤维索带固定，这些索带来源于耻骨前的 Camper 筋膜与 Scamper 筋膜。

(2) 阴茎皮肤固定不良。

(3) 阴茎和阴囊连接部有发育不良的网状组织固定。

(4) 严重的包茎。

(5) 白膜外发育不良的纤维索带样组织。

3. 检查方法

主要依靠临床体格检查，根据隐匿性阴茎的典型表现判断。

4. 治疗原则和手术要点

(1) Devine 术式：纵行切开包皮口，找到并切除阴茎背侧特别是远端发育不良的条索状组织，横行延长该切口，切除阴茎腹侧条索状组织。将下腹部皮肤固定于耻骨处的腹壁浅筋膜上，阴茎皮肤固定于阴茎根部的阴茎体上。

(2) 改良 Devine 术式：于阴茎背侧 2 点钟及 10 点钟位置各作长约 1.5 cm 纵行切口，切开并完全松解包皮狭窄环，环形切开余下包皮，松解阴茎周围筋膜及纤维索、挛缩的肉膜组织，使阴茎体外露完全。于阴茎海绵体根部两侧 2、10 点钟处将阴茎白膜与耻骨前韧带及阴茎皮肤组织缝合固定各 1 针，使阴茎体伸直固定良好。修剪整形包皮成六皮瓣，皮瓣嵌插覆盖阴茎体部。

(3) 改良 Devine-Johnson 术式：于阴茎根部背侧 9～3 点钟处做一弧形切口，逐层切开浅筋膜、Buck 筋膜至海绵体白膜，充分止血后，用手向后推阴茎周围皮肤，至阴茎于耻骨部脂肪组织中完全显露，于 3、9、12 点钟处将阴茎根部白膜和真皮固定于耻骨筋膜。翻转包皮，显露包皮口，将其纵行剪开，保留外板及少量内板。分离并剪断阴茎背侧发育不良的条索状组织及腹侧面浅筋膜和条索状组织，同时切断阴茎悬韧带，直达阴茎根部。

(4) Brisson 术式：分别在 2 点钟、6 点钟、10 点钟包皮外板处纵行切开狭窄环。显露龟头，在包皮内外板交界处环形切开包皮内板至阴茎白膜。近侧阴茎皮肤沿阴茎白膜脱套至阴茎根部。切断、切除所有纤维筋膜及束带，松解阴茎体，延长扩大，沿纵切口形成 3 个 1.5 cm 等长的包皮瓣，包皮内板在 4 点钟、8 点钟、12 点钟处纵行切开。形成 3 个 1.5 cm 等长的皮瓣，包皮内外板、皮瓣对照嵌插缝合，扩大包皮口。于阴茎根部上方做弧形切口，切除皮下脂肪组织，向外拉伸阴茎体，缝合 2 点钟、10 点钟处阴茎根部背侧白膜与耻骨前筋膜。在背侧 10 点钟、2 点钟和腹侧 4 点钟、8 点钟处缝合阴茎根部皮肤真皮层与阴茎根部白膜。

(5) shirika 术式：于包皮外板 2、6、10 点钟处各纵形切开 1.5～2.0 cm，三切口相交于包皮尖端。游离外板呈 3 个三角形皮瓣，并游离至阴茎白膜，将阴茎脱套至根部，如发现阴茎根部与耻骨联合分离者，将阴茎根部海绵体与耻骨筋膜固定。再于 4、8、12 点钟处各纵形切开包皮内板 1.5～2.0 cm，显露龟头并缝一牵引线将阴茎拉出。在阴茎背侧根部白膜与背侧包皮外板近切沿水平处皮下缝合一到两针，将包皮向下牵引，使阴茎头暴露。将内、外板三角形皮瓣相嵌呈锯齿状缝合，用 6-0 涤纶线间断缝合，使阴茎皮肤延长，阴茎显露。

(6) 改良 Johnstons 术式：显露包皮口，龟头背侧缝合一针作牵引线。将包皮背侧纵形切开，翻转后此切口几乎变成一菱形切口。分离切口处包皮内、外板，直至显露 Buck 筋膜，识别并切除阴茎背侧特别是远端发育不良的条索状组织，显示其深面的阴茎背血管及神经，避免损伤。彻底松解包皮口狭窄环后，使包皮翻转完全至显露阴茎头和冠状沟，横行缝合切口。

干预时机尚无统一意见。但更多的意见认为和肥胖相关的埋藏阴茎外板足够，多数不需要手术，只需要体重控制。如合并包茎,可考虑行包皮狭窄环背侧纵切横缝术、包皮环切术,也有医生选择阴茎成形术。对于隐匿阴茎,阴茎外板少,往往合并严重包茎,妨碍了阴茎皮肤的正常发育,且随着年龄增大,皮肤短缺现象也日益严重,因此认为一旦确诊不应长时间拖延治疗,以免影响阴茎发育,造成生理和心理上的障碍。笔者倾向于1岁左右可以手术,最晚3岁左右应该完成隐匿阴茎的纠治手术。

5. 术后处理原则和并发症防治

(1) 包皮水肿:是最常见的并发症,大部分患儿能在两三周内自行消退。预防方面主要需要注意不能保留太多的内板、内外板缝合处尽量宽松、避免狭窄。

(2) 继发性埋藏阴茎:术后患儿过度肥胖,导致会阴部脂肪堆积,阴茎海绵体内陷,需注意控制患儿体重。

6. 随访要点与预后

隐匿性阴茎术后随访主要观察阴茎发育、外观、勃起及龟头外露等情况。多数患儿经手术治疗外观效果有所改善。

六、思考题

1. 隐匿性阴茎与埋藏阴茎有哪些异同点?
2. 隐匿性阴茎手术治疗的要点有哪些?
3. 隐匿性阴茎的术后并发症有哪些?

七、推荐阅读文献

1. Maizels M, Zaontz M, Donovan J, et al: Surgical correction of theburied penis: description of a classification system and a techniqueto correct the disorder [J]. J Urol 1986;136:268 - 271.

2. Wollin M, Duffy PG, and Malone PS. Buried penis: a novelapproach [J]. Br J Urol 1990;65: 97 - 100.

3. Frenkl TR, Agarwal S, and Caldamone AA. Results of simplifiedtechnique for buried penis repair [J]. J Urol 2004;171:826 - 828.

(耿红全)

案例 70

隐睾

一、病例资料

1. 现病史

患儿，男性，8个月。出生时“发现右侧阴囊空虚”。

患儿出生后常规体检发现右侧阴囊空虚至今，左侧睾丸位于左阴囊内，右侧腹股沟可触及小球样包块，活动性好，B超提示“右侧腹股沟隐睾”，生后至今患儿食欲、睡眠良好，大小便正常，生长发育同正常同龄儿童。

2. 既往史

G_1P_1，35周剖宫产，出生体重2 700 g。否认阴囊外伤及手术史。

3. 体格检查

T 37.1℃，HR 102次/min，一般情况可，神志清，精神反应佳，呼吸平稳；皮肤、巩膜无黄染；胸廓平坦，无三凹征，听诊双肺呼吸音清，未闻及啰音，心音有力，律齐，未闻明显杂音；腹软，无腹壁静脉显露，肝脾触诊无肿大，腹腔叩诊无移动性浊音；四肢无畸形，未见明显脊柱侧弯；肛门未见异常。右侧阴囊发育差，阴囊皱褶不明显，右阴囊内未扪及睾丸，右腹股沟触及小球样包块，质地较软，活动性好，不可推入阴囊，左侧阴囊内触及睾丸，质地大小无明显异常。

4. 实验室及影像学检查

血常规：RBC 5.28×10^{12}/L，PLT 356×10^{9}/L，WBC 8.56×10^{9}/L。

凝血常规：PT 12.1 s，APTT 26 s。

B超检查：右侧腹股沟见睾丸组织，左侧睾丸未见明显异常。

二、诊治经过

1. 治疗方案

入院初步诊断为右侧隐睾。完善术前检查及准备，择期行右侧睾丸下降固定术。

2. 治疗经过

(1) 入院完善术前常规检查及术前准备：血常规、凝血功能正常，术前会阴部清洁，嘱家长及时更换尿布以保持会阴部清洁。

(2) 术前谈话：术前与家属沟通，着重指出术中风险、手术方式、术后并发症，交代睾丸发育不良、术后睾丸回缩及术后睾丸萎缩可能。

(3) 入院第二天行右侧睾丸下降固定术，术中见右侧睾丸位于腹股沟区，充分游离右侧精索后将右睾丸下拉至右阴囊并固定。术后将病情详细告知家属，患儿术后生命体征平稳，转回病房，术后一天出院。

3. 随访

出院后1周，门诊复诊，右侧阴囊内可及睾丸，右腹股沟及阴囊伤口愈合良好。左侧睾丸位于阴囊，双侧腹股沟未及肿块。嘱术后每1～2年复诊，观察右侧睾丸发育情况。

三、病例分析

1. 病史特点

(1) 患儿，男性，8月。出生时"发现右侧阴囊空虚"至今。

(2) 无阴囊外伤及手术史，观察过程中右侧睾丸未下降至阴囊。

(3) 体检阳性发现：右阴囊内未扪及睾丸，右侧腹股沟触及小球样包块，质地较软，活动性好，不可推入阴囊。

(4) 辅助检查：血常规、凝血常规正常，B超提示右侧腹股沟隐睾。

2. 诊断及诊断依据

(1) 诊断：右侧腹股沟隐睾。

(2) 诊断依据：①右阴囊内未扪及睾丸，右侧腹股沟触及小球样包块，质地较软，活动性好，不可推入阴囊。②B超提示右侧腹股沟隐睾。

3. 鉴别诊断

小儿因提睾肌反射比较活跃，受到某些刺激，如寒冷或惊吓后，提睾肌收缩，可将本来位于阴囊内的睾丸提至阴囊近端，甚至进入腹股沟管内，临床表现颇似隐睾。但这些睾丸易被推回阴囊，并在阴囊内停留，不是隐睾。回缩性睾丸(retractile testis)则是指无论睾丸位置，均可在精索无张力的情况下拉至阴囊底部，这种情况是无需手术干预的。滑动性睾丸指的是睾丸平时不在阴囊内，可以用手拉入阴囊，但精索很紧、一松手睾丸马上又弹回到腹股沟区，这种情况需要手术治疗。

四、治疗方案及基本原则

1. 处理方案

患儿为右侧腹股沟隐睾，观察过程中右侧隐睾未见下降，患儿年龄已超过6个月，应该积极进行干预，以减少后期对睾丸发育的影响。治疗方案包括激素治疗和手术治疗。目前观点认为激素治疗并不能带来远期好处，而且可能导致精母细胞凋亡增加、睾丸间质内出血等，激素治疗已经不作为常规选项。

2. 基本原则

6个月以上的隐睾患儿可进行手术治疗，应在18个月前完成睾丸下降固定手术。如患儿隐睾发现时超过这个年龄，也应尽早接受手术。

五、要点与讨论

1. 概述

隐睾症(cryptorchidism)，指的是阴囊内没有睾丸，它包括睾丸未降(undescended testis)、睾丸异位和睾丸缺如。睾丸未降指出生后睾丸未降至阴囊底部而停留在下降途中的某一部位，包括停留在腹腔内者。临床上隐睾多指睾丸未降。睾丸异位是睾丸离开正常下降途径、到达会阴部、股部、耻骨上、甚至对侧阴囊内。隐睾症在一岁时的发生率约为1%，而早产儿和低出生体重儿童的发生率要远远高于足月正常体重儿童。下降不全的睾丸在儿童发育过程早期有自行下降的可能，而在6个月以后，这种趋势就很弱了，故目前的指南推荐手术时机为患儿6个月以后的一年内，超过这个时间，睾丸的组织会发生不可逆的改变，影响未来的生精功能。隐睾可发生于单侧或双侧，以单侧较为多见。单侧隐睾者，右侧的发生率略高于左侧。但即使是双侧隐睾，仍有适量的雄激素产生，可维持男性第二性征的发育，也很少影响成年后的性行为。没有并发症的隐睾患者一般无自觉症状。主要表现为患侧阴囊扁平，单侧患者左、右侧阴囊不对称，双侧隐睾患者两侧阴囊空虚、瘪陷。

2. 病理与病理生理

隐睾的病理组织学主要表现为生殖细胞发育的障碍和间质细胞数量减少。隐睾患儿的曲细精管直径较正常者小，曲细精管周围胶原组织增生。隐睾的病理组织学改变随年龄增大而愈加明显，并且这种改变是不可逆的，故手术应在早期完成，以减少睾丸的组织学改变。成人的隐睾，其曲细精管退行性变，几乎看不到正常精子。病理学改变的程度也和隐睾位置有关，位置越高，病理损害越严重；越接近阴囊部位，病理损害就越轻微。另外，隐睾还会导致睾丸肿瘤发生率升高、睾丸扭转和外伤的概率增加、患儿心理不良等影响。

3. 检查方法的选择

根据体检时是否能触及睾丸，临床上将隐睾分为可触及的隐睾和不可触及的隐睾。体格检查时应将患儿置于温暖、放松的环境下，仰卧位，检查者一手自外环口体表投影处向阴囊方向推进，一手自阴囊向外环口处推挤，在两手之间检查是否存在睾丸。

影像学检查：超声检查可发现腹股沟隐睾、异位睾丸及靠近内环口的腹腔内隐睾，对于腹腔内高位隐睾，因气体肠道的干扰很难发现，多数隐睾较对侧睾丸发育差。

腹腔镜探查：对于不可触及的隐睾，需腹腔镜探查是否存在睾丸。

4. 治疗原则和手术要点

隐睾经确诊后均可接受手术治疗，手术应在6月到18月之内进行，有条件应尽早完成。手术治疗包括：

(1) 开放手术：腹股沟处探查，找到未降睾丸，充分游离精索，将睾丸下拉至阴囊固定。

(2) 腹腔镜探查：对于不能触及的隐睾，需腹腔镜探查以证实睾丸是否存在，有无发育不良，对于发育尚可的腹腔内隐睾，可行经腹腔镜睾丸下降固定术，对于腹股沟处可触及的隐睾，也可行腹腔镜辅助下降固定术，但并没有得到大部分医师的认可。

不论是开放手术还是腹腔镜手术，均应充分游离精索，游离精索时，要保护好睾丸动、静脉，以避免睾丸缺血萎缩。少数高位隐睾虽经广泛游离，精索长度仍不足以将睾丸无张力放入阴囊，可考虑行Fowler-Stephens术，尽可能高位切断精索血管，使高位隐睾能降入阴囊，但保留输精管与精索血管间系膜样结构，通过侧支血供来供应睾丸。对于Fowler-Stephens术也无法将睾丸将至阴囊者，可考虑行睾丸自体移植。

5. 术后处理原则和并发症防治

(1) 睾丸萎缩：术后因睾丸血供不足导致，术中需注意保护睾丸血管，避免粗暴牵拉及随意切断交通侧枝血管。

(2) 睾丸回缩：往往由于术中精索游离不充分，强行将睾丸固定于阴囊，术后由于精索产生的回缩力将睾丸拉回至腹股沟，术中应注意精索的充分游离，让睾丸无张力下降至阴囊。

6. 随访要点和预后

睾丸固定术后主要随访睾丸发育情况、有无睾丸萎缩、睾丸回缩等情况；双侧睾丸固定术后成年期可随访生育功能。适当年龄的睾丸下降固定术可改善睾丸组织学改变，有利于睾丸发育。

六、思考题

1. 隐睾的诊断依据和鉴别诊断有哪些？
2. 隐睾如何分型？
3. 隐睾常见的术后并发症有哪些？

七、推荐阅读文献

1. Scorer CG. The descent of the testis [J]. Arch Dis Child. 1964;39:605 - 609.

2. Berkowitz GS, Lapinski RH, Dolgin SE, et al. Prevalenceand naturalhistory of cryptorchidism [J]. Pediatrics 1993;92:44 - 49.

3. Kollin C, Ritzén EM. Cryptorchidism: a clinical perspective [J]. Pediatr Endocrinol Rev. 2014 Feb;11 Suppl 2:240 - 250.

（耿红全）

案例 71

鞘膜积液

一、病例资料

1. 现病史

患儿，男性，2 岁。因“发现右侧阴囊肿块半年”入院。

半年前患儿父母发现患儿右侧阴囊肿块，大小约 4 cm × 3 cm，晨起时消失，站立活动后又出现。拟“右侧交通性鞘膜积液”收入病房。

2. 既往史

G_1P_1，足月顺产，出生体重 3 800 g，出生后无窒息、缺氧、抢救病史，Apgar 评分 10 分。按时接种疫苗，否认药物食物过敏史，否认手术外伤史。

3. 体格检查

T 37.5℃，HR 108 次/min，一般情况可，神志清楚，精神反应佳。右侧阴囊可触及肿块，大小约 4 cm × 3 cm，质地软，平卧时可缩小，透光试验阳性。双侧睾丸阴囊内可及，大小质地正常。

4. 实验室及影像学检查

B 超提示：右侧鞘膜积液。

二、诊治经过

1. 治疗方案

入院初步诊断为右侧交通性鞘膜积液。完善术前检查及准备，择期进行手术治疗。

2. 治疗经过

(1) 入院完善术前常规检查及术前准备：血常规、凝血功能正常，术前会阴部皮肤清洁。

(2) 术前谈话：术前与家属沟通，着重指出术中风险、手术方式、术后并发症，交代复发、水肿、血肿等可能性。

(3) 入院第二天行右侧鞘状突高位结扎术。术后将病情详细告知家属，患儿术后生命体征平稳，转回病房，术后一天出院。

3. 随访

出院后 1 周，门诊复诊，右侧腹股沟伤口愈合良好，双侧阴囊内可及睾丸，未及其他异常肿块，双侧腹股沟未及肿块。

三、病例分析

1. 病史特点

(1) 患儿,男性,2岁。因“发现右侧阴囊肿块半年”入院。

(2) 体检阳性发现:右侧阴囊可触及肿块,大小约4 cm×3 cm,质地软,透光试验阳性。

(3) B超提示:右侧鞘膜积液。

2. 诊断及诊断依据

(1) 诊断:右侧交通性鞘膜积液。

(2) 诊断依据:①发现右侧阴囊肿块半年,晨起时肿块消失、活动后又出现。②查体右侧阴囊可触及肿块,大小约4 cm×3 cm,质地软,透光试验阳性。③B超提示右侧鞘膜积液。

3. 鉴别诊断

如肿块在腹股沟处有明显的蒂,需要考虑腹股沟斜疝。个别睾丸肿瘤也可伴有鞘膜积液,需加以鉴别,如可以触及肿大的睾丸,肿瘤需要首先考虑。超声可有助于鉴别出腹股沟斜疝、鞘膜积液和睾丸肿瘤。如鞘膜积液患儿伴腹部隆起,应该考虑腹腔积液导致鞘膜积液的可能性。

四、治疗方案及基本原则

1. 治疗方案

明确诊断的交通性鞘膜积液可以通过手术治疗治愈,手术方法为鞘状突高位结扎术。

2. 基本原则

结扎鞘状突,保护输精管。

五、要点与讨论

1. 概述

睾丸鞘膜腔内含有少量液体,使睾丸在鞘膜腔内有一定的滑动范围。若鞘膜腔内液体积聚过多,即形成鞘膜积液(hydrocele)。鞘膜积液在男孩多见,表现为腹股沟或阴囊出现包块,可有平卧后包块缩小现象。女孩偶有鞘膜积液,称为Nuck囊肿。大部分新生儿鞘膜积液可在出生后1年内自行消失。极个别患儿可能出现鞘膜积液继发感染的情况。

2. 病理与分型

胚胎发育的早期,下腹部腹膜向腹股沟形成一个突起,并沿腹股沟管延伸至阴囊底部,称为鞘状突。正常情况下,鞘状突在胎儿出生前应闭锁,仅保留睾丸部间隙,成为睾丸的鞘膜腔。鞘状突管在闭锁过程中出现异常,使睾丸鞘膜腔与腹腔之间在某个水平上有不同程度的沟通,而有腹腔液体积聚,即成为鞘膜积液。

根据鞘状突未闭部位的不同,鞘膜积液可分为精索鞘膜积液和交通性鞘膜积液。精索鞘膜积液:精索鞘突远端闭塞,近端未闭,与腹腔相通。交通性鞘膜积液:鞘突未闭,睾丸鞘膜与腹腔相通。

3. 检查方法

体检时发现阴囊肿块,囊性,透光试验阳性。超声检查发现腹股沟区及阴囊区域的液性占位,可与腹腔相通,不含肠管、网膜等组织。

4. 治疗原则和手术方法

如鞘膜积液体积不大，张力不高，可不急于手术，特别是1岁以内婴儿，有自行消退的可能。一般满2岁后手术。手术方法为鞘状突高位结扎术。

开放手术行鞘状突高位结扎是成熟的手术方式。腹腔镜手术因创伤小，恢复快，而且术中可探查对侧鞘状突是否闭合，近年开展得越来越多。但有些医生认为，对于男性患者，腹股腔镜手术术中不能像开放手术那样很好地保护输精管，腹腔镜下鞘状突高位结扎术是否影响输精管的通畅性仍有待前瞻性、大样本研究来回答。

5. 术后并发症

(1) 复发：可能与鞘状突撕裂、没有完整地解剖出鞘状突或没能正确找到鞘状突结扎有关。

(2) 输精管损伤：尽管术中尽可能地保护输精管，但仍有输精管损伤的可能，意外结扎、切断以及钳夹输精管都可能引起输精管损伤。输精管损伤可能会引起成年后的不育。

(3) 医源性隐睾：发生概率低，可能与手术结束前未能将睾丸放回阴囊或缝合时牵拉睾丸有关，但更重要的还是术前应该注意是否合并患侧睾丸位置高、精索紧，如有，术中同时行睾丸固定术。术后发生的医源性隐睾需再次行睾丸下降固定术。

6. 随访要点与预后

鞘膜积液术后随访主要包括有无复发、睾丸发育情况，有无医源性隐睾等。鞘膜积液术后恢复好。

六、思考题

1. 鞘膜积液的病因及分型有哪些？
2. 鞘膜积液的术后并发症有哪些？

七、推荐阅读文献

1. 黄澄如. 实用小儿泌尿外科学[M]. 北京：人民卫生出版社，2005：394 - 397.

2. Jay L. Grosffeld, James A. O'Neill, Eric W. Fonkalsrud. 小儿外科学(第6版)[M]. 吴晔明主译. 北京：北京大学医学出版社，2009：1196 - 1214.

(耿红全)

案例 72

精索静脉曲张

一、病例资料

1. 现病史

患儿，男性，11 岁。三天前洗澡时“发现左侧阴囊较右侧大”入院。

患儿于三天前洗澡时发现左侧阴囊较右侧大，左侧阴囊无明显疼痛感，无尿频、尿急、尿痛，B 超提示“左侧精索静脉曲张”，患儿食欲、睡眠良好，大便正常，无明显消瘦。

2. 既往史

G_1P_1，生后常规体检未见异常。既往体健，否认阴囊外伤手术史。

3. 体格检查

T 36.8℃，HR 80 次/min，一般情况可，神志清楚，精神反应佳，呼吸平稳；皮肤、巩膜无黄染；听诊双肺呼吸音清，未闻及啰音，心音有力，律齐；腹软，无腹壁静脉显露，肝脾触诊无肿大，腹腔叩诊无移动性浊音；四肢无畸形，未见明显脊柱侧弯；肛门未见异常。左侧阴囊肿大且下垂，皮肤松弛，左侧睾丸上方可见不规则团块。触诊时可扪及蚯蚓状曲张静脉团，平卧后曲张之静脉团缩小。右侧阴囊无异常。双侧睾丸质地大小无明显异常。

4. 实验室及影像学检查

血常规、凝血常规：正常。

B 超检查：左侧精索静脉内径约 2.4 mm，Valsalva 试验可见内径增大至约 3.1 mm。右侧精索静脉未见扩张。双侧睾丸、附睾切面形态大小正常，轮廓规则整齐，内部回声均匀，未见明显异常声像。

二、诊治经过

1. 治疗方案

入院初步诊断为左侧精索静脉曲张。完善术前检查及准备，择期手术治疗。

2. 治疗经过

(1) 入院完善术前常规检查及术前准备：血常规、凝血功能正常，术前晚脐部皮肤及会阴部皮肤清洁。

(2) 术前谈话：术前与家属沟通，交流术中风险、手术方式、术后并发症。

(3) 入院第二天行腹腔镜精索静脉高位结扎术，术中见左侧精索静脉宽大，游离左侧精索静脉并予以高位结扎。术后将病情详细告知家属，患儿术后生命体征平稳，转回病房，术后第二天出院。

3. 随访

出院 1 周，门诊复诊，脐部伤口愈合好，无红肿无渗出，双侧阴囊内可及睾丸，未及明显肿块，左侧阴囊仍较右侧略大，但较前好转。

三、病例分析

1. 病史特点

(1) 患儿，男性，11 岁。三天前洗澡时"发现左侧阴囊较右侧大"就诊。

(2) 无阴囊外伤手术史。

(3) 体检阳性发现：左侧阴囊肿大且下垂，皮肤松弛，左侧睾丸上方现不规则团块。触诊时可扪及蚯蚓状曲张静脉团，平卧后曲张之静脉团缩小。

(4) 辅助检查：血常规、凝血常规正常，B 超提示左侧精索静脉内径约 2.2 mm，Valsalva 试验可见内径约 3.1 mm。

2. 诊断及诊断依据

(1) 诊断：左侧精索静脉曲张。

(2) 诊断依据：①左侧阴囊肿大且下垂，皮肤松弛，左侧睾丸上方现不规则团块。触诊时可扪及蚯蚓状曲张静脉团，平卧后曲张之静脉团缩小。②B 超提示左侧精索静脉内径约 2.2 mm，Valsalva 试验可见内径约 3.1 mm。

3. 鉴别诊断

须与其他阴囊内肿块鉴别。

(1) 阴囊血肿：伴有紫色瘀青或有瘀斑，压痛明显，多有外伤史或手术史。

(2) 鞘膜积液：阴囊内扪及囊性肿块，表面光滑，柔软有波动感，无压痛，与阴囊皮肤不粘连，睾丸，附睾不易摸到，透光实验阳性，穿刺可抽出清亮液体。

(3) 睾丸肿瘤：睾丸增大，压迫阴囊肿块体积无变化。

四、治疗方案及基本原则

1. 处理方案

患儿为左侧重度精索静脉曲张，有干预指征。治疗方案包括手术治疗和介入治疗。

2. 基本原则

手术治疗包括：

(1) 开放手术：腹部精索静脉体表投影处做小切口，探查找到腹膜外的精索静脉并行高位结扎术，目前已较少采用。

(2) 显微镜下精索静脉结扎术：可以从腹股沟或腹膜外入路进行，找到精索静脉丛，分别结扎每支静脉，优点是显微镜下能够清楚分辨动脉、静脉、淋巴管，结扎静脉完全，复发率低。缺点是手术操作复杂，还需要特殊的手术显微镜及显微器械，用时较长。

(3) 腹腔镜下精索静脉高位结扎术：在腹腔镜下找到精索静脉，高位结扎，优点是寻找静脉容易，操作简单，缺点是有时难以辨认精索动脉和静脉，需行 Palmo 术式结扎(即将精索动静脉一同结扎)，术后可能引起睾丸萎缩、鞘膜肿胀，但据报道，术后实际睾丸萎缩率极低。也有医生在鞘膜腔或阴囊注入显色剂(如 1%美兰)显示精索中的淋巴管，以便术中保护淋巴管，减少术后鞘膜水肿和鞘膜积液的概率。

介入治疗包括经皮穿刺栓塞治疗和顺行性硬化剂注射治疗。以左侧精索静脉曲张为例，经皮穿刺栓塞治疗是在放射线定位下，穿刺左股静脉，导管沿股静脉进入左肾静脉，再进入左精索静脉，到达左精索静脉较远端后进行栓塞，这样可以避免栓塞影响到左肾静脉。顺行性硬化剂注射治疗是在阴囊入口处切开皮肤，分离找到左精索静脉并置管入内，在内环口以上水平注射硬化剂，期间需要患者做 Valsalva 呼吸配合。介入治疗的优点是选择性的栓塞精索静脉，术后阴囊水肿的发生率很低，缺点是操作需在放射条件下完成，且有肾栓塞、肺栓塞的风险，如果精索血管卷曲严重导管也难以进入。

五、要点与讨论

1. 概述

精索静脉曲张(Varicocele)是一种从儿童和青少年时期就已经开始的疾病，在 10 岁青少年中，该病的发生率约为 10%，而在 13 岁的青少年中，该病的发生率上升到 15%，由于大量亚临床型精索静脉曲张的病例并未被发现，该数值可能较实际发病率低。在不育的成年人中，精索静脉曲张的患者占到了 30%，占男性不育病因的首位。值得注意的是，精索静脉曲张成年人发病率低于青春期的原因与部分青少年患者成年后疾病不治自愈有一定关系。精索静脉曲张是指精索内蔓状静脉丛的不同程度扩张和迂曲。精索静脉的瓣膜功能是保护精索静脉免受大静脉静水压的影响，当精索静脉瓣膜功能受损，关闭不全，就会产生精索静脉曲张。90%的精索静脉曲张发生在左侧，这与其解剖是密切相关的。左侧睾丸静脉汇入左肾静脉，而右侧睾丸静脉汇入腔静脉，左侧精索静脉行程长且汇入左肾静脉角度小，相较于右侧更易产生回流阻力增高。一些解剖异常会导致精索静脉曲张，例如睾丸静脉瓣膜缺如、异常静脉引流(如睾丸静脉和后腹膜静脉异常)、左肾静脉分叉伴精索静脉异常汇入点、乙状结肠与侧腹膜粘连压迫精索血管等。尽管由于肾脏肿瘤压迫所致的精索静脉曲张比例不到 1%，临床上仍不能忽视这种可能性。精索静脉曲张主要表现为阴囊坠胀不适，睾丸或小腹抽痛，站立或劳累后加重，平卧或休息时减轻，站立时阴囊肿大且下垂，皮肤松弛，可见静脉丛扩张、弯曲。触诊时可扪及蚯蚓状曲张静脉团，平卧后曲张之静脉团缩小或消失，不消失者应考虑继发性精索静脉曲张。

2. 病理与分型

研究发现，精索静脉曲张会导致阴囊内温度升高，不利于精子产生。静脉压升高对于睾丸的影响难以评估。患者的睾丸活检提示精原细胞减少，生精小管萎缩，内皮细胞增生和支持细胞异常。

精索静脉曲张可分为亚临床型和临床型。亚临床型主要指触诊和患者屏气增加腹压(Valsalva 试验)时不能扪及曲张静脉，经彩色多普勒检查可发现轻微的精索静脉曲张。临床型又将精索静脉曲张分为三度：

1 度(轻度)：站立时看不到阴囊皮肤有曲张静脉突出，但可摸到阴囊内曲张之静脉，平卧时曲张之静脉很快消失。

2 度(中度)：站立时可看到阴囊上有扩张的静脉突出，可摸到阴囊内有较明显的曲张之静脉，平卧时包块逐渐消失。

3 度(重度)：阴囊表面有明显的粗大血管，阴囊内有明显的蚯蚓状扩张的静脉，静脉壁肥厚变硬；平卧时消失缓慢。

3. 检查方法

主要依靠体格检查，辅助方法有实验室和影像学检查。

体格检查：需分别在平卧位和站立位检查，站立位时分别观察做 Valsalva 试验和不做 Valsalva 的区别。

实验室检查：精索静脉曲张明显者，血中睾酮水平可能降低；曲张静脉中 PaO_2 及 $PaCO_2$ 及皮质醇浓度正常，但儿茶酚胺、五羟色胺、前列腺素 E 和前列腺 F 含量增加。

影像学检查：首选 B 超检查，需要评估睾丸的体积和直径，与非曲张侧睾丸对比，是否出现睾丸缩小。

4. 治疗原则和手术适应证

青少年型精索静脉曲张手术适应证：主要包括绝对适应证和相对适应证。

绝对适应证包括：

(1) 精索静脉曲张引起患侧睾丸体积明显缩小。

(2) 睾丸生精功能下降(精液参数异常)。

(3) 双侧可触及的精索静脉曲张。

相对适应证包括：

(1) 较大的曲张体积。

(2) 患侧睾丸质地较软。

(3) 不适感(如阴囊坠胀感或疼痛感)。

(4) GnRh 激发试验异常。

(5) 父母焦虑。

(6) 异常的阴囊外观。

干预时机尚无统一意见，支持早期干预者认为青春期精索静脉曲张所致的睾丸发育不良可能被同期睾丸体积的快速增大所掩盖，有研究显示睾丸发育不良并不出现在小于 11 岁的患儿，在 11～14 岁之间的发生率为 7.3%，而在 15～19 岁之间发生率上升到 9.3%，这个结果显示随着性成熟的过程精索静脉曲张所致睾丸发育不良率在上升，支持在青春前期进行干预。

5. 术后处理原则和并发症防治

(1) 阴囊水肿：是最常见的并发症，约 80%的患儿在 3 个月内通过休息等保守治疗能自行消退，仍有约 20%的患儿长期无法消退需手术治疗。

(2) 精索静脉曲张复发：是由于仍有手术中未发现的残留精索静脉引起，须再次手术寻找残留静脉并结扎。

6. 随访要点与预后

主要随访精索静脉曲张缓解情况或有无加重、有无复发。必要时超声复查。

六、思考题

1. 精索静脉曲张的诊断依据和鉴别诊断有哪些?

2. 精索静脉曲张的分型如何?

3. 精索静脉曲张常见的术后并发症有哪些?

七、推荐阅读文献

1. Akbay E, Cayan S, Boruk E, et al. The prevalenceof varicocele and the varicocele-related testicular atrophyin Turkish children and adolescents [J]. BJU Int 2000;86:490 - 493.

2. Tasci AI, Resim S, Caskurlu T, et al. Color doppler ultrasonography and spectralanalysis of venous flow in diagnosis of varicocele [J]. Eur Urol 2001;39:316 - 321.

3. Kogan SJ. The pediatric varicocele. In Pediatric Urology, Edited by Gearhart J, Rink R, Mouriquand P [J]. Philadelphia: WB Saunders Co, 2001, Chapter 48, pp. 763 - 774.

(耿红全)

案例 73

泌尿系统结石

一、病例资料

1. 现病史

患儿，女，3岁。于入院前10天"无明显诱因下出现上腹部及背部疼痛，初为阵发性，伴有明显恶心，期间患儿尿量呈进行性减少，肉眼血尿3次"，入院36 h起未排尿，腹痛稍加重，持续。病程中无明显发热、呕吐、腹泻、便秘等不适。查血BUN 22.2 mmol/L，Cr 287.8 μmol/L。CT检查示：右肾多发结石，右肾轻度积水；左输尿管下段结石，左肾缩小伴重度积水。急诊拟"急性肾功能损伤"收治入院。

2. 既往史

G_1P_1，足月顺产，出生体重3 200 g，产前胎儿超声检查未及异常。出生Apgar评分不详，生后无青紫、窒息抢救史。生后母乳喂养，按时添加辅食，无特殊饮食爱好，现生长发育同正常同龄儿童。

3. 体格检查

患儿神志清，精神萎。T 37.1℃，P 104次/min，R 25次/min，BP 100 mmHg/50 mmHg。轻度营养不良。上腹部及两侧腹部压痛，无肌卫，未及明显胃肠蠕动波；肠鸣音无亢进；叩诊呈鼓音，移动性浊音(—)，双肾区有明显叩击痛；未及明显包块。膀胱区无隆起、肿块、压痛。

4. 实验室检查及影像学检查

(1) 血常规：CRP ＜ 8 mg/L，WBC 13.62×10^9/L，N 78.7%，Hb 90 g/L。

(2) 血电解质：Na^+ 142.0 mmol/L，K^+ 4.5 mmol/L，Cl^- 107.0 mmol/L，Ca^{2+} 2.3 mmol/L。

(3) 肝肾功能：BUN 22.2 mmol/L，Cr 287.8 μmol/L，UA 401.50 μmol/L，ALT 13.0 IU/L，AST 26.0 IU/L，TB 17.4 μmol/L，DB 0.00 μmol/L。

(4) 血气分析：pH值7.33，$PaCO_2$ 4.13 kPa，PaO_2 4.7 kPa，HCO_3^- 15.80 mmol/L，TCO_2 16.80 mmol/L，BE −9.3 mmol/L，ctHb 71.00 g/L，O_2Hb 77.8%，COHb 0.5%，MetHb 1.2%，HHb 20.5%。

(5) 泌尿系B超：右肾盂内可见多个高回声区，最大的一个为8 mm结石，伴有右肾轻度积水；左肾缩小、积水，左输尿管盆腔段可见一高回声区，大小约12 mm，左侧输尿管扩张积水，盆腔少量积液。膀胱不充盈。

(6) KUB：右肾结石，左侧输尿管下段结石。

(7) 腹部和盆腔CT平扫：右肾多发结石，右肾轻度积水；左输尿管下段结石，左肾缩小伴重度积水(见图73-1)。

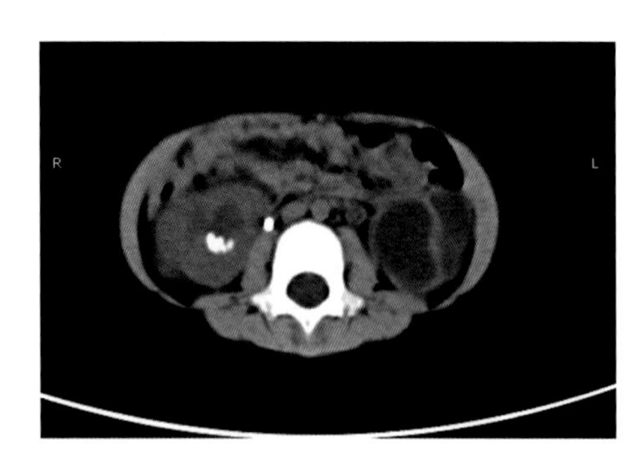

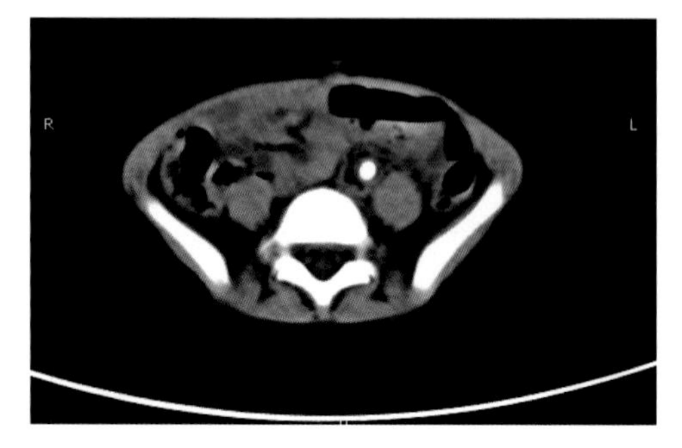

图 73-1 平扫 CT 示右肾多发结石伴轻度积水；左输尿管下段结石伴重度积水、肾萎缩

二、诊治经过

1. 治疗方案

入院诊断急性肾损伤(acute kidney injury，AKI)、右肾多发性结石伴右肾轻度积水、左肾重度积水伴左肾萎缩、左侧输尿管末端结石。入院后完善检查同时，纠正内环境，为改善肾功能，考虑急诊解除尿路梗阻，待病情稳定后，限期再手术处理结石。

2. 治疗经过

(1) 患儿入院后完善常规检查，同时纠正酸中毒、保护肾功能等对症治疗。

(2) 术前谈话：术前与家属充分沟通，着重指出患儿目前诊断、疾病风险、相应的治疗措施、手术风险、手术方式、术后并发症等，特别需要向家属交代需要多次手术，最终左肾可能需要切除等。

(3) 入院经对症治疗后当日急诊行膀胱镜下输尿管支架管植入术，术中右侧输尿管支架管顺利植入，左侧输尿管开口不清，无法植入输尿管支架管，即改行超声引导下左肾盂穿刺造瘘术。术后第 2 天患儿血尿素氮、肌酐、电解质等均恢复正常。术后第 5 天出院。

(4) 术后 3 周患儿再次入院。左肾造瘘管每日引流尿量约 15～20 ml。超声和 CT 均提示右肾多发性结石、左肾萎缩、左输尿管下端结石。放射性核素动态肾扫描提示左肾不显影、左肾功能丧失。右肾功能轻度受损，右肾排泄可。完善相关检查，对右肾多发性结石行输尿管软镜操作下钬激光碎石取石术，术中留置右侧输尿管支架管一根，术后 4 天出院。

3. 随访

出院后 4 周，再次来院拔除右侧输尿管支架管。随访肾功能在正常范围。定期复诊，如左肾出现症状，考虑择期左肾切除术。

三、病例分析

1. 病史特点

(1) 患儿，女，3 岁；阵发性腹痛 10 天伴进行性少尿和纳差入院。

(2) 体格检查：患儿神志清，精神萎。T 37.1℃，P 104 次/min，R 25 次/min，BP 100 mmHg/50 mmHg。轻度营养不良。上腹部及两侧腹部压痛，无肌卫，未及明显胃肠蠕动波；肠鸣音无亢进；叩诊呈鼓音，移动性浊音(—)，双肾区明显叩击痛；未及明显包块。膀胱区无隆起、肿块、压痛。

(3) 辅助检查：

肾功能：BUN 22.2 mmol/L，Cr 287.8 μmol/L。

血气分析：pH 值 7.33，$PaCO_2$ 4.13 kPa，PaO_2 4.7 kPa，HCO_3^- 15.80 mmol/L，TCO_2 16.80 mmol/L，

BE −9.3 mmol/L。

泌尿系B超：右肾盂内可见多个高回声区，最大的一个为8 mm结石，伴有右肾轻度积水；左肾缩小、积水，左输尿管盆腔段可见一高回声区，大小约12 mm，左侧输尿管扩张积水，盆腔少量积液。膀胱不充盈。

腹部和盆腔CT平扫：右肾多发结石，右肾轻度积水；左输尿管下段结石，左肾缩小伴重度积水。

2. 诊断及诊断依据

(1) 诊断：急性肾损伤(acute kidney injury, AKI)、右肾多发性结石伴右肾轻度积水、左肾重度积水伴左肾萎缩、左侧输尿管末端结石。

(2) 诊断依据：①代主诉：阵发性腹痛10天伴进行性少尿和纳差。②体格检查：患儿神志清，精神萎。T 37.1℃，P 104次/min，R 25次/min，BP 100 mmHg/50 mmHg。轻度营养不良。上腹部及两侧腹部压痛，无肌卫，未及明显胃肠蠕动波；肠鸣音无亢进；叩诊呈鼓音，移动性浊音(−)，双肾区有明显叩击痛；未及明显包块。膀胱区无隆起、肿块、压痛。③辅助检查。肾功能：BUN 22.2 mmol/L, Cr 287.8 μmol/L。血气分析：pH值7.33, $PaCO_2$ 4.13 kPa, PaO_2 4.7 KPa, HCO_3^- 15.80 mmol/L, TCO_2 16.80 mmol/L, BE −9.3 mmol/L。泌尿系B超：右肾盂内可见多个高回声区，最大的一个为8 mm结石，伴有右肾轻度积水；左肾缩小、积水，左输尿管盆腔段可见一高回声区，大小约12 mm，左侧输尿管扩张积水，盆腔少量积液。膀胱不充盈。腹部和盆腔CT平扫：右肾多发结石，右肾轻度积水；左输尿管下段结石，左肾缩小伴重度积水。

3. 鉴别诊断

(1) 急性阑尾炎：右侧输尿管结石所引起的急性肾绞痛时可表现为右下腹疼痛，伴有恶心、呕吐等不适，临床表现类似与急性阑尾炎，但急性阑尾炎患儿一般伴有发热等感染表现，腹部查体时右下腹压痛明显，位置较固定，可有反跳痛、肌紧张，结肠充气试验阳性等，血常规检查出现白细胞升高，B超检查有助于两者的鉴别诊断。

(2) 急性肠梗阻：输尿管结石引起的急性肾绞痛时可表现为腹痛，肛门停止排气排便，伴恶心、呕吐等不适，其临床表现可类似急性肠梗阻，但肾绞痛时腹部体征不及急性肠梗阻严重，B超及腹部直立位平片有助于鉴别。

(3) 卵巢囊肿蒂扭转：女性尿路结石患儿出现肾绞痛时应注意与卵巢囊肿蒂扭转相鉴别，该疾病的典型症状为突发性的剧烈腹痛，伴有恶心、呕吐，甚至发生休克，查体有明显压痛，张力大的肿块并有局限性肌紧张。超声检查可以明确鉴别。

(4) 泌尿系统结核：该病可有肾实质内钙化，但往往同时伴有肺部结核病史、尿频、尿急较为明显，尿常规显示脓尿，胸片提示肺部结核病变。从CT平扫中也能根据钙化位置进行鉴别。

四、治疗方案及基本原则

1. 治疗方案

患儿，女，3岁，入院后诊断为急性肾损伤、右肾多发性结石伴右肾轻度积水、左肾重度积水伴左肾萎缩、左侧输尿管末端结石。应积极纠正酸中毒后尽早行经膀胱镜下双侧输尿管支架管植入术，手术目的为尽早恢复尿路通畅，引流尿液。如经膀胱镜输尿管支架管植入术失败，则行超声引导下肾脏穿刺造瘘术或开放手术肾造瘘术。术后待血肌酐、尿素氮等逐渐恢复至正常，尿液总量至正常年龄水平后再择期手术治疗尿路结石。

2. 基本原则

对于急性肾损伤其病因主要分为肾前性、肾性以及肾后性，因此对此患儿首先要明确病因，对肾后性原因造成的急性肾功能损伤其治疗原则是尽早解除尿路梗阻，恢复尿路引流通畅。

五、要点与讨论

1. 概述

儿童泌尿系统结石主要包括肾结石、输尿管结石、膀胱结石和尿道结石。肾结石发病可单发或多发，双肾结石约占20%。可长期无明显症状，也可表现为肾绞痛，同时伴有肉眼或者镜下血尿。如继发感染，则有尿路感染症状，如发热、尿频、尿急、尿痛等。值得提出的是，婴儿伴有尿路感染时除发热外，常伴有腹泻，应避免单纯考虑腹泻病。输尿管结石出现症状的概率高，以肾绞痛和肉眼或镜下血尿为主，偶有尿频、尿急、尿痛症状。往往还伴有结石以上部位的集合系统扩张。膀胱结石多来自上尿路。主要症状表现为尿痛、排尿困难，仰卧时可能得到缓解，站立时排尿剧痛，小儿牵拉阴茎，尿流中断、滴沥。尿道结石多见于后尿道，症状方面主要是排尿困难、尿痛、急性尿潴留。由外源性物质（三聚氰胺、头孢曲松钠等抗生素等）导致的泌尿系统结石相对易导致双侧上尿路同时梗阻，出现腹痛、呕吐、少尿或尿闭、高血压、水电解质紊乱等急性肾脏损伤的相关症状。因此采集病史时应注意详细询问患儿既往史、个人史、家族史等。对出现腹痛、少尿或无尿患儿，应注意询问有无输注某些抗生素等。

2. 病因与病理分型

小儿泌尿系统结石病因有很多，通常与患儿本身的代谢疾病、先天性泌尿系统解剖畸形、地域环境因素、饮食生活因素、遗传和基因因素相关。

（1）患儿自身患有代谢性疾病，如高钙尿症、高草酸尿症、高尿酸尿症、胱氨酸尿症、地枸橼酸尿症、低镁尿症，或者患儿曾行肠道手术导致短肠，易引起尿路结石。

（2）饮食结构：动物蛋白、维生素D摄入过多，纤维素过少，易诱发上尿路结石。饮水少、尿浓缩，晶体容易形成。在欧美，高盐饮食被认为是近年儿童泌尿系统结石发病率增高的主要原因。

（3）泌尿系统感染：感染性结石占所有结石的5%～15%，该类结石常见于反复泌尿系统感染者（如早产婴儿及先天性泌尿系统畸形的婴幼儿），感染性结石中女性比男性更容易发生，比率约为2∶1。

（4）先天性泌尿系统畸形：临床观察可知尿路结石患儿可能与引起尿路梗阻和（或）尿流不畅的泌尿系统解剖异常有关（如肾盂输尿管连接处梗阻、马蹄肾、肾盏憩室、髓质海绵肾等），一般认为梗阻性泌尿系统畸形时尿流不畅、尿液通过肾单位延时，进而导致结晶形成和滞留，由此结石发病率增高。也有认为先天性畸形合并结石的患儿也往往存在某些易导致结石的代谢异常，如高钙尿症。

（5）其他：泌尿系统异物、长期卧床（如脑瘫患儿）、营养因素、地理因素、环境因素、种族以及遗传因素均与小儿泌尿系统结石发病有关。

（6）特殊因素：2008年的三聚氰胺结石事件中，婴幼儿食用含有三聚氰胺的奶粉而导致泌尿系统结石患儿人数骤增。另外，某些药物，如乙酰唑胺、维生素D、维生素C、皮质激素、磺胺、阿司匹林以及头孢曲松均可引起泌尿系统结石，其中头孢曲松钠相关结石占首位。

3. 检查方法的选择

（1）泌尿系统B超：该方法无创、廉价，可作为泌尿系统结石首选筛查手段。对于全泌尿路平片不能显示的小结石和X线透光结石（阴性结石），超声也能较敏感地发现。此外该手段也用于指引经皮肾镜碎石取石术时肾镜通道的建立。

（2）尿路平片（KUB）：该方法可显示泌尿系统阳性结石。以往经验中全泌尿路平片能发现95%以上的成人泌尿系统结石，但结石过小、结石钙化程度不高、尿酸结石、抗生素结石等则在全泌尿路平片中不显影。需要注意的是，儿童泌尿路阴性结石的比例远超过成人，达25%～30%，所以全泌尿路平片（KUB）不能作为儿童泌尿系统结石的排除手段。

（3）CT检查：CT平扫能发现阳性结石和阴性结石，是诊断泌尿系统结石的金标准，但CT平扫时断层间距过大可能遗漏较小结石。CT平扫还有助于鉴别肿瘤、血凝块以及了解有无肾脏畸形。外源性物质导致的结石早期CT值较低，其中早期的抗生素结石CT值一般在70～200 Hu，个别可达300 Hu左右。

(4) 静脉尿路造影检查(IVP)：静脉尿路造影检查也是诊断尿路结石的重要手段，除可以发现阳性结石或通过充盈缺损间接发现部分阴性结石外，还能定性了解患肾功能，并发现部分泌尿系统畸形。静脉尿路造影检查的缺点在于肠道气体会影响结石分辨率、儿童还需要进行肠道准备，另外，多次摄片也使放射暴露增加。

(5) 放射性核素动态肾显像：该手段并不能显示结石存在与否，但对于伴有肾积水的患儿需要进行该检查以定量了解患肾功能、评价治疗前肾功能受损情况和治疗后肾功能恢复情况。对于结石合并其上尿路扩张的患儿，核素动态肾显像显示的患肾排泄类型尤其重要，如患侧上尿路排泄曲线为非机械性梗阻类型(抛物线形)，则基本可以排除梗阻性泌尿系畸形基础上产生的结石。急性肾功能损害或慢性肾功能不全时应避免行同位素肾动态扫描。

4. 治疗原则和手术方法选择

小儿泌尿系统结石总的治疗原则包括尽早明确结石病因并避免或治疗病因；及时控制结石伴发的影响肾功能的状况，如解除梗阻、控制尿路感染等，保护患肾功能；选择合适方法清除结石。

(1) 儿童尿路结石导致的急性肾功能损伤，应首先考虑解除结石导致的泌尿路梗阻。虽然只有少数的含钙结石患儿会出现双侧上尿路同时梗阻、急性肾功能损伤。但外源性物质如三聚氰胺、抗生素等造成的结石则相对易导致双侧尿路结石，甚至双侧上尿路梗阻、急性肾功能损伤。对于结石导致急性肾功能损伤的患儿，有报道采用血液透析进行临时性肾功能替代，等待较为松散的结石自行排出、尿路恢复通畅，而不能排出或残留的结石再进一步采用外科手段处理。多数情况下，可在积极术前准备(纠正水电解质紊乱、酸中毒、高血压等)的前提下采用经膀胱镜输尿管支架管植入术，保持尿液引流通畅，保护肾功能。该操作简便、时间短，放置输尿管导管的当时即有结石排出、术后1周多数患儿结石排尽。对于以上处理后仍未能排出的结石，可按一般结石处理原则确定下一步治疗方案。如放置输尿管导管或双J管失败，可考虑行肾穿刺造瘘术。

(2) 双侧上尿路结石手术治疗原则：①双侧输尿管结石时，如果总肾功能正常或处于肾功能不全代偿期，血肌酐值<178.0 μmol/L，先处理梗阻严重一侧的结石；如果总肾功能较差，处于氮质血症或尿毒症期，先治疗肾功能较好一侧的结石，若条件允许，可同时行双侧输尿管取石术。双侧输尿管结石的客观情况相似，先处理主观症状较重或技术上容易处理的一侧结石。②一侧肾结石，另一侧输尿管结石时，先处理输尿管结石。③双侧肾结石时，应在尽可能保留肾脏的前提下，一般先处理容易取出且安全的一侧，若肾脏功能极差，梗阻严重，全身情况不良，应先行经皮肾穿刺造瘘术。待患者情况改善后再处理结石。④孤立肾或功能性孤立肾伴上尿路结石，只要患者全身情况许可，应积极术前准备并及时实施手术。若患者全身状况不能耐受麻醉和手术，亦积极试行输尿管逆行插管，通过结石后留置导管引流；不能通过结石时，则改行经皮肾穿刺造瘘术。待全身情况好转后进一步处理结石。

手术方法的选择包括内科保守治疗和外科手术治疗。

(1) 内科保守治疗：对于结石小于6 mm、未引起梗阻等并发症，常选择单纯观察或内科保守治疗，其保守治疗措施主要包括解痉、止痛、足量的液体和充分营养的摄入、控制感染等。

(2) 外科手术治疗。

① 体外冲击波碎石术(extracorporeal shock wave lithotripsy，ESWL)：通过X线或者B超对结石进行定位，利用高能冲击波聚焦后作用于结石，使结石裂解成小块状甚至细砂样，随尿液排出体外。一般适用于肾结石、输尿管中上段结石，ESWL治疗输尿管下段结石和膀胱结石也有报道，但考虑到骨盆影响定位、女孩卵巢位置等因素，输尿管下段结石和膀胱结石较少采用ESWL。有研究显示，儿童输尿管的结石排出能力不弱于成年人，肾脏结石直径在15 mm或以下时，采用ESWL是安全的。也有报道

采用 ESWL 治疗肾脏较大结石或多发结石，但成功率下降，有时需要复震，两次 ESWL 间隔时间必须不少于 2 周。ESWL 的优点是无需手术切口或无需经过泌尿系腔道即能去除结石，并发症机会少。可能的术后并发症包括肾包膜下血肿、肺损伤、输尿管“石街”、尿路感染等。一般以暂时性的肉眼血尿为主，无需处理。但碎石排出过程中，由于结石碎片或颗粒排出可引起肾绞痛，若碎石过多地积聚于输尿管内，可引起输尿管“石街”。ESWL 缺点在于需要专门的震波碎石机、儿童使用的震波碎石机最好设有低能区。

② 经皮肾镜取石或碎石术(percutaneous nephrolithotomy, PCNL)：经腰背部细针穿刺直达目标肾盏或肾盂，扩张并建立皮肤至肾内的通道，放置肾镜，直视下激光碎石和取石。对于较大肾结石(直径＞15 mm)、多发性肾结石、ESWL 治疗无效的肾或≥10 mm 的输尿管上段结石可采用 PCNL。PCNL 并发症主要和穿刺以及扩张和建立操作通道有关，主要包括肾实质撕裂、出血、肾盂穿孔、动静脉瘘、损伤周围脏器、感染等，其中难以控制的严重出血可以导致患肾切除、甚至危及生命。

③ 输尿管镜取石碎石术(ureteroscopic lithotripsy, URL)：输尿管镜经尿道、膀胱、输尿管开口置入输尿管，直视下套石或取石，碎石过程中需要钬激光。适用于输尿管中下段结石，亦用于 ESWL 导致的“石街”。其近期并发症主要有输尿管穿孔、黏膜撕脱伤、输尿管撕脱伤，远期可有输尿管狭窄、闭塞，多见于输尿管膀胱开口处或壁内段，远期并发症还包括膀胱输尿管反流。输尿管软镜是近年来成人泌尿外科结石领域的热点，国内也有数家儿童泌尿外科中心采用软镜治疗上尿路结石。输尿管软镜可治疗输尿管上段及肾结石，在很大程度上替代了 PCNL 并减少了肾结石、输尿管上段结石治疗的并发症。输尿管软镜在儿童使用的最大问题在于缺乏适用于小儿的小型号输尿管软镜，即使经过事先放置双 J 管 2 周以上被动扩张输尿管后，仍有部分患儿无法置入输尿管软镜。

④ 膀胱镜下碎石术：主要针对下尿路结石的取石或碎石术，大多数下尿路结石均可在尿道镜或膀胱镜下碎石取石，并发症如膀胱穿孔、尿道损伤、尿道狭窄等，概率很小。对于较大的膀胱结石(30 mm 以上)，经尿道碎石后取出较为困难，可考虑在耻骨上建立皮肤至膀胱内的通道，再行碎石和取石，可大大减少操作时间和对尿道的损伤。

⑤ 开放性手术治疗：a. 耻骨上膀胱切开取石术：对于结石过大或者合并膀胱内感染严重者，膀胱切开取石术可以作为处理手段的选项。b. 输尿管切开取石术：输尿管镜无法进入、输尿管镜操作时形成较大输尿管穿孔、合并严重感染者，可采用输尿管切开取石术。c. 肾盂切开取石术：适用于合并先天性尿路畸形、严重感染的结石。

5. 术后处理原则和并发症防治

明确结石的成分和形成病因后可以有针对性地预防结石的复发。如增加水摄入以维持足够的尿液、降低动物蛋白的摄入、限制钠盐和草酸的摄入、限制豆制品摄入等。然而对于儿童这一特定的人群，鼓励多进食高纤维食品、大量饮水应是最行之有效的策略。

6. 随访要点和预后

儿童泌尿系统结石术后仍有较高的复发率，因此术后随访是非常重要的一项内容，随访时需要观察有无结石复发、患侧尿路功能、近远期并发症等。

六、思考题

1. 儿童泌尿系统结石的诊断依据和鉴别诊断有哪些？
2. 儿童泌尿系统结石的治疗原则是什么？
3. 儿童泌尿系统结石常见的治疗手段及适应证有哪些？

七、推荐阅读文献

1. Al-Busaidy SS, Prem AR, Medhat M. Pediatric staghorn calculi: the role of extracorporeal shock wave lithotripsy monotherapy with special reference to ureteral stenting [J]. J Urol 2003;169(2):629-633.

2. Alon US. Medical treatment of pediatric urolithiasis [J]. Pediatr Nephrol 2009;24(11):2129-2135.

3. Ammenti A. Nephrocalcinosis in children: a retrospective multicenter study [J]. Acta Paediatr 2009;98(10):1628-1631.

4. Desai MR. Percutaneous nephrolithotomy for complex pediatric renal calculus disease [J]. J Endourol 2004;18(1):23-27.

5. Smaldone MC. Is ureteroscopy first line treatment for pediatric stone disease? [J]. J Urol 2007;178(5):2128-2131.

（耿红全）

案例 74

睾丸肿瘤

一、病例资料

1. 现病史

患儿,男性,2 岁。因洗澡时发现“右侧睾丸较左侧大”2 天入院。

患儿于 2 天前洗澡时由家属发现其右侧睾丸较左侧偏大偏硬,双侧睾丸无明显疼痛感,无尿频、尿急、尿痛,B 超示“右睾丸占位”,血 AFP 提示较正常值大幅升高。患儿食欲、睡眠良好,大便正常,无明显消瘦。

2. 既往史

G_1P_1,生后常规体检未见异常。既往体健,否认阴囊外伤手术史。

3. 体格检查

T 36.9℃,HR 98 次/min,一般情况可,神志清楚,精神反应佳,呼吸平稳;皮肤、巩膜无黄染;胸廓平坦,听诊双肺呼吸音清,未闻及啰音,心音有力,律齐,未闻明显杂音;腹软,无腹壁静脉显露,肝脾触诊无肿大,腹腔叩诊无移动性浊音;四肢无畸形,未见明显脊柱侧弯;肛门未见异常。右侧睾丸呈鸽蛋大小,质地偏硬,无明显皮温升高,无明显触痛,左侧睾丸未及明显异常。

4. 实验室及影像学检查

血常规、凝血常规:正常。

血 AFP:2 820 μg/L。

超声检查:右阴囊内可见睾丸样回声,大小约 17 mm × 10 mm × 13 mm,另可见范围约 24 mm × 15 mm 的中等回声团,包膜不明显,回声尚均匀,未见明显钙化及液化,血流稍丰富,右附睾尾稍增大。左睾丸形态正常,包膜光滑,内部回声分布均匀,无异常回声。左附睾形态正常回声均匀,血流正常。

腹腔、盆腔 MRI:未见异常。

二、诊治经过

1. 治疗方案

入院初步诊断为右侧睾丸肿瘤。完善术前检查及准备后,应限期手术治疗,明确病理,进一步确定治疗方案。

2. 治疗经过

(1) 入院完善术前常规检查及术前准备:血常规、凝血功能正常。

(2) 术前谈话：术前与家属沟通，着重指出术中风险、手术方式、术后并发症，特别是术中需根据冰冻切片病理结果决定手术方案。

(3) 入院第二天行右侧睾丸肿瘤切除术，术中快速病理提示：右睾丸恶性肿瘤，考虑生殖细胞来源可能大。予以高位结扎右侧精索血管及输精管，切除右侧睾丸。术后将病情详细告知家属，术后第二天出院。儿童肿瘤内科进一步随访。术后病理：右侧睾丸卵黄囊瘤。

3. 随访

患儿定期在肿瘤内科化疗及随访。

三、病例分析

1. 病史特点

(1) 患儿，男性，2 岁。发现"右侧睾丸较左侧大"就诊。

(2) 无阴囊外伤手术史。

(3) 体检阳性发现：右侧睾丸呈鸽蛋大小，质地偏硬，无明显皮温升高，无明显触痛。

(4) 辅助检查：血 AFP 大幅升高，B 超提示右侧睾丸占位。

2. 诊断及诊断依据

(1) 诊断：右侧睾丸肿瘤(卵黄囊瘤可能)。

(2) 诊断依据：①右侧睾丸呈鸽蛋大小，质地偏硬，无明显皮温升高，无明显触痛。②血 AFP 大幅升。③超声显示右侧睾丸占位。

3. 鉴别诊断

(1) 睾丸鞘膜积液：为液性包块，透光实验阳性，值得注意的是，有些睾丸肿瘤合并鞘膜积液，易漏诊，需行 B 超排除。

(2) 睾丸附睾炎症：表现为患侧睾丸附睾肿胀，皮温升高，疼痛感明显。

四、治疗方案及基本原则

1. 处理方案

考虑患儿睾丸肿瘤，且根据术前检查考虑恶性肿瘤可能大，盆腔磁共振检查未见肿大淋巴结等异常。应该积极地进行术前准备，根据术中快速病理决定手术方式，如病理提示为良性，可考虑行保留睾丸的肿块切除术，如病理提示为恶性，则需高位结扎患侧精索血管，完全切除患侧睾丸。也可以考虑术前进行 PET - CT 检查，尽量明确有无肿瘤转移。

2. 依据

儿童睾丸肿瘤常见有卵黄囊瘤和畸胎瘤。相较于成人，儿童睾丸肿瘤预后较好。患儿血 AFP 大幅升高，考虑良性畸胎瘤可能小，故应积极手术切除肿瘤。术中根据快速病理结果进一步判断，高位结扎右侧精索血管，完整切除右侧睾丸。

五、要点与讨论

1. 概述

儿童睾丸肿瘤(testicular tumors)发病率不高，在全部睾丸肿瘤中，小儿仅占 2%～5%。生殖细胞肿瘤在小儿睾丸肿瘤中所占比例也较成人略低，约为 60%～75%，其中卵黄囊瘤最多，其次为畸胎瘤。

主要发生于婴幼儿，75%的患儿小于2岁。诊断并不困难，多以阴囊内无痛性肿块就诊，体征明确，超声检查对明确诊断很有价值。甲胎蛋白测定作为肿瘤标志物对小儿睾丸肿瘤的良恶性预估及随访监测有重要意义，约90%卵黄囊瘤血清甲胎蛋白增高。

小儿睾丸肿瘤好发于5岁以前，婴幼儿更为多见，主要表现为质硬的无痛性阴囊肿块，大儿童可有阴囊沉坠、腹膜沟牵拉感。发生睾丸肿瘤扭转者常有阴囊部位疼痛主诉；肿瘤出血、坏死可有急性睾丸炎症状；睾丸恶性肿瘤患儿可伴有鞘膜积液；这些症状和体征须与鞘膜积液、睾丸炎症、血肿相鉴别。个别睾丸恶性肿瘤患儿最初的症状为肿瘤转移的表现，如超声偶见后腹膜淋巴结肿大。

2. 病理与分型

小儿睾丸肿瘤的常用临床分期将其分为三期，重点强调肿瘤的扩散和转移程度，对制定治疗方案有实际意义。

Ⅰ期：肿瘤局限于睾丸及附睾内，无淋巴结转移。

Ⅱ期：肿瘤已扩散到精索、阴囊、腹膜沟和后腹膜淋巴结，无横膈以上淋巴结转移。

Ⅱa期：无后腹膜淋巴结转移。

Ⅱb期：后腹膜淋巴结转移。

Ⅲ期：已有横膈以上淋巴结或其他远处转移。

3. 检查方法的选择

对小儿睾丸实质性肿块、无疼痛、透光试验阴性的病例，应高度怀疑睾丸肿瘤。因此除阴囊部位检查外，仔细检查腹膜沟、腹部、锁骨上区淋巴结。但对怀疑恶性肿瘤伴鞘膜积液者不主张穿刺抽液检查，以免肿瘤种植播散。

影像学检查首选超声，可了解肿瘤大小、边界等，并与鞘膜积液、血肿鉴别。良性畸胎瘤可在局部X线平片检查发现钙化影；MRI、CT检查对腹股沟、盆腔、后腹膜转移灶的发现具有价值。PET-CT可以一次性扫描全身是否存在转移灶，但放射剂量大，儿童是否适合尚有争议。

由于小儿睾丸恶性肿瘤多为卵黄囊瘤、恶性畸胎瘤等生殖细胞源性肿瘤，血液检测甲胎蛋白常有显著增高，并可作为肿瘤性质预估指标、随访复发的监测指标。

4. 治疗原则和手术要点

小儿睾丸肿瘤可行腹股沟切口或阴囊切口探查，先阻断精索组织，探查睾丸，活检快速病理确诊为恶性肿瘤者，作根治性睾丸切除术。如病理提示为良性，则行肿瘤剜除术、保留患侧睾丸。

5. 术后处理原则和并发症防治

恶性肿瘤根据临床分期制订不同治疗方案。Ⅰ期病例在根治性睾丸切除术后是否需要化疗并无定论，部分学者对Ⅰ期病例往往不选择化疗，仅定期随访。Ⅱ期病例在根治性睾丸切除术后，根据恶性肿瘤浸润和淋巴结转移范围决定手术切除范围，一般Ⅱa期仅作腹股沟淋巴结清扫，只有在术后两周血清AFP仍然增高和影像学证实有后腹膜淋巴结肿大时才作后腹膜淋巴结清扫术；Ⅱb期常规腹膜后淋巴结清扫。术后化疗2年。Ⅲ期病例在根治性睾丸切除术后，有残存肿瘤和广泛转移者应加用局部放疗，孤立性肺、肝转移病灶应争取手术切除，术后以顺铂、VP-16、博莱霉素、异环磷酰胺等多药联合化疗2年。

6. 随访要点与预后

主要随访肿瘤指标及有无复发。手术后定期肿瘤标记物测定能及早发现复发病例。良性睾丸肿瘤根治术后都能长期生存，罕有复发病例。国外文献报道小儿睾丸恶性肿瘤总生存率为60%～80%，较为少见的婴儿睾丸胚胎性腺癌和附睾横纹肌肉瘤预后也较好，生存率分别达到75%和71%。Ⅰ、Ⅱ期病例的近期疗效可达100%，但术后复发者生存率仅15%，Ⅲ期预后较差。

六、思考题

1. 睾丸肿瘤的诊断依据和鉴别诊断有哪些?
2. 睾丸肿瘤的临床分期如何?
3. 睾丸肿瘤的治疗方案是什么?

七、推荐阅读文献

1. Shukla AR, Woodard C, Carr MC, et al. Testicular teratomaat the Children's Hospital of Philadelphia: the roleof testis preserving surgery [J]. J Urol 2002;167 (Suppl): 109.
2. Mikuz G. Update on the pathology of testicular tumors [J]. Anal Quant Cytopathol Histpathol. 2015 Feb; 37(1):75 - 85.
3. Buckley KS. Pediatric genitourinary tumors [J]. Curr Opin Oncol 2011 May; 23(3):297 - 302.

(耿红全)

案例 75

先天性肾积水

一、病例资料

1. 现病史

患儿，男性，3 月。因“母亲孕检时超声检查发现胎儿左肾积水”入院。

患儿母亲孕 24 周时行超声检查，发现胎儿左肾积水，肾盂扩张前后径约 15 mm，输尿管无扩张。患儿足月自然娩出，出生后无排尿困难及血尿，出生后一周查泌尿系超声提示肾盂扩张前后径约 18 mm，此后每月复查泌尿系超声。期间患儿进食及二便正常，3 天前超声检查提示左侧肾盂扩张前后径约 30 mm，行利尿肾动态检查提示：左肾皮质扩张、形态不规则，功能受损，左肾盂明显扩张积水，左上尿路机械性梗阻，左肾分肾功能：30.5%。我院以左侧肾积水收入院。

2. 既往史

G_2P_2，产前胎儿超声检查未及泌尿系统以外器官异常。否认存在胎内或新生儿期感染。患儿母亲孕期未口服药物。

3. 体格检查

T 36.5℃，HR 116 次/min，一般情况可，神志清楚，精神反应佳，呼吸平稳，口唇无青紫；皮肤、巩膜无黄染；无脱水貌；胸廓平坦，听诊双肺呼吸音清，未闻及啰音，心音有力，律齐，未闻明显杂音；左侧腹部膨隆，无腹壁静脉显露，扪诊时腹部软，左侧腹可触及质韧包块，腹部叩诊无移动性浊音；四肢无畸形，未见明显脊柱侧弯；肛门生殖器未见异常。

4. 实验室及影像学检查

血常规、尿常规、肝功能、肾功能检查：正常。

利尿性肾图检查：左肾皮质扩张形态不规则，功能受损，左肾盂明显扩张积水，左上尿路机械性梗阻。左肾分肾功能：30.5%。

B 超检查：提示左肾盂分离约 30 mm，左输尿管未见扩张。

膀胱造影：膀胱形态正常，无输尿管反流。

二、诊治经过

1. 治疗方案

入院初步诊断为左侧先天性肾积水。完善术前检查及准备后，应择期手术治疗，肾盂成形术。

2. 治疗经过

(1) 入院完善术前常规检查及术前准备:凝血常规、胸片、心电图、心动超声检查未见异常,术前晚术晨开塞露通便。

(2) 术前谈话:术前与家属沟通,着重指出术中风险、手术方式、术后并发症,特别是详细交代术中可能见输尿管长段狭窄或输尿管多处狭窄,术后吻合口狭窄的可能。

(3) 入院第二天行左肾盂成形术:术中明确为肾盂输尿管连接部狭窄,行离断性肾盂成形术(Anderson-Hynes 术)。术中置双 J 管。术后将病情详细告知家属,患儿术后给予生命体征监护、补液、抗生素使用等相关治疗。术后 6 h 正常进食。术后 7 天出院。

3. 随访

出院 1 月,门诊复诊患儿无不适主诉,尿常规正常。出院 3 月再次入院取出双 J 管,恢复好出院。出院 6 月门诊复诊,尿常规正常。超声复查左侧肾积水情况好转。

三、病例分析

1. 病史特点

(1) 患儿,男性,3 月。因"母亲孕检时超声检查发现胎儿左肾积水"就诊。

(2) 无产前或新生儿期感染及手术史。

(3) 体检阳性发现:左侧腹部膨隆,无腹壁静脉显露,扪诊时腹部软,左侧腹部可触及质韧包块。

(4) 辅助检查:利尿肾动态检查:左肾皮质形态不规则,功能受损,左肾盂明显扩张积水,左上尿路机械性梗阻,左肾分肾功能:30.5%。B 超检查:提示左肾盂分离约 30 mm,左肾盂输尿管连接处狭窄。

2. 诊断及诊断依据

(1) 诊断:左侧先天性肾积水。

(2) 诊断依据:①母亲孕检时超声检查发现胎儿左肾肾盂扩张,入院体检发现患儿左侧腹部肿块。②超声检查:提示左肾盂分离约 30 mm,左肾盂输尿管连接处狭窄。③利尿肾动态检查:肾皮质形态不规则,功能受损,患肾分肾功能<40%。

3. 鉴别诊断

主要与实质性肿瘤、胆总管囊肿及其他泌尿系畸形相鉴别。

四、治疗方案及基本原则

1. 处理方案

患儿左侧肾盂扩张 30 mm,左肾功能受损,左肾分肾功能<40%。应该积极地进行术前准备,行离断性肾盂成形术(Anderson-Hynes 术)。术前准备按小儿泌尿外科的常规准备;术前重点注意的是有无泌尿系感染;患肾是否无功能;血电解质及凝血功能是否正常;术前晚术晨开塞露通便。

2. 依据

梗阻时间越长、患肾功能受损越严重,术后效果越差,出现手术指征时及时的手术介入,对患肾功能的保存和恢复是有利的。但也有医生认为,患肾功能的恶化是一个缓慢的过程,不建议小月龄时手术。

五、要点与讨论

1. 概述

小儿先天性肾积水主要是由先天性输尿管肾盂连接(ureteropelvic junction, UPJ)梗阻引起的。发生率约 0.13%～0.16%。本病多见于男性，病变多在左侧，在新生儿中约 2/3 病变在左侧，而双侧病变发生率为 10%～40%。绝大多数没有症状，主要是超声检查发现。有一部分先天性肾积水患者表现为腹部肿块，肿块巨大者可导致呼吸困难。肾积水继发尿路感染者可表现为尿路感染的症状。年龄稍大患儿可出现腰部钝痛，以及胃肠功能紊乱等消化道症状，当小儿剧烈活动后可出现一过性血尿。息肉导致的肾积水患儿往往会出现患侧腰腹部剧烈绞痛、也常常伴有血尿。有些肾积水平时积水较少，发作时积水增大，同时伴有肾绞痛、呕吐等急性梗阻症状，可在数小时内自行缓解。肾积水继发结石时出现尿路感染和血尿概率升高。双侧肾积水及孤立肾肾积水晚期可出现氮质血症。

2. 病因与病理生理

肾积水常见的病因有肾盂输尿管连接部狭窄；肾盂输尿管连接部瓣膜；迷走血管压迫。至于高位输尿管和输尿管起始部扭曲折叠多是伴随有该段输尿管狭窄，它不一定是引起梗阻的主要原因，很可能是积水后肾盂扩张的结果，但它可能加重梗阻。另外还有肾盂输尿管连接部息肉导致肾积水，我国肾盂输尿管连接部息肉的病例数明显多于西方。肾积水一旦发生，则尿液排出受阻，为了克服梗阻，肾盂蠕动加强，肾盂肌肉发生代偿性肥厚，如梗阻继续存在或加重，则出现失代偿现象，肾盂内压力升高，肾小管内压力升高，如肾小管内压力超过肾小球滤过压，则肾小球滤过暂停。

3. 检查方法的选择

超声检查操作简单，非侵袭性，无辐射线及价格低廉，对肾脏和泌尿系统异常的评估及诊断方面具有极高地位。尤其它的显影不依赖肾功能，对于肾功能不佳或无功能者，更具价值，还可短期内多次检查。如肾盂扩大为无回声区，而输尿管又不扩张，可初步诊断为肾积水。超声不但能观察出有无肾积水，还能观察到肾盂肾盏扩大的程度，同时也能观察到肾实质厚度，如肾实质厚度在 3 mm 以上者，经治疗解除梗阻，预后较好。磁共振泌尿系水成像(MRU)是直接利用尿路内的尿液信号成像的尿路造影新技术，具有非侵袭性，无肾功能依赖性，能较好显示尿路解剖情况等特点。对婴幼儿，特别是肾功能差的新生儿和严重肾积水的评估较为适用。静脉尿路造影以往是用来定义 UPJ 梗阻主要的 X 线检查，需要禁食等肠道准备、在婴幼儿由于肠道气体关系显影质量也较差且连续摄片导致较多的放射性暴露，在大多数医院，静脉尿路造影已被放射性核素肾显像所取代。放射性核素肾显像可提供分侧肾功能数据，对单侧肾脏排泄功能进行评估，可以帮助确定有无梗阻存在，定时检测肾功能走势有助于确定是否需要外科手术。此外，手术成功后，术后核素肾扫描能提供总残余肾功能的评估信息。特别是如果在术前已有肾功能减少者，则在成功施行肾盂成形后，6～12 个月后需进行利尿性肾图以精确评估术后肾功能情况。

4. 治疗原则和手术要点

对于胎儿期发现的肾积水，出生后 3 年内自行缓解、消失的概率达到 60%左右，约 15%～20%需要手术治疗，其余患肾的积水程度长期保持稳定。肾积水是否需要手术是决定治疗方案的关键。对于合并腹部包块、腹痛、血尿，肾结石等情况的肾积水，选择手术治疗。对于没有以上情况的肾积水患儿，需要通过利尿性肾图来明确是否需要手术，对于分肾功能低于 40%或分肾功能动态下降超过 5%的单侧肾积水患儿，需要手术治疗。孤立肾、功能性孤立肾或双侧肾积水患儿，手术指征需要适当放宽，但尚无明确界定可以遵循。一些特殊原因导致的肾积水，如迷走血管压迫、肾盂输尿管连接部息肉导致的肾积水，没有自行缓解或消失的可能，如果通过超声、增强 CT 等明确为迷走血管或息肉导致的肾积水，即使尚未出现症状，也可以选择手术治疗。对于长期稳定的肾积水，一般认为 5～6 岁时仍存在，需要选择手术治疗。

对于分肾功能小于 10%的肾积水，可以考虑肾切除或选择肾造瘘，观察造瘘术后肾功能有无恢复(大于 10%)、尿量等再决定是否行根治手术。对于肾积水合并感染，尤其是脓肾者，在患儿全身情况欠佳时，也需要先行肾造瘘术，待全身情况和感染情况好转后再考虑根治性手术。绝大多数需要手术的肾积水可以行根治性手术。

肾盂输尿管连接部狭窄的根治性手术方式为 Anderson-Hynes 肾盂成形术，已有百余年历史，手术效果确切，其操作要点在于手术中对齐输尿管和肾盂后，确保在无张力条件下吻合，将输尿管"V"最低点与肾盂瓣下方最低点缝合在一起，然后再完成"注水不漏"的吻合口。手术方式包括开放手术、腹腔镜或后腹腔镜手术，港台地区和欧美也进行了较多的机器人肾盂成形术，均能取得良好疗效，术者可根据医疗条件、各种方式的熟练度和家属意见来选择合适方式。

5. 术后处理原则和并发症防治

先天性肾积水术后有效的抗生素治疗对于预防泌尿系感染极为重要。肾盂成形术后感染常见的原因有术前合并结石；术后肾盂内有积血和血凝块；巨大肾积水；术后补液量偏少；抗生素应用不合理；支架管留置时间过长。术后肾盂输尿管吻合口梗阻常见的原因有吻合口内外积血；吻合口处输尿管扭曲；输尿管狭窄段切除不彻底；手术方式选择不合理。

6. 随访要点与预后

定期复查尿常规排除有无术后尿路感染，超声复查肾积水情况，定期复查肾功能。单侧肾积水的预后较好，双肾肾积水的预后与病变原因、程度及术后肾功能恢复情况密切相关。

六、思考题

1. 先天肾积水的诊断依据和鉴别诊断有哪些？
2. 先天肾积水的病因有哪些？
3. 先天性肾积水的手术指征有哪些？

七、推荐阅读文献

1. Alberti C. Congenital ureteropelvic junction obstruction: physiopathology, decoupling of tout court pelvic dilatation-obstruction semantic connection, biomarkers to predict renal damage evolution [J]. Eur Rev Med Pharmacol Sci. 2012 Feb; 16(2):213-219.

2. Mesrobian HG, Mirza SP. Hydronephrosis: a view from the inside [J]. Pediatr Clin North Am. 2012 Aug; 59(4):839-851.

3. Kim SO, Yu HS, Hwang IS, et al. Early pyeloplasty for recovery of parenchymal thickness in children with unilateral ureteropelvic junction obstruction [J]. Urol Int. 2014;92(4):473-476.

（耿红全）

案例 76

膀胱输尿管反流

一、病例资料

1. 现病史

患儿,女性,2 岁。因"近一年内反复尿感 4 次"入院。

患儿一年前出现发热性尿感,经抗感染治疗后好转,9 月前再次尿感,控制感染后行排泄性膀胱尿路造影(VCUG)提示右侧膀胱输尿管Ⅳ级反流,予以呋喃妥因口服预防感染,正规用药期间患儿再度发生两次发热性尿感,予以静脉输注抗生素治疗后体温降至正常。发病期间,患儿食欲一般、睡眠尚可,大便正常,一年内体重增加不明显。

2. 既往史

G_1P_1,生后常规体检未见异常。既往体健。

3. 体格检查

T 36.8℃, HR 94 次/min,一般情况可,神志清楚,精神反应佳,呼吸平稳;皮肤、巩膜无黄染;胸廓平坦,三凹征阴性,听诊双肺呼吸音清,未闻及啰音,心音有力,律齐,未闻明显杂音;腹软,无腹壁静脉显露,肝脾触诊无肿大,腹腔叩诊无移动性浊音;四肢无畸形,未见明显脊柱侧弯,骶尾部未见异常;外生殖器肛门未见异常。

4. 实验室及影像学检查

血常规、凝血常规:正常。

尿常规:尿蛋白(—),白细胞 0～2 个/HP。

VCUG 检查:右侧膀胱输尿管Ⅳ级反流,膀胱形态大小正常,排尿顺畅,未见明显残余尿。

肾皮质静态显像:右肾上极皮质见瘢痕形成。

二、诊治经过

1. 治疗方案

入院初步诊断为右侧膀胱输尿管Ⅳ级反流。入院后积极完善术前检查及准备,择期手术治疗。

2. 治疗经过

(1) 入院完善术前常规检查及术前准备:血常规、凝血功能正常,术前晚会阴部清洁。

(2) 术前谈话:术前与家属沟通,交代术后右侧输尿管狭窄及反流复发可能。

(3) 入院第二天行 Cohen 术,膀胱内游离右侧输尿管末端,输尿管末端扩张明显,直径约 1.5 cm,予以末端 5 cm 裁剪缩小直径，自膀胱三角区头侧做黏膜下隧道直达对侧输尿管开口上方，隧道长约 3 cm，将裁剪后右侧输尿管末端通过黏膜下隧道再植。术后将病情详细告知家属，患儿术后生命体征平稳，转回病房。术后 9 天出院。

3. 随访

出院 1 月，门诊复查尿常规，泌尿系超声。无殊。嘱继续门诊定期复诊，评估反流情况。

三、病例分析

1. 病史特点

(1) 患儿，女性，2 岁。因“一年内反复尿感 4 次”就诊。

(2) 既往反复尿感史。

(3) 实验室检查：本次实验室检查未提示感染期迹象。

(4) 辅助检查：VCUG 证实患儿存在右侧膀胱输尿管Ⅳ级反流，且同位素检查提示右肾有瘢痕形成。

2. 诊断及诊断依据

(1) 诊断：右侧膀胱输尿管Ⅳ级反流。

(2) 诊断依据：①患儿一年内反复尿感 4 次。②VCUG 证实患儿存在右侧膀胱输尿管Ⅳ级反流，且 ECT 提示右肾有瘢痕形成。③正规药物预防性控制情况下出现突破性尿感。

3. 鉴别诊断

(1) 输尿管末端狭窄：引起上尿路积水，但其原因是输尿管末端狭窄梗阻导致，由于输尿管扩张扭曲，和反流导致的输尿管扩张很相似，故输尿管扩张的患儿即使 MR、B 超等检查提示输尿管末端狭窄，也建议行 VCUG 排除反流。

(2) 鉴别膀胱输尿管反流为原发性还是继发性：一些继发性膀胱输尿管反流在解除病因后，反流有可能逐渐好转甚至消失，比如后尿道瓣膜导致的继发性膀胱输尿管反流，在瓣膜切除后可能逐渐消退。

四、处理方案及基本原则

治疗方案

患儿右侧膀胱输尿管Ⅳ级反流诊断明确，在正规药物治疗下仍出现突破性尿路感染，影响患儿的生长发育，故进行手术，手术选择 Cohen 术式。

五、要点与讨论

1. 概述

膀胱输尿管反流(vescioureteral reflux, VUR)是指由于各种原因引起的尿液自膀胱逆流入输尿管、肾盂。原发性膀胱输尿管反流是由于膀胱输尿管连接部瓣膜作用不全而导致的尿液逆流；继发病变多由神经源性膀胱、下尿路梗阻等导致。儿童发病原因多为原发性，多数病例在尿路感染后被诊断。由于反流的存在，可致尿路感染的风险增高，甚至可致反流性肾病、肾功能不全，最终致瘢痕肾及终末期肾病。儿童中膀胱输尿管反流的发病率约 1%～2%。VUR 有家族性及遗传倾向。

多数人认为输尿管的抗反流机制是由输尿管开口形态、输尿管膀胱壁内段长度、瓦耶(Waldeyer)鞘包绕、盆底肌肉支持共同起作用的，输尿管膀胱壁内段过短时就增加了膀胱输尿管反流的可能性。正常的壁内段长度随着小儿年龄的增加而增加，这与临床上观察到的多数患儿的膀胱输尿管反流能随年龄增长自行缓解相一致。膀胱输尿管反流的严重度是预测疾病转归的重要指标，反流越严重，自行缓解的可能性越小。

多数低级别反流不伴有感染的患儿无任何症状，对于有上尿路扩张的患儿，由于扩张的输尿管作为储尿器，可能出现尿次增多。膀胱刺激症状仅在炎症急性期出现，发热、寒战、尿频尿急腰痛常见于伴有肾盂肾炎者，热性尿感可能反复发生。需要注意的是小婴儿尿路感染很难发现尿急、尿频等，主要表现为发热，有时还伴有腹泻。反流还可造成肾功能损伤，蛋白尿反映有肾实质损害，大量蛋白尿患儿在3～4年内可发生肾功能不全。蛋白尿性质主要为肾小球性蛋白尿，15%～30%的患儿终发展肾功能衰竭。持续的反流、尿感可导致小儿生长发育障碍。

2. 病理与分型

排泄性膀胱尿路造影(VCUG)：为常用的确诊膀胱输尿管反流的基本方法及反流分级的“金标准”：Ⅰ级：反流仅达下段输尿管；Ⅱ级：反流至输尿管、肾盂及肾盏，但无扩张；Ⅲ级：反流并有肾盂轻度或中度扩张，但无或仅有轻度肾盏变钝；Ⅳ级：肾盂中度扩张或输尿管中度扭曲，肾盏锐角完全消失，但大部分肾盏保持乳头压痕；Ⅴ级：肾盂肾盏严重扩张，输尿管严重扩张和扭曲，多数肾盏失去乳头形态。

3. 检查方法的选择

影像学检查VCUG目前仍是确诊和临床分级的最可靠方法，同位素膀胱造影可以减少放射剂量，但图像清晰度欠佳，一般仅用于术后随访者。超声对比脉冲系列成像(contrast pulse sequencing, CPS)技术结合对比剂微泡产生的回波成分，具有数字减影的动态成像功能，由于其无放射性，在临床上也有很好的应用前景。2008版欧洲超声医学与生物学联合会制订的超声造影使用规范和临床应用指南明确超声造影可用于儿童VUR诊断。此外，也有磁共振特殊成像技术用于VUR检测的报道，但目前还未推广。

4. 治疗原则和手术要点

由于原发性膀胱输尿管反流有自行消失的可能，同时并非所有的膀胱输尿管反流均导致感染和肾瘢痕，原发性膀胱输尿管反流的治疗选择，在过去的二十年内存在太多争议。各国医生围绕无症状儿童是否需要预防性抗生素干预、低级别反流注射治疗是否必要、高级别反流注射治疗是否有效、合适的手术干预时机等一系列问题进行了许多讨论和临床实验。在部分问题上多数医生已经有了相对一致的认识，比如：1岁以内的VUR患儿需要使用预防性口服抗生素、伴有膀胱和肠功能异常的VUR患儿需要使用预防性口服抗生素、女孩偏向于使用预防性口服抗生素；在使用预防性口服抗生素情况下出现突破性尿感推荐手术、抗生素不耐受者推荐手术、年龄在6岁以上的高级别VUR推荐手术、在随访中有新发肾瘢痕者需要手术；在决定治疗方案时需要结合患儿父母亲的意见等。

(1) 药物治疗：对于曾有过尿路感染的膀胱输尿管反流患儿来说，所选择的药物应当是抗菌谱广、耐受性好、对患儿毒性小、尿内浓度高、对体内正常菌群影响小的抗菌制剂。感染发作时使用治疗量，感染被控制后改用预防量，预防量为治疗量的1/2～1/3，睡前服用，是因夜间尿液在体内存留时间最长。服药时间一直持续到反流消失为止。反流程度明显减轻的大龄儿是否应继续服用预防性抗生素，目前尚无定论。

(2) 注射治疗：对于Ⅰ、Ⅱ级的反流，可考虑膀胱镜下注射Deflux治疗，创伤小，目前我国大陆地区还没有批准Deflux用于临床治疗。

(3) 手术治疗的指征主要是基于感染的控制、肾功能的发展、患儿年龄、是否为双侧反流等。除上述需要手术的情况外，膀胱输尿管反流和梗阻并存，或异位输尿管开口，或伴有输尿管开口旁憩室，或输尿管开口于膀胱憩室内时首先考虑手术。抗反流的术式分为经膀胱内、经膀胱外和膀胱内外联合操作三大类。目前较常用的术式有Cohen术、Lich-Grégoir术、Politano-Leadbetter术及Glenn-Anderson术等。手术非常成熟，效果良好，成功率可达95%以上。

5. 术后处理原则和并发症防治

(1) 输尿管梗阻:初期的梗阻可能是由于吻合口水肿造成,可通过放置内支架或造瘘引流尿液,对于持续的梗阻,需要重新手术。

(2) 反流持续存在:发生这种情况首先要考虑原发性膀胱输尿管反流的诊断是否正确,术中是否创造了足够长的黏膜下隧道。

(3) 对侧输尿管反流发生:如果无临床症状,建议观察,这种反流多在一两年内自行消退。

6. 随访要点与预后

膀胱输尿管反流术后仍然需要随访有无复发的尿路感染,有无反流重新加重等情况。定期复诊,预防控制尿路感染,预后较好。

六、思考题

1. 膀胱输尿管反流的病因有哪些?
2. 膀胱输尿管反流如何分级?
3. 膀胱输尿管反流常见的术式有哪些?

七、推荐阅读文献

1. Lopez PJ, Celis S, Reed F, et al. Vesicoureteral reflux: current management in children [J]. Curr Urol Rep. 2014 Oct; 15(10):447.

2. Springer A, Subramaniam R. Relevance of current guidelines in the management of VUR [J]. Eur J Pediatr. 2014 Jul; 173(7):835 - 843.

3. Elder JS, Diaz M. Vesicoureteral reflux—the role of bladder and bowel dysfunction [J]. Nat Rev Urol. 2013 Nov; 10(11):640 - 648.

(耿红全)

案例 77

后尿道瓣膜症

一、病历资料

1. 现病史

患儿,男性,生后1周。因“排尿哭吵,B超检查发现双侧上尿路扩张积水1周”入院。

患儿生后即出现排尿不成线,伴哭吵。生后无发热,胃纳略差。入院前B超检查发现双肾积水、双侧输尿管扩张、膀胱壁增厚。尿检正常。血生化检查肌酐、尿素氮升高,电解质正常,血气偏酸。

2. 既往史

G_1P_1,出生体重2.9 kg, Apgar评分9分。产前(孕30周)胎儿超声检查发现双侧肾积水,羊水量正常,胎儿生长发育正常。否认存在宫内感染史,生后母乳喂养,胃纳略差。

3. 体格检查

T 37.5℃, HR 110次/min,一般情况可,神志清楚,精神反应佳,呼吸浅促,口唇无青紫;皮肤、巩膜无黄染;无脱水貌;胸廓平坦,三凹征阴性,听诊双肺呼吸音清,未闻及啰音,心音有力,律齐,未闻明显杂音;腹部膨隆,无腹壁静脉显露,肝肋下1 cm,扪诊时肝质地软,耻骨上可及胀大的膀胱,腹腔叩诊无移动性浊音;四肢无畸形,未见明显脊柱侧弯;肛门生殖器未见异常。

4. 实验室及影像学检查

血常规: RBC 4.86×10^{12}/L, PLT 215×10^{9}/L, WBC 8.42×10^{9}/L, N 40%。

肝肾功能检查:GPT 35 IU/L, GOT 36 IU/L, γ-GT 43 IU/L, ALB 32 g/L; BUN 8 mmol/L, Cr 65 μmol/L。

血气和电解质:pH值7.30, Na^+ 135 mmol/L, K^+ 4.5 mmol/L, Cl^- 107 mmol/L。

B超检查:双肾积水、双侧输尿管扩张、膀胱壁增厚。

二、诊治经过

1. 治疗方案

留置导尿,保持尿液引流通畅;纠正水电解质平衡紊乱,使用预防性抗感染药物;进行排尿性膀胱尿道造影;完善术前准备,行尿道镜下瓣膜切开手术,必要时行膀胱造口术。

2. 治疗经过

(1) 入院完善术前常规检查及术前准备:经尿道放置F6号导尿管,5%碳酸氢钠10 ml静脉滴注纠酸。入院后口服抗生素。给予维生素K_1肌肉注射1次。复查电解质血气正常,凝血功能正常。排尿造影显示后尿道扩张，膀胱憩室，及膀胱输尿管双侧5级反流。

(2) 入院第三天行尿道镜检查，瓣膜电切术：术中尿道镜下见Ⅰ型瓣膜，行瓣膜电切术。

(3) 术后将病情详细告知家属，留置导尿、经胃肠道喂养，使用抗生素治疗。术后3天患儿恢复良好，复查血肌酐、血气恢复正常，拔除导尿管，改为口服抗生素治疗，出院门诊随访。

3. 随访

术后需长期随访。随访内容应包括身高体重、血压、泌尿系B超、尿液常规检测和血肌酐及电解质。必要时检查同位素肾图(DMSA)，尿流率、尿动力学检查和肾小球滤过率。

三、病例分析

1. 病史特点

(1) 患儿，男性，1周。胎内发现双肾积水，生后出现排尿困难。

(2) 无泌尿道感染史，无严重肾功能降低，无肺发育不良。

(3) 体检阳性发现：耻骨上扪及胀大的膀胱。

(4) 辅助检查：肌酐尿素氮升高，血气略偏酸，电解质正常。B超检查：尿路扩张积水明显。造影显示后尿道扩张，膀胱输尿管反流，膀胱憩室。

2. 诊断和诊断依据

(1) 初步诊断：后尿道瓣膜，膀胱输尿管反流5级(继发性)。

(2) 后尿道瓣膜诊断依据：①排尿哭吵伴排尿不成线，体检耻骨上及胀大膀胱。②血清生化学检查肌酐尿素氮升高，提示存在尿路梗阻可能。③超声显示上尿路扩张，膀胱增厚。④排泄性膀胱尿道造影显示后尿道扩张，膀胱憩室和双侧膀胱输尿管反流。

3. 鉴别诊断

(1) 注意鉴别非尿道瓣膜性双侧肾积水如双侧肾盂输尿管连接处狭窄、双侧膀胱输尿管反流、双侧输尿管末端狭窄、神经源性膀胱等。

(2) 在评估新生儿尿道瓣膜情况时需要同时重视心肺发育情况、合并畸形、总体肾功能损害程度。

四、处理方案及基本原则

1. 治疗方案

(1) 患儿检查明确为后尿道瓣膜，无尿路感染，无电解质紊乱和酸碱平衡失调，应该积极地进行术前准备，行尿道镜下瓣膜电切术。

(2) 术前谈话：术前与家属沟通，着重指出术中风险、手术方式、术后并发症，特别是详细交代术后需要长期随访，有肾功能、膀胱功能异常的可能性以及膀胱输尿管反流或输尿管膀胱入口处狭窄反复尿路感染再手术的可能。

(3) 术前准备：术前重点注意控制尿路感染；留置导尿保证尿液引流通畅；调节酸碱平衡和电解质紊乱。

(4) 术后可早期拔管排尿，对有膀胱输尿管反流或上尿路扩张积水病例可预防性口服抗生素治疗。

(5) 定期随访尿常规，B超，血压，电解质及肌酐，必要时进行尿流动力学检查和同位素肾图检查。

2. 依据

根据目前国内外报道数据和推荐的诊疗常规，应在确诊后尽早行尿道镜瓣膜切开，对于尿道镜无法放入尿道的早产儿或新生儿可行膀胱造瘘过渡；术后长期随访生长发育情况、肾功能及膀胱功能。

五、要点与讨论

1. 概述

尿道瓣膜是男童下尿路梗阻中最为常见的原因，根据瓣膜的发生部位，尿道瓣膜可分为前尿道瓣膜和后尿道瓣膜，而后尿道瓣膜较为常见且相对并发症较多。后尿道瓣膜是也是新生儿期即需紧急处理的泌尿系统先天性疾患之一。国外报告后尿道瓣膜的发病率在 1/8 000～1/25 000，占全部胎儿尿路梗阻性疾病的 10%。

2. 病因

后尿道瓣膜形成于胚胎第 8～12 周，胎儿及其出生后均持续尿液排泄不畅，引起一系列继发的病理生理变化。主要表现在膀胱功能损害、膀胱输尿管反流、上尿路及腹腔压力增加。胎儿期继发腹腔压力增高、肺扩张受限、羊水吞咽过少可能致肺发育不良。尿路压力过高致尿外渗、尿性腹水、肾发育不良；在出生后尿路感染、肾盂肾炎、膀胱功能异常、排尿障碍、膀胱输尿管反流或肾后性梗阻致肾功能不全常见。

3. 分型

后尿道瓣膜在形态上为后尿道的单向活瓣，Young 将后尿道瓣膜分为三型，Ⅰ型为自精阜下缘风袋样向远端突出的膜性梗阻，绝大部分后尿道瓣膜均为此型，Ⅱ型为自膀胱颈部附着至精阜的呈两翼改变的瓣膜，而Ⅲ型表现为与精阜无关的环形膜性结构，中央或边缘存在孔隙。后两种类型较为少见。

4. 治疗原则和进展

在内镜技术发展以前，尿流改道广泛使用，膀胱造瘘、输尿管造口等多种术式曾广泛应用，1990 年代以前，开放切除瓣膜和长期尿流改道治疗带来的是低下的生活质量和大量的感染等并发症。目前，内镜设备和技术的发展允许在新生儿期即行腔内手术干预瓣膜，一期的瓣膜切开能早期改善瓣膜梗阻，有利于尿液的引流。目前能适应新生儿腔内手术的膀胱尿道镜和冷刀设备、电切设备已经广泛应用于临床。尿道内径个体差异较大，器械的限制常成为瓣膜切开术无法进行或失败的原因，较大口径的瓣膜电切镜常常因为无法进入细小的尿道而无用武之地。因此必要时考虑先行非永久性尿流改道，等待患儿尿道情况适应腔内器械的操作后再行治疗。如一期瓣膜切除效果欠佳或患儿耐受能力较差，应当及时尿流改道，依次考虑膀胱造口术和输尿管造口术，并在瓣膜梗阻解除、膀胱功能好转后行上尿路重建手术。

5. 后尿道瓣膜患儿的上尿路功能保护

施行瓣膜的切开术的同时，需要综合评价肾脏、输尿管和膀胱的损害。如膀胱明显增厚，合并重度输尿管反流，或者存在明显的术前感染，应在行瓣膜切开的同时行膀胱造口术。膀胱造口比膀胱造瘘更方便护理，可以充分为上尿路减压，减轻肾脏损害，并期待膀胱功能的好转，为二期输尿管再植术创造条件。输尿管造口是否应当一期施行尚有争议，双侧输尿管造口不利于膀胱功能的保护，极易形成膀胱萎缩、将来不得不进行膀胱扩大术及尿流改道的局面，影响生活质量。但也有人认为，输尿管造口有利于肾功能的保护，在输尿管梗阻的情况下，单侧的输尿管可以作为挽救肾功能的重要途径。

6. 随访要点和预后

尿道瓣膜经过积极治疗，仍然有超过半数的儿童持续存在膀胱功能障碍，20%左右的患儿持续尿控异常。长期随访中 30%的后尿道瓣膜患儿将最终进入各种肾功能不全阶段及终末期肾病。患儿首诊时的血清肌酐值能提示预后，因此应给予尿道瓣膜患儿双肾功能的密切随访，并在肾功能下降的早期，转诊肾内科医师，可在必要时进行透析替代治疗或评估下尿路情况后考虑肾移植。尽管瓣膜梗阻常常一期解除，不能忽视膀胱功能异常的随访治疗。有报道排尿障碍的后尿道瓣膜患儿中，排尿困难和失禁均占一定比例。应当重视瓣膜膀胱综合征的存在，对后尿道瓣膜患儿需要长期随访临床症状，必要时复查尿流动力学和排泄性尿路造影，并对持续性膀胱功能无改善者进行及时的干预。

六、思考题

1. 后尿道瓣膜的诊断依据和鉴别诊断有哪些？
2. 后尿道瓣膜的病理分型是什么？

七、推荐阅读文献

1. Casale, A. J. Campbell-Walsh Urology [M], 10 th. Saunders: Philadelphia. 2011:3389 - 3410.
2. Hennus, P. M. A systematic review on renal and bladder dysfunction after endoscopic treatment of infravesical obstruction in boys [J]. PLoS One, 2012. 7(9):p. e44663.
3. Nasir, A. A. Posterior urethral valve [J]. World J Pediatr, 2011. 7(3): 205 - 216.

（毕允力）

案例 78

睾丸扭转

一、病历资料

1. 现病史

患儿，男性，13 岁。因"夜间突然出现左侧阴囊剧痛 4 h"急诊入院。

患儿凌晨 4 点在睡梦中因疼痛惊醒，疼痛放射至左侧下腹部，发病以来出现恶心，无呕吐。平时无任何身体不适。

2. 既往史

患儿生长发育正常，既往史无殊。

3. 体格检查

T 37.0℃，HR 70 次/min，一般情况可，神志清楚，精神反应佳，呼吸平缓，口唇无青紫；皮肤、巩膜无黄染；无脱水貌；胸廓平坦，三凹征阴性，听诊双肺呼吸音清，未闻及啰音，心音有力，律齐，未闻明显杂音；腹部无腹壁静脉显露，肝肋下 1 cm，扪诊时肝质地软，腹部无压痛和肿块，腹腔叩诊无移动性浊音；四肢无畸形，未见明显脊柱侧弯。

左侧阴囊肿胀，阴囊壁红肿，睾丸横位，位置偏高，压痛、抬举痛（+）。提睾反射消失。右侧阴囊睾丸无异常。

4. 实验室及影像学检查

血常规：RBC 4.86×10^{12}/L，PLT 215×10^{9}/L，WBC 8.42×10^{9}/L，N 85%。

B 超检查：右侧睾丸大小 18 mm × 15 mm × 12 mm，睾丸质地均匀，内及血流信号；左侧睾丸大小 20 mm × 18 mm × 15 mm，内未及血流信号，左侧阴囊壁水肿增厚，血供丰富。

二、诊治经过

1. 治疗方案

患儿左侧睾丸扭转诊断明确，完善术前准备，急诊行左侧阴囊探查睾丸复位、睾丸固定术，备左侧睾丸切除，右侧睾丸固定术。

2. 治疗经过

（1）入院完善术前常规检查及术前准备：凝血功能正常，B 超检查提示左侧睾丸扭转，急症行左侧睾丸扭转复位，双侧睾丸固定术。

（2）术后将病情详细告知家属，术后未使用抗生素治疗。术后第 1 天患儿恢复良好，阴囊肿痛明显改善，出院门诊随访。

3. 随访

术后需长期随访睾丸生精功能下降，有无睾丸萎缩，睾丸自体免疫性疾病发生以及远期的生育状况。

三、病例分析

1. 病史特点

(1) 患儿，男性，13 岁。因左侧睾丸及下腹部疼痛 4 h 就诊，起病急。

(2) 无明显诱因，不伴发热。无泌尿道感染史。

(3) 体检发现：左侧阴囊肿胀，阴囊壁红肿，睾丸横位，位置偏高，压痛、抬举痛(+)。提睾反射消失。右侧阴囊睾丸无异常。

(4) 辅助检查：B 超检查右侧睾丸为 18 mm×15 mm×12 mm，睾丸质地均匀，内及血流信号；左侧睾丸为 20 mm×18 mm×15 mm，内未及血流信号，左侧阴囊壁水肿增厚，血供丰富。

2. 诊断和诊断依据

(1) 初步诊断：阴囊急症：左侧睾丸扭转。

(2) 睾丸扭转的诊断依据：①突然出现左侧阴囊疼痛伴左下腹痛，同时出现恶心，无呕吐。②体检发现：左侧阴囊肿胀，阴囊壁红肿，睾丸横位，位置偏高，压痛、抬举痛(+)，提睾肌反射消失。③超声显示左侧睾丸内未及血流信号，左侧阴囊壁水肿增厚，血供丰富。

3. 鉴别诊断

(1) 注意鉴别其他原因造成的阴囊急症，包括睾丸附件扭转、睾丸附睾炎、原发性阴囊水肿、嵌顿性腹股沟斜疝、急性鞘膜积液和过敏性紫癜等疾病，睾丸扭住诊断首先依靠临床症状和体征，对于不能绝对除外睾丸扭转的阴囊急症都应行阴囊急诊探查。

(2) 尤其值得重视的是有部分睾丸扭转的患儿可以不出现阴囊疼痛，在年幼的儿童中这一比例会增高，有的可以仅表现为腹痛，如果位于右侧则可能被误诊为阑尾炎，因此对于儿童和青少年突然出现的腹痛，体检时必须检查阴囊。

四、处理方案及基本原则

1. 治疗方案

(1) 患儿临床表现符合阴囊急症，症状、体检和 B 超提示睾丸扭转，应尽早急诊行睾丸探查，对于 36 h内的睾丸扭转都应立即探查，因为扭转的程度不同使得有些扭转时间较长的睾丸仍然可以被挽救。

(2) 术前谈话：术前与家属沟通，着重指出术中风险、睾丸坏死睾丸切除的可能，保留的睾丸部分坏死甚至完全萎缩的可能，对侧睾丸固定的必要性，以及产生睾丸自身抗体的可能性，远期并发症包括生精功能下降的可能。

(3) 术前准备；应尽快完成术前准备，立刻手术探查，手术中解除睾丸扭转后应该观察 15 min 以上，如不能明确睾丸血供情况，需要切开睾丸实质观察有无活动性出血判断睾丸是否存活。

(4) 术后定期随访睾丸的大小，有无萎缩，对侧睾丸有无红肿疼痛。B 超检查了解睾丸实质和血供情况。

2. 依据

根据目前国内外报道数据和推荐的诊疗常规，阴囊急症如不能明确排除睾丸扭转都应立刻行阴囊探查，对于坏死的睾丸应行睾丸切除，对于 6 h 内手术患者睾丸有活力的比例是 100%，应予肉膜外睾丸固定。无论患侧睾丸是否保留，都应对对侧睾丸行固定手术。

五、要点与讨论

1. 概述

阴囊急症是小儿泌尿外科少数最紧急的急症，对于青春发育的男孩，睾丸扭转占阴囊急症的 90%；

而发育前的男孩比例约为为35%，40%～50%的阴囊急症为睾丸附件扭转。而在青春期前的男孩其鉴别诊断多样，对于其他阴囊急症如睾丸附件扭转如诊断明确可以保守治疗，但如果存在疑问都应急诊阴囊探查。

2. 病因

新生儿睾丸扭转属于鞘膜外扭转，睾丸及其鞘膜在阴囊内共同扭转。而其他年龄的睾丸扭转一般为鞘膜内扭转，即扭转发生在鞘膜囊内。一般认为发生扭转的睾丸有一定的解剖基础，睾丸及其系膜血管呈玲锤样(bell-clapper)，睾丸系膜血管长使得活动度大的睾丸沿精索为轴旋转，扭转度一般达360～720°。但达到多少度的扭转会造成睾丸缺血尚不明确。

3. 缺血时间与睾丸功能

研究表明睾丸扭转造成睾丸缺血时间在4～6 h之内，通过解除扭转恢复睾丸血供是挽救睾丸的唯一方法。即使在6 h内探查也有可能睾丸出现部分坏死。在症状出现后6～8 h不同程度的睾丸萎缩不可避免。在8～10 h以后探查睾丸缺血坏死将不可避免。另一方面，出现症状36 h之内的睾丸急症都应积极探查，因为扭转的程度不同使得有些扭转时间较长的睾丸仍然可以被挽救。

4. 治疗原则和进展

急诊手术探查是治疗的关键，应根据睾丸的外观和切开鞘膜后睾丸动脉出血的情况决定睾丸能否保留。如果保留睾丸，应行睾丸固定，无论睾丸是否保留，应同时行对侧睾丸固定。睾丸应该固定在肉膜外，用不可吸收线将睾丸和阴囊壁缝合2～3针。

5. 术后处理原则和并发症防治

对于保留患侧睾丸的患儿术后除了观察伤口愈合情况外，还要观察患侧睾丸血供恢复、萎缩程度等情况。切除患侧睾丸的患儿，对侧睾丸的发育随访更为重要。采取睾丸固定术可预防部分睾丸再次发生扭转。

6. 预后

生育方面，随访研究显示青春期单侧的睾丸扭转成年后精子质量明显下降，目前机制还不明确，可能的原因包括抗静子抗体的产生，对侧"健康"睾丸可能存在的生精组织原先存在的异常。内分泌功能方面，无论睾丸最终是否得以保留，都不影响睾酮的分泌水平。卵泡刺激因子(FSH)的升高反映了生精功能受损。

六、思考题

1. 睾丸扭转的诊断和鉴别诊断有哪些？
2. 睾丸扭住睾丸功能的远期预后是什么？

七、推荐阅读文献

1. Baglaj M, Carachi R. Neonatal bilateral testicular torsion: a plea for emergency exploration [J]. J Urol 2007;177(6):2296-2299.

2. Nour S, MacKinnon AE. Acute scrotal swelling in children [J]. J Roy Coll Surg Edin 1991; 36:392-394.

3. Puri P, Barton D, O'Donnell B. Prepubertal testicular torsion: subsequent fertility [J]. J Pediatr Surg 1985;20:598-601.

(毕允力)

案例 79

肾、输尿管重复畸形

一、病例资料

1. 现病史

患儿，女，13 个月。因“发热伴尿浊 1 周，检查发现左侧双肾盂改变”入院。

患儿 1 周前出现发热，最高达 39.2℃，伴有尿液浑浊，无咳嗽、流涕等上呼吸道症状。自行口服退热药，症状无缓解。至本院就诊，尿常规提示白细胞满视野，留取尿培养后以复达欣静滴，尿感症状得到控制。进一步完善 B 超检查提示左侧双肾盂改变，上肾盂扩张明显伴肾盂壁增厚。病程中患儿胃纳减退，无呕吐，无抽搐。

2. 既往史

G_2P_1，出生体重 3.35 kg，Apgar 评分 10 分。患儿母亲孕期未进行正规产前检查。生后未行 B 超检查。4 个月前有不明原因发热一次，未就诊，未查尿常规，自行口服抗生素后好转。

3. 体格检查

T 36.8℃，HR 98 次/min，一般情况可，神志清楚，精神反应佳，呼吸平稳，口唇无青紫；皮肤、巩膜无黄染；无脱水貌；胸廓平坦，三凹征阴性，听诊双肺呼吸音略粗，未闻及啰音；心音有力，律齐，未闻明显杂音；腹部略隆，无腹壁静脉显露，肝肋下 0.5 cm，扪诊时肝质地软，腹腔叩诊无移动性浊音；左肾区叩痛，右肾区未及叩痛。正常女童外阴，尿道口及阴道口结构清晰、未见肿块突出，会阴部未见尿液溢出，未及皮疹；四肢无畸形、活动灵活，未见明显脊柱侧弯。

4. 实验室及影像学检查

血常规：RBC 4.32×10^{12}/L，PLT 198×10^{9}/L，WBC 10.1×10^{9}/L，N 67%，CRP 36 mg/L。

肝肾功能检查：GPT 29 IU/L，GOT 18 IU/L，γ-GT 41 IU/L，ALB 42 g/L，BUN 3.2 mmol/L，Cr 16 μmol/L。

血气和电解质：pH 7.35，BE −3.2 mmol/L，Na^+ 137 mmol/L，K^+ 4.2 mmol/L，Cl^- 105 mmol/L。

尿常规：白细胞满视野。

尿培养：大肠埃希菌菌落数$>10^5$/ml，对头孢他定及头孢哌酮-舒巴坦钠敏感。

B 超检查：左侧见双肾盂改变，上肾盂明显扩张，前后径约 36.0 mm，左肾盂壁增厚；左上输尿管轻度扩张，上段 9.0 mm，下段 8.5 mm。

MRU：左侧重复肾，左上肾重度积水伴左上输尿管全程轻度扭曲扩张。

DPTA：左侧重复肾，左上肾积水、几无功能；左下肾灌注可，功能偏低，GFR 29.6 ml/min；右肾灌注、功能正常，GFR 49.7 ml/min。

DMSA:左肾形态失常,上极呈较大放射性缺损,下极见放射性聚集;右肾放射性分布均匀,皮髓质分界清晰。

VCUG:膀胱形态无殊,双侧输尿管未见反流。

二、诊治经过

1. 治疗方案

入院初步诊断为泌尿道感染;左侧重复肾、上半肾无功能。入院后因先控制尿路感染,检查明确病因,择期手术治疗。

2. 治疗经过

(1) 入院初步处理:根据尿培养药敏试验,继续以头孢他定抗感染治疗,直至随访尿常规白细胞阴性,尿培养阴性。

(2) 入院完善术前常规检查及术前准备:查肝肾功能、血气电解质以及凝血功能正常。术前静脉给予预防性抗生素,备少浆血一个单位。

(3) 术前谈话:术前与家属沟通,着重指出手术方式、术中风险、术后并发症,特别是详细交代术中术后出血的风险、输血可能,术后左侧下半肾功能恢复不良可能,残端综合征可能,术后尿外渗致切缘囊性包块可能。

(4) 手术:完善术前准备后行腹腔镜下左侧上半肾及左上输尿管切除术。术后肾周放置负压引流,留置导尿。术后复查血常规,使用静脉抗生素,予半流质饮食。术后第二天改口服抗生素,术后 2~3 天负压引流减少后拔除负压引流和导尿管,出院门诊随访。

3. 随访

出院后 3 月复查 B 超及 DTPA,了解左侧下半肾功能。

三、病例分析

1. 病史特点

(1) 患儿,女性,13 个月。因“发热伴尿浊 1 周,检查发现左侧双肾盂改变”入院。

(2) 患儿母亲孕期未行产前检查,患儿出生后未行 B 超检查。

(3) 体检阳性发现:左肾区叩击痛。

(4) 实验室及影像学检查:尿常规白细胞满视野,尿培养大肠埃希菌(+)。B 超提示左侧重复肾,左上肾积水伴左上输尿管全程轻度扭曲扩张;同位素肾图左上肾呈放射性缺失,几无功能;磁共振水成像左上肾积水伴左上输尿管扩张;排尿性膀胱尿道造影未见膀胱输尿管反流或输尿管末端囊肿。

2. 诊断和诊断依据

(1) 初步诊断:泌尿道感染;左侧重复肾、上半肾无功能。

(2) 诊断依据:①尿常规白细胞满视野,尿培养大肠埃希菌(+);②B 超及 MRU 示左侧重复肾,上肾积水伴上输尿管扩张扭曲;③同位素检查,左上肾放射性缺失,无功能。

3. 鉴别诊断

正常排尿间期湿裤者需要与肾发育不良伴输尿管异位开口者鉴别;尿路感染者需要与膀胱输尿管反流鉴别。影像学检查,乃至术中逆行插管造影可协助明确诊断。

四、处理方案及基本原则

1. 治疗方案

积极抗感染治疗，感染控制后应积极手术治疗，行腹腔镜下左侧上半肾及上输尿管切除术。术前准备，注意凝血功能，静脉预防性抗生素及备少浆血一个单位。

2. 依据

患儿检查明确为左侧重复肾，上半肾积水伴上输尿管扩张，同位素检查提示左侧上半肾无功能，且有尿路感染的症状，应积极手术治疗，行左侧上半肾及上输尿管切除术。

五、要点与讨论

1. 概述

肾、输尿管重复畸形是泌尿系统常见畸形之一。有报道其发生率在0.8%左右。临床表现复杂多样，常见的有尿路感染，有时可有上半肾积脓；正常排尿间期湿裤，为输尿管异位开口所致，有的患儿因此会有会阴部皮疹；排尿困难，为输尿管末端囊肿造成尿道内口梗阻所致。个别患儿可见囊肿自尿道外口脱出。肾输尿管重复畸形的首次就诊确诊率较低，但也有部分患者可以终生无症状。

2. 病因与病理

胚胎第4周，中肾管下端突出形成输尿管芽时，若输尿管芽远端分出两支，则将与远端原始肾组织块形成两个肾。

发育异常时，重复肾外观为一体，共处于一个肾包膜内，总体积一般大于正常肾，但单个肾体积都小于正常肾脏。两肾实质相连，表面以一浅沟分界；其内部各自独立，有各自的肾盏、肾盂、输尿管及血供。重复肾的两条输尿管在同一个鞘内，紧密相连，但如无炎症易于剥开。有时可见两条输尿管下行不远汇合成一条，为Y型输尿管。重复输尿管的Meyer-Weigert定律：下输尿管开口靠外侧及头侧，上输尿管开口靠内侧及下侧。重复输尿管末端可有两种特别的病理改变，即输尿管囊肿和输尿管异位开口。

3. 实验室检查及影像学检查

尿常规白细胞升高，尿培养阳性，发热及胃纳减退提示泌尿道感染。血气及电解质了解患儿有无代酸及电解质紊乱。B超及MRU有助于协助诊断双肾盂及双输尿管，MRU图像重建能够使上下肾及两根输尿管的相互关系更为直观地表现出来，并可观察输尿管是否开口异位。DMSA用以明确有无肾瘢痕形成，DTPA用以了解上下半肾的分肾功能。VCUG可明确有无输尿管末端囊肿，及膀胱输尿管反流。

4. 治疗原则及手术要点

(1) 若患儿重复肾上肾无功能，且有泌尿道感染或输尿管异位开口造成的湿裤，则行腹腔镜下的上半肾及上输尿管切除术。术中注意保护下半肾的肾蒂血管，处理上肾血管时注意结扎确切。沿上下肾之间分界线切开，避免损伤下肾组织及集合系统。

(2) 若重复肾上肾仍有功能，可行气膀胱同侧双根输尿管再植，或腹腔镜下输尿管端侧吻合。术后根据情况留置双J管支撑及内引流。

(3) 对于输尿管末端囊肿引起排尿困难的小婴儿，可行膀胱镜下输尿管囊肿开窗，但术后有膀胱输尿管反流的风险，需要慎重。囊肿开窗后，需密切随访下半肾功能以及是否出现湿裤或泌尿道感染等症状，必要时仍需再次手术行上半肾切除或同侧双根输尿管再植或输尿管端侧吻合术。

5. 术后处理和并发症防治

重复肾行半肾切除术后需要密切观察负压引流管的引流情况，术后复查血常规。术后2～3天拔除负压引流管及导尿管。因行同侧双根输尿管再植的患儿若留置了双J管，术后2月来院麻醉下膀胱镜下拔管。半肾切除术手术中尽可能将上输尿管在髂血管以下水平切断并封闭，尽可能避免残端综合征。若输尿管残端出现感染症状，需再次手术切除残端。

6. 随访要点和预后

术后3个月复查B超、DTPA，以了解肾切缘有无囊性肿块形成和下半肾功能，一般即使出现肾脏切缘囊性肿块也无需处理。重复肾半肾切除患儿总体预后良好，10%～20%患儿输尿管残端可出现感染症状，表现为尿频、尿痛、脓尿甚至发热性尿感，应及时就诊对症治疗，残端感染严重时需要手术处理。

六、思考题

1. 重复肾常见的临床表现有哪些?
2. 重复肾上半肾切除术的手术指征?
3. 重复肾行上半肾切除术后常见并发症有哪些?

七、推荐阅读文献

1. Garcia-Aparicio L, Krauel L, Tarrado X, et al. Heminephroureterectomy for duplex kidney: laparoscopy versus open surgery [J]. J Pediatr Urol, 2010,6(2):157 - 160.

2. Castellan M, Gosalbez R, Carmack AJ, et al. Transperitoneal and retroperitoneal laparoscopic heminephrectomy-what approach for which patient? [J]. J Urol, 2006,176(6):2636 - 2639.

3. Singh RR, Wagener S, Chandran H. Laparoscopic management and outcomes in non-functioning moieties of duplex kindeys in children [J]. J Pediatr Urol, 2010,6(1):66 - 69.

（毕允力　刘　颖）

案例 80

输尿管异位开口

一、病例资料

1. 现病史

患儿，女性，3 岁。因"自幼排尿间期湿裤"入院。

患儿开始排尿训练后能控制排尿，排尿正常，但排尿间期少量湿裤，每天需换 2～3 条内裤。患儿胃纳正常，生后无反复发热或尿路感染史。

2. 既往史

G_1P_1，出生体重 3.1 kg，Apgar 评分 10 分。产前胎儿超声检查发现左侧轻度肾积水，羊水量正常，胎内生长发育正常。生后曾行 B 超检查未见明显泌尿系统异常。

3. 体格检查

T 37.1℃，HR 90 次/min，一般情况可，神志清楚，精神反应佳，呼吸浅促，口唇无青紫；皮肤、巩膜无黄染；无脱水貌；胸廓平坦，三凹征阴性，听诊双肺呼吸音清，未闻及啰音，心音有力，律齐，未闻明显杂音；腹部膨隆，无腹壁静脉显露，肝肋下 0.5 cm，扪诊时肝质地软，腹腔叩诊无移动性浊音；双肾区无叩痛，外阴部皮肤潮红，无明显皮疹，外阴无明显肿块；四肢无畸形，未见明显脊柱侧弯。

4. 实验室及影像学检查

血常规：RBC 4.86×10^{12}/L，PLT 215×10^{9}/L，WBC 8.42×10^{9}/L，N 55%。

肝肾功能检查：GPT 35 IU/L，GOT 36 IU/L，γ - GT 43 IU/L，ALB 43 g/L，BUN 3 mmol/L，Cr 10 μmol/L。

血气和电解质：pH 值 7.38，Na^+ 135 mmol/L，K^+ 4.5 mmol/L，Cl^- 107 mmol/L。

B 超检查：左侧见双肾盂改变，上肾盂轻度扩张积水，前后径约 9 mm，左侧输尿管下端轻度扩张约直径 8 mm。

二、诊治经过

1. 治疗方案

进行影像学检查了解重复肾分肾功能，有无膀胱输尿管反流，输尿管囊肿。DMSA 同位素肾图示左侧上半肾不显影、几无功能；排尿性膀胱尿道造影示未见膀胱输尿管反流和输尿管囊肿；磁共振水成像示左侧上肾体积小，轻度积水，输尿管轻度扩张，末端未进入膀胱。完善术前准备后行左侧上半肾切除术。

2. 治疗经过

(1) 入院完善术前常规检查及术前准备:查肝肾功能、血气电解质以及凝血功能正常。术前 30 min 静脉给予抗生素预防性抗感染。

(2) 入院第三天行腹腔镜下左侧上半肾切除术,术后肾周放置负压引流,留置导尿。

(3) 术后将病情详细告知家属。使用静脉抗生素,予半流质饮食。术后 2～3 天患儿负压引流减少后拔除负压引流和导尿管。口服抗生素治疗,出院门诊随访。

3. 随访

术后 3 月复查 B 超、DMSA 同位素肾图,以了解左肾切缘有无囊性肿块形成和左下半肾功能,一般即使出现肾脏切缘囊性肿块也无需处理。10%～20%患儿输尿管残端可出现感染症状,表现为尿频、尿痛、脓尿甚至发热性尿感,应及时就诊对症治疗,残端感染严重时需要手术处理。

三、病例分析

1. 病史特点

(1) 患儿,女性,3 岁。因正常排尿间期湿裤入院。

(2) 无泌尿道感染史,有正常排尿,排尿间期少量湿裤。

(3) 体检无阳性发现。

(4) 影像学检查:B 超提示左侧重复肾,同位素肾图左上肾功能极差,磁共振示左侧上半肾输尿管异位开口,排尿性膀胱尿道造影无膀胱输尿管反流。

2. 诊断和诊断依据

(1) 初步诊断:左侧重复肾重复输尿管,左上肾输尿管异位开口。

(2) 诊断依据:①患儿有正常排尿,排尿间期少量湿裤。②超声检查显示左侧重复肾,左上肾轻度积水。③磁共振检查见左侧上半肾输尿管开口异位。

3. 鉴别诊断

(1) 注意鉴别由其他原因引起的尿失禁,包括脊髓栓系、脊膜膨出引起的神经源性膀胱以及非器质性的膀胱功能异常。仔细了解排尿情况包括记录排尿日记有助于排除上述诊断,必要时可行脊髓磁共振和尿流动力学检查。

(2) 对于影像学检查提示重复肾畸形的患儿,应通过磁共振甚至膀胱尿道镜检查确定输尿管异位开口的可能性。

四、处理方案及基本原则

1. 治疗方案

(1) 患儿检查明确为重复肾,上肾输尿管异位开口且重复上半肾功能差无保留价值,在患儿进行排尿训练的年龄段应该积极考虑手术治疗,行上半肾切除术。

(2) 术前谈话:术前与家属沟通,着重指出术中风险、手术方式、术后并发症,特别是肾蒂损伤出血,下半肾功能部分甚至全部丧失的可能性,术后输尿管残端感染的可能性。

(3) 术前准备;术前完善各项常规检查,备少浆血 1 个单位。

(4) 术后可早期拔管排尿,对有膀胱输尿管反流或上尿路扩张积水病例可预防性口服抗生素治疗。

(5) 定期随访尿常规,B 超,血压,电解质及肌酐,必要时尿流动力学检查和同位素肾图检查。

2. 依据

根据目前国内外报道数据和推荐的诊疗常规，应在确诊后在排尿训练开始前行上半肾切除术，对于重复上肾功能良好的病例应考虑行保肾手术，可行输尿管端侧吻合或输尿管再植手术；术后随访下半肾功能及有无输尿管残端引起的感染。

五、要点与讨论

1. 概述

正常输尿管开口位于膀胱三角区两侧上角，若开口于其他部位即输尿管异位开口。男性异位输尿管开口一般位于膜部尿道以上，故无尿失禁。女性输尿管异位开口可以位于泌尿生殖道的任何部位。如位于尿道括约肌以上的膀胱尿道内则可以表现为梗阻或反流，如位于括约肌以下的尿道或生殖道则会出现尿失禁，一般多见于前庭和阴道，罕见于宫颈和子宫。

2. 分类

输尿管异位开口的类型很多可分类如下：

(1) 正常双肾一侧输尿管异位开口。

(2) 正常双肾双侧输尿管异位开口。

(3) 一侧重复肾重复输尿管并上肾输尿管异位开口。

(4) 一侧重复肾重复输尿管并双输尿管异位开口。

(5) 双侧重复肾重复输尿管并一侧上肾输尿管异位开口。

(6) 双侧重复肾重复输尿管并双侧上肾输尿管异位开口。

(7) 孤立肾并输尿管异位开口。

3. 检查方法的选择

首选超声检查，超声检查无创同时对于肾输尿管扩张积水敏感。如积水仅位于下半肾，可能为膀胱输尿管反流，肾盂输尿管连接部梗阻；如积水仅位于上半肾，则可发现输尿管囊肿或输尿管异位开口；如上下半肾均积水，则为输尿管囊肿造成。输尿管异位开口的病例均应行 DMSA 检查，可以明确重复肾分肾功能或发育不良的肾脏。对于重复肾患儿，排尿造影也必须检查，其发生反流的比例升高。静脉尿路造影仅在特殊情况下使用，如重复肾诊断不明确。其他非常规检查包括膀胱镜检查。

4. 治疗原则和进展

对于输尿管异位开口位于括约肌以下的病例，治疗一般均为上半肾切除术，手术一般只需在同一切口将输尿管尽量切除到低位，无需完全切除输尿管。需要注意有 10%的病例存在双侧的输尿管异位开口。对于很小一部分上半肾功能良好的病例需行输尿管再植手术。手术均能治愈临床症状。目前半肾切除越来越多地采用腹腔镜手术，其优点在于可以同时完整切除输尿管。

5. 术后处理和并发症

输尿管开口异位合并无功能重复肾时，通常切除重复肾及异位开口的输尿管，术后需要密切观察负压引流管的引流情况，术后复查血常规。术后 2～3 天拔除负压引流管及导尿管。术中尽可能将上输尿管在髂血管以下水平切除，尽可能避免残端综合征。若输尿管残端出现感染症状，需再次手术切除残端。异位开口的输尿管连接的是有功能的肾脏时，需要行输尿管再植术。术后需要观察再植输尿管引流尿液情况，有无梗阻或再植输尿管扩张。

6. 随访要点和预后

输尿管异位开口患儿总体预后良好。合并重复肾行半肾切除的患儿中约 10%～20%输尿管残端可出现感染症状，表现为尿频、尿痛、脓尿甚至发热性尿感，应及时就诊对症治疗，残端感染严重时需要手术处理。

六、思考题

1. 输尿管异位开口的诊断依据和鉴别诊断有哪些?
2. 输尿管异位开口的分类有哪些?

七、推荐阅读文献

1. Denes FT, Danilovic A, Srougi M. Outcome of laparoscopic upper pole nephrectomy in children with duplexsystems [J]. J Endourol 2007;21(2):162-168.

2. Mackie GG, Stephens FD. Duplex kidneys: a correlation of renal dysplasia with position of the ureteral orifice [J]. J Urol 1975;114:274-280.

3. Rickwood AMK, Reiner I, Jones M, et al. Current management of duplex-system ureterocoeles: experience with 41 patients [J]. Br J Urol 1992;70:196-200.

(毕允力)

案例 81

先天性巨输尿管

一、病史资料

1. 现病史

患儿，女性，22 月。因“产前发现左肾积水，渐加重”入院。

患儿出生前其母产检发现胎儿左肾积水，出生后无发热、呕吐、腹痛、尿痛、血尿等病史。出生后定期随访，发现左肾积水逐渐加重，伴有左输尿管全程扩张，同位素扫描提示左肾功能受损。患儿胃纳正常，生后无反复发热或尿路感染史。

2. 既往史

G_1P_1，出生体重 3.2 kg，Apgar 评分 10 分。产前胎儿超声检查发现左侧肾积水，羊水量正常，胎内生长发育正常。

3. 体格检查

T 36.8℃，HR 90 次/min，一般情况可，神志清楚，精神反应佳，口唇无青紫；皮肤、巩膜无黄染；无脱水貌；胸廓平坦，呼吸平稳，听诊双肺呼吸音清，未闻及罗音，心音有力，律齐，未闻明显杂音；腹部平坦，无腹壁静脉显露，肝肋下 0.5 cm，扪诊时肝质地软，未扪及腹部包块，全腹无压痛，腹腔叩诊无移动性浊音，双肾区无叩痛，外阴部未见异常；四肢无畸形，未见明显脊柱侧弯。

4. 实验室及影像学检查

血常规：RBC 4.62×10^{12}/L，PLT 165×10^{9}/L，WBC 7.42×10^{9}/L，N 45%。

尿常规：白细胞 0/HP，红细胞 0/HP。

肝肾功能检查：ALT 14 IU/L，AST 25 IU/L，γ-GT 22 IU/L，ALB 36 g/L，BUN 3.8 mmol/L，Cr 12 μmol/L。

血气和电解质：pH 值 7.39，Na^+ 138 mmol/L，K^+ 4.6 mmol/L，Cl^- 108 mmol/L。

B 超检查：左肾重度积水，左侧输尿管全程扩张（肾盂前后径 34.4 mm），右肾集合系统、右输尿管未见明显扩张。

同位素 ECT(DTPA)：①左肾积水，灌注可，功能受损；左输尿管全程扩张，排泄受阻；②右肾灌注、功能正常，排泄通畅；③分肾功能：左肾 38.9%，右肾 61.1%。

MRU：左肾、输尿管重度积水。

二、诊治经过

1. 治疗方案

超声、磁共振等影像学检查提示左肾、输尿管重度积水，DTPA 核素扫描显示左肾积水，灌注可，功能受损；左输尿管全程扩张，排泄受阻，分肾功能左侧 38.9%(低于 40%)。完善术前准备后行左输尿管再植术。

2. 治疗经过

(1) 入院完善术前常规检查及术前准备：查肝肾功能、血气电解质以及凝血功能正常。术前 30 min 静脉给予抗生素预防性抗感染。

(2) 入院第三天行腹腔镜气膀胱下左侧输尿管裁剪再植术，术中留置双 J 管，留置导尿。

(3) 术后将病情详细告知家属。使用静脉抗生素，予半流质饮食。术后 3 天患儿拔除导尿管。口服抗生素治疗，出院门诊随访。

3. 随访

术后 6～8 周行膀胱镜下双 J 管取出术，术后 3 月复查 B 超，术后 6 月复查同位素扫描，了解分肾功能。

三、病例分析

1. 病史特点

(1) 患儿，女性，22 月。因“产前发现左肾积水，渐加重”入院。

(2) 无泌尿道感染史，排尿正常。

(3) 体检无特殊阳性发现。

(4) 影像学检查：B 超、MRU 提示左侧肾、输尿管重度积水。同位素肾图显示左侧分肾功能明显下降(38.9%)。

2. 诊断和诊断依据

(1) 初步诊断：左侧原发性巨输尿管，输尿管膀胱连接处梗阻。

(2) 诊断依据：①超声、磁共振等影像学检查提示左肾、输尿管重度积水。②DTPA 同位素提示左输尿管排泄受阻。

3. 鉴别诊断

巨输尿管症的不同分型：

(1) 继发性梗阻性巨输尿管症：最常见于神经源性或非神经源性排尿功能障碍或者下尿路梗阻，如后尿道瓣膜的患者。膀胱内压增高可导致继发性输尿管扩张。

(2) 原发性或继发性反流性巨输尿管症：重度的原发性膀胱输尿管反流、神经源性膀胱、后尿道瓣膜或梅干腹综合征等，可表现为巨输尿管症，有无原发病史和排泄性膀胱尿道造影可有助于诊断。

(3) 反流性梗阻性巨输尿管症：较少见，多出现在异位输尿管开口于膀胱颈部的患者，当肌肉放松时，会表现为反流，收缩时，表现为远端梗阻。

(4) 非反流非梗阻性巨输尿管症：大多数新生儿巨输尿管症可归类于原发性非反流非梗阻性巨输尿管症；尿路感染、肾病或其他导致尿量明显增加超过输尿管最大蠕动能力的病理情况(如尿崩症、精神性烦渴等)，可表现为继发性非反流非梗阻性巨输尿管症。

四、处理方案及基本原则

1. 治疗方案

(1) 根据患儿病史及各项检查，明确诊断左侧原发性巨输尿管，输尿管膀胱连接部梗阻，患侧分肾功能＜40%，应积极考虑手术治疗，行左侧输尿管再植术。

(2) 术前谈话：术前与家属沟通，着重指出术中风险、手术方式、术后并发症，特别是术后输尿管梗阻、反流的可能性。

(3) 术前准备；术前完善各项常规检查。

(4) 术后可预防性抗感染治疗。

(5) 定期随访尿常规，B 超，血压，电解质及肌酐，必要时同位素肾图检查。

2. 依据

根据目前国内外报道数据和推荐的诊疗常规，对于肾输尿管积水加重或没有明显改善，分肾功能减退或＜40%，或有反复尿路感染等临床症状的患儿，如技术可行，建议在 1～2 岁时手术。术后长期随访肾输尿管积水情况及分肾功能等。

五、要点与讨论

1. 概述

巨输尿管是简单的描述性名词，描述了输尿管扩张，它没有特别统一的病理生理学标准，而是仅仅将一类与输尿管直径增加有关的疾病合并在了一起。组织学上，正常的输尿管很少超过 5 mm，输尿管宽度超过 7～8 mm 可以被认为是巨输尿管。巨输尿管可能会有梗阻、反流，或两者兼有，或两者皆无。既可能来自输尿管内在的原发因素，也可能来自继发性病理过程。本章节主要讨论原发性梗阻性巨输尿管症。产前超声检查提示具有尿路扩张的患者，有多达 23%存在输尿管膀胱连接部梗阻。原发性巨输尿管症男孩比女孩多 2～4 倍，略好发于左侧(1.6～4.5 倍)，大约 25%的患者为双侧。

2. 病因

原发性梗阻性巨输尿管症的精确病因学还不清楚，普遍认为最常见的原因为近膀胱处的无蠕动(无动力)的输尿管节段，是尿液流动速度减慢，从而引起近端输尿管扩张。远端输尿管比其他节段更易受累的原因还不清楚，可能与该节段肌肉发育停止有关。

3. 分型

根据有无原发疾病导致巨输尿管症，可分为原发性和继发性。根据是否存在梗阻或反流，又可分为梗阻性巨输尿管症，反流性巨输尿管症，反流性梗阻性巨输尿管症，非反流非梗阻性巨输尿管症。

4. 治疗原则和进展

对于是采取手术治疗还是期待治疗，经常是一个困难的抉择。但是，对于新生儿或小婴儿，巨输尿管的手术治疗是一项技术挑战，即使是熟练的医生进行操作，手术并发症发生率也比年长儿更高。所以对于年龄较小的新生儿或婴儿，大多数医生目前认为当肾功能并没有明显受到影响或者尿路感染没有成为主要问题时，期待疗法仍是首选。对于肾输尿管积水加重或没有明显改善，分肾功能减退或＜40%，或有反复尿路感染等临床症状的患儿，如技术可行，建议在 1～2 岁时手术，对于少数积水严重、肾功能较差，或反复尿路感染的婴儿，可考虑行输尿管造口术。

5. 术后处理和并发症防治

巨输尿管和非扩张输尿管的再植术，有相同的并发症，即反流和梗阻，但是巨输尿管者发生率更高。轻度的反流可逐渐改善，但如果有反复肾盂肾炎时，手术纠正是合适的。在很多病例中，术后出现的输尿管梗阻与水肿有关,水肿会逐渐消退(最多8周),术中吻合口留置支撑管(最常用的是双J管),有助于减少术后出现梗阻症状。如果梗阻持续存在,通常原因是远端吻合口的输尿管血供不足,可能需要再次手术干预。

6. 随访要点和预后

患者术后需长期的随访,因为有到青春期甚至成年后再复发的可能。随访可包括尿常规、尿培养,泌尿系统超声检查,必要时可行同位素扫描等。

六、思考题

1. 巨输尿管的诊断依据和鉴别诊断有哪些?
2. 巨输尿管手术的主要术后并发症有哪些?

七、推荐阅读文献

1. Casale, A J. Campbell-Walsh Urology [M]. 10 th. Saunders: Philadelphia. 2011,3267 - 3309.
2. Farrugia MK. British Association of Paediatric Urologists consensus statement on the management of the primary obstructive megaureter [J]. J Pediatr Urol. 2014 Feb; 10(1):26 - 33.
3. Hodges S J. Megaureter. Scientific World Journal [J]. 2010 Apr 13;10:603 - 12.

(毕允力 沈 剑)

案例 82
尿道下裂

一、病例资料

1. 现病史

患儿，男性，16 月。因“生后发现尿道开口位置异常至今”入院。

自患儿出生后，家属即发现其外生殖器畸形，阴茎下弯，背侧包皮堆积，尿道口位于阴茎体腹侧，蹲位排尿，无排尿困难等不适。1 年前曾就诊于当地医院，诊断为尿道下裂，建议 1 岁后手术治疗。期间，患儿无任何不适，近期就诊我院，为进一步治疗，门诊拟“尿道下裂”收治入院。

2. 既往史

G_1P_1，出生体重 3.2 kg，Apgar 评分 10 分。孕早期曾服用“保胎药”，具体不详。生后按时接种疫苗。无外伤、手术、输血史。无近亲结婚史。

3. 体格检查

T 36.8℃，HR 106 次/min，一般情况可，神志清楚，精神反应佳，呼吸平稳，口唇无青紫；胸廓平坦，三凹征阴性，听诊双肺呼吸音清，未闻及啰音，心音有力，律齐，未闻明显杂音；腹部平软，无腹壁静脉显露，肝脾肋下未及，移动性浊音阴性；双肾区无叩痛；四肢无畸形。男性外阴，阴茎发育欠佳，阴茎下弯呈 45°，包皮堆积于背侧呈帽状，尿道开口于阴茎体腹侧中部，双侧阴囊发育可，双侧睾丸在位，发育可，双侧腹股沟区未及包块。

4. 实验室及影像学检查

血常规：RBC 4.66×10^{12}/L，PLT 205×10^{9}/L，WBC 6.42×10^{9}/L，N 57%。

肝肾功能检查：ALT 11 IU/L，AST 23 IU/L，ALB 32 g/L，BUN 3 mmol/L，Cr 10 μmol/L。

血气和电解质：pH 值 7.38，Na^+ 135 mmol/L，K^+ 4.5 mmol/L，Cl^- 107 mmol/L。

二、诊治经过

1. 治疗方案

入院诊断为阴茎体型尿道下裂，完善术前准备及相关检查，择期手术治疗。

2. 治疗经过

（1）入院后完善相关术前检查，未见明显手术禁忌。

（2）术前谈话：术前与家属沟通，着重指出术中风险、手术方式、术后并发症，特别是详细交待尿道下裂手术后出现尿道瘘、尿道憩室或尿道狭窄等并发症的可能及处理方法。

(3) 入院后第二天在联合麻醉下行阴茎伸直＋尿道成形(Duckett)术，术后留置导尿，伤口加压包扎，予静脉抗炎补液等治疗。术后第三天停静脉改口服抗生素预防感染，拆阴茎敷料，伤口清洁护理。术后第四天，病情平稳，带尿管出院，门诊随访，一周后复查拔尿管。

3. 随访

术后1个月、3个月、6个月门诊复查，了解患儿排尿情况，必要时做相应处理。

三、病例分析

1. 病史特点

(1) 男性患儿，16月。

(2) 因“生后发现尿道开口位置异常至今”入院。

(3) 专科查体：男性外阴，阴茎发育欠佳，阴茎下弯呈45°，包皮堆积于背侧呈帽状，尿道开口于阴茎体腹侧中部，双侧阴囊发育可，双侧睾丸在位，发育可，双侧腹股沟区未及包块。

2. 诊断及诊断依据

(1) 诊断：阴茎体型尿道下裂。

(2) 诊断依据：①尿道口位置异常：位于阴茎体中部。②阴茎下弯。③包皮分布异常：帽状包皮。

3. 鉴别诊断

对于近段型尿道下裂、合并有隐睾或小阴茎的病例，需除外性发育异常(Disorders of Sexual Development, DSD)疾病，可以通过完善相关检查，如染色体基因、激素水平检测、泌尿生殖系超声、排泄性膀胱尿路造影等鉴别。

四、处理方案与基本原则

1. 治疗方案

术前：查体是否合并隐睾、阴茎阴囊转位等畸形，需完善染色体、基因等检查除外性发育异常疾病。

术中：根据阴茎发育大小、阴茎弯曲程度、尿道口开口位置等条件，决定手术方式。

术后：留置尿管天数、抗生素应用情况，视具体情况而定。

2. 依据

合并隐睾、小阴茎的尿道下裂患儿，术前需行染色体检查排除DSD，必要时行HCG激发试验。尿道下裂手术方法很多，但都需在保证阴茎伸直的基础上行尿道成形。阴茎下弯较重，需要断尿道板的患儿可以行Ducket术式或分期的尿道下裂修复术(Ⅰ期行阴茎伸直，预留皮瓣，Ⅱ期行尿道成形术)。

五、要点与讨论

1. 概述

尿道下裂(hypospadia)是男性外生殖器一种相对常见的先天畸形，约250个新生男婴中就有1例。尿道下裂可以单一发病，也可以是性发育异常疾病的部分表现。男性尿道下裂被定义为阴茎的三个异常：①尿道口异位：可位于阴茎头腹侧到会阴的任何部位；②阴茎向腹侧异常弯曲；③包皮的异常分布：背侧包皮呈帽状，腹侧包皮缺失。第二和第三个特征不是所有病例都存在。尿道下裂通常在新生儿体检时就被诊断，但包皮分布正常的巨尿道口型尿道下裂往往在包皮完全上翻或行包皮环切时才被发现。

2. 病因

尿道下裂的病因可能来自下列一个或多个因素：

(1) 胎儿睾丸雄激素的产生异常。

(2) 发育中外生殖器的靶组织对雄激素的敏感性受限。

(3) 由于胎儿睾丸 Leydig 细胞的过早退化而引起雄激素刺激的过早终止。

(4) 其他可能原因包括：睾酮和(或)双氢睾酮合成不足(5α 还原酶缺乏)和(或)雄激素受体质量和(或)数量缺陷。

3. 分型

根据矫正阴茎下弯后的尿道开口位置来对尿道下裂分型更为准确，分为远段型(阴茎头型、冠状沟型、冠状沟下型)、中段型(阴茎远段型、阴茎中段型、阴茎近段型)、近段型(阴茎阴囊型、阴囊型、会阴型)。

4. 治疗

手术修复是治疗尿道下裂的唯一途径，治疗目标是站立排尿，成年后能正常性交。手术方式的选择基于矫正阴茎下弯是否横断尿道板。保留尿道板的主流手术包括：尿道口前移及龟头成形术(MAGPI)、尿道口基底皮瓣翻转术(Mathieu)、尿道板纵切卷管尿道成形术(TIP)、加盖岛状皮瓣尿道成形术(Onlay)等；横断尿道板的主流手术包括：横行带蒂岛状皮瓣尿道成形术(Duckett)、以尿道口为基底的带蒂皮瓣尿道成形术(koyanagi)、Duckett＋Duplay 术、分期手术。游离移植物代尿道也可用于尿道下裂修复，如口腔黏膜、游离包皮内板嵌入尿道板卷管(Inlay)等。近年来，国际上对于近段型尿道下裂行一期手术还是分期手术仍有争议，笔者认为应个体化，视病例的具体条件以及术者掌握不同术式的程度选择合适的手术方式，没有任何一种单一的手术方式能解决所有尿道下裂修复。

5. 术后处理和并发症防治

术后常见并发症包括尿道瘘、尿道憩室、尿道狭窄。对于术后出现尿道瘘、尿道憩室的病例需在术后半年以上进行手术修复；对于术后出现尿道狭窄的病例，可根据尿道狭窄的程度进行尿道扩张或者尿道造口，如行尿道造口，需在半年以后行造口关闭。

6. 随访要点和预后

术后 1 个月、3 个月、6 个月、青春期及成年后需对手术病例进行随访，了解其阴茎外观、排尿情况、有无并发症，青春期有无阴茎痛性勃起(阴茎下弯复发)，成年后有无性功能障碍。

六、思考题

1. 尿道下裂的定义及分型是什么？
2. 尿道下裂的手术方式及并发症有哪些？

七、推荐阅读文献

1. Casale, A. J. Campbell-Walsh Urology [M], 10 th. Saunders: Philadelphia. 2011,3503 - 3536.
2. 黄澄如. 实用小儿泌尿外科学[M]. 北京：人民卫生出版社，2006：324 - 355.

(毕允力 张 斌)

案例 83

小儿泌尿生殖系横纹肌肉瘤

一、病例资料

1. 现病史

患儿,男性,19 月。因"排尿困难一周"入院。

患儿家长 1 周前发现患儿排尿困难伴疼痛、哭闹,排尿呈滴沥状。无肉眼血尿、脓尿。在当地医院行 B 超检查,发现"膀胱后方占位",以"盆腔肿物"收入我院。

2. 既往史

G_1P_1,出生体重 3.1 kg, Apgar 评分 10 分。产前胎儿超声检查未发现异常,胎内生长发育正常。出生后无特殊感染等病史。

3. 体格检查

T 36.6℃, HR 90 次/min,一般情况可,神志清楚,精神反应佳,口唇无青紫;皮肤、巩膜无黄染;无脱水貌;胸廓平坦,呼吸平稳,听诊双肺呼吸音清,未闻及罗音,心音有力,律齐,未闻明显杂音;腹部平坦,无腹壁静脉显露,肝肋下 0.5 cm,扪诊时肝质地软,未扪及明显腹部包块,全腹无压痛,腹腔叩诊无移动性浊音,双肾区无叩痛,直肠指检进指约 3 cm 后可于直肠前方触及肿块,上界不可扪及,质硬,较固定。外阴部未见异常;四肢无畸形,未见明显脊柱侧弯。

4. 实验室及影像学检查

血常规: RBC 4.34×10^{12}/L, PLT 180×10^{9}/L, WBC 6.42×10^{9}/L, N 45%。

尿常规:白细胞 0/HP,红细胞 0/HP。

肝肾功能检查:ALT 18 IU/L, AST 26 IU/L, γ-GT 25 IU/L, ALB 38 g/L; BUN 3.3 mmol/L, Cr 20 μmol/L。

血气和电解质:pH 值 7.38, Na^+ 135 mmol/L, K^+ 4.7 mmol/L, Cl^- 110 mmol/L。

B 超检查:盆腔内膀胱下方探及 48.1 mm×42.4 mm×48.0 mm 的低回声区,内部回声不均,肿块边界清,内及血流信号,与膀胱壁相紧贴。尿道盆腔段未探及明显局灶性异常回声。

盆腔磁共振:膀胱直肠间见类圆形肿块,界清,约 4.6 cm×5.3 cm×5 cm。

二、诊治经过

1. 治疗方案

入院初步诊断为膀胱及盆腔占位,横纹肌肉瘤可能。为进一步诊断,需要活检明确组织病理,并制定下一步治疗计划。

2. 治疗经过

(1) 入院完善术前常规检查及术前准备：查肝肾功能、血气电解质以及凝血功能正常。术前晚清洁灌肠，灌肠后禁食。

(2) 术前谈话：术前与家属沟通，着重指出手术目的为取活检以明确病理诊断，术后可能需要化疗，待肿瘤缩小后再行手术根治。

(3) 入院第三天膀胱镜、腹腔镜探查：术中腹腔镜探查见膀胱后下方与直肠之间肿块，取活检，术后病理为“胚胎型横纹肌肉瘤”。活检术后 VAC 方案化疗 9 周，影像学检查肿瘤明显缩小，再行肿瘤根治性切除术。术中见肿瘤来源于膀胱/前列腺，予完整切除，行膀胱-后尿道吻合术。术后继续 VAC 方案化疗。

3. 随访

术后定期化疗，并定期评估有无复发及远处转移。

三、病例分析

1. 病史特点

(1) 患儿，男性，19 月。因“排尿困难一周”就诊。

(2) 体检阳性发现：直肠指检进指约 3 cm 后可于直肠前方触及肿块，上界不可扪及，质硬，较固定。

(3) 辅助检查：B 超提示盆腔内膀胱下方探及 48.1 mm×42.4 mm×48.0 mm 的低回声区。盆腔磁共振提示膀胱直肠间见类圆形肿块，界清，约 4.6 cm×5.3 cm×5 cm。

2. 诊断及诊断依据

(1) 诊断：膀胱/前列腺横纹肌肉瘤。

(2) 诊断依据：①以排尿困难的下尿路梗阻症状为表现。②影像学检查发现盆腔膀胱下方占位。③肿瘤病理活检为胚胎型横纹肌肉瘤。

3. 鉴别诊断

需要与嗜酸性膀胱炎等相鉴别。肿块来源与病理分型需要通过活检或病灶切除获得。

四、处理方案及基本原则

1. 治疗方案

积极地进行术前准备，行膀胱镜或腹腔镜/开放手术肿瘤活检，明确病理诊断后，行化疗和放疗，肿瘤缩小后行根治性手术切除，术后继续化疗和放疗。

2. 依据

大部分膀胱前列腺部的横纹肌肉瘤无法直接一期切除，需先手术活检，明确病理类型后，行化疗、放疗，再延期行肿瘤根治术。

五、要点与讨论

1. 概述

横纹肌肉瘤是发生在婴儿和儿童中最常见的软组织肉瘤，占所有儿童软组织肿瘤的一半和实体瘤的 15%。15%～20%的横纹肌肉瘤来源于泌尿生殖系统，常发生于前列腺、膀胱和睾丸旁，少部分发生于阴道和子宫。发生在阴道和子宫者预后好于发生于前列腺、膀胱的横纹肌肉瘤。它的发病年龄呈双峰分布,第一个高峰是2岁前,第二个高峰是青春期,2/3的患儿起病于6岁前。

2. 病因、病理与分型

横纹肌肉瘤两种主要的组织学亚型是胚胎型横纹肌肉瘤和腺泡状横纹肌肉瘤,两者有明显的细胞遗传学异常。腺泡状横纹肌肉瘤的发生与1或2号染色体及13号染色体的异位有关。胚胎型横纹肌肉瘤被证实有11p15染色体点杂合性(LOH)丢失。

美国横纹肌肉瘤协作研究组(Intergroup Rhabdomyocrcoma Study Group, IRSG)制订了病理学分类,分为三种主要的组织学类型,具有重要的预后意义。胚胎型是最常见的一种亚型,占泌尿生殖系横纹肌肉瘤的大多数,胚胎型横纹肌肉瘤的葡萄状和长梭状细胞变异体有良好的生存率。第二种常见的类型是腺泡状横纹肌肉瘤,与泌尿生殖系统相比,它更好发于躯干和四肢,预后较差。第三种未分化的类型非常少见。还有一种多形性横纹肌肉瘤被认为是一种胚胎型或腺泡状横纹肌肉瘤常见的退行发育的变种。

3. 临床表现和检查

膀胱和前列腺横纹肌肉瘤常见的临床表现是泌尿系梗阻。其症状有尿频、痛性尿滴沥、急性尿潴留和血尿。在体格检查中,常发现腹部有一包块,来源于肿瘤或扩张的膀胱。膀胱横纹肌肉瘤通常呈葡萄状向腔内缓慢生长,好发于膀胱三角区或附近。前列腺横纹肌肉瘤常以实性肿物出现。要确定确切的起源位点很困难。影像学研究表明,前列腺横纹肌肉瘤常有膀胱充盈缺损或膀胱底部抬高。CT/MRI可以描绘肿瘤的范围和评价是否有盆腔和腹膜后浸润。膀胱镜检有利于作出诊断和获取活检组织。阴道和外阴横纹肌肉瘤在病变早期通常出现阴道流血、分泌物增多或阴道包块的症状。阴道镜和活组织检查可对疾病作出诊断。睾丸旁横纹肌肉瘤发生于精索远端,并侵犯睾丸或临近区域,通常比其他泌尿生殖系统肿瘤更容易早被发现,通常表现为单侧无痛性阴囊肿胀,或明显不同于睾丸的包块。超声能证实肿瘤的实性特征。

4. 治疗原则与进展

对于泌尿生殖系统的横纹肌肉瘤,目前的治疗趋向于在提高疗效的同时尽可能保留膀胱或阴道。大部分来源于三角区或前列腺的横纹肌肉瘤无法一期做膀胱局部或部分切除,只有少数远离三角区,发生于膀胱顶部或两侧的肿瘤可以膀胱部分切除术作为首选治疗。但是,即使是巨大的膀胱或前列腺横纹肌肉瘤,也可以在综合治疗后行保留膀胱的手术。IRSG的方案是在手术前联合应用化疗和放疗,除非患者在诊断时就能作膀胱部分切除术。尽管膀胱或前列腺的横纹肌肉瘤保守手术治疗不如来源于阴道的横纹肌肉瘤治疗效果好,但保留膀胱的比率仍在上升。阴道横纹肌肉瘤在最终手术切除前,应先给予化疗,如有良好的化疗反应,应再次活检,如仍有持续的病灶存在,需延期行肿瘤切除术,可能会行部分阴道切除或者阴道子宫切除。对于睾丸旁横纹肌肉瘤,经腹股沟根治性睾丸切除术被推荐为首选的治疗方案。为了防止复发,对于横纹肌肉瘤的治疗强度是根据基于治疗前组织类型、肿瘤原发部位、肿瘤术后残留范围和有无远处转移的危险度分级(分低危、中危和高危组)来决定的(见表83-1)。

5. 术后处理原则和并发症防治

保留膀胱手术后的一个焦点问题是术后肿瘤残留问题,术后需长期随访,观察有无局部复发和远处转移。手术和放疗可导致膀胱功能障碍,也需长期随访。

6. 随访要点和预后

观察有无局部复发和远处转移是随访要点。患儿预后与病理分型及有无复发、远处转移密切相关(见表83-1)。

表 83-1 目前的儿童肿瘤协作组横纹肌肉瘤危险分组

危险分组	组织学	原发部位	手术切除	远处转移	患者比例	无事件生存率
低危	胚胎型	有利	任何	无	32%	70%～95%
		不利	是	无		
中危	胚胎型	不利	否	无	27%	73%
	腺泡型	任何	任何	无	25%	65%
高危	胚胎型	任何	任何	有	8%	35%
	腺泡型			有	8%	15%

注:有利部位:眼窝或眼睑,头和颈部(不包括脑脊膜),泌尿生殖系(不包括膀胱和前列腺);不利部位:膀胱、前列腺、四肢、脑脊膜、躯干、腹膜后、盆腔或其他。

六、思考题

1. 小儿泌尿生殖系统横纹肌肉瘤的病理学分类有哪些?
2. 小儿泌尿生殖系统横纹肌肉瘤的治疗原则是什么?

七、推荐阅读文献

1. Casale, A. J. Campbell-Walsh Urology [M]. 10 th. Saunders: Philadelphia. 2011,3697-3730.
2. Hawkins DS, et al. What's New in the Biology and Treatment of Pediatric Rhabdomyosarcoma? [J]. Curr Opin Pediatr. 2014 February; 26(1):50-56.

(毕允力　沈　剑)

案例 84

尿道狭窄

一、病例资料

1. 现病史

患儿，男，9 岁。因"尿道断裂尿道吻合术后 7 月，排尿费力"入院。

患儿 7 月余前因外伤、骨盆骨折、后尿道断裂，伤后 2 周在外院行尿道端端吻合术，术后留置膀胱造瘘管及尿道支撑管。术后 1 个月，拔除尿道支撑管、膀胱造瘘管夹管，令患儿自行排尿，但患儿排尿费力，尿线细、滴沥状并伴有尿痛。外院予以尿道扩张 3 次，排尿症状无改善，予以开放膀胱造瘘管引流尿液。至我院门诊，6F 尿扩器及导尿管均在后尿道受阻，不能进入膀胱内。

2. 既往史

G_3P_2，出生体重 2.90 kg，Apgar 评分 9 分。产前检查无殊。7 月前因外伤，骨盆骨折，后尿道断裂而行经会阴尿道端端吻合术。

3. 体格检查

T 36.5℃，HR 88 次/min，一般情况可，神志清楚，精神反应佳，呼吸平稳，口唇无青紫；皮肤、巩膜无黄染；胸廓平坦，三凹征阴性，听诊双肺呼吸音清，未闻及啰音；心音有力，律齐，未闻明显杂音；腹部平，无腹壁静脉显露，肝肋下未及，腹腔叩诊无移动性浊音；双肾区未及叩痛。下腹壁及会阴部可见陈旧手术瘢痕，膀胱造瘘管保留中，引流通畅，尿液清，周围皮肤略红，未及分泌物。双睾位于阴囊内。阴茎直，尿道开口于龟头，6F 尿扩器于后尿道水平受阻，不能进入膀胱内。

4. 实验室及影像学检查

血常规：RBC 4.82×10^{12}/L，PLT 190×10^{9}/L，WBC 7.1×10^{9}/L，N 57%，CRP < 8 mg/L。

肝肾功能检查：GPT 20 IU/L，GOT 13 IU/L，ALB 40 g/L，BUN 3.6 mmol/L，Cr 26 μmol/L。

血气和电解质：pH 值 7.37，BE −2.9 mmol/L，Na^{+} 137 mmol/L，K^{+} 4.2 mmol/L，Cl^{-} 105 mmol/L。

B 超检查：双肾盂未见扩张积水，双侧输尿管未见扩张。膀胱充盈度好。大量残余尿(膀胱造瘘管夹管后检查)。

VCUG：经膀胱造瘘管及尿道同时注入造影剂，显示后尿道约膜部水平尿道纤细，远端尿道通畅，狭窄段长约 1.5 cm。

二、诊治经过

1. 治疗方案

入院初步诊断：尿道狭窄；外伤性尿道断裂、尿道端端吻合术后。先行完善检查，了解狭窄段长度，择期行狭窄段切除，尿道端端吻合术。

2. 治疗经过

(1) 入院完善术前常规检查及术前准备：查肝肾功能、血气、电解质以及凝血功能正常。术前静脉给予预防性抗生素，备少浆血一个单位。

(2) 术前谈话：术前与家属沟通，着重指出手术方式、术中风险、术后并发症，特别是详细交代术中尿道膀胱黏膜损伤的风险，周围脏器如直肠等、血管、括约肌损伤的可能，出血的风险、输血可能，术后尿道再狭窄、尿瘘的风险，阴茎勃起功能障碍可能，短期内尿失禁可能。

(3) 手术：完善术前准备后行尿道镜检查，见尿道膜部水平瘢痕增生，尿道内径狭小，镜头不能进入膀胱内，斑马导丝可通过狭窄部。留置斑马导丝作为引导，取会阴部切口，找到尿道膜部瘢痕增生处，切除瘢痕，解剖游离出健康的黏膜及肌层，将近远端尿道端端吻合。更换膀胱造瘘管，留置尿道支撑管，会阴伤口内留置引流皮片一根，术后 48 h 内拔除。

3. 随访

术后保留尿道支撑管 6 周，拔管嘱患儿自行解尿，通畅，尿线较粗，无排尿费力。拔管后 2 个月复查，行 VCUG 示尿道通畅，并行尿流率检查，尿流曲线低平，最大尿流率略低。

三、病例分析

1. 病史特点

(1) 患儿，男，9 岁。因“尿道断裂尿道吻合术后 7 月，排尿费力”入院。

(2) 7 个月前患儿外伤骨盆骨折、尿道断裂，曾行手术治疗。

(3) 体检阳性发现：下腹壁及会阴部可见陈旧手术瘢痕，膀胱造瘘管持续引流中。

(4) 影像学检查：膀胱造瘘管夹管后 B 超检查：双肾盂未见扩张积水，双侧输尿管未见扩张。膀胱充盈度好。大量残余尿。VCUG：经膀胱造瘘管及尿道同时注入造影剂，显示后尿道约膜部水平尿道纤细，远端尿道通畅，狭窄段长约 1.5 cm。

2. 诊断和诊断依据

(1) 初步诊断：尿道狭窄；外伤性尿道断裂、尿道端端吻合术后。

(2) 诊断依据：①外伤史及手术史：骨盆骨折，经会阴尿道端端吻合术。②患儿术后排尿后立即出现尿滴沥，排尿费力同时伴有尿痛。③影像学检查：B 超膀胱内大量残余尿；VCUG：经膀胱造瘘管及尿道同时注入造影剂，显示后尿道约膜部水平尿道纤细，远端尿道通畅，狭窄段长约 1.5 cm。

3. 鉴别诊断

根据既往外伤史及手术史诊断明确。VCUG 有助于了解狭窄段位置及长度。有时需要与神经原性膀胱患者鉴别，后者括约肌反应亢进者，临床上可以表现为排尿费力，大量尿潴留，但是这类患儿往往有神经管发育异常的病理基础，排尿造影膀胱形态异常，置导尿管能顺利进入膀胱内；泌尿系统结石若嵌顿于尿道，亦会有排尿费力、尿痛，造影可见尿道充盈缺损，尿道镜检查可协助鉴别。

四、处理方案及基本原则

1. 治疗方案

完善术前准备后尿道镜检查，发现原吻合口处瘢痕性狭窄，内径纤细，镜头不能通过，予以经会阴行瘢痕切除，尿道端端吻合术。

2. 依据

患儿外伤性尿道断裂2周后行尿道端端吻合术，术后1个月拔尿道支撑管后，即出现排尿费力，虽行多次尿道扩张，但症状无改善，应考虑重新手术。术前造影，尿道镜或膀胱颈检查，有助于了解尿道及原吻合口情况。

五、要点与讨论

1. 概述

尿道狭窄是泌尿外科常见且易复发的疾病，男性发病率约300/10万，且近年来发病率呈不断增加的趋势。

2. 病因

尿道狭窄的病因包括：

(1) 外伤性：后尿道损伤主要见于骨盆骨折、前尿道损伤主要见于会阴部骑跨伤等。据文献报道，在我国外伤已经成为尿道狭窄的主要病因。

(2) 医源性：留置导尿，尿道下裂术后，经尿道手术，前列腺手术等。

(3) 先天性：后尿道瓣膜，先天性尿道狭窄等。

(4) 感染性：尿道炎，硬化性苔藓样病等。

3. 实验室检查及影像学检查

B超可见尿潴留及大量残余尿，VCUG可见尿道狭窄，通过经膀胱造瘘口与经尿道口同时注入造影剂，可测量尿道狭窄段的长度。

4. 治疗原则及手术要点

(1) 尿道扩张是最古老、最简单的治疗尿道狭窄的方法，但仅针对狭窄限于黏膜下且无尿道海绵体纤维化的尿道狭窄，而临床上的病例多伴有尿道海绵体纤维化，因而单纯用尿道扩张治疗尿道狭窄复发率高。

(2) 1974年内镜直视下尿道内切开治疗尿道狭窄被报道，这种治疗方法简单微创，短期内对于部分患者有一定的疗效。但经过长期随访，尿道内切开术治疗尿道狭窄的疗效不佳，重复进行更无价值。有报道称尿道内切开术仅适合尿道狭窄段及瘢痕厚度小于0.5 cm的病例。

(3) 尿道瘢痕切除尿道端端吻合术是治疗尿道狭窄，尤其是单纯性尿道狭窄最为理想的方法。该术式应遵循以下原则：①切除全部瘢痕及纤维化组织；②斜行吻合以增大吻合口；③充分游离尿道使吻合口无张力。最佳适应证包括：2～3 cm之内的球部尿道狭窄、膜部尿道狭窄等。

(4) 对于长段狭窄或经历多次手术的病例，可选择阴囊带蒂皮瓣或游离的膀胱黏膜、口腔黏膜等行尿道成形术。

(5) 绿激光尿道狭窄气化术。

5. 处理及并发症防治

术后注意导尿管固定及会阴部伤口护理，防治感染。引流皮片48 h内拔除。术后最常见并发症为吻合口瘢痕化再狭窄，术中需注意完全切除狭窄段，并且吻合口无张力吻合。

6. 随访要点和预后

术后保留尿道支撑管6周，6周后拔管。拔管后2个月复查，行VCUG，并行尿流率检查，了解尿道通畅情况及排尿功能。尿道狭窄术后复发率较高，需要长期随访。

六、思考题

1. 引起尿道狭窄的原因有哪些？

2. 尿道狭窄的手术治疗方法有哪些?

3. 尿道端端吻合术术中需要注意的要点有哪些?

七、推荐阅读文献

1. 章益锋,郎根强,张炯,等.外伤性尿道狭窄外科处理的临床分析(附 112 例报告)[J].国际泌尿系统杂志,2014,33(2):175－177.

2. Sofer M, Mabjeesh NJ, Ben-Chaim J, et al. Long-term results of early endoscopic realignment of complete posterior urethral disruption [J]. J Endourol, 2010,24(7):1117－1121.

3. Myers JB, McAninch JW. Management of posterior urethral disruption injuries [J]. Nat Clin Pract Urol, 2009,6(3):154－163.

（毕允力　刘　颖）

案例 85

性发育异常

一、病历资料

1. 现病史

患儿，以女性抚养(社会性别)，2 岁。因“自幼发现外生殖器外观异常”入院。

家属自幼发现患儿阴蒂偏大，无进行性肥胖，无呕吐，无多饮多尿，无智力障碍。

2. 既往史

出生史：G_3P_2，足月剖腹产，Apgar 评分 10 分出生体重 3.9 kg。

喂养史：出生后母乳喂养至 2 个月，后改人工喂养，按时按序添加辅食。否认喂养困难史。

生长发育史：3 月抬头，8 月会坐，余生长发育与同龄儿童相仿。

预防接种史：按时按序接种。

3. 体格检查

T 37.1℃，HR 90 次/min，一般情况可，神志清楚，精神反应佳，呼吸浅促，口唇无青紫；皮肤、巩膜无黄染；无脱水貌；胸廓平坦，三凹征阴性，听诊双肺呼吸音清，未闻及啰音，心音有力，律齐，未闻明显杂音；腹部膨隆，无腹壁静脉显露，肝肋下 0.5 cm，扪诊时肝质地软，腹腔叩诊无移动性浊音；双肾区无叩痛，四肢无畸形，未见明显脊柱侧弯。外阴男童样，阴茎发育小，长度约 1.5 cm，下弯约 40°，阴茎头无尿道开口，尿道板发育差，阴茎背侧包皮帽状堆积，尿道开口于会阴，阴囊发育差似大阴唇，内未及睾丸，双侧腹股沟外环口处可及睾丸样组织，左侧大小约 0.5 cm×0.5 cm×0.5 cm，右侧大小约 1.0 cm×0.5 cm×0.5 cm。

4. 实验室及影像学检查

常染色体：46，XY；5α 还原酶基因突变(−)；AR 基因突变(−)。

LHRH 激发实验：基础值 LH 2.18 mIU/ml，FSH 10.04 mIU/ml；激发后 LH 17.14 mIU/ml，FSH 46.66 mIU/ml。

ACTH 激发实验：0′，F 20.11 ng/ml，17aOHP 1.26 ng/ml；60′，F 29.47 ng/ml，17 aOHP 1.31 ng/ml。

HCG 激发实验：基础值，睾酮 0 ng/dl；激发后，睾酮 79.22 ng/dl。

B 超检查：双侧腹股沟区可见可疑睾丸组织；盆腔内未见明显子宫、卵巢组织；双侧附睾探查不清；双肾、双侧肾上腺区、膀胱、双侧阴囊未见局灶性占位。

垂体 MR 平扫：垂体 MR 平扫未见明显异常。

二、诊治经过

1. 治疗方案

进行内分泌评估，明确患儿为性发育异常(46XY, DSD)，与患儿家属充分沟通后，完善术前准备后尿道成形术及双侧睾丸下降固定术。

2. 治疗经过

(1) 入院完善术前常规检查及术前准备：查肝肾功能、血气电解质以及凝血功能正常。术前静脉给予预防性抗感染。

(2) 入院第三天行尿道镜检查术，尿道成形术及双侧睾丸下降固定术，手术中发现苗勒氏管囊肿，术后留置导尿。

(3) 术后将病情详细告知家属。使用静脉抗生素，予半流质饮食。术后3天、6天伤口换药，术后14天拔除导尿管。口服抗生素治疗，出院门诊随访。

3. 随访

术后2周、1个月、3个月、6个月门诊复查，观察伤口愈合情况、排尿情况及睾丸发育情况，如有尿瘘，至少术后6月再次手术处理。如有尿道狭窄，可予尿道扩张等处理。同时内分泌科密切随访至青春期，按需激素支持治疗。

三、病例分析

1. 病史特点

(1) 患儿，女性，3岁。因“自幼发现外生殖器外观异常”入院。

(2) 查体：外阴男童样，阴茎发育小，长度约1.5 cm，下弯约40°，阴茎头无尿道开口，尿道板发育差，阴茎背侧包皮帽状堆积，尿道开口于会阴，阴囊发育差似大阴唇，内未及睾丸，双侧腹股沟外环口处可及睾丸样组织，左侧大小约0.5 cm×0.5 cm×0.5 cm，右侧大小约1.0 cm×0.5 cm×0.5 cm。

(3) 实验室检查：

常染色体：46, XY；5α还原酶基因突变(—)；雄激素受体基因突变(—)。

促黄体生成素释放激素(LHRH)激发实验：基础促黄体生成素(LH)2.18 mIU/ml，促卵泡生成素(FSH)10.04 mIU/ml；峰值LH 17.14 mIU/ml, FSH 46.66 mIU/ml。促肾上腺皮质激素(ACTH)激发实验：0′, 17α-羟基孕酮(17αOHP) 1.26 ng/ml；60′, 17aOHP 1.31 ng/ml。HCG激发实验：基础睾酮0 ng/dl；激发后睾酮79.22 ng/dl。

(4) 影像学检查：B超检查示双侧腹股沟区可见可疑睾丸组织；盆腔内未见明显子宫、卵巢组织；双侧附睾探查不清；双肾、双侧肾上腺区、膀胱、双侧阴囊未见局灶性占位。垂体MR平扫：垂体MR平扫未见明显异常。

2. 诊断和诊断依据

(1) 初步诊断：性发育异常(46XY, DSD)。

(2) 诊断依据：①患儿阴茎发育差，双侧睾丸位于双侧腹股沟外环口处。②超声检查显示双侧腹股沟区可见可疑睾丸组织；盆腔内未见明显子宫、卵巢组织。③实验室检查提示：常染色体：46, XY；5α还原酶基因突变(—)；AR基因突变(—)。

3. 鉴别诊断

(1) 卵睾性DSD：体内同时存在睾丸和卵巢两种性腺组织，外生殖器显示性别模糊，其染色体多为46, XX，其次为46, XY及46, XX/46XY嵌合体，其尚需与重度尿道下裂合并隐睾相鉴别。

(2) 46XX, DSD：遗传性别为女性，卵巢及内生殖道均正常，外生殖器发生畸形，具有不同程度男性化，可能为肾上腺功能异常及母体雄激素增多引起。CAH最为常见。

四、处理方案及基本原则

1. 治疗方案

(1) 首先根据性发育异常患者的临床表现、生殖器官发育情况、血清性激素水平、染色体核型等进行分析，确定是基因核型异常、性腺发育不良、雄激素抵抗还是5α还原酶缺乏等等。要注意是否有其他疾病引起的以上结果，比如性腺肿瘤等等。

(2) 多学科讨论，参与治疗方案最优化讨论，强调包括泌外、内分泌、整形、心理等在内的多学科综合诊治。

(3) 术前谈话：术前与家属沟通，明确统一家属性别取向：如性别取向为男性：需行阴囊成型、尿道成型，“假阴道”切除(如果存在)，睾丸固定，必要时术后睾酮治疗。术前准备；术前完善各项常规检查。

(4) 术后及时换药观察伤口愈合情况。

(5) 定期随访，观察排尿及阴茎发育情况，长期内分泌科随访，必要时激素替代治疗。

2. 依据

根据目前国内外报道文献和推荐的诊疗常规，可在确诊后尽早确立性别纠正外观畸形。常需综合考虑，个体化治疗、全面评估性腺状况、外阴发育等。条索状性腺应尽早切除避免日后恶性变。

五、要点与讨论

1. 概述

性发育异常的学术定义为染色体、性腺、外生殖器的表现不一致；最常见的临床表现为外生殖器男女分辨不清，第二性征与性腺性别不符以及性腺性别与染色体性别不符等。

2. 病因与分类

正常男性的性分化有赖于雄激素足量且能够正常地发挥其生理作用。根据雄激素缺乏或其作用障碍的不同程度就会出现轻重不一的(46, XY, DSD)；女性的性分化不需要卵巢分泌雌激素的参与。当没有雄激素的作用时，性分化原基就自然而然地分化为女性的内、外生殖器。相反，当遭受到各种原因所致的不恰当的雄激素作用的干扰时，女性胚胎就会出现不同程度男性化表现，此为(46, XX, DSD)。

性别发育异常的分类：

(1) 性染色体DSD。包括：①先天性卵巢发育不全；②曲细精管发育不全；③超雌(super-female)；④XO/XY性腺发育不全；⑤卵睾性DSD。

(2) 性腺发育不全。包括：①XY单纯性腺发育不全；②XX单纯性腺发育不全；③其他XY性腺发育不全：a. 睾丸退化；b. 副中肾管抑制不足；c. 睾丸间质细胞发育不全。

(3) 性激素和激素受体异常。包括：①原发性中枢神经缺损；②对雄激素不敏感综合征：a. 完全型；b. 不完全型；③雄激素过多：a. 先天性肾上腺皮质增生，又分21-a羟化酶缺乏和11-b羟化酶缺乏；b. 非肾上腺来源的雄激素过多，包括外源性雄激素过多、母源性雄激素过多和原因不明的雄激素过多。④雄激素缺乏：a. 17-a羟化酶缺乏；b. 5-a还原酶缺乏；c. 17,20-碳链酶缺乏；d. 17-羟类固醇脱氢酶缺乏。

3. 临床表现

(1) 先天性卵巢发育不全(Turner综合征)：主要症状和体征：身矮或颈蹼等，身高很少有超过1.5 m者；骨密度低下，骨龄早于年龄，骨质疏松严重；性激素检查类似绝经者。

(2) 超雌：主要症状和体征为智力低下和体型细高等。

(3) XO/XY性腺发育不全：性腺一侧为发育不全的睾丸，一侧为发育不全的卵巢，在临床病例中除符合上述定义者外，亦有性腺为从发育不全的睾丸到含有始基卵泡的卵巢等各种类型。

(4) 曲细精管发育不全(Klinefelter综合征)：主要表现为缺乏男性第二性征，精液检查为极度少精或无精。

(5) XY单纯性腺发育不全和XX单纯性腺发育不全:社会性别均为女性,但均无女性第二性征。

(6) 睾丸退化:此类患者的睾丸早期曾有发育,但中途在胚胎不同时期发生不同程度的退化。临床表现外生殖器曾受睾酮的影响,如阴蒂稍增大,会阴体部分融合。

(7) 真两性畸形:此类患者染色体正常,如46,XX或46,XY,但性腺属真两性畸形,即同时有睾丸和卵巢两种性腺成分。

(8) 雄激素过多:此类患者性腺为卵巢,染色体为46,XX,内生殖器有输卵管与子宫,外生殖器男性化。

(9) 雄激素缺乏:可使染色体核型为46,XY的患者的男性性征不发育,而表现为女性,但由于患者亦无雌激素分泌,性征一直保持幼女型。同时可发生低血钾和高血压的表现。

(10) 雄激素不敏感综合征:雄激素受体的功能全部或部分丧失,临床也观察到有两大类:完全型与不完全型。①完全型临床表现为发育良好的女性,但无阴毛、腋毛;由于苗勒管抑制因子的分泌正常,因此阴道为盲端无子宫;由于雄激素能在周围脂肪组织中少量转化为雌激素,因此患者乳房发育良好。②不完全型临床表现为不同程度的男性生殖器发育不全。

4. 治疗原则

(1) 性别指定:首先根据性发育异常患者的临床表现、生殖器官发育情况、血清性激素水平、染色体核型等进行分析,确定是基因核型异常、性腺发育不良、雄激素抵抗还是5α还原酶缺乏等等。要注意是否有其他疾病引起的以上结果,比如性腺肿瘤等等。

(2) 手术时机的选择及手术方案的选择。

根据病因和外生殖器发育状况、患者本人和父母的意愿来决定性别取向。多数病例手术能够部分的重塑外生殖器形态,但在功能上很难达到令人满意的效果。

(3) 激素替代治疗及内分泌随诊。

5. 随访要点和预后

对于先天性外生殖器发育异常的儿童,需多学科协作处理:内分泌科、整形外科、心理学科、泌尿生殖科的医生和家庭成员一起讨论,做出全面的分析评价后再选择治疗方案。需要为患者本人和家属制订一份长期随诊、教育计划。外生殖器畸形和随后的治疗过程会给患者本人和家庭带来很大的心理创伤,胚胎早期的性激素紊乱也会干扰其大脑的性分化,有必要为此类患者提供长期的心理支持和照顾。

六、思考题

1. 性发育的异常分类分型有哪些?
2. 性发育异常的诊断和鉴别诊断有哪些?
3. 性发育异常的治疗原则是什么?

七、推荐阅读文献

1. Larson A, Nokoff NJ, Travers S. Disorders of sex development: clinically relevant genes involved in gonadal differentiation [J]. Discov Med, 2012,14(78):301-309.

2. Schober J, Nordenstr, ouml; m A, et al. Disorders of sex development: Summaries of long-term outcome studies [J]. J Pediatr Urol, 2012,8(6):616-623.

3. Chitty LS, Chatelain P, Wolffenbuttel KP, et al. Prenatal management of disorders of Sex development [J]. J Pediatr Urol. 2012,8(6):576-578.

(毕允力 庄利恺)

案例 86

尿道上裂，膀胱外翻

一、病历资料

1. 现病史

患儿，男，1 天，因"生后发现腹部红色包块，生殖器异常一天"入院。

患儿生后 1 天，即发现腹部红色包块，外生殖器异常（见图 86-1），考虑膀胱外翻伴尿道上裂，未予特殊处理，当地医院建议上级医院就诊，遂来我院就诊。患儿入院时精神反应可，食欲可，无发热，无咳嗽，无腹胀等不适。生后予少量饮水，1 h 即排便，已排三次墨绿色大便，外翻的膀胱下面可见透亮液体渗出，考虑为小便。

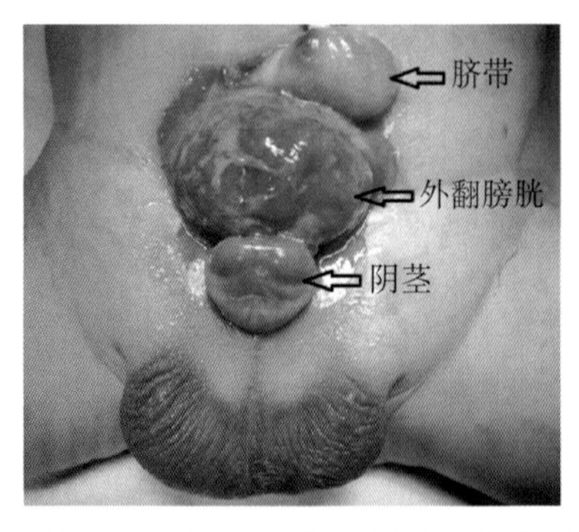

图 86-1　尿道上裂、膀胱外翻外观图

2. 既往史

G_1P_1，产前胎儿超声检查未及异常。否认存在胎内或新生儿期感染，无羊水过多或过少病史。生后有窒息抢救史，约抢救 10 min，予吸痰、吸氧等对症治疗，后好转。

3. 体格检查

T 36.5℃，R 32 次/min，PR 130 次/min。一般情况良好，精神反应好，呼吸平稳，皮肤弹性可；前囟平软；腹平软，未见胃肠型及蠕动波；脐带夹闭中，远端尚未脱落，脐与阴茎之间可见膨出的红色团块组织，膨出的外翻膀胱组织无覆盖，黏膜渗出水肿充血明显，与腹壁交界处内侧可见少量尿液渗出，未见明显喷尿开口。男童外阴，阴茎宽大、较短，呈上翘，背侧包皮缺如，与外翻膀胱相连，未见明显尿道开口，腹侧可见少量包皮组织堆积。阴囊发育宽大，与阴茎分离，双侧睾丸在阴囊内。骶尾部及直肠指检未及明显畸形。四肢活动良好。

4. 实验室及影像学检查

暂无。

二、诊治经过

1. 治疗方案

完善术前准备，骨盆平片，了解耻骨联合分离情况；术前广谱抗生素预防感染；急诊行膀胱外翻修复回纳术。

2. 治疗经过

(1) 入院完善术前常规检查及术前准备:入院后温生理盐水及无痛碘伏清洗消毒外翻膀胱,凡士林纱布覆盖并温盐水湿润纱布包扎;放置温箱;抗生素预防感染;行心脏超声及泌尿系超声,了解有无其他合并畸形。入院后即禁食补液。

(2) 当天急诊行膀胱外翻修复回纳术[改良 Kelly 膀胱修复术(Radical Soft-tissue Mobilisation, RSTM)]。

(3) 术后将病情详细告知家属,患儿转入新生儿外科普通病房,生命体征监护、输尿管引流和膀胱引流护理、抗生素使用等相关治疗。术后第二天,无特殊情况,行肠道喂养。双下肢悬吊牵引 3 周,广谱抗生素预防感染十天后,拔除输尿管引流管。去除下肢牵引后尿道探条测量尿道口,尿道口适合后夹闭膀胱引流管,尿道引流通畅,无明显尿量残余后拔除膀胱引流管。因易并发膀胱输尿管反流,故出院后口服抗生素预防尿路感染。

(4) 出院 6 月后再次入院,行尿道成形、尿道上裂修补、膀胱颈成形;术后转入普通病房,生命体征监护、输尿管引流和膀胱引流护理、抗生素使用等相关治疗。术后十天拔除输尿管引流管,导尿留置 3 周拔除,夹闭膀胱引流管,尿道排泄通畅,无明显尿量残余后拔除膀胱引流管。

3. 随访

术后 3 月复查 B 超;6 个月、12 个月、2 年、5 年分别随访 B 超和逆行排泄性尿路造影等。

三、病例分析

1. 病史特点

(1) 患儿,男性,1 天。生后即“发现腹部红色包块,生殖器异常”就诊。

(2) 无产前或新生儿期感染及手术史,羊水正常。

(3) 体检阳性发现:脐与阴茎之间可见膨出的红色团块组织,膨出的外翻膀胱组织无覆盖,黏膜渗出水肿充血明显,与腹壁交界处内侧可见少量尿液渗出,未见明显喷尿开口。男童外阴,阴茎宽大、较短,呈上翘,背侧包皮缺如,与外翻膀胱相连,未见明显尿道开口,腹侧可见少量包皮组织堆积。阴囊发育宽大,与阴茎分离,双侧睾丸在阴囊内。

(4) 辅助检查:骨盆平片:耻骨联合分离。

2. 诊断和诊断依据

(1) 初步诊断:膀胱外翻(完全性),合并尿道上裂。

(2) 膀胱外翻(完全性):①脐与阴茎之间可见膨出外翻膀胱组织无覆盖,男童外阴,阴茎宽大、较短,呈上翘,背侧包皮缺如,与外翻膀胱相连,可见尿道底板,未见明显尿道开口,腹侧可见少量包皮组织堆积,阴囊发育宽大,与阴茎分离。②骨盆平片:耻骨联合分离。

3. 鉴别诊断

(1) 膀胱外翻根据严重程度,可分为完全性、部分性和隐性膀胱外翻三种,其中以完全性膀胱外翻相对比例最高,其治疗也最为复杂和艰难。依据此患儿体征就可以明确诊断为完全性膀胱外翻。

(2) 膀胱外翻易伴发胃肠、心脏、骨骼肌肉以及神经系统的畸形,故术前尚需排除一些重大畸形。

(3) 产前发现膀胱外翻少见。产前 B 超检查可能征象有:①没有看到膀胱;②47%可以看到膀胱外翻造成的下腹部突出块物;③57%的男婴可以看到阴茎和前移的阴囊;④25%发现脐带偏低;⑤18%发现髂脊增宽。

四、处理方案及基本原则

1. 治疗方案

(1) 出生3天内的新生儿，耻骨分离<3 cm，应该积极地进行术前准备，可行无需骨盆截骨的膀胱外翻修复回纳术。

(2) 术前谈话：术前与家属沟通，着重指出术中风险、手术方式、术后并发症，特别是详细交代术后需要长期随访，术后存在阴茎损失、尿失禁、膀胱容量发育不理想、感染后膀胱再次裂开、反复尿路感染以及出现膀胱输尿管反流等，日后尚需要多次手术可能。

(3) 术前准备：术前重点注意的是有无其他并发畸形以及耻骨联合分离的程度；术前外翻膀胱黏膜的保护以及广谱抗生素预防感染。

(4) 术后注意输尿管、膀胱的引流情况，可口服抗生素预防尿路感染的发生。

(5) 定期随访尿常规、排尿功能、B超，以及逆行排泄性尿路造影和尿流动力学检测。

2. 依据

根据目前国内外报道数据和推荐的诊疗常规，一期手术年龄应在生后3天左右最佳，可以避免骨盆截骨术；术后双下肢悬吊、抗炎、膀胱引流管留置是为了减轻腹部伤口的牵张力、预防尿路感染，并保持尿液引流通畅和尿道支撑的作用；长期随访有助于评估术后疗效，及是否需要进一步手术干预。

五、要点与讨论

1. 概述

膀胱外翻(Bladder Exstrophy，BE)是少见而棘手的泌尿系统先天性畸形，常合并尿道上裂，其发病率约(5～10)万分之一。男女比例约(5～6)：1。有证据提示膀胱外翻、尿道上裂有遗传倾向。在有膀胱外翻尿道上裂的家族再发生膀胱外翻尿道上裂的可能性是1：275。膀胱外翻的家长生出膀胱外翻或尿道上裂的新生儿的可能性是1：70，风险是正常人群500倍。产前发现膀胱外翻少见。

2. 病因

发病机制不明，与胚胎发育异常有关。泄殖腔膜过度发育，阻止了间叶细胞的迁移，从而抑制下腹壁的形成。由于没有腹壁加强，泄殖腔膜破裂。泄殖腔膜的破裂时间，决定了膀胱外翻综合征的类型。在膀胱外翻发生中，泄殖腔膜的破裂发生在尿直肠隔下降后，已经将泌尿生殖系统和胃肠消化道分离开。

3. 分型

根据严重程度，可分为三种，隐性膀胱外翻为外翻膀胱表面覆盖有腹壁，不与外界相通，比较难发现；部分性膀胱外翻的外翻膀胱暴露于外界，常常不合并尿道上裂；完全性膀胱外翻是整个膀胱外翻于外界，表面无腹壁覆盖，常合并完全性尿道上裂，可见尿液从外翻膀胱两侧流出，甚至可见输尿管开口喷尿。其中以完全性膀胱外翻相对比例最高，其治疗也最为复杂和艰难。

4. 治疗原则和进展

及时诊断、尽早手术对膀胱外翻的疗效至关重要，主要目标是重建顺应性可控膀胱，保护肾功能，重建阴茎外观。一期膀胱外翻修复回纳、二期膀胱颈重建，尿道上裂修复术是膀胱外翻比较常见的手术方法。不过随着手术技巧的提高，一期手术将膀胱外翻和尿道上裂同时完成也逐见在国内外零星报道，且有不同的经验。目前普遍认为手术年龄越大，膀胱容量发育越差，术后效果越差，大多数学者认为早期诊断，早期修复回纳外翻膀胱，可促进膀胱容量的发育，尤其是出生小于72 h、耻骨分离小于4 cm的患儿，可避免骨盆截骨术，术后只需要双下肢悬吊牵引即可。

5. 术后处理和并发症防治

膀胱外翻术后输尿管引流管、膀胱造瘘管的引流通畅对手术疗效尤为重要。膀胱外翻术后常见的并发症是伤口裂开,这时双下肢悬吊可明显减轻腹部伤口的张力,有利于预防伤口裂开。输尿管引流,保留10~14天甚至更长时间以保持伤口干燥,膀胱造瘘管应定期冲洗,而膀胱出口导尿管的留置,有利于出口的支撑,防止狭窄。去除双下肢悬吊牵引后尿道开口大小可以尿道探子测量,如果合适即夹闭膀胱造瘘管。排尿后如果残余尿量很少可去除造瘘管。出院前应行超声检查了解有无尿潴留。

6. 随访要点和预后

定期随访对于膀胱外翻术后患儿非常重要,可以评估患儿排尿情况及术后疗效,并可及时处理术后并发症。几乎所有的患儿均可以保留膀胱,并获得尿控,总体预后比较好。小儿泌尿医生的早期干预,可获得较好的远期疗效。

六、思考题

1. 膀胱外翻的病理分型有哪些?
2. 膀胱外翻的手术时机和手术治疗目标有哪些?

七、推荐阅读文献

1. 钟海军,汤梁峰,刘颖等. 膀胱外翻[J]. 中国小儿急救医学杂志,2015,4:286-288.

2. Purves JT. Modern approaches in primary exstrophy closure [J]. Seminars in Pediatric Surgery, 2011,20:79-84.

3. Jarzebowski AC, McMullin ND, Grover SR, et al. The Kelly technique of bladder exstrophy repair: continence, cosmesis and pelvic organ prolapse outcomes [J]. J Urol, 2009,182(4):1802-1806.

(毕允力 钟海军)

案例 87
肾损伤

一、病历资料

1. 现病史

患儿,男性,6 岁。因“摔伤一天余”入院。

患儿入院前一天从 1 m 高处摔下,撞到左腰部,诉腹痛,就诊当地医院,B 超提示膀胱异常回声。无小便排出,伴腹胀。予留置导尿,可见血性尿液引出。进一步 B 超提示左肾挫伤,膀胱血块可能,为进一步治疗来我院。

2. 既往史

G_2P_2,足月剖宫产。否认存在宫内感染史,生后母乳喂养。既往无排尿困难、血尿、尿频等尿路症状。

3. 体格检查

T 36.5℃, HR 110 次/min,一般情况可,神志清楚,精神反应佳,呼吸平稳,口唇无青紫;无脱水貌;胸廓平坦,三凹征阴性,听诊双肺呼吸音清,未闻及啰音,心音有力,律齐,未闻明显杂音;腹部膨隆,质韧,肝脾未及肿大,全腹部压痛,左上腹部为重,无反跳痛;左侧肾区叩痛阳性,耻骨上空虚,腹腔叩诊无移动性浊音;导尿留置中,可见淡血性尿液引出。

4. 实验室及影像学检查

血常规: RBC 4.18×10^{12}/L, PLT 109×10^9/L, WBC 8.5×10^9/L, N 70.5%; CRP 13 mg/L。

肝肾功能检查:Cr 33 μmol/L, BUN 3.3 mmol/L。

尿常规:尿潜血(+++),尿白细胞(−),

尿涂片:尿红细胞 38.38 个/HP;尿白细胞 3.69 个/HP

尿流式细胞仪检查:尿红细胞 213.4/μl; 尿白细胞 20.50/μl。

外院 B 超:膀胱内异常回声,血块可能;左侧肾挫伤。

二、诊治经过

1. 治疗方案

生命体征监护;继续留置导尿,保持尿液引流通畅;绝对卧床制动两周至血尿消失;止血药物及禁食补液对症治疗;抗生素预防感染;进一步完善相关检查,如复查 B 超,腹部 CT;做好输血准备,必要时急诊手术干预。

2. 治疗经过

(1) 入院后进一步完善检查,评估肾脏损伤程度;继续留置导尿引流尿液;巴曲亭止血治疗;抗生素预防感染、禁食补液观察支持治疗。第二天复查血常规、B 超及腹部及盆腔 CT,提示患儿病情稳定,予恢复进食。CT 提示:左肾挫伤(Ⅳ级),肾周积液,左侧腰大肌损伤。

(2) 入院第四天复查上腹部增强 CT,提示左肾挫裂伤(Ⅳ级),左肾周积液积血,左肾上腺略增粗,左侧腰大肌肿胀。CT 显示患儿肾脏损伤大致同前。血尿较前减轻,继续卧床休息对症治疗。

(3) 外伤后两周,复查 B 超,左肾中央实质占位(挫伤后改变),考虑血肿形成可能。血尿消失,复查尿常规基本接近正常,拔出导尿后自行小便畅。改为口服抗生素预防感染,出院门诊随访,在家继续卧床休息,避免剧烈运动及碰撞。

3. 随访

出院后需要定期随访。随访内容应包括泌尿系 B 超、肾脏 CT、尿液常规检测。必要时检查同位素肾动态显像(DTPA),评估肾功能。

三、病例分析

1. 病史特点

(1) 患儿,男性,6 岁。摔伤一天余,诉腹痛腹胀。

(2) 既往无血尿、排尿困难等泌尿道症状。

(3) 体检阳性发现:全腹部压痛,左上腹部为重;左侧肾区叩痛阳性。留置导尿管可见血性尿液引出。

(4) 辅助检查:B 超检查:左侧肾挫伤。腹部 CT:左肾挫裂伤(Ⅳ级),左肾周积液积血,左肾上腺略粗,左侧腰大肌肿胀。

2. 诊断和诊断依据

(1) 初步诊断:左肾损伤(Ⅳ级)/肾裂伤。

(2) 肾损伤诊断依据:①腹部摔伤史;②腹痛,左侧上腹部为重,伴左侧肾区叩痛;③导尿引流出血性尿液;④B 超提示左侧肾挫伤;⑤腹部 CT 提示左侧肾挫裂伤(Ⅳ级),左肾周积液积血,左侧腰大肌肿胀。

3. 鉴别诊断

(1) 左上腹部疼痛尚需与脾脏损伤相鉴别,或者是注意有无合并脾脏损伤的可能。

(2) 确定为肾脏损伤后,尚需明确肾损伤的程度,以及评估有无活动性出血,为进一步治疗做好准备。

四、处理方案及基本原则

1. 治疗方案

(1) 患儿检查明确为左肾损伤(Ⅳ级),伴血尿,生命体征平稳,无活动性出血及休克的表现,应先行保守对症治疗,与绝对卧床休息,监测生命体征,止血等对症治疗。

(2) 交代病情:与家属沟通,着重指出患儿卧床对症治疗期间,仍然有可能出现大出血,需输血、甚至手术干预可能,特别是详细交代术后需要长期随访,有肾功能受损、肾脏内形成囊肿引起疼痛可能,日后尚需手术干预可能。

(3) 定期随访血压,尿常规,尿微量蛋白系列,B 超,肾脏 CT 和同位素肾图检查。

2. 依据

根据目前国内外报道数据和推荐的诊疗常规,Ⅲ级肾挫伤应在确诊后绝对卧床休息 2～3 周,直至血尿消失,对于出现休克或生命体征不平稳的病例,可行修补手术治疗或者是肾切除术;术后长期随访肾脏结构、肾功能情况及局部症状。

五、要点与讨论

1. 概述

肾损伤是泌尿系损伤中仅次于尿道损伤，占所有外伤的1%～5%，腹部外伤的10%，并且1/3的病例伴有其他脏器的损伤。

2. 病因

肾损伤多为外部作用力所致，少部分为医源性损伤，其病因大致可分为三类。闭合性损伤：占肾脏损伤的80%～90%，多由交通事故、剧烈体育运动、高处坠落伤等引起。开放性损伤：多由刀、枪弹等利器损伤所致。医源性损伤：经皮肾穿刺、体外震波碎石等。

3. 分级

外伤性肾损伤依据美国创伤外科协会肾脏损伤分级分为Ⅴ级。Ⅰ级：挫伤：镜下或肉眼血尿，泌尿系检查正常；血肿：包膜下血肿，无肾实质损伤。Ⅱ级：血肿：局限于腹膜后、肾区的肾周血肿；裂伤：肾实质裂伤、深度小于1.0 cm，无尿外渗。Ⅲ级：裂伤：肾实质裂伤深度超过1.0 cm，无集合系统破裂或尿外渗。Ⅳ级：裂伤：肾损伤贯穿肾皮质髓质和集合系统，血管损伤：肾动、静脉主要分支损伤伴出血。Ⅴ级：裂伤：肾脏破裂，血管损伤：肾门血管撕裂、离断伴肾脏无血供。对于Ⅲ级损伤，如为双侧肾损伤，应算为Ⅳ级。

4. 治疗原则和进展

在保证生命安全的前提下，尽可能地保肾。如患儿存在休克，则需复苏、输血、补液纠正休克。一般情况下，肾损伤采取保守治疗。绝对卧床休息，检测生命体征变化，补充血容量和热量，并维持水电解质平衡；早期使用广谱抗生素预防感染；应用止痛、镇静和止血药物。开放性的肾损伤基本都需要手术探查。如果闭合性肾损伤保守治疗无效，比如抗休克无好转、血尿加重及血红蛋白持续下降、腹膜刺激症状加重而不能除外腹腔内脏器损伤的病例，则需要手术探查干预。如果单纯为肾脏损伤，还可以考虑介入封堵肾脏血管治疗。

5. 随访要点和预后

直接死于肾损伤的病例不多见，而需要手术切除肾脏的病例也不多见。大部分死亡病例均是合并其他重要脏器的损伤所致。严重的并发症大多由血或尿外渗，以及继发感染等所致。短期并发症有感染引起的肾周脓肿、尿瘘、肾盂肾炎和脓肾。中长期可出现肾功能丧失、动静脉瘘、肾性高血压以及血肿钙化等。因此应给予肾损伤患儿进行密切随访，并在肾功能下降或出现肾性高血压的早期介绍给肾内科医师。如果出现肾囊肿，并且有腹痛的泌尿症状，可考虑手术介入处。肾损伤还是有一定的中长期并发症，应当重视并需要长期随访临床症状，必要时复查B超，肾脏CT或MR，以及IVP或同位素动态肾图，并对有临床症状的患者进行及时的干预。

六、思考题

1. 肾损伤的病因及分级有哪些？
2. 肾损伤的治疗原则有哪些？

七、推荐阅读文献

1. 何玺，王荣品，邓奇平，等. 闭合性肾脏损伤的多层螺旋CT诊断分型探讨[J]. 实用医学影像杂志. 2011,12(4):241－244.

2. Akira Kawashima, Carl M. Sandler, Frank M. Corl. Imaging of Rena ITrauma: A Comprehensive Review [J]. Radio Graphics, 2001,21:557－574.

（毕允力　钟海军）

案例 88

先天性肌性斜颈

一、病历资料

1. 现病史

患儿，男，1 岁 3 月。因“发现头向右歪近 1 年并逐渐加重”来诊。

患儿出生 3～4 月后，其家长发现患儿出现头向右歪，随年龄增长逐渐加重，向左转头轻度受限，未行特殊诊治，现来我院骨科就诊，考虑肌性斜颈，收入院拟行进一步治疗。

2. 既往史

G_1P_1，足月顺产，按时接种疫苗，父母体健，无家族遗传代谢性疾病。追问患儿出生后情况，患儿生后 10 天左右，家长无明显诱因发现其右侧胸锁乳突肌处包块，局部无疼痛，未就诊，数月后自行消失，生后至今未行特殊治疗。

3. 体格检查

T 36.5℃，HR 110 次/min，一般情况可，神志清楚，精神反应佳，呼吸平稳，口唇无青紫；皮肤、巩膜无黄染；无脱水貌；胸廓平坦，三凹征阴性，听诊双肺呼吸音清，未闻及啰音，心音有力，律齐，未闻明显杂音；腹部平软，无压痛，未及包块；四肢无畸形，未见明显脊柱侧弯；肛门生殖器未见异常。专科查体：患儿头向右歪，面部轻度不对称、右侧面部略小，双眼基本等高，头型不正，右侧胸锁乳突肌紧张、增粗，以胸骨头明显，向左转头轻度受限，其他方向颈椎活动未及明显受限。

4. 实验室及影像学检查

血常规、肝肾功能、凝血功能等血液学检查未见异常。

X 线检查：颈椎正侧位：颈椎未见骨性结构异常，曲度略僵直。

超声检查：右侧胸锁乳突肌较左侧增厚，结构不清。

二、诊治经过

1. 治疗方案

完善术前准备，进行右侧胸锁乳突肌切断松解手术治疗。

2. 治疗经过

(1) 入院后完善术前常规检查及术前准备：血液学检查正常，颈椎 X 线未见骨性结构异常，可以除外骨骼畸形引起斜颈。超声检查辅助确诊。术前一日行术前准备。

(2) 术前谈话：术前与家长沟通，告知手术方式、手术风险及术后并发症，并告知术后需康复训练。

(3) 手术治疗:行右侧胸锁乳突肌切断松解术。术中注意肌肉及周围软组织松解彻底,注意断端止血。术后密切观察患儿呼吸情况,注意切口局部是否渗血。患儿起床活动后可以佩戴颈托治疗。术后2~3天可换药出院。

3. 随访

术后2周,1.5个月,3个月门诊随访,了解畸形矫正情况,并指导康复训练。

三、病例分析

1. 病史特点

(1) 患儿,男,1岁3月。因"发现头向右歪近1年并逐渐加重"来诊。

(2) 患儿生后10天左右,家长无明显诱因发现其右侧胸锁乳突肌处包块,无明显疼痛,未就诊,数月后自行消失,生后至今未行特殊治疗。即患儿既往史中有生后颈部包块史。

(3) 体检阳性发现:患儿头向右歪,面部轻度不对称、右侧面部略小,双眼基本等高,头型不正,右侧胸锁乳突肌紧张、增粗,以胸骨头明显,向左转头轻度受限,其他方向颈椎活动未及明显受限。

(4) 辅助检查:X线检查:颈椎正侧位:颈椎未见骨性结构异常,曲度略僵直。超声检查:右侧胸锁乳突肌较左侧增厚,结构不清。

2. 诊断及诊断依据

(1) 诊断:肌性斜颈(右侧)。

(2) 肌性斜颈诊断依据:①患儿出生后10天左右即发现颈部包块史,随包块消失出现头向右歪,面部不对称,颈部活动受限;②患儿头向右歪,面部轻度不对称、右侧面部略小,双眼基本等高,头型不正,右侧胸锁乳突肌紧张、增粗,以胸骨头明显,向左转头轻度受限,其他方向颈椎活动未及明显受限。

(3) X线检查:颈椎正侧位:颈椎未见骨性结构异常,曲度略僵直。超声检查:右侧胸锁乳突肌较左侧增厚,结构不清。

3. 鉴别诊断

(1) 锁骨骨折:新生儿分娩引起锁骨骨折后约7~10天出现骨痂。骨痂呈球形,在锁骨上,较固定,按之有压痛,颈部斜向患侧,X线片或CT即可明确诊断。

(2) 眼源性斜颈:由先天性眼外肌麻痹、斜视、屈光不正、眼底病等引起。临床上没有胸锁乳突肌挛缩的表现。

(3) 颈椎畸形所致斜颈:由颈椎发育畸形所致,摄颈椎正侧位X线片可以区别。

(4) 习惯性斜颈:单纯表现为斜颈,临床检查,头可以向健侧侧屈无阻力,无一侧胸锁乳突肌挛缩和颈椎畸形。排除其他器质性病变可以做出本病的诊断。

(5) 电视性斜颈:发生于4~12岁,当看电视和注意力集中时出现的侧视现象,面部向左或右侧转为特征,平时行走或活动时消失,无眼性疾病。.

(6) 寰枢椎半脱位:多见于3~5岁小儿,可在损伤、上呼吸道感染、咽喉部炎症或无特殊原因的情况下突然出现斜颈。

四、处理方案及基本原则

1. 治疗方案

患儿年龄1岁3月,可行手术治疗。行患侧胸锁乳突肌切断松解术,彻底松解紧张的胸锁乳突肌及其周围紧张挛缩的组织。术前常规检查及术前准备,术后注意切口情况、患儿呼吸情况等。

2. 依据

对于确诊肌性斜颈的患儿，1 岁后即可手术治疗，手术年龄越大，术后治疗效果越差，残余头面部畸形恢复的潜力越小。对于出生后发现颈部包块及时就诊患儿，在一岁内常可采取按摩、康复训练等保守治疗，大部分患儿可取得满意疗效，有避免进一步手术的可能。

五、要点与讨论

1. 概述

先天性肌性斜颈(congenital muscular torticollis)是小儿最常见的先天畸形之一。由于一侧胸锁乳突肌挛缩，导致头向患侧偏斜，下颌转向健侧，而且患侧面部逐渐发育落后的一种姿势畸形。生后 7～10 天可以在颈部一侧见到或扪到一个肌性、无痛性肿物。3 个月以后逐渐退化为挛缩的纤维索条。

先天性肌性斜颈的直接原因是胸锁乳突肌纤维化，随后发生挛缩。但引起胸锁乳突肌纤维化的具体原因目前仍不十分清楚，存在多种观点和学说。如：供血不足、产伤出血、先天性畸形、胸锁乳突肌筋膜室综合征的后遗症等。

2. 病理与分型

病变常位于胸锁乳突肌中、下 1/3 处。表现为质硬、圆形或椭圆形的肿块，大体标本像纤维瘤，切面呈白色，未见血肿和出血。镜下检查可见肌肉组织不同程度变性，纤维组织增生，肌肉横纹消失，肌纤维溶解，细胞浸润，但无含铁血黄素沉着。较大儿童肿块消失后，纤维细胞成熟转化为瘢痕组织，而取代肌肉组织。

3. 检查方法的选择

X 线或 CT 检查：是鉴别骨性斜颈的方法。肌性斜颈时颈椎骨性结构正常，曲度略僵直。超声检查：可行双侧对比检查，新生儿时期超声检查，无痛性肿物位于胸锁乳突肌内，常表现为局部血运丰富。年龄较大后超声表现患侧胸锁乳突肌较健侧增厚，结构不清。

4. 治疗原则和进展

(1) 保守治疗：1 岁以内的先天性肌性斜颈患儿可以采取非手术治疗。可进行胸锁乳突肌推拿按摩等康复治疗，操作者双手扶持患侧头部两侧，将患儿头颈向健侧侧偏、牵拉；将患儿下颌转向患侧，牵拉患侧胸锁乳突肌，防止其挛缩，康复手法力度，以患儿无哭闹为原则。康复治疗一般需坚持 6 月～1 年。

(2) 手术适应证：1 岁以后胸锁乳突肌仍然挛缩，影响头向健侧偏斜；症状轻者，可以延至学龄前手术；严重者，大龄患者甚而是成年人患者也可以考虑手术。

(3) 手术禁忌证：颈椎发育畸形；斜颈，但无胸锁乳突肌挛缩；有斜视者应慎行手术。

5. 术后处理原则和并发症防治

切口应加压包扎，以免切口内出现血肿。根据患儿术前严重程度术后可配合颈椎牵引、佩戴颈部矫形器或石膏固定。

并发症及防治：

(1) 术后切口内出血和血肿形成：预防措施包括术中止血彻底，结扎血管确实，肌肉断端止血。术后切口处加压包扎。必要时局部压迫。密切观察患儿呼吸情况，防止气道受压。

(2) 切口感染：切口局部红肿及少量渗液，有压痛或波动，术后体温上升。应早期拆除部分缝线，引流换药。

(3) 术后畸形复发：预防措施是术中彻底松解紧张的胸锁乳突肌，并同时松解肌肉周围筋膜、纤维条索等紧张组织。术后配合功能锻炼或颈部矫形器使用，减少复发风险。

6. 随访要点和预后

术后早期随访主要是针对切口愈合情况、颈部矫形器佩戴情况及颈部康复训练予以指导。肌性斜颈术后患儿预后良好。

六、思考题

1. 先天性肌性斜颈的诊断与鉴别诊断有哪些?
2. 先天性肌性斜颈的手术时机及手术方案是什么?
3. 先天性肌性斜颈的主要病理改变有哪些?

七、推荐阅读文献

1. John A. Herring. Tachdjian's pediatric orthopaedics: from the Texas Scottish Rite Hospital for Children [M]. 5th ed. the United States of America: Elsevier, 2013:169 - 173.

2. 吉士俊,潘少川,王继孟.小儿骨科学[M].济南:山东科学技术出版社,2001:206 - 211.

(宋　君　马瑞雪)

案例 89

狭窄性腱鞘炎

一、病例资料

1. 现病史

患儿，女，2岁，因“发现右手拇指伸直受限半年”入院。

入院前半年，患儿家长无意中发现患儿右手拇指指间关节处屈曲状，主动伸直受限，被动伸直时有弹响，曾就诊于当地医院，嘱保守治疗，近半年右手拇指屈曲程度逐渐加重，被动活动不能伸直，来我院就诊，考虑“狭窄性腱鞘炎(右手，拇指)”收入院。

2. 既往史

足月顺产第一胎，生后体健，按时接种疫苗，生长发育与同龄儿相同。无手术外伤史。否认家族遗传代谢病史，无传染病接触史。药物无过敏。

3. 体格检查

T 36.5℃，HR 90次/min，一般情况可，神志清楚，精神反应佳，呼吸平稳，口唇无青紫；皮肤、巩膜无黄染；无脱水貌；胸廓平坦，三凹征阴性，听诊双肺呼吸音清，未闻及啰音，心音有力，律齐，未闻明显杂音；腹部平软，无压痛，未及包块；四肢无畸形，未见明显脊柱侧弯；肛门生殖器未见异常。专科查体：双手发育正常，对称；右手拇指指间关节呈屈曲状，掌侧掌指关节处可触及包块，拇指被动伸直不能，活动时有疼痛。右手其余各指活动灵活。

4. 实验室及影像学检查

患儿术前各项血液学检查结果正常。未行特殊影像学检查。

二、诊治经过

1. 治疗方案

完善术前准备，行手术治疗，右拇长屈肌腱鞘松解术。

2. 治疗经过

(1) 入院后完善术前常规检查及术前准备：术前一日行术前准备。

(2) 术前谈话：术前与家长沟通，告知手术方式、手术风险及术后并发症，并告知术后康复建议。

(3) 手术治疗：行右手拇指屈肌腱鞘松解术。手术在驱血带控制下进行，术中保护桡侧指神经，松解第一环形滑车，显露拇长屈肌腱，使拇指可达充分背伸。常规切口包扎。术后将情况详细告知家长。无特殊情况术后第一天即可出院。

3. 随访

术后早期(2周内)随访且定期换药,术后2周切口可拆线,并同时指导功能锻炼。

三、病例分析

1. 病史特点

(1) 患儿,女,2岁,因"发现右手拇指伸直受限半年"入院。

(2) 既往史(一)。

(3) 体检阳性发现:右手拇指指间关节呈屈曲状,掌侧掌指关节处可触及包块,拇指被动伸直不能,活动时有疼痛。右手其余各指活动灵活。

(4) 辅助检查:(一)

2. 诊断及诊断依据

(1) 诊断:狭窄性腱鞘炎(右手,拇指)。

(2) 狭窄性腱鞘炎诊断依据:患儿诊断狭窄性腱鞘炎主要依据病史及体格检查,即:右手拇指指间关节呈屈曲状,掌侧掌指关节处可触及包块,拇指被动伸直不能,活动时有疼痛。血液学及影像学检查通常无特殊阳性表现。

3. 鉴别诊断

根据临床表现和体格检查可确诊。需与手指先天性屈曲挛缩相鉴别。

四、处理方案及基本原则

1. 治疗方案

患儿年龄已两岁,且右手拇指出现固定屈曲畸形,是手术治疗的指征。术前常规检查及术前准备,手术松解拇指第一环形滑车,充分显露拇长屈肌腱,术后切口常规包扎、护理。术后第一天可出院。

2. 依据

目前认为狭窄性腱鞘炎有自发缓解的可能,发现后观察一段时间是合理的。对于年龄大于1岁,出现痛性弹响和固定屈曲畸形,需要手术治疗。

五、要点与讨论

1. 概述

狭窄性腱鞘炎(stenosing tenosynovitis)是小儿常见的先天性畸形,根据发病部位不同又分为扳机拇和扳机指。扳机拇畸形的发生是扳机指的10倍。病因尚不明确。

2. 病理与分型

屈拇长肌腱结节样增厚或屈肌腱鞘狭窄(或两者同时存在)阻碍了屈肌腱滑入腱鞘。屈肌腱的结节样增厚很容易在A1滑车稍近侧摸到。

Sugimoto将拇指狭窄性腱鞘炎分为四期:Ⅰ期(肿物型)表现为局部的Notta结节,指间关节屈伸活动无弹响;Ⅱ期(主动弹响型)指间关节主动背伸时发生弹响;Ⅲ期(被动弹响型)指间关节不能主动伸直,被动伸直出现弹响;Ⅳ期(僵硬型)指间关节不能被动伸直(即存在固定屈曲畸形)。

3. 检查方法

狭窄性腱鞘炎的诊断结合临床表现即可确诊。一般无须影像学检查。

4. 治疗原则和进展

部分患儿有自愈的可能，于较轻的病例，可以观察到 3 岁。对于较重的、指间关节僵硬的患儿可以考虑 1 岁后手术治疗。

5. 术后处理原则和并发症预防

术后早期被动锻炼，避免粘连，复发少见。

6. 随访要点及预后

随访需观察手术切口愈合情况及指导功能锻炼。狭窄性腱鞘炎预后良好。

六、思考题

1. 拇指狭窄性腱鞘炎的分型有哪些？
2. 拇指狭窄性腱鞘炎的手术时机怎样选择？
3. 拇指狭窄性腱鞘炎的手术方法有哪些？

七、推荐阅读文献

1. 田光磊，蒋协远，陈山林，格林手外科手术学(第 6 版)[M]. 北京：人民军医出版社，2012. 1294－1296.

2. Peter M. Waters, Donald S. Bae. Pediatric hand and upper limb surgery: a practical guild. [M]. Philadelphia, USA, Lippincott Williams & Wilkins, a Wolters Kluwer business, 2012:114－120.

3. 蔡威，孙宁，魏光辉. 小儿外科学(第 5 版)[M]. 北京：人民卫生出版社，2014. 476.

（宋 君 马瑞雪）

案例 90

桡骨小头半脱位

一、病例资料

1. 现病史

患儿,男,1 岁,因"右上肢牵拉后哭闹、右肘部疼痛活动受限 1 h"来诊。

患儿来诊前一小时,穿衣过程中被大人牵拉右上肢,牵拉后立刻出现哭闹,右肘部疼痛,活动不能。就诊我科急诊。

2. 既往史

患儿半月前左上肢有类似情况发生。

3. 体格检查

T 36.5℃, HR 90 次/min,一般情况可,神志清楚,精神反应佳,呼吸平稳,口唇无青紫;皮肤、巩膜无黄染;无脱水貌;胸廓平坦,三凹征阴性,听诊双肺呼吸音清,未闻及啰音,心音有力,律齐,未闻明显杂音;腹部平软,无压痛,未及包块;四肢无畸形,未见明显脊柱侧弯;肛门生殖器未见异常。专科查体:右上肢未见红肿及畸形,右前臂轻度旋前位,肘关节半屈曲状,桡骨头前外侧压痛,肘关节活动受限,右手各指活动灵活,无麻木疼痛。

4. 实验室及影像学检查

无须行血液学检查。

X 线:右肘部 X 线(一)。

二、诊治经过

1. 治疗方案

明确患儿受伤机制,给予手法复位治疗。

2. 治疗经过

询问受伤机制,明确牵拉史,无外伤摔伤史前提下,结合查体局部无肿胀,肘关节前外侧压痛,肘部活动受限,可试行手法复位。若复位成功,复位后患儿患肢疼痛消失,肘关节活动恢复。急诊室即可完成治疗,无需住院治疗。

3. 随访

局部复位后患儿患肢活动恢复后无需再次随访。

三、病例分析

1. 病史特点

(1) 患儿,男,1岁,因"右上肢牵拉后哭闹、右肘部疼痛活动受限1 h"来诊。

(2) 既往患儿曾出现左上肢牵拉后活动受限病史,手法复位后恢复正常。

(3) 体检阳性发现:右上肢未见红肿及畸形,右前臂轻度旋前位,肘关节半屈曲状,桡骨头前外侧压痛,肘关节活动受限,右手各指活动灵活,无麻木疼痛。

(4) 辅助检查:影像学检查(一),无需血液学检查。

2. 诊断及诊断依据

(1) 诊断:桡骨小头半脱位(右)。

(2) 桡骨小头半脱位(右)诊断依据:①患儿受伤机制右上肢牵拉损伤,非撞击性外伤。②查体:右上肢未见红肿及畸形,右前臂轻度旋前位,肘关节半屈曲状,桡骨头前外侧压痛,肘关节活动受限,右手各指活动灵活,无麻木疼痛。③影像学检查(一),可以除外骨折。

3. 鉴别诊断

有明确的牵拉性受伤机制,查体前臂轻度旋前位,肘关节半屈曲状,桡骨头前外侧压痛,肘关节活动受限,尤以旋后受限为重。常可确诊。需要与外伤至骨折关节脱位相鉴别。通过影像学检查可鉴别诊断。

四、处理方案和基本原则

1. 治疗方案

明确诊断后可试行手法复位,可达到满意疗效。告知家长适当制动,避免再次牵拉。

2. 依据

桡骨小头半脱位是骨科急诊常见疾病,询问受伤机制、查体等除外骨折后,通过手法复位即可获得满意疗效。

五、要点与讨论

1. 概述

桡骨小头半脱位俗称牵拉肘,该名称可以形象的描述其受伤机制和特征。该病4岁以下最常见,发病高峰在1~3岁,多因肘部伸直、前臂旋前位突然牵拉手腕部所致,是儿童骨科急诊常见疾病。

2. 病理与分型

肘关节伸直前臂旋前位牵拉使环状韧带外侧撕裂,部分嵌入肱桡关节。

3. 检查方法的选择

桡骨小头半脱位疾病的诊断主要以牵拉性病史及查体为主,一般不需特殊的血液学及影像学检查。在提供受伤机制不明确的情况下可行X线检查除外骨折的发生。

4. 治疗原则和进展

明确诊断后试行手法复位,即可获得满意疗效。

常规手法复位方法:一手握住患肢腕上前臂,另一手握住肱骨下端及肘关节,拇指放于桡骨头,略施压力,迅速将前臂旋转至旋后位,复位成功按压桡骨头的拇指可感触到"弹响"。复位后患肢即可开始活动。

5. 术后处理及并发症防治

无需手术治疗，生活中防止再次牵拉。

6. 随访要点及预后

此病在幼儿期多见，急诊就诊即可治疗。在牵拉性病史不明确的情况下可进行影像学检查，以免漏诊骨折、关节脱位等疾病。复位治疗后预后良好。

六、思考题

1. 桡骨小头半脱位常见原因是什么？
2. 桡骨小头半脱位常规复位方法是什么？

七、推荐阅读文献

1. 吉士俊，潘少川，王继孟. 小儿骨科学[M]. 济南：山东科学技术出版社，2001：590 - 591.

2. 洛克伍德，威尔金斯. 儿童骨折(第 5 版)[M]. 王家让，李康华，胡建中，译. 长沙：湖南科学技术出版社，2005. 7：692 - 696.

3. John A. Herring. Tachdjian's pediatric orthopaedics: from the Texas Scottish Rite Hospital for Children [M]. 5th ed. the United States of America: Elsevier, 2013. 1323 - 1324.

（宋　君　马瑞雪）

案例 91
锁骨骨折

一、病例资料

1. 现病史

患儿，男性，8 岁，因"运动中摔伤，右肩部疼痛肿胀活动受限 2 h"来诊。

来诊前 2 h，患儿体育运动中摔倒，右肩部着地后右锁骨区肿胀疼痛，右肩关节活动时疼痛加重伴有活动受限。

2. 既往史

足月顺产第一胎，生后体健，按时接种疫苗，生长发育与同龄儿相同。否认手术外伤史。否认家族遗传代谢病史，无传染病接触史。药物无过敏。

3. 体格检查

T 36.5℃，HR 85 次/min，一般情况可，神志清楚，精神反应佳，呼吸平稳，口唇无青紫；皮肤、巩膜无黄染；无脱水貌；胸廓平坦，三凹征阴性，听诊双肺呼吸音清，未闻及啰音，心音有力，律齐，未闻明显杂音；腹部平软，无压痛，未及包块；四肢无畸形，未见明显脊柱侧弯；肛门生殖器未见异常。专科查体：患儿右肩部下垂状，右锁骨区可见明显肿胀，瘀斑，锁骨中部可触及明显压痛及异常骨性突起，有骨擦音，右肩关节主动被动活动时有明显疼痛。右上肢未见肿胀，无压痛，手指血运良好，肘腕手各关节活动灵活。

4. 实验室及影像学检查

未行血液学检查。

双锁骨正位 X 线：右锁骨中段骨折，骨折端重叠 1 cm，有移位。

二、诊治经过

1. 治疗方案

可采取保守治疗，进行 8 字绷带外固定。

2. 治疗经过

急诊室治疗：结合外伤史及 X 线检查，患儿锁骨骨折(右侧，中段)诊断明确。急诊行骨折闭合复位，双肩关节外展位 8 字绷带固定，固定后复查 X 线示：骨折复位良好，重叠纠正，对位良好。

3. 随访

嘱患儿密切门诊复查。伤后第 3、7、14、21、28 天门诊随访，拍片观察骨折是否有移位及骨折愈合情况。

三、病例分析

1. 病史特点

(1) 患儿,男性,8 岁,因运动中摔伤右肩部疼痛肿胀活动受限 2 h 来诊。

(2) 此次受伤为运动中损伤,否认既往手术外伤史。

(3) 体检阳性发现:患儿右肩部下垂状,右锁骨区可见明显肿胀,瘀斑,锁骨中部可触及明显压痛及异常骨性突起,有骨擦音,右肩关节主动被动活动时有明显疼痛。右上肢未见肿胀,无压痛,手指血运良好,肘腕手各关节活动灵活。

2. 诊断及诊断依据

(1) 诊断:锁骨骨折(右侧,中段)。

(2) 锁骨骨折(右侧,中段)诊断依据:①患儿有明确的外伤史,受伤时右肩关节着地直接暴力。②患儿右肩部下垂状,右锁骨区可见明显肿胀,瘀斑,锁骨中部可触及明显压痛及异常骨性突起,有骨擦音,右肩关节主动被动活动时有明显疼痛。右上肢未见肿胀,无压痛,手指血运良好,肘腕手各关节活动灵活。③双锁骨正位 X 线:右锁骨中段骨折,骨折端重叠 1 cm,有移位。

3. 鉴别诊断

新生儿锁骨骨折需与臂丛神经损伤、肱骨急性骨髓炎、产伤所致肱骨近端骨骺分离骨折相鉴别;婴幼儿锁骨骨折需与先天性锁骨假关节相鉴别。年长儿因其锁骨骨化中心的存在,在 X 线片上勿将骨化中心误诊为骨折。

四、处理方案和基本原则

1. 治疗方案

患儿年龄 8 岁,因患儿局部塑形能力较强,属于可以保守治疗年龄,可在急诊处理。急诊行骨折闭合复位,双肩关节外展位 8 字绷带固定,固定后复查 X 线示:骨折复位良好,重叠纠正,对位可。嘱患儿密切门诊复查。

2. 依据

绝大多数的儿童锁骨骨折,可以采用非手术治疗,8 字绷带是一种可靠的非手术治疗方法,被广泛采用,且疗效确切。年龄在 10～12 岁以上,有特殊运动需要者可采取手术治疗。

五、要点与讨论

1. 概述

锁骨骨折 50%以上发生在十岁以下,虽然发病率较高,但预后良好。锁骨骨折发生率高是由其解剖学特点决定的。锁骨骨折是产伤骨折中最常见的,是一些阴道分娩儿不可避免的结果。在年长儿,锁骨骨折常见的原因是摔伤时肩部着地,还可因锁骨受到直接暴力或手外撑时摔倒导致。过大的直接暴力可能导致粉碎性骨折,有出现血管损伤或开放性骨折的风险,但罕见。

2. 病理和分型

锁骨骨折的分类是根据骨折的解剖位置划分的。Ⅰ型为发生在锁骨中 1/3 的骨折通常包括胸锁乳突肌外侧缘到喙锁韧带内侧缘之间所有骨折(见图 91－1);Ⅱ型为发生在锁骨远端,包括喙锁韧带部及其外侧部锁骨的骨折(见图 91－2);Ⅲ型相对少见,系位于胸锁乳突肌内侧缘锁骨。

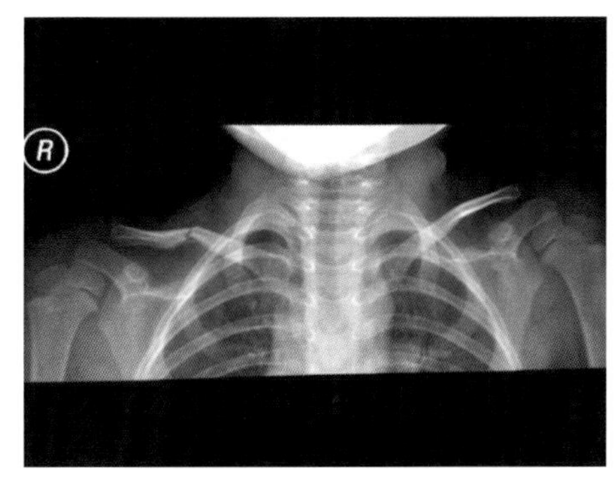

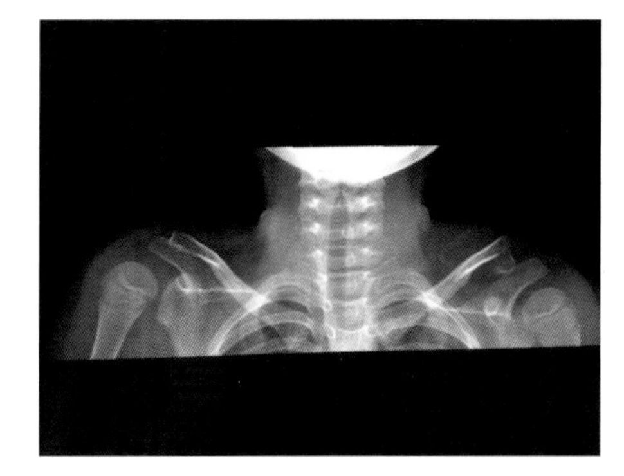

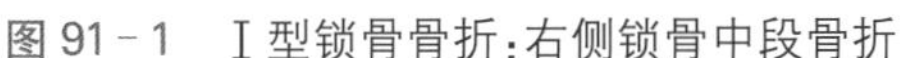

图 91－1　Ⅰ型锁骨骨折：右侧锁骨中段骨折　　图 91－2　Ⅱ性锁骨骨折：左侧锁骨远端骨折

3. 检查方法的选择

所有年龄组患儿，前后位双锁骨正位片是分析骨折的基础。有经验的医院也可通过超声检查新生儿及年幼儿隐匿性骨折及胸锁关节脱位。对锁骨中 1/3 骨折必要时可以加拍头侧位、顶斜位、顶前倾位 X 线片。外侧端骨折加拍腋侧位了解骨折移位方向，对内侧 1/3 骨折最快速的检查方法是 CT。

4. 治疗原则和进展

新生儿无症状的骨折可不进行任何治疗，患肢稍加制动即可。年长儿锁骨骨折可行急诊复位后 8 字绷带固定肩关节于后伸位，并嘱其定期门诊复查，3 周内应每周复查，避免骨折端的皮肤压迫。告知骨折局部会逐步塑形，局部骨痂肿块会逐渐消失。儿童锁骨骨折手术治疗指征很少。极少数锁骨骨折合并严重血管损伤或内侧锁骨移位引起纵隔内血管受压或损伤保守治疗无效时需行开放复位并修复损伤血管。

5. 术后处理和并发症防治

绝大多数锁骨骨折可采用保守治疗的方式，并发症很少，需注意固定过程中的皮肤压迫。锁骨骨折内固定后可出现内固定移位、感染、骨不愈合等并发症，在临床中需尽量减少或不用内固定治疗锁骨骨折。锁骨骨折合并臂丛神经损伤绝大多数是可以自行恢复的。锁骨假关节形成，无症状者可不需治疗，若行手术需注意假关节手术引起的相关并发症。

6. 随访要点和预后

锁骨骨折随访主要是定期拍片了解骨折是否移位和骨折局部愈合情况。保守治疗适用于绝大部分的患儿，预后良好。

六、思考题

1. 锁骨骨折的常见分类原则及类型有哪些？
2. 锁骨骨折的鉴别诊断有哪些？
3. 锁骨骨折的主要治疗方法有哪些？

七、推荐阅读文献

1. John A. Herring. Tachdjian's pediatric orthopaedics: from the Texas Scottish Rite Hospital for Children [M]. 5th ed. the United States of America: Elsevier, 2013:1245－1251.

2. 吉士俊，潘少川，王继孟. 小儿骨科学[M]. 济南：山东科学技术出版社，2001:506－508.

3. 王家让，李康华，胡建中. 洛克伍德、威尔金斯儿童骨折（第 5 版）[M]. 湖南：湖南科学技术出版社，2005:714－722.

（宋　君　马瑞雪）

案例 92
肱骨骨折

一、病例资料

1. 现病史

患儿,男性,4 岁,因"摔伤后右肘部畸形肿胀,肘关节活动受限 2 h"来诊。

患儿来诊前 2 h 在玩耍中不慎摔伤致右侧肘部畸形肿胀伴有关节活动受限,急来我院就诊。

2. 既往史

足月顺产第一胎,生后体健,按时接种疫苗,生长发育与同龄儿相同。无手术外伤史。否认家族遗传代谢病史,无传染病接触史。药物无过敏。

3. 体格检查

T 36.5℃, HR 90 次/min,一般情况可,神志清楚,精神反应佳,呼吸平稳,口唇无青紫;皮肤、巩膜无黄染;无脱水貌;胸廓平坦,三凹征阴性,听诊双肺呼吸音清,未闻及啰音,心音有力,律齐,未闻明显杂音;腹部平软,无压痛,未及包块;左上肢双下肢无畸形,未见明显脊柱侧弯;肛门生殖器未见异常。专科查体:右肘关节肿胀明显,以上臂远端为重,局部外观畸形,肘关节前方淤青,肿胀处压痛明显,肘后三角正常,肘关节活动时疼痛明显,活动范围受限,右肩部无肿胀,无压痛,前臂轻度肿胀,无压痛,右侧桡动脉搏动有力,右手各指血运良好,各指活动自如。

4. 实验室及影像学检查

血液学检查(一)。

X 线:(右肘关节正侧位)右肱骨髁上骨折,骨折远端向后方和桡侧移位明显。

二、诊治经过

1. 治疗方案

入院前急诊予以右上肢石膏托外固定,减轻疼痛,防止骨折移位加重。急诊入院进行骨折闭合复位内固定治疗。

2. 治疗经过

(1) 急诊入院,完善术前相关检查,积极行术前准备,急诊手术治疗。

(2) 术前谈话:术前与家长沟通,告知手术方式、手术风险及术后并发症,并告知术后康复训练。肱骨髁上骨折可能出现并发症包括:血管神经损伤、成角畸形、骨折再移位、肘内翻畸形、肘关节活动受限等并发症,详细向家长说明。

(3) 急诊术前准备完善后,急诊全麻下行骨折闭合复位,克氏针内固定术,术前、术后应用抗生素预防感染。术后继续石膏外固定。密切观察患儿手指血运活动情况,及时发现可能发生的血运障碍情况,积极治疗。术后 2 天复查 X 线片,可出院。

3. 随访

出院后注意石膏护理,出院后每 2 周门诊随访一次,根据骨折愈合情况拆除内外固定,并指导术后功能锻炼。

三、病例分析

1. 病史特点

(1) 患儿,男性,4 岁,因"摔伤后右肘部畸形肿胀,肘关节活动受限 2 h"来诊。

(2) 既往史(一)。

(3) 体检阳性发现:右肘关节肿胀明显,以上臂远端为重,局部外观畸形,肘关节前方淤青,肿胀处压痛明显,肘后三角正常,肘关节活动时疼痛明显,活动范围受限,右肩部无肿胀,无压痛,前臂轻度肿胀,无压痛,右侧桡动脉搏动有力,右手各指血运良好,各指活动自如。

(4) 辅助检查:X 线片示(右肘关节正侧位)右肱骨髁上骨折,骨折远端向后方和桡侧移位明显。

2. 诊断及诊断依据

(1) 诊断:肱骨髁上骨折(右侧,伸直型,Ⅲ型)。

(2) 肱骨髁上骨折(右侧,Ⅲ型)诊断依据:①患儿有明确的外伤史,摔伤后肘关节出现肿胀畸形活动受限。②查体:右肘关节肿胀明显,以上臂远端为重,局部外观畸形,肘关节前方淤青,肿胀处压痛明显,肘后三角正常,肘关节活动时疼痛明显,活动范围受限,右肩部无肿胀,无压痛,前臂轻度肿胀,无压痛,右侧桡动脉搏动有力,右手各指血运良好,各指活动自如。③X 线:(右肘关节正侧位)右肱骨髁上骨折,骨折远端向后方和桡侧移位明显。

3. 鉴别诊断

肱骨髁上骨折诊断并不困难,在诊治过程中年幼儿童需注意是否为骨骺分离骨折,需与肘关节脱位相鉴别。可利用 MRI 进行辅助诊断。

四、处理方案及基本原则

1. 治疗方案

患儿结合病史查体及 X 线诊断肱骨髁上骨折(右侧,伸直型,Ⅲ型),诊断明确,需手术治疗。肱骨髁上骨折为急诊手术,入院后完善相关检查,急诊全麻下行骨折闭合复位克氏针内固定术。术中拍片了解复位和内固定情况,术后继续石膏外固定。定期复查 X 线片。

2. 依据

肱骨髁上骨折是最常见的肘关节骨折,根据骨折移位的程度和方向进行分型并决定治疗方案,此例患儿为Ⅲ型肱骨髁上骨折,需手术治疗。属急诊手术,伤后尽快完成。对于Ⅰ型的肱骨髁上骨折可保守治疗,单纯石膏固定,Ⅱ型的肱骨髁上骨折可行闭合复位内固定术。

五、要点与讨论

(一) 肱骨髁上骨折

1. 概述

肱骨髁上骨折是儿童最常见的肘关节骨折之一，男孩发病较女孩多，最常发生在5~7岁儿童，骨折可伴有桡神经、正中神经或尺神经的损伤，亦可伴有血管的损伤。几乎所有的肱骨髁上骨折均由意外创伤引起。

2. 病理与分型

(1) 根据骨折远端移位的方向分为：伸直型肱骨髁上骨折(占95%)；和屈曲型肱骨髁上骨折(占5%)。

(2) 根据骨折后遗肘内翻的情况分为：桡偏型和尺偏型。桡偏型发生肘内翻的概率低；尺偏型发生肘内翻的概率高。

(3) 基于骨折的影像学表现常用Gartland分类：Ⅰ型：骨折无移位；Ⅱ型骨折移位(后侧骨皮质完整)；Ⅲ型：骨折移位(骨皮质不完整)后内侧、后外侧移位。如图92-1所示。

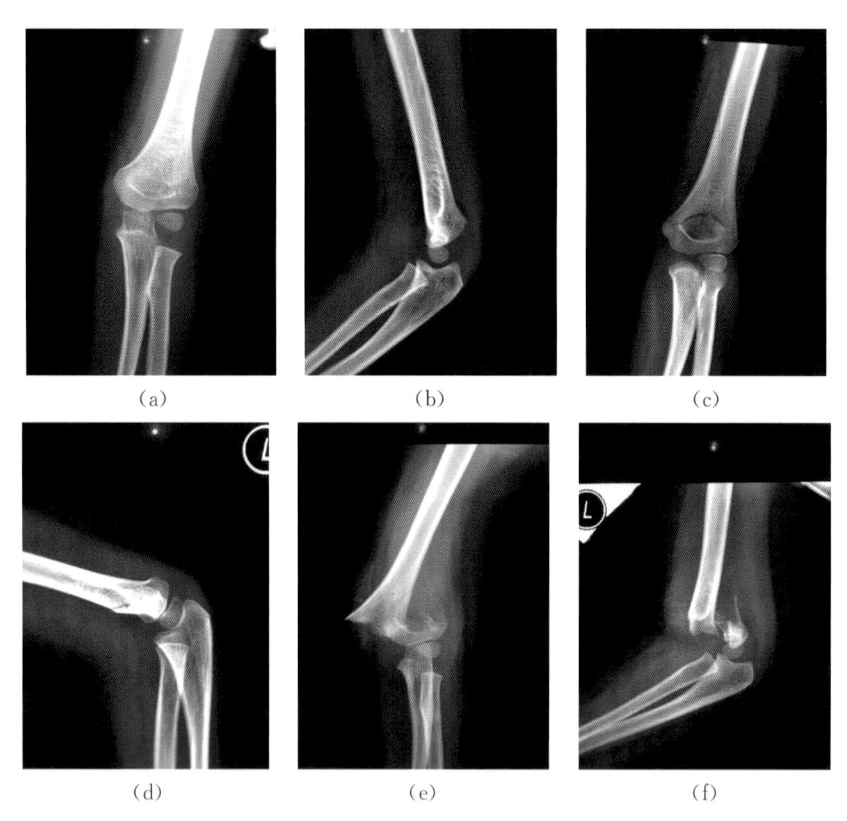

图92-1 肱骨髁上骨折的Gartland分型

(a)、(b) Ⅰ型肱骨髁上骨折 (c)、(d) Ⅱ型肱骨髁上骨折 (e)、(f) Ⅲ型肱骨髁上骨折

3. 检查方法的选择

通过X线检查即可确诊，检查时除包括受伤部位外，有时需检查整个上肢的正侧位，以免漏诊多发骨折，必要时双侧对比。

4. 治疗原则和进展

怀疑有骨折的患儿需早期简单固定，再进行查体和影像学检查。Ⅰ型无移位骨折可屈肘不超过

90°、前臂中立位石膏或夹板固定；一周内复查X线观察骨折是否有移位，并可根据情况更换管型石膏；石膏固定3周即可。Ⅱ型肱骨髁上骨折常需进行闭合复位，可将肘关节过屈曲达120°维持复位或穿克氏针固定。因过屈曲位有影响肢体血运的风险，选择时必须慎重。当存在明显肿胀、屈曲位脉搏消失、血管神经损伤或肢体同侧其他损伤时需行切开复位克氏针内固定。Ⅲ型肱骨髁上骨折若存在急性血管损伤需紧急手术。无急性血管损伤的患儿可采用多种方法治疗：牵引、闭合复位、石膏固定；或复位后克氏针(交叉克氏针或侧方平行克氏针)内固定；弹性髓内钉内固定术。目前最常用的治疗Ⅲ型肱骨髁上骨折的方法是闭合复位克氏针内固定术。克氏针固定过程中在交叉穿针时需注意内侧尺神经的保护。

5. 术后处理原则和并发症防治

各种类型的肱骨髁上骨折治疗中均需石膏外固定，在固定早期需密切观察肢端血运变化情况，及时予以治疗。术后3周左右可拆除石膏，早期功能锻炼。

常见并发症防治：

(1) 血管损伤：肱骨髁上骨折时可能会同时伴有血管损伤，约有10%～20%的患者有脉搏消失，以肱动脉为主。确诊血管损伤需立即进行闭合复位内固定，若闭合复位后血运障碍仍无法恢复需行血管探查。

(2) 筋膜间室综合征：在查体中发现5P症状是筋膜间室综合征的典型诊断标准：疼痛，苍白，无脉，麻木，麻痹。出现筋膜间室综合征需急诊行筋膜间室切开减压术。挽救可能缺血坏死的肌肉，避免缺血挛缩的发生。

(3) 神经损伤：临床中肱骨髁上骨折伴发的神经损伤以桡神经和正中神经多见，尺神经较少见，尺神经的损伤往往由医源性损伤引起。大部分神经损伤均可自行恢复，若3月无恢复可行神经探查松解术。医源性的神经损伤需在术中尽量避免。

(4) 肘关节僵硬：肱骨髁上骨折后活动度减少一般比较小，但可因远侧骨折端的向后成角、向后移位伴向前成角及内旋伴近端内侧干骺端的突出引起肘关节屈曲功能受限，因患儿的显著生长潜力即使矫形手术需延迟一年以上进行。

(5) 骨化性肌炎：比较少见，多与粗暴的手法按摩和理疗有关。

(6) 骨折不愈合：罕见。

(7) 缺血性坏死：肱骨髁上骨折可伴有滑车缺血坏死的发生。表现为典型的鱼尾状畸形，一般不需特殊处理。

(8) 成角畸形，肘内翻畸形：肱骨髁上骨折常见的并发症。影响肘部的外观，对功能影响不大。出现肘内翻畸形需通过截骨手术加以矫形。

6. 随访要点及预后

肱骨髁上骨折是儿童最常见的肘部损伤，发生率高，并发症多，术后早期随访骨折愈合情况，拆除内外固定后指导功能锻炼，长期随访是否发生畸形愈合。目前公认的闭合复位克氏针内固定术是治疗Ⅱ型、Ⅲ型肱骨髁上骨折经典的治疗方法，疗效满意。

7. 思考题

(1) 肱骨髁上骨折的分类方法有哪些?

(2) 肱骨髁上骨折主要临床表现和查体要点有哪些?

(3) 肱骨髁上骨折治疗原则和常见并发症防治有哪些?

(二) 肱骨远端全骨骺分离骨折

1. 概述

肱骨远端全骨骺分离骨折是临床中常被误诊或漏诊一种骨折，因肱骨远端骨骺未显影或内侧滑车骨骺未显影，易误诊为肘关节脱位。此类骨折常发生于年龄较小的婴幼儿，绝大部分在6～7岁前。可由产伤、虐待或摔伤引起。

2. 病理与分型

Delle 等根据骨折远端 X 线表现及外髁骨骺化骨的程度分为三型：

(1) 骨折发生于新生儿和小婴儿，外侧髁次级骨化中心出现前，无干骺端骨块，骨折是 Salter-Harris Ⅰ型。

(2) 骨折发生在 12 月～3 岁，外侧髁存在明显骨化中心，尽管有可能存在干骺端小骨片，骨折本质上仍是 Salter-Harris Ⅰ型。

(3) 骨折发生在年长儿，3～7 岁不等，外侧髁骨化中心发育良好，常有大的干骺端骨块，骨折是 Salter-Harris Ⅱ型。

3. 检查方法的选择

X 线检查是确诊的主要方法。但对于新生儿和小婴儿因肱骨远端骨化中心尚未出现，X 线上肱骨远端骨骺需要通过桡骨近端骨化部分和尺骨来确定位置。在肱骨远端全骺离骨折(见图 92－2a、b)中，尺桡骨近端的关系保持正常，但与肱骨发生错位。肱骨远端一般向后内移位，向前移位少见。年龄较大的患儿肱骨外髁已骨化，诊断相对容易。必要时可拍双侧肘关节 X 线进行对比(见图 92－2c、d)，协助确诊。条件允许还可行 MRI 检查了解软骨移位情况。肱骨远端全骺离骨折最需与肘关节脱位相鉴别。X 线上关键是肱骨小头骨化中心与桡骨的关系，即桡骨干纵轴延长线是否通过肱骨小头中心。若不通过，则提示肱桡关系发生改变，提示肘关节脱位或肱骨外髁骨折。关节造影检查可协助确诊。肱骨远端全骺离骨折复位内固定后的 X 片如图 92－2e、f 所示。

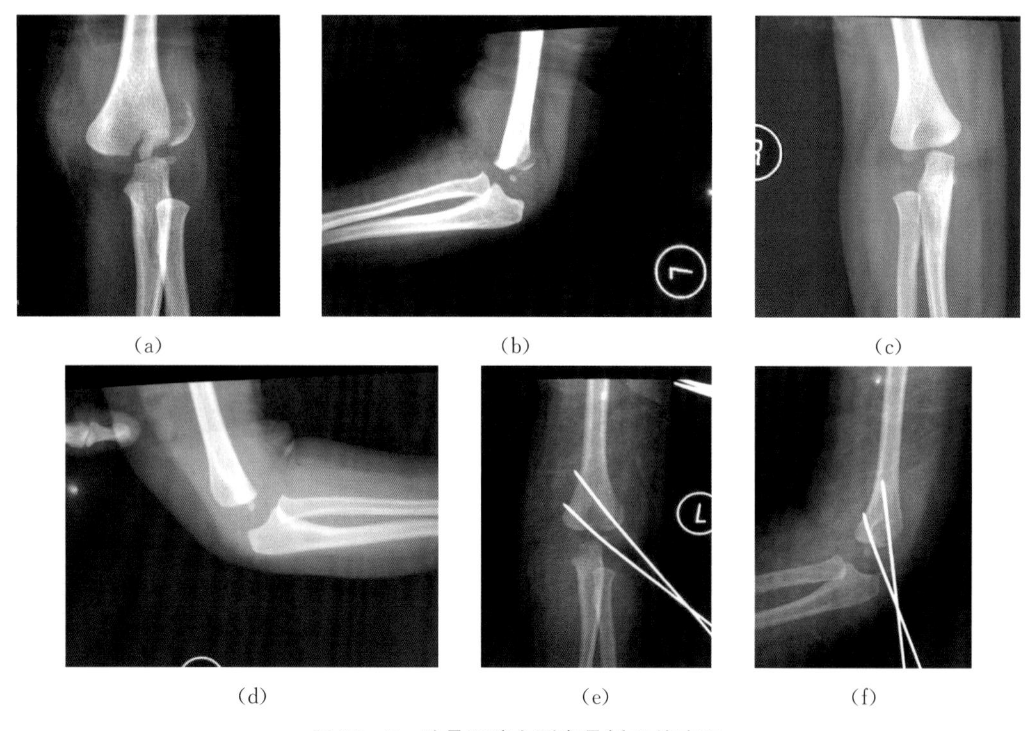

(a) (b) (c) (d) (e) (f)

图 92－2 肱骨远端全骺离骨折 X 线表现

(a)、(b) 一患儿显示左侧肱骨远端全骺离骨折 (c)、(d) 同一患儿右侧肘关节对比 X 线 (e)、(f) 左侧骨折复位内固定后的术中 X 线片

4. 治疗原则和进展

新鲜的肱骨远端全骺离骨折一经确诊需按急诊处理。全麻下采用闭合复位石膏固定，复位后骨折不稳定需同时行克氏针内固定。因患儿年龄小，一般外侧穿针即可达到骨折稳定，需内侧穿针时因内上髁触诊不清，有损伤尺神经的风险，必要时需行小切口暴露内上髁。若患儿就诊时已属伤后一周(大于 5～6 天)，查体骨骺已不活动，仅需简单制动，不应再行手术或手法复位，防止骨骺的进一步损伤，若日后出现畸形再行畸形矫正术。

5. 术后处理原则和并发症防治

闭合复位和闭合复位内固定术后均需石膏外固定，石膏固定一般 3 周即可。

并发症：

(1)神经血管损伤：在这类骨折中少见。

(2) 骨折不愈合：少见。

(3) 畸形愈合：此类骨折延误治疗或复位不理想常出现肘内翻畸形，肘内翻畸形影响外观时可行肱骨远端截骨矫形术治疗。

6. 随访要点及预后

肱骨远端全骺离骨折随访同肱骨髁上骨折，因患儿年龄较小，早期骨折愈合随访时间在 3 周左右，长期随访需观察肘关节是否有畸形的发生。肱骨远端全骺离骨折，早期复位后预后良好。

7. 思考题

(1) 肱骨远端全骨骺分离骨折的分类方法有哪些？

(2) 肱骨远端全骨骺分离骨折主要临床表现和查体要点有哪些？

(3) 肱骨远端全骨骺分离骨折治疗原则和常见并发症有哪些？

(三) 肱骨外髁骨折

1. 概述

肱骨外髁骨折占肱骨远端骨折的 13%～18%。属于 Salter-Harris Ⅳ型骨骺损伤。外髁骨折可合并肘关节以外的损伤。多发生在 4～10 岁。受伤原因是肘关节伸直位，前臂外展手着地跌倒，暴力通过桡骨上端传递至肱骨小头引起骨折。

2. 病理与分型

临床上肱骨外髁骨折常用分型方式是根据骨折移位的程度分型(见图 92－3)：Ⅰ型：骨折无移位或移位小于 2 mm，关节面完整；Ⅱ型：骨折线完全通过关节面，骨折向外侧移位，移位大于 2 mm，骨折不稳定；Ⅲ型：由于伸肌腱的牵拉，骨折出现反转移位，关节面向内，骨折面向外。极少数患儿可合并肘关节脱位和上尺桡关节脱位。

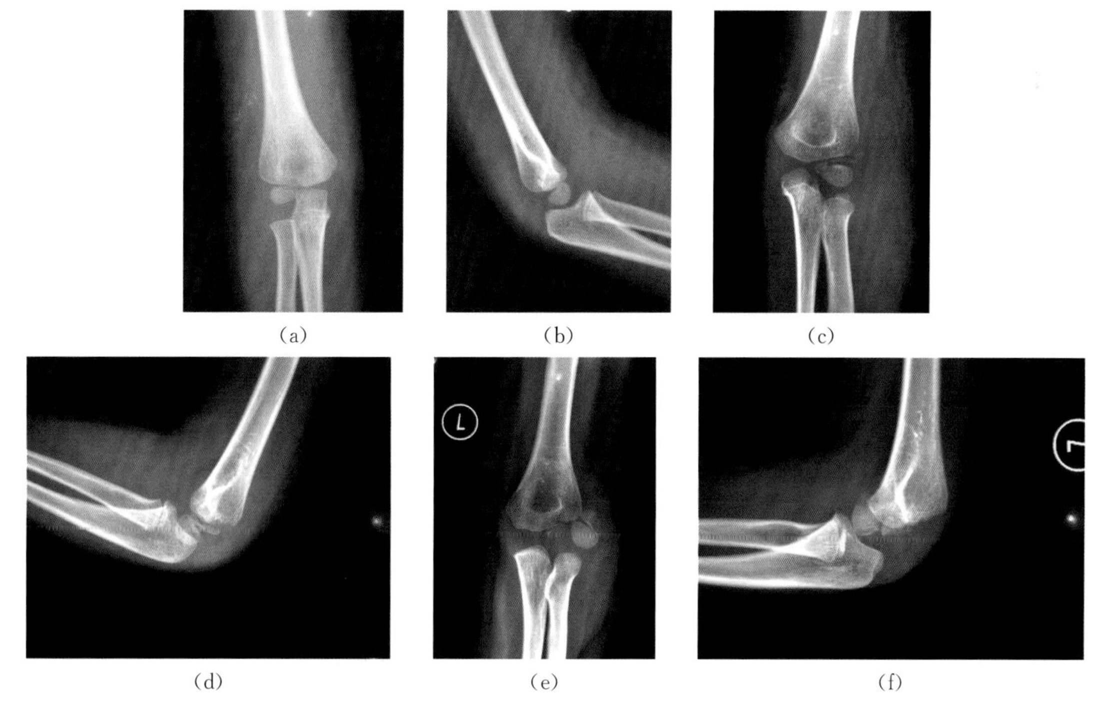

(a)　(b)　(c)　(d)　(e)　(f)

图 92－3　肱骨外髁骨折根据骨折移位程度分型

(a)、(b) Ⅰ型肱骨外髁骨折　(c)、(d) Ⅱ型肱骨外髁骨折　(e)、(f) Ⅲ型肱骨外髁骨折

根据骨折线的解剖位置和移位程度分型：Milch 分为两型。Milch Ⅰ型：骨折线通过肱骨小头-滑车沟，骨折有成角而无移位，属于 Salter-Harris Ⅳ型。Milch Ⅱ型：骨折线通过滑车顶部，是不稳定骨折，不但有成角而且有内收，尺桡骨近段也向外侧移位。

3. 检查方法的选择

肘关节标准的正侧位片即可对肱骨外髁骨折进行诊断。当骨折诊断困难时可配合 CT＋三维重建和 MRI 进行检查，必要时双侧对比检查。

4. 治疗原则和进展

肱骨外髁骨折的治疗方式与分型密切相关。Ⅰ型无移位的骨折可以采取保守治疗石膏固定的方式。但需密切随访，在Ⅰ型骨折中任何有移位的骨折即使移位小于 2 mm，在随访中仍有再移位的风险。迟发移位和Ⅱ型、Ⅲ型的肱骨外髁骨折均需切开复位内固定治疗。在临床工作中我们通常可以在Ⅰ型不稳定型骨折发生移位前采取闭合复位经皮克氏针固定的方式进行治疗，可以减少迟发移位后需要开放复位带来的相关并发症。内固定方式儿童可用克氏针，青春期骨折接近成熟时也可用螺钉固定。

5. 术后处理原则和并发症防治

术后需石膏固定至骨折愈合。注意石膏护理和针道护理，保持外露的针尾处清洁干燥。

肱骨外髁骨折常见并发症：

(1) 骨折延迟愈合：发生骨折延迟愈合的原因包括：肱骨外髁处伸肌腱的牵拉、骨折端在关节液中的浸泡、骨折引起的血运障碍和缺血坏死、切开复位内固定不确切。对于无移位的稳定骨折可进行等待，对于轻微移位，位置尚满意者可以继续维持石膏和内固定，约有 70%的患儿在 3 月内愈合。仍有约 30%的患儿移位出现进一步加重，需进一步治疗。

(2) 骨不连：根据 Flynn 等的标准骨折后超过 12 周未愈合被划分为骨不连。多发生在早期误诊和Ⅱ型、Ⅲ型移位不稳定的骨折。可引起进行性肘外翻畸形和慢性尺神经炎。骨不连的治疗仍存在争议，如果有把握在治愈外髁骨折的同时不引起肘关节活动丢失和骨坏死，可以选择性的进行手术。

(3) 骨骺早闭：肱骨外髁骨骺损伤是引起肘外翻的原因之一。

(4) 肘外翻：肱骨外髁骨折常见的并发症，可有骨折畸形愈合、不愈合和外髁骨骺早闭引起。肘外翻可引起迟发的尺神经炎。

(5) 肘内翻：可有外侧骨刺形成引起外观上轻微的肘内翻(假性内翻)；有文献资料表明骨折愈合后遗留肘内翻畸形，确切原因不清，可能是复位不完全和外侧髁骨骺生长受刺激两种因素的结果。很少需要进一步治疗。

(6) 神经损伤：迟发性尺神经瘫痪是肱骨外髁骨折的晚期并发症。可行尺神经前移术治疗。

6. 随访要点及预后

术后早期随访骨折愈合情况，拆除内外固定后指导功能锻炼，长期随访是否发生畸形愈合。骨折复位满意预后良好。

7. 思考题

(1) 肱骨外髁骨折的分类方法有哪些？

(2) 肱骨外髁骨折主要临床表现和体检要点有哪些？

(3) 肱骨外髁骨折的治疗原则是什么？

(四) 肱骨内上髁骨折

1. 概述

肱骨内上髁骨折占肘部骨折约 10%左右。常发生在 9～12 岁的儿童，男女比例为 4∶1，约 50%的此类损伤伴有肘关节脱位。骨折往往是外翻应力引起，由屈肌牵引内上髁而发生撕脱。

2. 病理与分型

内上髁骨折通常向远侧移位。

分型：

(1) 无移位或轻微移位骨折。

(2) 明显移位骨折(见图92-4)。

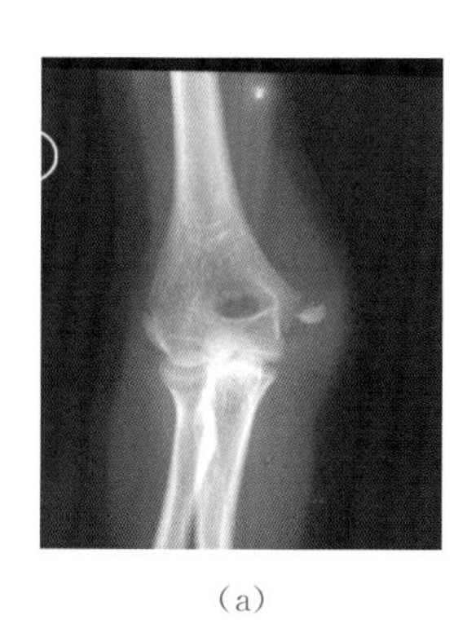

(a)

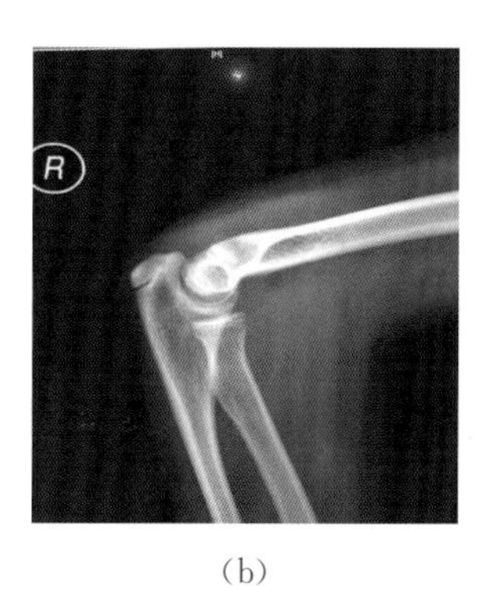

(b)

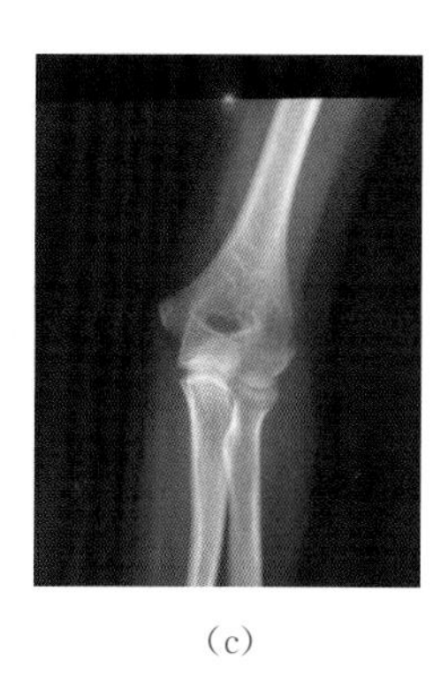

(c)

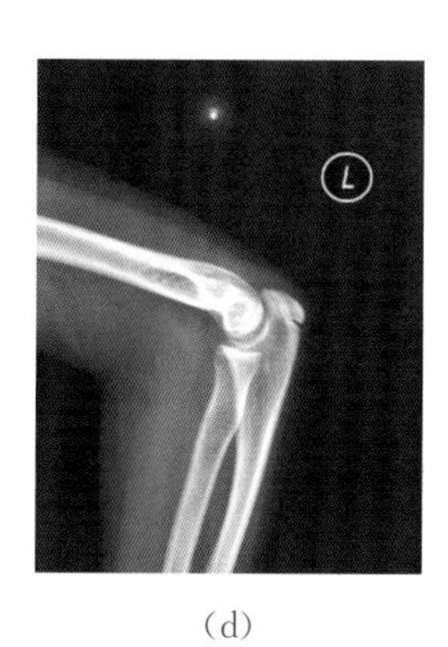

(d)

图92-4 肱骨内上髁骨折X线表现,同一患儿双侧肘关节对比X线

(a)、(b) 右肘关节正侧位片,右侧肱骨内上髁骨折,骨折块有翻转 (c)、(d) 左侧肘关节正侧位片,正常侧对比

(3) 嵌插骨折:①无肘关节脱位;②伴肘关节脱位。

(4) 内上髁贯穿骨折(此型少见)。

临床常用的另一种分型方式:

Ⅰ型:骨骺分离,移位很少。

Ⅱ型:骨骺下移至关节水平。

Ⅲ型:骨骺明显移位,嵌入关节囊内。

Ⅳ型:骨骺明显移位,嵌入关节囊内,伴有肘关节外侧脱位。

3. 检查方法的选择

X线检查通常可以确诊,轻微的骨折可仅表现为内上髁骺线变宽或不规则。骨折移位明显时X线显而易见,但需注意内上髁移位至关节内时与尺骨肱骨重叠影响诊断,但此时内上髁从其正常位置干骺端内侧部位完全消失。MRI可用来揭示内上髁急慢性损伤,观察到内上髁骺板增宽。

4. 治疗原则和进展

无移位或轻微移位(小于5 mm)的骨折可通过石膏固定单纯制动治疗。骨折移位大于5 mm或骨块有关节内嵌顿者需手术治疗,将骨折复位后克氏针或螺钉内固定。对术前有轻到中度尺神经症状可以待期功能恢复,若术前有尺神经功能完全丧失,则需进行尺神经探查,因其有被卡压在骨折端的可能。

5. 术后处理原则和并发症防治

大多数的肱骨内上髁骨折可以通过保守治疗得到痊愈,但关节僵硬是这种损伤的常见并发症,尤其是伴有肘关节脱位者,早期活动至关重要。其他并发症还包括尺神经功能障碍,多与骨块卡压有关;肘关节活动受限,尤以伸直受限为主,但对关节功能影响较小;骨化性肌炎少见,常与暴力复位有关。

6. 随访要点和预后

术后早期随访骨折愈合情况,拆除内外固定后指导功能锻炼,长期随访是否发生畸形愈合。骨折复位满意预后良好。

7. 思考题

(1) 肱骨内上髁骨折的分类方法有哪些?

(2) 肱骨内上髁骨折主要临床表现和查体要点有哪些?

（3）肱骨内上髁骨折治疗原则和常见并发症有哪些？

（五）肱骨干骨折

1. 概述

肱骨干骨折是有胸大肌止点上缘至远端肱骨髁上的骨折。在儿童不常见，占儿童肱骨骨折的10%或更少，大部分由直接暴力造成，可造成横断或粉碎性骨折，间接暴力可造成斜形或螺旋形骨折。轻微外力造成的骨折需排除病理性骨折的可能。

2. 病理与分型

骨折端移位的方向主要取决于骨折平面在三角肌止点的近端还是远端，骨折平面在三角肌止点以下骨折近端向前向外，骨折远端向上移位；骨折平面在三角肌止点以上，骨折远端向外向上移位，近端则内收内旋。

分类方式：

按骨折位置：近端1/3，中间1/3，远端1/3或骨干与干骺端结合部。

按骨折形式：横形（见图92-5a、b）、螺旋形（见图92-5c、d）、短斜形。

按解剖关系：胸大肌止点近端，胸大肌与三角肌止点之间，三角肌止点以下或远端骨干与干骺端结合部。

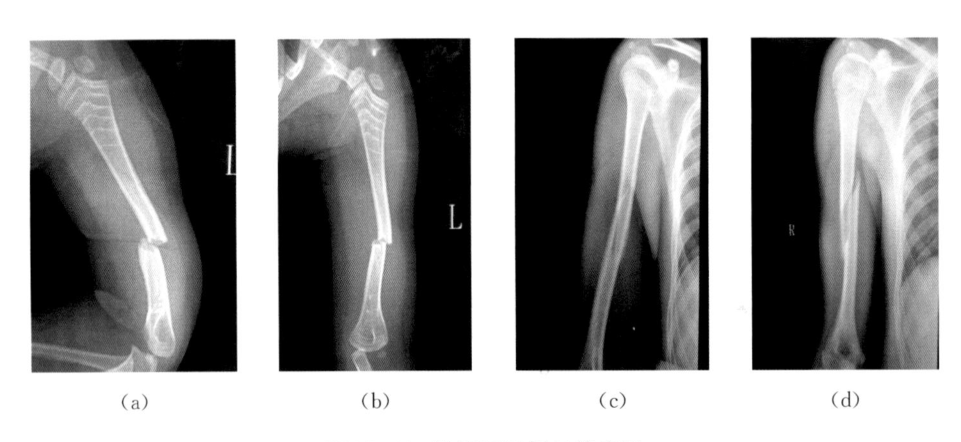

（a）　（b）　（c）　（d）

图92-5　肱骨干骨折X线表现

（a）、（b）肱骨干横形骨折　（c）、（d）肱骨干螺旋形骨折

3. 检查方法的选择

X线检查即可对肱骨干骨折做出确切的诊断，可拍标准的肱骨正侧位片。若发现病理性骨折，进一步CT或MRI检查是必要的。

4. 治疗原则和进展

新生儿期肱骨干骨折愈合和塑形满意，一般仅需将骨折稳定于臂伸直位贴胸位即可，几乎不需手术治疗。年长儿肱骨干骨折可采用非手术治疗和手术治疗，绝大多数骨折可以通过非手术治疗获得愈合。

非手术治疗方法包括：

（1）三角巾和绷带制动：适合青枝骨折和弯曲骨折。

（2）U形石膏夹板。

（3）悬臂支架。

（4）胸臂制动。

（5）功能支架。

（6）牵引治疗。

手术治疗：经皮穿针、外固定器、髓内钉、加压钢板和螺钉固定。

手术治疗的指征包括：开放性骨折、多发伤、双侧肱骨干损伤、动脉损伤、骨筋膜室综合征、病理性骨折、明显的神经损伤、闭合复位未达到标准、同侧上肢损伤或瘫痪。

肱骨干骨折手术治疗常可采用髓内固定，广泛的粉碎性骨折常可采用单臂外固定架，植入螺钉时需行小切口，避开桡神经，同样适用于开放性骨折。骨缺失时可行植骨，但因有应力作用，尽量避免使用钢板。神经探查的指征是在神经损伤后恢复1～2月，肌电图仍没有反应时才进行。

5. 术后处理原则和并发症的防治

术后需石膏外固定至骨折愈合。手术患儿需密切观察患者末梢血运活动情况，防止局部肿胀引起血运障碍。同时注意切口情况，防止感染。

并发症：

(1) 畸形愈合：儿童肱骨干骨折畸形愈合不常见，6岁以下儿童随生长成角畸形可消失，6～13岁塑形能力下降。

(2) 不愈合：在儿童少见，可以通过加压钢板加植骨治疗。成骨不全患儿可以通过髓内钉加植骨治疗。

(3) 神经损伤：上臂的神经损伤可有骨折本身引起，骨折复位过程中引起，也可为医源性损伤。经观察后神经功能不能恢复者需行神经探查术。

(4) 血管损伤：一旦发生，症状明显，在骨折稳定的前提下需及时治疗。

(5) 感染：对于手术治疗的患儿可有感染发生，术中注意无菌操作，结合抗生素使用，可预防感染的发生。

(6) 关节僵硬：年长儿可能出现，以肩肘关节活动受限发生较多，可早期配合功能锻炼。

(7) 肢体不等长：肱骨干骨折患者可出现骨端生长过度，轻微的肢体不等长一般不需治疗。肢体长度差异大于3 cm，可考虑肢体延长手术。

6. 随访要点及预后

术后早期随访骨折愈合情况，拆除内外固定后指导功能锻炼，长期随访是否发生畸形愈合。骨折复位满意预后良好。

7. 思考题

(1) 肱骨干骨折的分类方法。

(2) 肱骨干骨折主要临床表现和体检要点。

(3) 肱骨干骨折治疗原则和常见并发症。

(六) 肱骨近端骨折

1. 概述

儿童肱骨近端骨折相对少见，少于儿童所有骨折的5%。新生儿肱骨近端骨折可有产伤引起，出现骨骺分离。年长儿可由直接或间接暴力引起，可单独累及干骺端或骨干，也可两者同时受累。

2. 病理与分型

肱骨近端骨折可为Salter-Harris Ⅰ～Ⅲ型骨骺损伤，Ⅳ型在儿童罕有报道，或骨骺远端骨干部的骨折。

Neer和Horwitz把骨折移位分为四级：Ⅰ级，不超过5 mm；Ⅱ级，达骨干的1/3；Ⅲ级，达骨干的2/3；Ⅳ级，超过骨干的2/3，包括完全移位。

3. 检查方法的选择

X线检查可对肱骨近端骨折提供一定的诊断价值，但是对新生儿和小婴儿提供的诊断价值有限，因在6月内肱骨近端骨骺并未骨化。此时可以借助超声检查获得诊断上的帮助。CT检查可以全面的提供局部信息,为复杂的骨折提供诊断。年长儿需进行肩关节正位和腋位片拍摄,全面了解骨折移位情况。拍摄腋位片有困难时可行穿胸位、顶斜位。怀疑复杂的骨折 CT 检查也是行之有效的。

4. 治疗原则和进展

儿童肱骨近端的愈合和塑形能力强大,大部分儿童肱骨近端骨折均可通过保守治疗获得满意疗效。对于有移位的骨折通常需要先复位后再行固定,对于年龄 11 岁以上有移位的骨折可采取复位后经皮穿针固定骨折并加用肩关节制动器或 Velpeau 绷带固定。小结节处的骨折通常需要切开复位,并修复肩胛下肌腱和关节囊前部。大结节部位的骨折一般伴有急性肩关节脱位,肩关节闭合复位后可行非手术治疗,若肩关节已复位但大结节骨折复位不佳,则需要切开复位修复大转子骨折和肩袖。

5. 术后处理原则和并发症防治

绝大部分的肱骨近端骨折可以通过保守方式治疗,外固定期间注意石膏及皮肤护理,防治压疮。有闭合复位经皮穿针固定的患儿需防范针道感染的可能。骨折愈合后早期功能锻炼。

并发症:

早期并发症:肱骨近端骨折和肩关节脱位有引起臂丛神经损伤的风险,症状明显者可获得早期诊断,神经功能障碍进展缓慢者可能延误诊断,一般情况下神经功能多于 6 月内恢复,3 月无恢复者需行肌电图检查,可考虑神经探查术或功能重建。

晚期并发症:

(1) 创伤后肱骨内翻:在新生儿和 5 的岁以下少见,出现肱骨内翻可表现为明显的肱骨颈干角减小和上肢短缩。但绝大部分功能受限轻微,若出现主动外展和屈曲严重受限可以通过截骨矫形术得到良好效果。

(2) 上肢不等长:保守治疗患儿中少见,多发生于手术患儿,若出现严重的功能和外形缺陷,肢体延长对患儿是有利的。

6. 随访要点及预后

术后早期随访骨折愈合情况,拆除内外固定后指导功能锻炼,长期随访是否发生畸形愈合。骨折复位满意预后满意。

7. 思考题

(1) 肱骨近端骨折的按严重程度的分级方式是什么?

(2) 肱骨近端骨折主要临床表现和体检要点有哪些?

(3) 肱骨近端骨折治疗原则和常见并发症有哪些?

六、推荐阅读文献

1. John A. Herring. Tachdjian's pediatric orthopaedics: from the Texas Scottish Rite Hospital for Children [M]. 5th ed. the United States of America: Elsevier, 2013:1262 - 1322.

2. 吉士俊,潘少川,王继孟. 小儿骨科学[M]. 济南:山东科学技术出版社,2001:508 - 525.

3. 洛克伍德,威尔金斯. 儿童骨折(第 5 版)[M]. 王家让,李康华,胡建中,译. 长沙:湖南科学技术出版社,2005,544 - 585,590 - 646,697 - 707,722 - 733.

(宋 君 马瑞雪)

案例 93

股骨骨折

一、病例资料

1. 现病史

患儿，男，5 岁，因“被汽车撞伤左大腿，局部畸形肿胀活动受限 3 h”来诊。

患儿入院前 3 h 坐于电瓶车后座不慎被一汽车撞伤左大腿，撞伤后即刻出现左大腿中部畸形肿胀，局部疼痛明显，并伴有左下肢不能活动。患儿被 120 急送至我院就诊。

2. 既往史

足月顺产第一胎，生后体健，按时接种疫苗，生长发育与同龄儿相同。无手术外伤史。否认家族遗传代谢病史，无传染病接触史。药物无过敏。

3. 体格检查

T 36.5℃，HR 90 次/min，一般情况可，神志清楚，精神反应佳，头面部未见破溃及外伤改变，双瞳孔等大等圆，对光反射灵敏，口鼻腔无出血，口唇无青紫，呼吸平稳；皮肤、巩膜无黄染；无脱水貌；胸廓平坦，三凹征阴性，听诊双肺呼吸音清，未闻及啰音，心音有力，律齐，未闻明显杂音；腹部平软，无压痛，未及包块；右下肢、双上肢活动灵活，颈部活动灵活，脊柱棘突无压痛；肛门生殖器未见畸形。专科查体：由担架抬入诊室，左大腿中段畸形肿胀，局部压痛明显，可及骨擦音，左下肢活动时大腿疼痛明显，活动不能，膝关节无肿胀，无压痛，被动活动可，左足各趾血运活动良好。

4. 实验室及影像学检查

血液学检查未见明显异常。

左股骨正侧位片：左股骨中段骨折，骨折端有移位(见图 93-1)

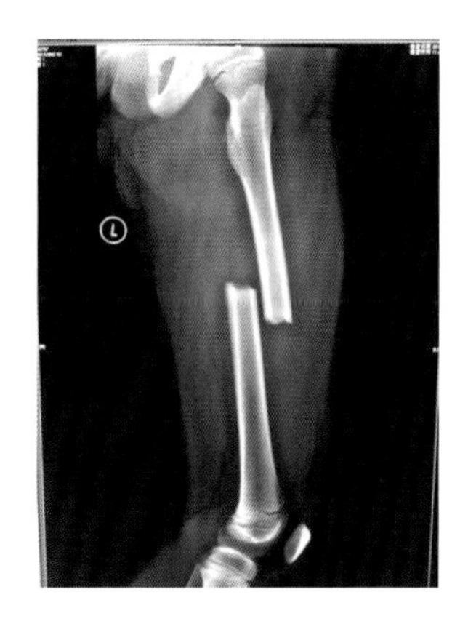

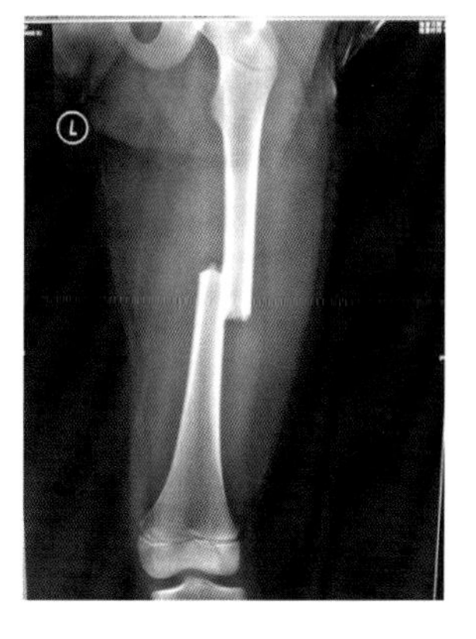

图 93-1　左股骨中段骨折 X 线表现

二、诊治经过

1. 治疗方案

手术治疗，入院后暂时皮牵引，生命体征稳定后行弹性髓内钉内固定，髋人字石膏外固定。

2. 治疗经过

(1) 入院后术前准备阶段暂时予以左下肢皮牵引制动，完善相关术前检查，血液学检查结果正常范围，无手术禁忌证，亚急诊安排手术治疗。

(2) 术前谈话：术前与家长沟通，告知手术方式、手术风险及术后并发症，并告知术后康复训练。股骨干骨折可能出现下肢不等长、骨折畸形愈合、延迟愈合等并发症，同时告知术后需行髋人字石膏固定，需注意石膏护理。

(3) 入院第二天，亚急诊安排左股骨骨折闭合复位弹性髓内钉内固定术＋石膏固定术。术后注意石膏护理，注意患儿足趾血运活动情况。对症治疗。

3. 随访

患儿术后 3 天出院。出院后每 2～3 周门诊随访一次，拍片观察骨折愈合情况，决定拆石膏时间。功能锻炼后，缓慢离床行走，术后半年至一年拆除内固定。

三、病例分析

1. 病史特点

(1) 患儿，男，5 岁，因“被汽车撞伤左大腿，局部畸形肿胀活动受限 3 h”来诊。

(2) 既往史(－)。

(3) 体检阳性发现：由担架抬入诊室，左大腿中段畸形肿胀，局部压痛明显，可及骨擦音，左下肢活动时大腿疼痛明显，活动不能，膝关节无肿胀，无压痛，被动活动可，左足各趾血运活动良好。

(4) 辅助检查：X 线：左股骨中段骨折，骨折端有移位。

2. 诊断及诊断依据

(1) 诊断：股骨干骨折(左侧)。

(2) 股骨干骨折(左侧)诊断依据：①患儿被汽车撞伤，有明确的外伤史。②由担架抬入诊室，左大腿中段畸形肿胀，局部压痛明显，可及骨擦音，左下肢活动时大腿疼痛明显，活动不能，膝关节无肿胀，无压痛，被动活动可，左足各趾血运活动良好。③X 线片：左股骨中段骨折，骨折端有移位。

3. 鉴别诊断

有明确外伤史的股骨干骨折结合病史、查体、影像学检查通常能得到明确诊断。在外伤史不明确时，需考虑成骨不全的可能；还需与神经系统疾病(脑瘫、脊髓脊膜膨出)引起的骨质减少在轻微外力作用下骨折相鉴别；同时还要仔细阅读 X 线片除外骨肿瘤引起的病理性骨折。

四、处理方案及基本原则

1. 治疗方案

患儿年龄 5 岁，诊断股骨干骨折，需手术治疗，因患儿为股骨干中段骨折，目前采用微创的弹性髓内钉内固定的手术方式。术前完善检查期间为维持骨折位置及减少患儿疼痛，可以行右下肢皮牵引制动。术后需髋人字石膏固定，注意石膏护理，注意足趾血运活动情况。

2. 依据

股骨干骨折的治疗方案需根据患儿不同年龄，小于3岁患儿，因骨折塑形能力较强，可以根据情况行双下肢悬吊皮牵引或患肢水平牵引，维持骨折力线后石膏固定，一般不需内固定治疗。大于三岁患儿通常采用手术治疗，可选择弹性髓内钉内固定、钢板内固定、外固定架固定，弹性髓内钉是长管状骨中部骨折首选的治疗方案，所以该患儿选择骨折闭合复位弹性髓内钉固定的手术方案。

五、要点与讨论

1. 概述

股骨干骨折(femoral shaft fractures)(包括股骨转子下和股骨髁上骨折)占儿童骨损伤的1.6%。常发生在儿童早期和青少年期，发病年龄呈双峰分布。虽然股骨骨折对于患儿和家长来说是十分严重的，但是大多数患儿骨折的愈合速度和塑性能力并没有引起严重的并发症和后遗症。儿童股骨干骨折病因依不同年龄各有特点，行走前可能由于抱在怀中不慎跌落，虐待导致；大龄儿童可能因为重物砸伤、交通肇事、摔伤、虐待等原因造成；少数患儿可能是病理性骨折或应力性骨折。

2. 病理与分型

股骨干骨折存在骨折所有特征。骨皮质断裂，移位。

分类：

(1)根据骨折线类型：横形骨折、螺旋形骨折、斜形骨折。

(2) 根据骨折形式：粉碎性骨折、非粉碎性骨折。

(3) 根据骨折是否为开放性：开放性骨折、闭合性骨折。

(4) 根据骨折位置：①转子下骨折：骨折近端屈曲外展外旋，②股骨干骨折：骨折移位与暴力有关，肌肉牵拉导致的畸形不明显，③股骨远端骨折，④股骨髁上骨折：远端呈过伸位。

3. 检查方法的选择

影像学检查：患肢股骨正侧位(需包括髋膝关节)，股骨骨折常可通过X线检查确诊。少数应力骨折和嵌插型或青枝骨折有时需通过骨扫描和MRI确诊。

4. 治疗原则和进展

治疗原则：儿童单纯股骨干骨折的治疗方式是根据年龄决定的。同时还需考虑儿童的体型、受伤部位、受伤机制、是否合并其他损伤综合考虑。儿童股骨干骨折的治疗可以接受的位置也因年龄不同有所差异(见表93-1)。现分别予以介绍：

出生～3岁：①Pavlik吊带固定(出生～6月)；②一期髋人字石膏固定；③牵引后髋人字石膏固定。

3岁～5岁：①一期髋人字石膏固定；②牵引后髋人字石膏固定；③弹性髓内钉固定(根据情况，相对少)；④外固定支架(少用)。

6岁～11岁：①牵引后髋人字石膏固定；②弹性髓内钉内固定；③加压钢板内固定；④外固定支架固定。

12岁～成人：①弹性髓内钉固定；②加压钢板固定；③带锁髓内钉固定；④外固定支架固定。

表93-1 儿童股骨骨折可接受的位置

年龄	内/外翻/°	前/后成角/°	短缩/mm
出生～2岁	30	30	15
2～5岁	15	20	20
6～10岁	10	15	15
11岁～成人	5	10	10

手术要点：手术治疗包括：髓内钉固定(弹性髓内钉、带锁髓内固定)，钢板螺钉，外固定架。

弹性髓内钉内固定：根据骨折的部位可以采用顺行或逆行进针插入。股骨远端干骺端受累是弹性髓内钉治疗的相对禁忌证。股骨干髓腔最狭窄处的测量的宽度除以2，即代表所用髓内钉的最大直径，通常术中使用的髓内钉直径比最大直径小0.5～1 mm。髓内钉预弯的弧度为髓腔直径的三倍。逆行穿针于股骨远端内外侧确定进针点，距股骨远端骨骺2.5～3 cm，骨皮质开口，穿入髓内钉，骨折复位，第一枚髓内钉穿过骨折线2～3 cm后将第二枚针穿入，两枚髓内钉分别朝向股骨颈和股骨大转子，避免髓内钉缠绕。髓内钉针尾需留足1 cm，便于取出，同时需要折弯，减少局部滑囊形成。顺行穿针进针点在大转子前外侧或通过大转子侧方，大转子下方骨皮质钻孔。

开放复位钢板螺钉内固定：需要开放复位，软组织受到一定损伤，术中注意应限制软组织剥离的范围，骨折线的两端至少应分别使用3枚螺钉固定。

外固定支架手术：外固定架治疗股骨干骨折可方便地使骨折复位和固定。更加适合患儿严重软组织损伤或不适宜采用传统闭合复位方法治疗的股骨骨折。另外开放性损伤，合并颅脑损伤等多发伤外固定支架治疗也是非常有效的。常采用单边式或双边式外固定支架。环形外固定架在股骨骨折中应用较少。需注意单边式外固定架螺钉的排列始终与股骨干长轴保持垂直而不是以关节面作为参照，安放第二根螺钉前必须确保骨折没有旋转移位。

带锁髓内钉：通常应用在年龄大于12岁大龄儿童。手术方式同成人手术方式，注意固定时勿损伤大转子及股骨远端骨骺。

5. 手术后处理原则和并发症防治

除了0～6月婴儿股骨骨折可采用Pavlik吊带固定外。大部分股骨干骨折无论手术治疗还是保守治疗在治疗中均需用到石膏外固定，石膏固定后注意石膏护理，防止压疮十分关键。

手术治疗的患儿根据手术方案的不同术后处理不尽相同：弹性髓内钉固定：对于不稳定的长斜形骨折或粉碎性骨折，需予以外固定，一般情况负重需要6周，一般在骨折愈合后伤后6～12月取出髓内钉。开放复位钢板螺钉内固定：术后需外固定辅助，患者可于保护下负重练习，并鼓励增加髋膝关节训练。外固定支架：外固定支架固定后要求针道护理，防止针道感染的发生，注意关节功能恢复，减少关节僵硬的可能。

并发症防治：

(1) 双下肢不等长：股骨干骨折最常见的并发症，包括短缩和过度生长，骨折治疗中最大可接受的短缩为2～3 cm，但关键还是取决于患儿的年龄。过度生长以2～10岁多见，在骨折后两年内发展最快。

(2) 成角畸形：一定程度的成角畸形随着生长可以塑形纠正。塑形的能力也与年龄有一定相关性。目前明确关节附近与运动方向一致的成角畸形能够得到很好地塑形，而内外翻畸形塑形很缓慢。在年龄允许范围内的成角畸形是可以接受的。对于严重的影响外观的成角畸形，建议在骨折愈合后1年后进行截骨矫形术。

(3) 旋转畸形：超过10°的差别可视为判断旋转畸形的重要依据。但重塑和功能适应到可以使患者恢复正常的步态。骨折复位时对位良好地基础上控制旋转畸形在10°内，骨折复位时使骨折远端对向骨折近端。

(4) 骨折延迟愈合和骨不连：在儿童中骨折延迟愈合和骨不连发生较少见。软组织损伤严重，术后出现感染、开放性骨折出现骨缺失等是可能的原因。切开植骨加钢板螺钉内固定是传统的治疗方法，但对大龄儿童近来多推崇交锁髓内钉加植骨的方法。

(5) 肌肉无力：可能与骨折同时造成的肌肉损伤有关，偶尔需要进行股四头肌成形术，少见。

(6) 感染：闭合性骨折发生感染少见，骨折术后1周后仍持续发热或高热需考虑感染的可能。手术后还有针道感染的风险，通过换药，应用抗生素治疗。但感染加重后可能需要清创和病灶清除。

(7) 神经血管损伤:不常见,可能由于骨折时的直接创伤,治疗中有腓总神经损伤的风险,神经损伤出现在闭合股骨骨折早期,无需进行开放复位,神经损伤症状出现在复位和治疗期间,应开放探查神经。若神经损伤症状持续 4～6 月无恢复,是神经探查的指征。

(8) 骨筋膜室综合征:少见,骨折后产生的肌肉肿胀或出现超过一般骨折疼痛程度的剧烈疼痛,需考虑骨筋膜室综合征的可能,必要时切开减压。有关于皮牵引引起下肢血运障碍的报道,在进行皮牵引操作中需注意绷带的紧张程度,对皮牵引的肢体进行密切观察。多发伤和头外伤视为牵引治疗的禁忌。

6. 随访要点及预后

股骨骨折保守治疗或手术治疗后早期均需定期门诊随访(一般为 2 周一次),了解骨折位置及局部骨痂形成情况。骨折愈合后可以拆除外固定,逐步关节活动及行走等功能锻炼。有内固定患儿一般于术后一年内取出。大部分患儿预后良好。

六、思考题

1. 股骨干骨折的临床表现和检查方法有哪些?
2. 股骨干骨折的治疗原则和常见并发症有哪些?
3. 治疗过程中股骨干骨折可以接受的成角和短缩程度(根据不同年龄)是什么?

七、推荐阅读文献

1. John A. Herring. Tachdjian's pediatric orthopaedics: from the Texas Scottish Rite Hospital for Children [M]. 5th ed. the United States of America: Elsevier, 2013:1398 - 1414.

2. 吉士俊,潘少川,王继孟. 小儿骨科学[M]. 济南:山东科学技术出版社,2001:553 - 560.

3. 洛克伍德,威尔金斯. 儿童骨折(第 5 版)[M]. 王家让,李康华,胡建中,译. 长沙:湖南科学技术出版社,2005,883 - 919.

(宋　君　马瑞雪)

案例 94

骨盆骨折

一、病例资料

1. 现病史

患儿，男，5 岁，因“被汽车撞伤并碾压下腹部后 1 h”来诊。

患儿入院前一小时在路边不慎被汽车撞倒并被一车轮压过下腹部，伤后患儿诉下腹部及会阴部疼痛，不能行动，但神志清晰，伤后二便未解，被 120 急送至我院急诊就诊。

2. 既往史

足月顺产第一胎，生后体健，按时接种疫苗，生长发育与同龄儿相同。无手术外伤史。否认家族遗传代谢病史，无传染病接触史。药物无过敏。

3. 体格检查

T 36.5℃，HR 90 次/min，一般情况可，神志清楚，精神反应佳，头面部未见破溃及外伤改变，双瞳孔等大等圆对光反射灵敏，口鼻腔无出血，口唇无青紫，呼吸平稳；皮肤、巩膜无黄染；无脱水貌；胸廓平坦，三凹征阴性，听诊双肺呼吸音清，未闻及啰音，心音有力，律齐，未闻明显杂音；腹部平软，无压痛，未及包块；四肢无畸形，双上肢活动灵活，颈部活动灵活，脊柱棘突无压痛；肛门生殖器未见畸形。专科查体：患儿由担架抬入，下腹部及会阴部可见软组织肿胀，耻骨联合处有淤青，骶尾部可见皮肤擦伤，尿道外口未见出血，患儿耻骨联合处压痛明显，髂前上棘、髂嵴及骶髂关节无压痛，骨盆挤压分离试验(＋)，双髋关节活动略受限，活动时耻骨联合处有疼痛，双下肢感觉正常，自主活动良好。

4. 实验室及影像学检查

血常规：WBC 15.0×10^9/L，RBC 3.5×10^{12}/L，Hb 75 g/L。

X 线片：(骨盆正位片)右侧耻骨上支骨折，轻度移位，左侧耻骨下支骨折，无移位，耻骨联合处增宽分离，双侧骶髂关节对称。

CT＋3D 重建：(骨盆 CT)右侧耻骨上支骨折，轻度移位，左侧耻骨下支骨折，无移位，耻骨联合处增宽分离，双侧骶髂关节对称、未见增宽。

二、诊治经过

1. 治疗方案

患儿为复合伤，根据各科会诊结果决定治疗方案，骨科可行保守治疗。

2. 治疗经过

患儿车祸外伤后急诊就诊，经骨科诊治初步诊断骨盆骨折，予以卧床、留置导尿(检查是否有尿道损伤)，因车祸伤常为复合性损伤，同时请外科医生会诊，排除外伤性外科疾病。外科会诊后已排除头胸腹部脏器损伤，继续骨科治疗。患儿车祸伤骨盆骨折，需予以外固定，同时留院观察，监护患儿生命体征，一般状态，同时定时复查血常规，观察 RBC 和 Hb 变化情况，若观察中出现严重贫血，必要时予以输血对症治疗。患儿病情平稳后离院，并于门诊定期随访。

3. 随访

骨科门诊伤后第 1、2、4、6 周随访。

三、病例分析

1. 病史特点

(1) 患儿，男，5 岁，因“被汽车撞伤并碾压下腹部后 1 h”来诊。

(2) 既往史(—)。

(3) 体检阳性发现：患儿由担架抬入，下腹部及会阴部可见软组织肿胀，耻骨联合处有淤青，骶尾部可见皮肤擦伤，尿道外口未见出血，患儿耻骨联合处压痛明显，髂前上棘、髂嵴及骶髂关节无压痛，骨盆挤压分离试验(+)，双髋关节活动略受限，活动时耻骨联合处有疼痛，双下肢感觉正常，自主活动良好。

(4) 辅助检查：

血常规：WBC 15.0×10^{9}/L，RBC 3.5×10^{12}/L，Hb 75 g/L。

X 线片：(骨盆正位片)右侧耻骨上支骨折，轻度移位，左侧耻骨下支骨折，无移位，耻骨联合处增宽分离，双侧骶髂关节对称。CT+3D 重建：(骨盆 CT)右侧耻骨上支骨折，轻度移位，左侧耻骨下支骨折，无移位，耻骨联合处增宽分离，双侧骶髂关节对称、未见增宽。

2. 诊断及诊断依据

(1) 诊断：骨盆骨折(右耻骨上支、左耻骨下支、耻骨联合分离)。

(2) 诊断依据：①患儿明显外伤史，入院前 1 h 被汽车撞伤。②查体见患儿由担架抬入，下腹部及会阴部可见软组织肿胀，耻骨联合处有淤青，骶尾部可见皮肤擦伤，尿道外口未见出血，患儿耻骨联合处压痛明显，髂前上棘、髂嵴及骶髂关节无压痛，骨盆挤压分离试验(+)，双髋关节活动略受限，活动时耻骨联合处有疼痛。③血常规有贫血表现，考虑骨折处有出血。④X 线片：(骨盆正位片)右侧耻骨上支骨折，轻度移位，左侧耻骨下支骨折，无移位，耻骨联合处增宽分离，双侧骶髂关节对称；CT+3D 重建：(骨盆 CT)右侧耻骨上支骨折，轻度移位，左侧耻骨下支骨折，无移位，耻骨联合处增宽分离，双侧骶髂关节对称、未见增宽。

3. 鉴别诊断

患儿有明确的外伤史，结合查体及影像学检查一般可明确诊断。

四、处理方案及基本原则

1. 治疗方案

经骨科急诊医生初步检查，患儿目前诊断骨盆骨折(右耻骨上支、左耻骨下支、耻骨联合分离)。诊断明确但需要排除患儿复合性损伤的可能，诊治同时请外科医生会诊，同时予以卧床、留置导尿(检查是否有尿道损伤)。外科会诊后已排除头胸腹部脏器损伤，继续骨科治疗。患儿车祸伤骨盆骨折，需予以外固定，同时留院观察，监护患儿生命体征，一般状态，同时定时复查血常规，观察 RBC 和 Hb 变化情况,若观察中出现严重贫血,必要时予以输血对症治疗。患儿病情平稳后离院,并于门诊定期随访。

2. 依据

骨盆骨折多由外伤引起,而且常合并神经、血管、腹内脏器、泌尿生殖系统及运动系统的损伤。危险性高,所以考虑骨盆骨折时需同时考虑是否为复合性损伤,需请相关科室会诊。此例患儿为单纯的骨盆骨折,对于稳定型骨折可采取保守治疗的方法,卧床、外固定,同时监护生命体征及是否有持续内出血,必要时需输血对症治疗。对于合并内脏损伤和急性大出血的患儿需考虑手术治疗,危险性高,可能预后不佳。

五、要点与讨论

1. 概述

骨盆骨折仅占儿童全身骨折总数的1%~3%,但其多为高能量损伤引起(车祸伤或高空坠落伤),而且常合并神经、血管、腹内脏器、泌尿生殖系统及运动系统的损伤,危险性高。复合损伤患儿病情重、治疗和护理要求高,且可能有生命危险。临床上需引起足够重视。

2. 病理与分型

1) 儿童骨盆应用解剖学的特点

第一,儿童关节弹性较成人好,关节软骨厚,有利于吸收能量,儿童骨盆较成人更为强韧;第二,良好的关节弹性可耐受较大地移位,使骨折一般只发生在一处,而不是传统的骨盆环双骨折;第三,由于软骨强度较骨质弱,儿童和青少年的撕脱骨折发生率较成人高,累及"Y"形软骨的髋臼骨折同样常见;第四,经骨骺的骨折可导致发育停滞,下肢不等长。

2) 骨盆骨折的分类方式

(1) 按严重程度分类:Torode 和 Zieg 分类法。

Ⅰ撕脱骨折

Ⅱ髂骨翼骨折　　Ⅱa 髂骨棘分离;Ⅱb 髂骨翼体部骨折。

Ⅲ单纯骨盆环骨折　　Ⅲa 耻骨骨折或耻骨联合破裂,后侧结构保持稳定;
Ⅲb 骨折累及髋臼,不伴发骨盆环骨折。

Ⅳ骨盆不稳定骨折　　Ⅳa 骑跨骨折,即双侧耻骨上下支骨折;
Ⅳb 骨折累及前面的耻骨支或耻骨联合及一些后面的结构(骶髂关节或骶骨翼);
Ⅳc 骨折在骨盆前环和髋臼间形成不稳定的骨块。

(2) 按受伤机制分类:Tile 和 Pennal 分类法。

前后压缩型、侧方压缩型和垂直剪切型。

(3) AO/ASIF 分类法。

后弓轻度损伤(骨折可无移位)。

后弓不完全断裂,部分不稳定。

后弓完全破裂,骨折不稳定。

3. 检查方法的选择

血常规检查,于患儿就诊时及在院观察期间动态检查血常规,了解红细胞、血红蛋白的动态变化,合并腹膜后或骨折部位内出血较多的患儿会出现血红蛋白的持续降低,是指导是否需输血治疗的重要指标。

影像学检查:X线检查,在患儿生命体征稳定的情况下可行影像学检查,了解患儿骨折类型,移位方向[见图 94-1(a、b、c、d)],并可同时进行头、胸、腹、骨盆、四肢的快速检查;CT检查可明确骶髂关节、骶骨、髋臼的损伤情况,同时进行三维重建[见图 94-1(e、f)]。MRI 检查了解各关节损伤的同时可以进一步对软组织损伤情况加以判断。

同位素扫面检查可以确定无移位的和隐性骨折。

为检查尿路是否有损伤，还可行逆行尿路造影检查下尿道是否损伤及静脉肾盂造影检查肾脏、输尿管损伤。

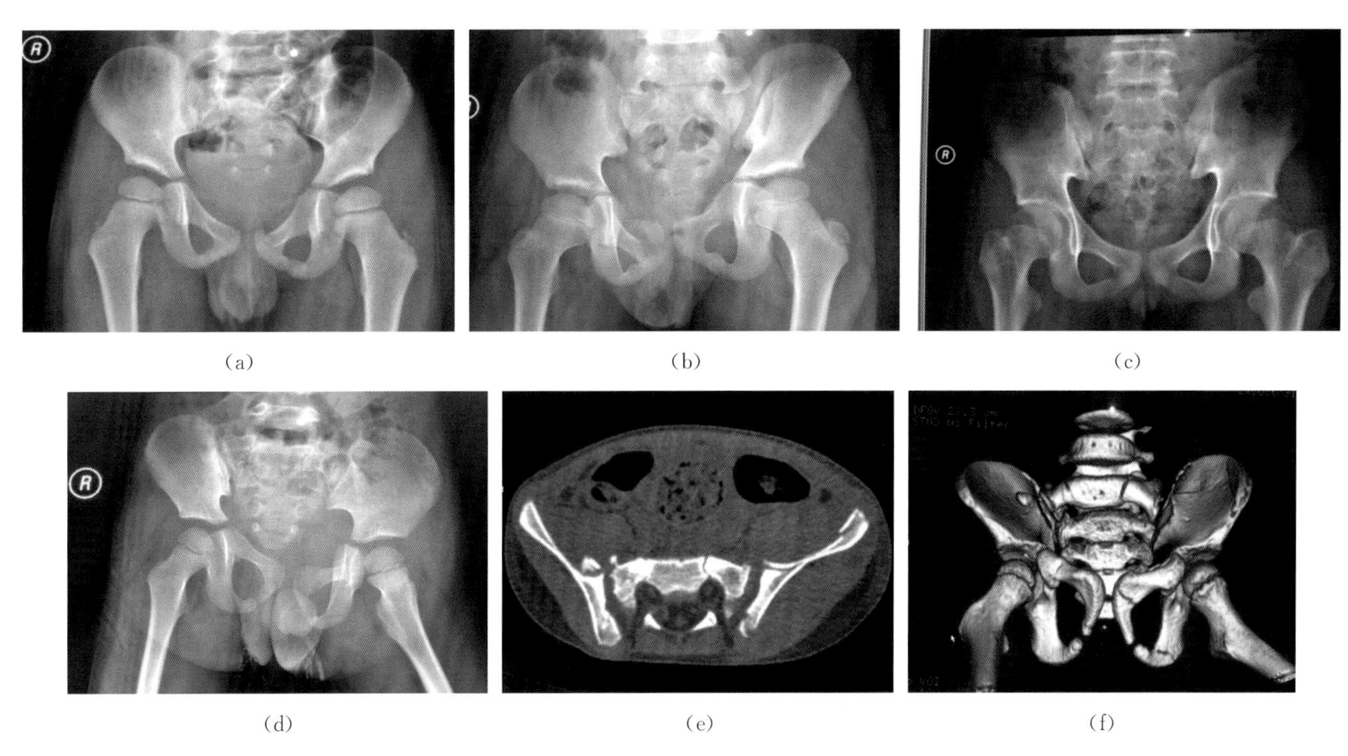

(a) (b) (c)

(d) (e) (f)

图 94-1 骨盆骨折 X 线及 CT 表现

(a) 左耻骨骨折合并耻骨联合轻度分离 (b) 双侧多发耻骨骨折合并左侧髂骨骨折 (c) 右侧髂前上棘撕脱骨折 (d) 骨盆多发骨折合并骶髂关节分离 (e)、(f) 骨盆多发骨折合并骶髂关节分离的 CT 及三维重建

4. 治疗原则和进展

儿童骨盆骨折发生率虽低，但骨盆骨折发生的同时多为复合性损伤，所以在治疗骨盆骨折患儿时需全面了解患儿的受伤机制、受伤环境，充分地体格检查及辅助检查。根据骨盆骨折的部位和稳定性不同，治疗方案有所差异，分别予以介绍：

(1) 稳定的骨盆环骨折：大多数儿童的骨盆骨折是稳定的，需要 4～6 周的卧床休息或免负重即可治愈。有些患儿可以应用髋人字石膏制动减少疼痛。多数儿童骨盆骨折移位轻微，且儿童塑形能力强，很少出现晚期骨折相关问题。在复合伤允许的情况下可以适当行走。

(2) 不稳定的骨盆骨折：这种骨折常累及前后骨盆环，发生远期畸形和残疾的风险最高，并且复合损伤发生风险也大。可采用开放或闭合复位的方法。早期闭合复位可包括：对开书型损伤和耻骨联合分离大于 3 cm，可采用骨盆悬吊牵引；对垂直剪力造成的骨折可采用股骨远端牵引。外固定架的广泛应用，针对“开书型”骨折和前骶髂关节断裂的骨折可以迅速闭合骨盆，减少骨折处出血。骨盆骨折切开复位指证包括：开放有移位的骨盆骨折，不能用闭合方法复位的有移位和旋转不稳定型骨盆骨折，有移位的垂直剪力骨折(伴后骶髂关节撕裂)，耻骨联合分离大于 3 cm 或伴出血或剖腹探查术的开书型骨折。

(3) 撕脱骨折：患儿多为青少年，在运动竞技中损伤为主要受伤机制，由大肌群收缩牵拉引起。常见部位为：髂前上棘、髂前下棘、大小转子和坐骨结节。运动中突发疼痛，受伤部位有压痛，相应肌群牵拉试验(+)。绝大多数情况下骨盆撕脱骨折均可采取保守的治疗方式，调整患髋体位，使与撕脱骨折相关的肌群处于松弛状态，休息一段时间后(2～3 周后)逐步过渡到患肢不负重行走康复计划至少 6 周。

有学者认为对移位大于 2 cm 的大骨片需采用螺纹针或拉力螺钉进行内固定。

(4) 髋臼骨折:此种骨折非常少见。因儿童有 Y 形软骨存在,是髋臼生长通过间质生长和同位生长完成。剪切力可造成 Salter-Harris Ⅰ、Ⅱ、Ⅴ型损伤。Y 形软骨的损伤可能导致骨骺早闭,引起髋臼生长紊乱。髋臼骨折的治疗目的是:达到或维持 Y 形软骨的解剖复位,降低髋臼骨骺早闭的风险;恢复关节吻合复位和髋关节稳定,降低创伤后关节炎的发生。治疗方法包括:卧床、免负重体位、骨牵引、经皮内固定和切开复位内固定。切开复位内固定的指证是骨折涉及髋臼的主要负重部位,有大于 2 mm 的移位和后壁有脱位的骨折。

5. 术后处理原则和并发症的防治

骨盆骨折若需手术治疗,手术操作均相对复杂,尤其以切开复位造成的创伤相对更大,术后需常规监护患儿生命体征,加强护理及支持治疗。常规髋人字石膏固定,并注意石膏护理防止出现压疮。定期复查 X 线片,一般石膏固定 6～8 周后可拆除石膏,逐步进行功能锻炼,免负重至负重行走,但对于髋臼骨折一般要求体育活动最好 6 月后才能进行。

儿童骨盆骨折主要的并发症包括:

(1) 并发伤的治疗:骨盆骨折多为复合损伤,在治疗开始时就必须对全身情况加以评估,早期发现头、胸、腹部内脏、脊柱等并发伤的存在,及时予以相应的治疗,减少相应并发症和残疾的出现。

(2) 威胁生命的出血:密切观察患儿一般状态,密切随访血常规等各项指标,及时予以输血等对症治疗,遇到开放性骨盆骨折,保证生命体征的同时积极进行手术探查,止血。

(3) 保守治疗的骨盆撕脱骨折少数患儿会出现局部大量骨痂形成,若影响运动和出现疼痛可进行局部骨痂的切除。

(4) 髋臼骨折可引起 Y 形软骨的损伤早闭、缺血坏死、创伤性关节炎、坐骨神经麻痹、髋臼或骨盆的异位骨化,个别女性患者可能因髋臼骨折至骨盆不对称而导致难产的发生。对有手术指征的髋臼骨折均需达到解剖复位,减少并发症的发生。

6. 随访要点及预后

骨盆骨折伤后早期需密切随访患儿的生命体征,血常规,全身情况,骨折处可行石膏外固定,骨盆骨折常为复合型损伤,早期需多学科联合治疗。生命体征稳定后,骨折需定期复查拍片。骨盆环稳定的单发骨折预后良好,多发复合损伤或影响骨骺的骨盆骨折预后欠佳。

六、思考题

1. 骨盆骨折的常见原因及分型方式有哪些(列举 2 种)?
2. 骨盆骨折的临床表现和检查方法有哪些?
3. 不同部位骨盆骨折的治疗原则和可能并发症有哪些?

七、推荐阅读文献

1. John A. Herring. Tachdjian's pediatric orthopaedics : from the Texas Scottish Rite Hospital for Children [M]. 5th ed. the United States of America: Elsevier, 2013:1353 - 1373.

2. 吉士俊,潘少川,王继孟.小儿骨科学[M].济南:山东科学技术出版社,2001:585 - 587.

3. 洛克伍德,威尔金斯.儿童骨折(第 5 版)[M].王家让,李康华,胡建中,译.长沙:湖南科学技术出版社,2005:829 - 857.

(宋 君 马瑞雪)

案例 95

急性血源性骨髓炎

一、病例资料

1. 现病史

患儿，男，2 岁，因“右大腿远端红肿疼痛活动受限 2 天伴高热”来诊。

患儿入院前 2 天，家长怀疑患儿轻微摔伤后出现右大腿远端红肿，疼痛，不愿行走，同时出现发热，最高体温达 39.5℃，给予对症治疗后无好转，今晨患儿拒绝行走，为寻求诊治来诊。近期患儿有呼吸道感染病史。

2. 既往史

足月顺产第一胎，生后体健，按时接种疫苗，生长发育与同龄儿相同。无手术外伤史。否认家族遗传代谢病史，无传染病接触史。药物无过敏。

3. 体格检查

急性病面容，T 38.5℃，HR 100 次/min，一般情况可，神志清楚，精神反应佳，呼吸略促，口唇无青紫；皮肤、巩膜无黄染；无脱水貌；胸廓平坦，三凹征阴性，听诊双肺呼吸音粗，未闻及啰音，心音有力，律齐，未闻明显杂音；腹部平软，无压痛，未及包块；四肢无畸形，未见明显脊柱侧弯；肛门生殖器未见异常。专科查体：患儿被抱入诊室，拒绝下地行走，平卧位双下肢等长，右大腿远端可见软组织明显红肿，呈环周样，皮温明显升高，局部压痛明显；右膝关节屈曲状，不愿伸直，膝关节轻度肿胀，局部压痛不明显，右膝关节被动活动时疼痛加重；右小腿查体(－)，左下肢查体(－)。

4. 实验室及影像学检查

血常规：RBC 4.5×10^{12}/L，PLT 215×10^{9}/L，WBC 20×10^{9}/L，N 90%，Hb 120 g/L，CRP＞160 mg/L。

ESR 58 mm/h。

肝肾功能，凝血功能正常范围，血培养：血已抽，结果未回报。

X 线：双膝关节及双股骨正侧位片：右股骨远端软组织肿胀，肌间隔影模糊，未见明显骨质破坏。

放射性同位素检查(骨扫描)：右股骨远端三时相均有核素浓聚。

右股骨 CT：右股骨远端软组织肿胀，可疑骨膜下积液，股骨远端髓腔内密度增加。

右股骨 MRI：右股骨远端 T_1 髓腔内低信号，T_2 髓腔内信号增强。

二、诊治经过

1. 治疗方案

患儿入院后完善骨髓炎相关检查,首先经验应用广谱抗生素抗炎治疗,同时积极进行术前准备,切开引流术。

2. 治疗经过

(1) 患儿入院后完善骨髓炎相关检查,首先经验应用广谱抗生素抗炎治疗,同时积极进行术前准备。

(2) 术前谈话:术前与家长沟通,告知手术方式、手术风险及术后并发症,告知急性血源性骨髓炎有迁延不愈发展为慢性骨髓炎的可能,治疗更加困难,术后需石膏固定制动患肢,并告知术后康复训练。

(3) 完善术前准备后即可急诊手术治疗,进行右股骨远端切开引流术,术中注意留取局部脓汁进行细菌培养,进一步获得病原学证据,手术操作注意避免损伤骨骺,同时可行骨皮质钻孔引流,大量生理盐水冲洗,切口内留置负压引流管。手术后继续进行抗炎疗,并根据细菌培养结果及时调整敏感抗生素使用,术后每周复查血常规、CRP、ESR 等指标,同时请感染科协助会诊。保证抗生素使用的足量、联合、有效性,并保证抗生素使用的疗程。加强支持治疗。

3. 随访

患儿抗生素使用满疗程、复查血液学相关检查正常后可以出院。出院后每 2 周门诊复查,一般术后 6~8 周拆除外固定。肢体功能锻炼。同时患儿按要求感染科定期复查。

三、病例分析

1. 病史特点

(1) 患儿,男,2 岁,因"右大腿远端红肿疼痛活动受限 2 天伴高热"来诊。

(2) 患儿近期有呼吸道感染史。属于前驱感染史。

(3) 体检阳性发现:患儿被抱入诊室,拒绝下地行走,平卧位双下肢等长,右大腿远端可见软组织明显红肿,呈环周样,皮温明显升高,局部压痛明显;右膝关节屈曲状,不愿伸直,膝关节轻度肿胀,局部压痛不明显,右膝关节被动活动时疼痛加重。

(4) 辅助检查:

血常规:RBC 4.5×10^{12}/L, PLT 215×10^{9}/L, WBC 20×10^{9}/L, N 90%, Hb 120 g/L。CRP > 160 mg/L, ESR 58 mm/h。

肝肾功能,凝血功能正常范围,血培养:血已抽,结果未回报。

X 线片:双膝关节及股骨正侧位片,右股骨远端软组织肿胀,肌间隔影模糊,未见明显骨质破坏。

放射性同位素检查(骨扫描):右股骨远端三时相均有核素浓聚。

右股骨 CT:右股骨远端软组织肿胀,可疑骨膜下积液,股骨远端髓腔内密度增加。

右股骨 MRI:右股骨远端 T_1 髓腔内低信号,T_2 髓腔内信号增强。

2. 诊断及诊断依据

诊断:股骨远端骨髓炎(右侧,急性)。

诊断依据:

(1) 患儿病史为右大腿远端红肿疼痛活动受限 2 天伴高热,且近期有呼吸道感染前驱感染病史。查体:患儿被抱入诊室,拒绝下地行走,平卧位双下肢等长,右大腿远端可见软组织明显红肿,呈环周样,皮温明显升高,局部压痛明显;右膝关节屈曲状,不愿伸直,膝关节轻度肿胀,局部压痛不明显,右膝关节被动活动时疼痛加重。

(2) 血液学检查：

血常规：RBC 4.5×10^{12}/L，PLT 215×10^{9}/L，WBC 20×10^{9}/L，N 90%，Hb 120 g/L。CRP>160 mg/L；ESR 58 mm/h。

(3) 影像学检查：

X线片：双膝关节及双股骨正侧位片，右股骨远端软组织肿胀，肌间隔影模糊，未见明显骨质破坏。

放射性同位素检查(骨扫描)：右股骨远端三时相均有核素浓聚。

右股骨CT：右股骨远端软组织肿胀，可疑骨膜下积液，股骨远端髓腔内密度增加。

右股骨MRI：右股骨远端 T_1 髓腔内低信号，T_2 髓腔内信号增强。

3. 鉴别诊断

需与急性骨髓炎鉴别的疾病有：急性风湿热、化脓性关节炎、急性类风湿性关节炎、急性白血病及其他血液系统疾病、嗜酸性肉芽肿、骨的恶性肿瘤(尤文氏瘤)等。急性血源性骨髓炎的压痛在干骺端，而关节炎的压痛在关节周围，关节炎时轻微的活动均可引起关节的疼痛，骨髓炎时轻微活动关节不会引起剧烈疼痛。对于白血病性关节炎主要表现为骨骼疼痛、发热、贫血，还可能有游走性关节炎的表现，X线片可表现为广泛的髓腔扩大，骨皮质变薄，以及具有特征性的干骺端放射状带，通过骨穿可以确诊。恶性骨肿瘤和嗜酸性肉芽肿通常可以通过组织活检进行鉴别诊断。高雪氏病和镰状细胞贫血急性骨梗死均易与急性血源性骨髓炎混淆，可以通过同位素检查与急性血源性骨髓炎相鉴别。

四、处理方案及基本原则

1. 治疗方案

依据患儿病史、查体、辅助检查患儿诊断急性右股骨远端骨髓炎，诊断基本明确，首先需行静脉抗炎治疗，同时积极术前准备，行骨髓炎切开引流术，术后继续抗生素治疗，并根据细菌培养和药敏结果及时调整抗生素使用，加强支持治疗。

2. 依据

急性血原性骨髓炎一经确诊，需及时进行抗炎治疗，选用有效的抗生素、足够的疗程，彻底控制感染为目的。应早期采用静脉用药途径，并密切监视各项炎症指标，静脉用药明显有效后可改为口服抗生素。同时积极术前准备，进行局部引流手术，减少脓液对局部骨骼的进一步破坏。

五、要点与讨论

1. 概述

骨髓炎指骨的化脓性炎症，是小儿常见的感染性疾病之一，男孩较女孩多3～4倍。骨髓炎一般为血源性感染，个别病例是从邻近软组织感染扩散而来或继发于开放性骨折或由异物刺入引起。

急性血源性骨髓炎(acute hematogenous osteomyelitis)是由化脓菌经血液循环引起的骨的急性化脓性感染。急性血源性骨髓炎的致病菌以金黄色葡萄球菌为最常见，β溶血性链球菌、肺炎球菌、革兰阴性杆菌以及厌氧菌等亦有可能引起急性感染。不同年龄组的患儿，其病因也不完全相同。新生儿可因乙型链球菌和大肠杆菌致病，婴幼儿可因流感杆菌和假单胞菌属引起。常见的原发感染如皮肤感染、脓疱疹、齿龈脓肿或上呼吸道感染等。

2. 病理与分型

急性血源性骨髓炎好发于长管骨的干骺端。与成人干骺端与骨骺部血管直接通连不同，小儿长管状骨干骺端和骨骺的血供相互独立。干骺端营养动脉分支尽端折回呈一袢状，然后再注入窦状的静脉系统。该处血管细，血流速度减慢，成为致病菌繁殖的理想条件。感染始于静脉袢，致营养动脉内产生继发性栓塞。

骨的炎症特点为血管怒张、水肿、细胞浸润，形成脓肿。早期骨破坏、吸收，出现不规则的脱钙，同时伴有骨增生。典型的组织学所见为化脓性渗出和坏死，渗出使局部骨内压力增加。感染通过哈氏系统和伏克曼管扩散，并有血栓形成导致骨的血液循环障碍。感染也可通过伏克曼管到达骨膜下，掀起骨膜，形成骨膜下脓肿。脓液可穿破骨膜渗入软组织或沿骨干上下蔓延或环绕骨干四周扩散。

因骨内压增高，病灶中的细菌可再次进入血流而形成脓毒血症。若不控制可产生迁移性脓肿，如肺、脑等重要的内脏病变或多发性骨髓炎，病死率高达50%，需要积极治疗。晚期由于血管栓塞和骨膜剥离，进一步破坏骨皮质和干骺端松质骨的血循环。骨破坏和感染扩散以及进一步的骨坏死形成恶性循环，结果导致多节段的脓腔形成和死骨形成。脓液不断聚集，局部压力增大，最终可使窦道形成，脓液和坏死骨的小碎片流出体外，此时的感染即发展到了一种自我稳定的状态。

3. 检查方法的选择

(1) 实验室检查：急性血原性骨髓炎患儿可出现白细胞计数增高，且中性白细胞比例增高，核左移。病情危重的病例白细胞计数可能正常。发热时取血培养可阳性。C-反应蛋白增高和血沉加快，常用来监测感染的活动性和判断对治疗的反应。降钙素原(procalcitonin, PCT)在感染2 h后即可检测到，对临床早期诊断具有重要意义；在感染12～24 h达到高峰，半衰期短仅为25～30 h，在炎症消失后可迅速恢复正常。PCT浓度的高低与炎症的严重程度密切相关。PCT的正常值低于0.5 ng/ml，在脓毒败血症时浓度显著升高，可达1 000 ng/ml，是正常人的2 000倍。

(2) 影像学检查：急性血原性骨髓炎在发病数日内X线片只可见局部软组织肿胀，肌肉致密度增加[见图95-1(a)]，其磁共振检查亦可提示局部组织 T_1WI低，T_2WI高信号影，提示炎症性改变[见图95-1(b、c、d)]。一般急性感染7～12天后出现不规则斑点状脱钙。2周后X线片可见骨膜下有新骨形成，表明感染已沿骨皮质扩散。脓肿蔓延到骨干髓腔后可见透亮区并渐增大。

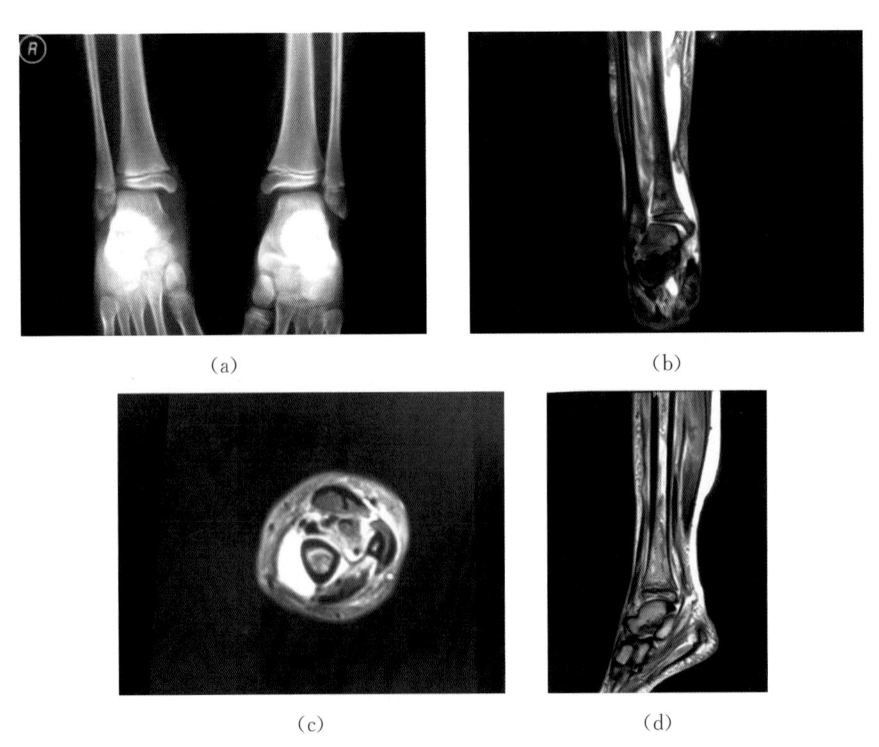

(a) (b) (c) (d)

图95-1 右胫骨远端急性骨髓炎X线和MRI表现。

(a) X线提示右内踝处软组织肿胀，无明显骨质破坏 (b)、(c)、(d) MRI提示右胫骨中下段、腓骨远端、距骨片状 T_1WI低，T_2WI高信号影。右小腿右足右踝软组织内条片状、网织状 T_1WI低，T_2WI高信号影

4. 治疗原则和进展

应力争尽早治疗。选择有效的抗生素、充足的疗程彻底控制感染为目的。

(1) 抗生素疗法：在血和脓培养送检后立即开始抗生素疗法治疗，切不可等待培养结果。在培养结果出来前，有必要采用经验性治疗。开始宜选择广谱抗菌素治疗。一旦明确致病菌后立即改用敏感抗生素，足量静脉给药。抗生素治疗时间要足够长，否则易致感染复发或形成慢性感染。一般应持续、足量静脉给药 3 周，感染控制，PCT 降至正常后可改为口服用药 3 周。

(2) 全身支持疗法：包括如退热剂，静脉输液；贫血时可输新鲜血。患儿能进食后要给高蛋白饮食并补充多种维生素。

(3) 手术治疗：虽然急性骨髓炎常需引流，但在发病 24～48 h 内充分有效的抗生素治疗常可免于手术。延迟诊断，骨穿刺有脓或 X 线片可见骨破坏的应尽快手术引流。术中要防止损伤骨骺、骺板和广泛剥离骨膜。骨皮质开窗减压骨皮质开窗不宜过大，避免病理性骨折。

(4) 局部制动：可用牵引、石膏制动。

5. 术后处理原则和并发症防治

急性血源性骨髓炎充分引流术后仍需足量、有效、联合及足疗程应用抗生素控制感染。抗炎治疗不充分可能导致病情反复或迁延不愈发展为慢性骨髓炎使治疗更加棘手。同时需加强支持治疗。手术中引流需彻底，但应避免过多的剥离骨膜或破坏干骺端。术后需制动。

6. 随访要点和预后

急性血源性骨髓炎随访需关注局部症状及全身血液学指标，急性血源性骨髓炎预后与其是否侵犯骨骺有关，骨骺破坏预后不佳。急性血源性骨髓炎越早发现越早治疗，预后越佳。

六、思考题

1. 急性血源性骨髓炎的检查方法有哪些?
2. 血源性骨髓炎的鉴别诊断要点。
3. 急性血源性骨髓炎的治疗原则。

七、推荐阅读文献

1. John A. Herring. Tachdjian's pediatric orthopaedics: from the Texas Scottish Rite Hospital for Children [M]. 5th ed. the United States of America: Elsevier, 2013:1025－1078.

2. 吉士俊，潘少川，王继孟. 小儿骨科学[M]. 济南：山东科学技术出版社，2001:440－458.

3. 潘少川，王晓东，孙琳. 小儿骨科学. 骨科核心知识[M]. 北京：人民卫生出版社，2006:331－346.

（宋　君　马瑞雪）

案例 96

慢性血源性骨髓炎

一、病例资料

1. 现病史

患儿，男，10 岁，因"右胫骨远端急性骨髓炎后 5 年，局部间断破溃流脓 3 年"来诊。

患儿入院前 5 年，曾应"右胫骨远端急性骨髓炎"于当地医院住院治疗，当时采取制动，静脉抗炎治疗后，局部症状明显好转，未行手术治疗，患儿住院 1 周后出院回家治疗(出院后治疗情况不详)，三年前右小腿远端内侧出现皮肤破溃，破溃处有稀薄脓性液体，患儿不伴有发热等其他症状，予以换药治疗后可愈合，但不定期破溃，最近一次破溃后脓液中带有骨样质硬组织，为寻求诊治来诊。

2. 既往史

足月顺产第一胎，生后体健，按时接种疫苗，生长发育与同龄儿相同。无手术外史。否认家族遗传代谢病史，无传染病接触史。药物无过敏。患儿 5 岁时曾患右胫骨远端急性骨髓炎。

3. 体格检查

T 36.5℃，HR 90 次/min，一般情况可，神志清楚，精神反应佳，呼吸平稳，口唇无青紫；皮肤、巩膜无黄染；无脱水貌；胸廓平坦，三凹征阴性，听诊双肺呼吸音清，未闻及啰音，心音有力，律齐，未闻明显杂音；腹部平软，无压痛，未及包块；双上肢左下肢无畸形，未见明显脊柱侧弯；肛门生殖器未见异常。专科查体：无明显跛行，平卧位双下肢等长，右小腿远端内侧可见陈旧性瘢痕，范围约 3 cm×2 cm，中央处仍有破溃约 1 cm×1 cm，少许稀薄脓性渗出。右踝关节轻度肿胀，局部轻度压痛，踝关节活动范围正常，足部血运良好，足趾活动灵活。

4. 实验室及影像学检查

血常规、CRP、ESR：正常范围。

双侧胫腓骨正侧位片：右胫骨远端可见骨质密度不均匀，胫骨远端内侧可见小的游离骨块影。

CT：右胫骨远端内侧骨皮质中断，可见自髓腔的窦道形成与皮肤相通，胫骨远端骨质密度不均匀。

骨扫描：右胫骨远端放射性核素浓聚。

MRI：右小腿远端可见软组织 T_2 高信号。

二、诊治经过

1. 治疗方案

病灶清除活检，骨缺损重建，抗炎治疗。

2. 治疗过程

(1) 入院后完善相关检查，进行术前准备，制订手术方案，术前谈话：术前与家长沟通，告知手术方式、手术风险及术后并发症，并告知术后康复训练。

(2) 无手术禁忌证，完善检查后择期进行局部死骨及病灶清除活检，根据术中骨骼缺损情况进行重建，或肌瓣填塞，改善局部血液循环消灭感染，同时抗炎治疗。术后局部制动，可石膏或支具外固定。

3. 随访

术后 1 个月、3 个月、6 个月、12 个月、18 个月、24 个月门诊随访骨骼 X 线片。

三、病例分析

1. 病史特点

(1) 患儿，男，10 岁，因“右胫骨远端急性骨髓炎后 5 年，局部间断破溃流脓 3 年”来诊。

(2) 患儿 5 岁时曾患右胫骨远端急性骨髓炎。

(3) 体检阳性发现：右小腿远端内侧可见陈旧性瘢痕，范围约 3 cm×2 cm，中央处仍有破溃约 1 cm×1 cm，少许稀薄脓性渗出。右踝关节轻度肿胀，局部压痛轻度，踝关节活动范围正常。

(4) 辅助检查：

血常规、CRP、ESR：正常范围。

双侧胫腓骨正侧位片：右胫骨远端可见骨质密度不均匀，胫骨远端内侧可见小的游离骨块影。

CT：右胫骨远端内侧骨皮质中断，可见自髓腔的窦道形成与皮肤相通，胫骨远端骨质密度不均匀。

骨扫描：右胫骨远端放射性核素浓聚。

MRI：右小腿远端见软组织 T_2 高信号。

2. 诊断及诊断依据

(1) 诊断：慢性骨髓炎(右胫骨远端)。

(2) 慢性骨髓炎(右胫骨远端)诊断依据：①患儿既往有右胫骨远端急性骨髓炎病史，虽经治疗后局部仍出现间断破溃、流脓、死骨排出等慢性炎症症状。②右小腿远端内侧可见陈旧性瘢痕，范围约 3 cm×2 cm，中央处仍有破溃约 1 cm×1 cm，少许稀薄脓性渗出。右踝关节轻度肿胀，局部压痛轻度，踝关节活动范围正常。③双侧胫腓骨正侧位片：右胫骨远端可见骨质密度不均匀，胫骨远端内侧可见小的游离骨块影。CT：右胫骨远端内侧骨皮质中断，可见自髓腔的窦道形成与皮肤相通，胫骨远端骨质密度不均匀。骨扫描：右胫骨远端放射性核素浓聚。MRI：右小腿远端可见软组织 T_2 高信号。

3. 鉴别诊断

慢性血源性骨髓炎往往有急性血源性骨髓炎病史，并有间断破溃、流脓、死骨排出等慢性炎症症状。需要与良恶性骨肿瘤相鉴别。

四、处理方案及基本原则

1. 治疗方案

患儿右胫骨远端慢性骨髓炎，仍有渗出及有死骨形成并排出，说明病灶仍然存在，有手术治疗指征，需积极行术前准备，进行手术治疗。手术方案采取局部死骨及病灶清除活检，根据术中骨骼缺损情况进行重建，或肌瓣填塞，改善局部血液循环消灭感染，同时抗炎治疗。术后局部制动，可石膏或支具外固定。

2. 依据

慢性骨髓炎如不手术一般很难治愈，抗生素很难彻底治愈感染。手术治疗包括：死骨切除、感染和瘢痕组织切除。目的是建立一个有活力的血液循环良好的环境，以彻底消灭感染。再根据情况进行局部的重建。

五、要点与讨论

1. 概述

慢性骨髓炎:骨的急性感染若不能彻底控制,则可能一时缓解而呈急性复发或转为慢性骨髓炎(chronic osteomyelitis)。治疗前病史已达3周之上亦可有患者炎症长达数月或数年,可并发肢体发育落后或延长,病理骨折、骨缺损、软组织挛缩、上皮瘤、内脏淀粉样变以及伤口附近的鳞状上皮癌。

2. 病理与分型

急性血源性骨髓炎,若不经治疗或治疗不彻底,晚期由于血管栓塞和骨膜剥离,进一步破坏骨皮质和干骺端松质骨的血循环。骨破坏和感染扩散以及进一步的骨坏死形成恶性循环,结果导致多节段的脓腔形成和死骨形成。脓液不断聚集,局部压力增大,最终可使窦道形成,脓液和坏死骨的小碎片流出体外,此时的感染即发展到了一种自我稳定的状态。

死骨周围产生肉芽组织与正常骨组织分离。邻近的骨膜反应较强烈,在死骨周围形成一层新生骨称骨包壳(involucrum)。骨包壳由正常的骨质组成,血运较好,细菌较少,这对维持感染部位骨的机械强度起着重要作用。但骨包壳上可能有小的通道穿过称为骨瘘,脓液可顺此进入周围的软组织。骨包壳内的无效腔,其中除死骨外还充以肉芽组织和细菌,这就是慢性骨髓炎的特点。

3. 检查方法的选择

(1) 实验室检查:慢性骨髓炎血液学检查可正常,血培养可阴性。

(2) 影像学检查:慢性骨髓炎的特点之一即为死骨形成,死骨的密度增高。CT和MRI检查可较X线片更早显示病灶,在诊断困难的病例还可以帮助确定病变部位。超声检查可早期发现骨膜下脓肿。骨髓炎在发病24~48 h即可借助骨扫描作出诊断。骨扫描显示核素吸附增加,部位与病变一致。最常用核素是^{99m}Tc,也可用^{67}Ga。应注意骨扫描局部核素集聚增加并无特异性,在很多其他非骨髓炎病变也可出现。

4. 治疗原则和进展

慢性骨髓炎通常需要手术治疗:主要包括病灶坏死组织及死骨的清除,同时尽量保持骨的连续性,建立一个有活力的血液循环良好的环境,以彻底消灭感染。再根据情况进行局部的重建。

5. 术后处理原则和并发症防治

慢性骨髓炎:术后仍需抗炎治疗,用药疗程需较急性骨髓炎时间更长,防止病变复发。一旦出现病变复发,还需再次手术及药物治疗。

6. 随访要点和预后

慢性骨髓炎术后随访与急性骨髓炎相同,需密切关注病变复发情况。彻底治疗和防治炎症复发是随访的要点。预后根据局部骨组织缺损、重建情况有所不同。

六、思考题

1. 慢性血源性骨髓炎的检查方法有哪些?
2. 慢性骨髓炎的鉴别诊断要点。
3. 慢性血源性骨髓炎的治疗原则。

七、推荐阅读文献

1. John A. Herring. Tachdjian's pediatric orthopaedics: from the Texas Scottish Rite Hospital for Children [M]. 5th ed. the United States of America: Elsevier, 2013:1025 - 1078.

2. 吉士俊,潘少川,王继孟.小儿骨科学[M].济南:山东科学技术出版社,2001:440 - 458.

3. 潘少川,王晓东,孙琳.小儿骨科学.骨科核心知识[M].北京:人民卫生出版社,2006:331 - 346.

(宋 君 马瑞雪)

案例 97

急性化脓性关节炎

一、病例资料

1. 现病史

患儿，男，58天，因“拒乳2天、右下肢活动减少1天”来诊。

患儿来诊前2天，家长发现其无明显诱因出现拒乳，吃奶量明显减少，来诊前一天发现患儿右下肢活动减少，换尿布牵拉右下肢患儿有哭闹，为寻求诊治来诊。患儿家长发现数天前其面部出现一小脓疱，已痊愈。

2. 既往史

足月顺产第一胎，生后体健，按时接种疫苗，生长发育与同龄儿相同。无手术外伤史。否认家族遗传代谢病史，无传染病接触史。药物无过敏。

3. 体格检查

T 36.5℃，HR 100次/min，一般情况可，神志清楚，精神反应佳，呼吸平稳，口唇无青紫；皮肤、巩膜无黄染；无脱水貌；胸廓平坦，三凹征阴性，听诊双肺呼吸音清，未闻及啰音，心音有力，律齐，未闻明显杂音；腹部平软，无压痛，未及包块；四肢无畸形，双上肢活动自如，未见明显脊柱侧弯；肛门生殖器未见异常。专科查体：患儿右下肢外展外旋位，右大腿根部可见软组织肿胀，略红，局部皮温升高，右髋关节周围压痛(+)，右髋关节主动活动减少、被动活动时患儿哭闹明显，右膝踝关节无肿胀，主动、被动活动灵活，足趾血运活动良好。左下肢各关节无肿胀，无压痛，关节活动良好。

4. 实验室及影像学检查

血常规：RBC 4.5×10^{12}/L，PLT 215×10^{9}/L，WBC 16×10^{9}/L，N 90%，Hb 120 g/L。CRP > 160 mg/L。ESR 58 mm/h。

凝血功能、肝肾功能、肝炎相关检查：正常范围。

骨盆正位片：右髋关节软组织影模糊，右髋关节内侧间隙增大，半脱位，未见明显骨质破坏。

双髋关节MRI：右髋关节周围软组织信号不均，髋关节可见积液，股骨头软骨信号不均匀。

超声：右髋关节囊积液，周围软组织炎性改变。

二、诊治经过

1. 治疗方案

早期手术治疗，病变关节切开引流病灶清除术。

2. 治疗经过

（1）入院后完善各项术前检查，完善血培养检查，积极行术前准备，备血，同时进行静脉抗炎治疗。检查结果无手术禁忌的情况下，准备急诊手术。

（2）术前谈话：术前与家长沟通，告知手术方式、手术风险及术后并发症，特别强调急性化脓性关节炎在婴幼儿阶段可能对关节内骨骺导致破坏，可能影响肢体生长的风险，术后需石膏固定制动患肢，并告知术后康复训练。

（3）急诊行右髋关节切开引流，病灶清除术。术中局部充分冲洗的前提下，关节周围放置负压引流，充分引流脓性渗出，减少局部炎症的破坏。术后患肢石膏固定制动。术中留取脓液进行细菌培养，按药敏结果指导术后抗生素使用。术后继续抗炎治疗同时加强支持治疗。

3. 随访

患儿出院后每2周门诊复查，血液学相关检查（血常规、CRP、ESR等），手术关节的影像学检查。同时于感染科定期复查。

三、病例分析

1. 病史特点

（1）患儿，男，58天，因“拒乳2天、右下肢活动减少1天”来诊。

（2）患儿发病前期有面部脓疱病史，提示存在前驱感染。

（3）体检阳性发现：右下肢外展外旋位，右大腿根部可见软组织肿胀，略红，局部皮温升高，右髋关节周围压痛（+），右髋关节主动活动减少、被动活动时患儿哭闹明显。

（4）辅助检查：

血常规：RBC 4.5×10^{12}/L，PLT 215×10^{9}/L，WBC 16×10^{9}/L，N% 90%，Hb 120 g/L；CRP＞160 mg/L；ESR 58 mm/h；凝血功能、肝肾功能、肝炎相关检查正常范围。

骨盆正位片：右髋关节软组织影模糊，右髋关节内侧间隙增大，半脱位，未见明显骨质破坏；双髋关节MRI：右髋关节周围软组织信号不均，髋关节可见积液，股骨头软骨信号不均匀；超声：右髋关节囊积液，周围软组织炎性改变。

2. 诊断及诊断依据

（1）诊断：急性化脓性关节炎（右髋关节）。

（2）急性化脓性关节炎（右髋关节）诊断依据：①拒乳2天、右下肢活动减少1天；前驱面部脓疱提示存在前驱感染。②右下肢外展外旋位，右大腿根部可见软组织肿胀，略红，局部皮温升高，右髋关节周围压痛（+），右髋关节主动活动减少、被动活动时患儿哭闹明显。③血常规：RBC 4.5×10^{12}/L，PLT 215×10^{9}/L，WBC 16×10^{9}/L，N% 90%，Hb 120 g/L；CRP＞160 mg/L；ESR 58 mm/h；凝血功能、肝肾功能、肝炎相关检查正常范围。④骨盆正位片：右髋关节软组织影模糊，右髋关节内侧间隙增大，半脱位，未见明显骨质破坏；双髋关节MRI：右髋关节周围软组织信号不均，髋关节可见积液，股骨头软骨信号不均匀；超声：右髋关节囊积液，周围软组织炎性改变。

3. 鉴别诊断

需与急性化脓性关节炎鉴别的疾病包括：中毒性关节炎；青少年类风湿性关节炎；风湿热；与出血性紫癜和血友病有时也需鉴别。

四、处理方案及基本原则

1. 治疗方法

患儿诊断明确，入院后积极抗炎治疗同时积极术前准备，急诊行右髋关节切开引流，病灶清除术。术中充分冲洗同时在关节周围放置负压引流，充分引流脓性渗出，减少局部炎症的破坏。术后患肢石膏固定制动。术中留取脓液进行细菌培养，按药敏结果指导术后抗生素使用。术后继续抗炎治疗同时加强支持治疗。

2. 依据

对于急性化脓性关节炎治疗的原则是明确致病菌、选择有效抗生素并有效作用于细菌，制止组织的进一步破坏。确诊后需尽早手术病灶清除、切开引流。

五、要点与讨论

1. 概述

急性化脓性关节炎(acute suppurative arthritis)为化脓菌引起的关节内的炎症。本症可见于任何年龄组的小儿，但以婴幼儿最多见，男孩稍多于女孩。髋关节为好发部位，其次为膝关节和肘关节。金黄色葡萄球菌最为多见。肺炎球菌、流感杆菌、大肠杆菌、脑膜炎球菌、沙门杆菌和布鲁杆菌偶可致病。急性化脓性关节炎多见于大关节和下肢关节，外伤可能与发病有关。

细菌侵入关节的途径有三：①血源性感染，远方的感染病灶如疖肿、擦破伤感染、上呼吸道感染或中耳炎等的细菌经血循环侵入关节腔和滑膜中致病；②从附近病灶直接侵入，如骨髓炎；③直接污染，如关节穿刺、探查手术或外伤等。

2. 病理与分型

滑膜水肿、充血、渗液使关节肿胀。随后即有局灶性滑膜坏死和脓性渗出，关节面软骨很快被破坏。软骨溶化是由于脓液中的酶在起作用。这种溶体酶是从白细胞、滑膜细胞和部分细菌中释放出来的。滑膜渐为肉芽组织所替代。裸露的骨面也长出肉芽组织。感染又可向骨组织蔓延。

在关节囊高度扩张的情况下很容易发生病理性脱位，如髋关节病理性脱位较早即可发生。另外，由于关节囊内压力增高，阻碍了关节的血运，如股骨头可发生缺血性坏死，有时候股骨头可完全破坏吸收；骺板受炎症破坏可后遗肢体短缩。若感染不能控制，关节还可发生纤维性或骨性融合。

3. 检查方法的选择

血液学检查主要是各项炎症指标的升高，但应注意新生儿和婴儿可能出现白细胞不升反降的情况，CRP、ESR、PCT均有升高。

X线片早期可见关节囊膨胀，如系髋关节则有股骨头向外移位甚至脱出。晚期可见关节附近骨组织脱钙，关节间隙变窄和破坏。CT和MRI检查对化脓性关节炎不如对骨髓炎重要，适用于需与恶性肿瘤相鉴别的病例，但早期可见到关节周围软组织肿胀、关节积液等表现。超声波检查可探及关节膨胀和积液。

4. 治疗原则和进展

化脓性关节炎病情大多较重，应按急诊处理。治疗的目的是控制感染、缓解疼痛、保持关节间隙，防止关节软骨受压破坏以及预防畸形。术后患肢制动。新生儿和小婴儿的髋关节化脓性关节炎容易并发关节脱位和股骨头骺破坏，致残率高，应及早引流和外展牵引。手术中彻底清除病灶，充分冲洗引流，防止感染的进一步破坏。感染控制后可改用Pavlik挽具，或支具或石膏固定髋关节6～8周，但仍难完全避免髋关节残疾。

5. 术后处理原则和并发症预防

急性化脓性关节炎术后处理原则与急性血源性骨髓炎一致，抗生素需足量、有效、联合、足疗程应用，并根据药敏结果及时进行调整；同时加强支持治疗。对于确诊的病例应尽早进行切开引流病灶清除，防止骨质破坏和骨骺及软骨的破坏，是减少术后并发症的重要因素。因骨骺破坏引起的肢体发育异常需随年龄增长根据畸形程度多次手术解决。

6. 随访要点及预后

出院后需密切随访患儿一般状态、体温、血液学相关检查及病变部位影像学检查。早期诊断，充分有效的抗生素使用，积极的病灶清除切开引流术及术后护理是获得良好预后的关键。新生儿和小婴儿若出现关节破坏或骨骺破坏预后不佳。

六、思考题

1. 急性化脓性关节炎的主要病因有哪些？
2. 急性化脓性关节炎的检查方法如何选择？
3. 急性化脓性关节炎有哪些治疗原则？

七、推荐阅读文献

1. John A. Herring. Tachdjian's pediatric orthopaedics: from the Texas Scottish Rite Hospital for Children [M]. 5th ed. the United States of America: Elsevier, 2013:1025 - 1078.
2. 吉士俊，潘少川，王继孟. 小儿骨科学[M]. 济南：山东科学技术出版社，2001:448 - 452.
3. 潘少川，王晓东，孙琳. 小儿骨科学. 骨科核心知识[M]. 北京：人民卫生出版社，2006:331 - 346.
4. 施诚仁，金先庆，李仲智. 小儿外科学[M]. 北京：人民卫生出版社，2009:437 - 438.

（宋 君 马瑞雪）

案例 98

寰枢关节半脱位

一、病例资料

1. 现病史

患儿，男，9 岁，因"突发头向右歪颈部疼痛活动受限 3 h"来诊。

患儿来诊前 3 h，猛然转头后出现头向右歪，颈部疼痛并伴有活动受限。未行特殊治疗，追问病史，患儿近期有呼吸道感染，内科治疗中。

2. 既往史

足月顺产第一胎，生后体健，按时接种疫苗，生长发育与同龄儿相同。无手术外伤史。否认家族遗传代谢病史，无传染病接触史。药物无过敏。

3. 体格检查

T 36.5℃，HR 90 次/min，一般情况可，神志清楚，精神反应佳，呼吸平稳，口唇无青紫；皮肤、巩膜无黄染；无脱水貌；胸廓平坦，三凹征阴性，听诊双肺呼吸音清，未闻及啰音，心音有力，律齐，未闻明显杂音；腹部平软，无压痛，未及包块；四肢无畸形，未见明显脊柱侧弯；肛门生殖器未见异常。专科查体：患儿头歪向右侧，颈部保持固定姿势，可及明显肌肉紧张，局部有轻度压痛，颈部各向活动受限，活动时疼痛加重。

4. 实验室及影像学检查

血常规：WBC 12×10^9/L，N 80%，其他指标正常范围。

颈椎开口位 X 线片（见图 98－1）、颈椎 CT＋三维重建（见图 98－2）：齿状突与两侧块间距不对称，寰齿关节距离加大，颈椎曲度反弓。

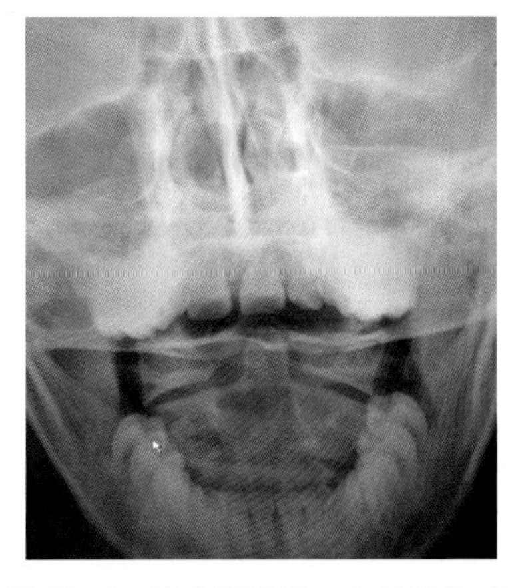

图 98－1　患儿颈椎开口位 X 线片：提示齿状突与两侧块不对称

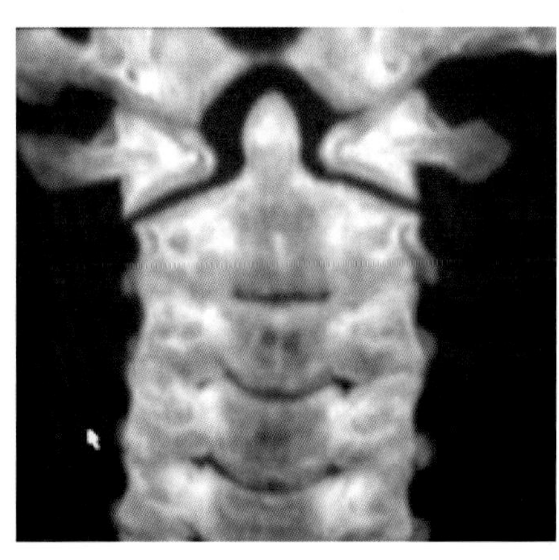

图 98－2　患儿颈椎 CT 重建：提示齿状突与两侧块不对称

二、诊治经过

1. 治疗方案

休息制动治疗为主，必要时颈椎牵引治疗。

2. 治疗经过

患儿结合患儿上呼吸道感染病史，突发斜颈及X线检查，诊断基本明确。临床上对于此症患儿可采取保守治疗。可回家卧床，肩背部垫高颈部伸直，症状可逐步好转；对于卧床后症状缓解不明显的患者可采取颈椎牵引治疗，多在数天内症状很快缓解，痊愈。同时注意内科对呼吸道感染的治疗。

3. 随访

第1、2、4周门诊随访。

三、病例分析

1. 病史特点

(1) 患儿，男，9岁，因“突发头向右歪颈部疼痛活动受限3 h”来诊。

(2) 患儿目前有上呼吸道感染史。

(3) 体检阳性发现：患儿头歪向右侧，颈部保持固定姿势，可及明显肌肉紧张，局部有轻度压痛，颈部各向活动受限，活动时疼痛加重。

(4) 辅助检查：

血常规：WBC 12×10^9/L，N 80%，其他指标正常范围。颈椎开口正位及侧位X线片，颈椎CT+三维重建：齿状突与两侧块间距不对称，寰齿关节距离加大，颈椎曲度反弓。

2. 诊断及诊断依据

(1) 诊断：寰枢关节半脱位。

(2) 寰枢关节半脱位诊断依据：①患儿突发斜颈，有颈部扭动史，同时有上呼吸道感染史，查体：患儿头歪向右侧，颈部保持固定姿势，可及明显肌肉紧张，局部有轻度压痛，颈部各向活动受限，活动时疼痛加重。②血常规：WBC 12×10^9/L，N 80%，其他指标正常范围。③颈椎开口正位及侧位X线片，颈椎CT+三维重建：齿状突与两侧块间距不对称，寰齿关节距离加大，颈椎曲度反弓。

3. 鉴别诊断

(1) 落枕：一般是睡眠后突发颈部活动受限，但X线片一般无明显异常。

(2) 先天性肌性斜颈：可表现为颈部旋转、偏斜畸形，但多数有颈部包块的病史。而且不是突然急性发病。

(3) 寰枢椎骨折：对于颈部有明显外伤史而出现颈部活动首先的患儿(如非直接暴力的车祸等)，一定要注意进行鉴别，以免延误治疗。

(4) 寰枢椎发育畸形或破坏性骨病损：对少数治愈后复发的病例要有高度警惕，要进行必要的辅助检查。

四、处理方案及基本原则

1. 治疗方案

结合患儿病史体检及辅助检查，目前诊断明确，采取保守治疗，回家卧床，肩背部垫高颈部伸直，症状可逐步好转；对于卧床后症状缓解不明显的患者可采取颈椎牵引治疗，多在数天内症状很快缓解、痊愈。同时注意内科对呼吸道感染的治疗。

2. 依据

对于常见的寰枢关节半脱位，采取保守治疗常可取得满意疗效。单纯寰枢关节半脱位极少需要手术治疗。

五、要点与讨论

1. 概述

寰枢关节半脱位(寰枢关节旋转性移位)是儿童期斜颈畸形的最常见原因之一。突发斜颈、颈部疼痛、活动受限为主要临床表现。常发生在颈部及上呼吸道感染后,或轻微外伤后。

2. 病理与分型

目前多认为寰枢关节半脱位于炎症、外伤等原因使寰枢关节囊内滑膜充血、水肿、渗出导致关节松弛韧带牵张致使寰枢关节旋转性移位。

此病的分型依赖于颈椎 X 线片,可按移位的程度分为四型:

Ⅰ型:寰枢关节旋转固定,但不伴寰椎前移,寰椎前弓与齿突间距即 A-O 间距<3 mm,为正常范围。

Ⅱ型:寰枢关节旋转固定,A-O 间距 3~5 mm,可能合并横韧带缺乏或损伤,一侧侧块面有移位对侧无变化,寰枢关节运动超出正常范围。

Ⅲ型:寰枢关节旋转固定,A-O 间距>5 mm,可伴有双侧横韧带损伤,双侧侧块关节移位,寰椎明显前移,较少见。

Ⅳ型:寰枢关节旋转固定,双侧侧块不同程度后移,寰椎后移,很少见。

3. 检查方法的选择

寰枢椎张口正侧位摄片,可以确定诊断。但对于难以合作进行张口正位摄片的小儿要进行 CT 检查(如有条件最好进行三维 CT 检查)。伴有呼吸道感染者可行血常规等血液学检查。

4. 治疗原则和进展

一般患儿无需住院治疗,在诊断后给予软颈托进行固定制动。回家后卧床休息同时对症治疗,如上呼吸道感染者,按内科要求进行治疗。如果经此治疗仍无好转,而且持续一周以上,可以进行颈颌部牵引治疗。需要强调的是:对于确定诊断为寰枢锥半脱位的患儿禁忌进行颈椎按摩,以免发生截瘫甚至危及生命。此点非常重要。极少数患儿需要行寰枢椎或颈枕融合术。

5. 术后处理原则和并发症的预防

保守治疗,效果良好,几乎不需要手术治疗。

6. 随访要点及预后

患儿一般于门诊治疗,很少需要住院治疗,门诊治疗随访注意检查患儿颈部活动情况,是否有疼痛及活动受限。极少数患儿住院手术。保守治疗预后良好。

六、思考题

1. 寰枢关节半脱位的常见病因有哪些?
2. 寰枢关节半脱位的 X 线分型是什么?
3. 寰枢关节半脱位的治疗原则和方法是什么?

七、推荐阅读文献

1. 吉士俊,潘少川,王继孟. 小儿骨科学[M]. 济南:山东科学技术出版社,2001:483-487.

2. 洛克伍德、威尔金斯. 儿童骨折(第 5 版)[M]. 王家让,李康华,胡建中,译. 长沙:湖南科学技术出版社,2005.7:787-789.

3. John A. Herring. Tachdjian's pediatric orthopaedics: from the Texas Scottish Rite Hospital for Children [M]. 5th ed. the United States of America: Elsevier, 2013.182-188.

(宋 君 马瑞雪)

案例 99

特发性脊柱侧弯

一、病例资料

1. 现病史

患儿，女，12 岁，因“发现双肩不等高，背部不对称 2 天”来诊。

患儿来诊前 2 天，其家长无意中发现患儿发现双肩不等高，背部不对称，平日患儿活动正常，无背部疼痛病史，现为寻求诊治来诊。

2. 既往史

足月顺产第一胎，生后体健，按时接种疫苗，生长发育与同龄儿相同。无手术外伤史。否认家族遗传代谢病史，无传染病接触史。药物无过敏。月经未初潮，有第二性征发育。

3. 体格检查

T 36.5℃，HR 80 次/min，一般情况可，神志清楚，精神反应佳，呼吸平稳，口唇无青紫；皮肤、巩膜无黄染；无脱水貌；胸廓对称，三凹征阴性，听诊双肺呼吸音清，未闻及啰音，心音有力，律齐，未闻明显杂音；腹部平软，无压痛，未及包块；四肢无畸形；肛门生殖器未见异常。专科查体：患儿未见跛行，站立位双肩不等高，从背侧观察背部不对称，未见牛奶咖啡斑及毛发丛生；脊柱侧弯，胸椎段突向右侧，腰椎前屈时剃刀背畸形明显，腰部不对称；双侧胸廓对称，未见明显畸形；四肢神经反射及感觉检查正常。

4. 实验室及影像学检查

血液学检查(一)。

X 线片：站立位脊柱全长正侧位片（拍片范围从双肩到骨盆）：脊柱侧弯畸形，以胸椎为主，以 T_{11} 为中心向右侧突出，腰椎轻度左侧弯曲，下胸椎椎体有旋转。Cobb 角 28°。

骨盆正位片：Risser 征Ⅲ级。

脊柱 MRI：未见脊髓病变。

脊柱 CT＋三维重建：脊柱胸段侧弯畸形，未见骨质破坏。

二、诊治经过

1. 治疗方案

目前采用保守治疗，佩戴支具。

2. 治疗经过

结合患儿病史、查体及影像学检查，患儿目前诊断明确。患儿目前初次就诊，月经未初潮，有第二性征发育,测量 Cobb 角 28°,Risser 征 3,目前可以采用保守治疗,佩戴支具。支具治疗每天佩戴 23 h。

3. 随访

门诊定期随访(一般每 3 月一次),观察主弧是否进展,决定是否手术治疗。

三、病例分析

1. 病史特点

(1) 患儿,女,12 岁,因"发现双肩不等高,背部不对称 2 天"来诊。

(2) 月经未初潮,有第二性征发育。

(3) 体检阳性发现:患儿未见跛行,站立位双肩不等高,从背侧观察背部不对称,未见牛奶咖啡斑及毛发丛生;脊柱侧弯,胸椎段突向右侧,腰椎前屈时剃刀背畸形明显,腰部不对称;双侧胸廓对称,未见明显畸形;四肢神经反射及感觉检查正常。

(4) 辅助检查:X 线:站立位脊柱全长正侧位片(拍片范围从双肩到骨盆):脊柱侧弯畸形,以胸椎为主,以 T_{11} 为中心向右侧突出,腰椎轻度左侧弯曲,下胸椎椎体有旋转。Cobb 角 28°。骨盆正位片:Risser 征Ⅲ级。脊柱 MRI:未见脊髓病变。脊柱 CT+三维重建:脊柱胸段侧弯畸形,未见骨质破坏。

2. 诊断及诊断依据

(1) 诊断:脊柱侧弯畸形(青春期特发性)。

(2) 脊柱侧弯畸形(青春期特发性)诊断依据:①患儿女性,年龄 12 岁,处于青春期,发现背部畸形来诊。②患儿未见跛行,站立位双肩不等高,从背侧观察背部不对称,未见牛奶咖啡斑及毛发丛生;脊柱侧弯,胸椎段突向右侧,腰椎前屈时剃刀背畸形明显,腰部不对称;双侧胸廓对称,未见明显畸形;四肢神经反射及感觉检查正常。③X 线片:站立位脊柱全长正侧位片(拍片范围从双肩到骨盆):脊柱侧弯畸形,以胸椎为主,以 T_{11} 为中心向右侧突出,腰椎轻度左侧弯曲,下胸椎椎体有旋转。Cobb 角 28°。骨盆正位片:Risser 征Ⅲ级。脊柱 MRI:未见脊髓病变。脊柱 CT+三维重建:脊柱胸段侧弯畸形,未见骨质破坏。

3. 鉴别诊断

(1) 神经肌肉性脊柱侧弯:任何影响中枢神经系统对控制远侧运动单位的能力均可能导致脊柱畸形。包括:脑瘫,脊髓发育不良,肌营养不良,脊髓肌萎缩,Friedreich 共济失调,创伤性麻痹,神经纤维瘤病,马方综合征,软骨发育不良,成骨不全等。根据侧弯情况可采取保守治疗或手术治疗;

(2) 椎体发育畸形的先天性脊柱侧弯:由胚胎期形成椎体异常导致的脊柱侧弯。包括:椎体形成不良,椎体分节不良及混合型。多于生后即发现明显畸形,保守治疗几乎无作用,常需手术治疗。

四、处理方案及基本原则

1. 治疗方法

患儿年龄 12 岁,月经未初潮,有第二性征发育,结合查体及影像学检查诊断明确为青春期特发性脊柱侧弯。骨盆正位片:Risser 征Ⅲ级。患儿未接近生长发育成熟,Cobb 角 28°,目前可以采取保守治疗的方式。即佩戴支具治疗,定期门诊随访。根据侧弯进展情况决定进一步治疗方案。

2. 依据

目前脊柱侧弯的治疗方式分为保守治疗和手术治疗。患儿 Cobb 28°,Risser 征Ⅲ级,虽然 Cobb 角在 30°以下但是 Risser 征Ⅲ级,提示未接近生长发育成熟,侧弯仍有进展的可能,目前可以采用保守佩戴支具的方法。对于保守治疗效果不佳,侧弯进展迅速的患儿需行手术治疗。

五、要点与讨论

1. 概述

特发性脊柱侧弯(Idiopathic Scoliosis),是指不合并其他任何异常表现或可以确认病因的脊柱侧弯(合并旋转畸形的侧方偏移并且 Cobb 角大于 10°);根据发病年龄的不同,分为青年型特发性脊柱侧弯(年龄大于 10 岁),少年型特发性脊柱侧弯(年龄 3～10 岁)及婴儿型特发性脊柱侧弯(年龄小于 3 岁)。其中青年型特发性脊柱侧弯最为常见。女性发病尤为多见,男女之比为 1∶(7～10),甚而更多。由于是无原因、无症状发病,患者就诊时往往畸形已经较重,所以目前国际上提倡在中小学校进行广泛的普查,以早期发现,控制其发展,减少手术率,降低致残率,提高生命质量。

特发性脊柱侧弯病因不明,研究推论学说众多,目前趋向认为是多基因遗传加之神经肌肉系统改变导致了脊柱侧弯。

2. 病理与分型

生长中的脊柱因有侧弯而承受不同的压力,随侧弯的严重程度而表现不同的椎体楔形改变。胸廓因侧弯而变形。因胸椎旋转和向一侧移位使凸侧肋骨向后方隆起,产生“驼峰”畸形。伴有胸椎直背畸形者,会使胸腔容积减小,进而肺功能下降,心肺功能受损。特发性脊柱侧弯发生脊神经损伤现象并不多见。

脊柱侧弯的分型在脊柱侧弯的治疗中起着至关重要的作用。由于脊柱侧弯具有多种不同的表现类型,每一种类型的侧凸具有不同的特点,所以其手术策略不同,尤其是手术入路和融合范围的选择较为困难,一个完善合理的分型对脊柱侧弯手术规范化治疗非常重要。长期以来,国内外学者在特发性脊柱侧弯分型方面进行了大量的研究,提出了多种分型系统。目前多数学者能够接受的方法是 Lenke 分型。

Lenke 分型:

(1) 基本分型:Lenke 分型是根据主侧凸的部位和次侧凸的结构性特征,将特发性脊柱侧弯分为 6 型。

1 型,胸主弯:上胸椎和胸腰段侧凸是次要的,非结构性的。

2 型,双胸弯:上胸椎是结构性的次侧凸,胸腰段侧凸是非结构性的次侧凸。

3 型,双主弯:主胸椎侧凸和胸腰段/腰段侧凸是结构性的,上胸椎侧凸是非结构性的。

4 型,三主弯:上胸椎侧凸、主胸椎侧凸和胸腰段/腰段侧凸均为结构性的。

5 型,胸腰段/腰段侧弯:胸腰段/腰段侧凸是结构性主侧凸,上胸椎侧凸及主胸椎侧凸均是非结构性的。

6 型,胸腰段/腰段侧弯-主胸椎侧弯:胸腰段/腰段侧凸是主侧凸,其角度至少比主胸椎侧凸大 5°,主胸椎侧凸也是结构性的。上胸椎侧凸不是结构性的。

(2) 腰椎侧弯分型(A～C):根据脊柱正位片上骶骨中垂线(center sacralvertical line, CSVL)与腰椎的位置关系,腰椎侧凸进一步分为 A、B、C 三型。

A 型:CSVL 位于稳定椎以下两侧椎弓根之间。

B 型:顶椎凹侧椎弓根内侧缘与顶椎锥体内侧缘之间。

C 型:CSVL 位于顶椎凹侧面的内侧以外。

(3) 胸椎矢状面分型(－, N, ＋):以正常胸椎后凸角度为标准,对胸椎进一步分型。正常胸椎后凸(T_5～T_{12})平均为＋30°(10°～40°)。测量 T_5 椎体上缘至 T_{12} 椎体下缘的矢状面后凸角度,如果后凸角度小于 10°为负型(－);后凸角度在＋10°～＋40°为正常型(N);后凸角度大于＋40°,为正型(＋)。

对于特发性脊柱侧弯分型时,先做 Lenke 基本分型,然后区分腰椎侧凸分型及胸椎矢状面后凸角分型。最终获得的完整分型为三种分型的组合,如 1A－、1AN、6CN 等。

Lenke 等分型是依据直立位脊柱正侧位 X 线片和双向 Bending 片，并考虑到了冠状面和矢状面畸形进行设计的，即 Lenke 分型法。Lenke 分型系统较为全面，可以较好地指导临床，但分型过多，共有 42 种亚型，较为复杂，不易记忆，临床工作中可操作性较难，并且操作的可信性和重复性也受到了争议。虽然分型复杂，但该种分型方法近年来逐步得到了脊柱侧弯研究协会的认同和推崇，是目前脊柱侧弯分型的主流。同时也逐渐获得了脊柱外科医生的广泛应用。

3. 检查方法的选择

X 线检查：确定脊柱畸形的程度。通常需拍摄脊柱全长正侧位片（见图 99－1），骨盆正位片。主要了解与掌握三个指标：Cobb 角、椎体旋转程度和骨龄。Cobb 角用于衡量脊柱侧弯的严重程度，椎体旋转程度用于表示椎体的水平旋转的畸形程度，而骨龄用于表示患者发育的成熟程度。首先应摄直立位全脊柱正、侧位片，正位片测定 Cobb 角，侧位片了解生理曲度丢失情况。Cobb 角的测定：主弯上中立椎的上缘和下中立椎的下缘引平行直线，两直线夹角补角为 Cobb 角。中立椎的确定：椎体上下椎间盘间隙楔形改变相反的椎体即为中立椎，如果椎体上缘椎间隙开口左侧大于右侧，而该椎体下缘椎间隙开口右侧大于左侧，此椎体即为中立椎。椎体旋转程度：旋转畸形是脊柱侧弯畸形的组成部分，根据脊柱正位 X 线片上椎弓根位置的变化，明确椎体旋转程度。双侧椎弓根均位于椎体正常轮廓内，且与边缘等距离者为正常，表明椎体无旋转；两侧椎弓根均向侧弯凹侧移位，但均在椎体轮廓以内者为Ⅰ度旋转；凸侧椎弓根位于椎体中线，凹侧椎弓根消失为Ⅲ度旋转；凸侧椎弓根介于Ⅰ度和Ⅲ度之间者为Ⅱ度旋转；凸侧椎弓根越过中线为Ⅳ度旋转。骨龄成熟度（Risser sigh）：预估脊柱侧弯是否发展与骨的成熟度有关。利用髂骨翼二次骨化中心的出现与否与出现顺序和是否融合来表示骨龄，即为 Risser sigh。将髂骨翼二次骨化中心分为四等分，Ⅰ级为髂骨翼的前方 25％骨化，Ⅱ级骨化程度为髂骨翼前半（50％），Ⅲ为 75％，Ⅳ级为髂骨骨骺 100％出现。Ⅴ级为髂骨翼骨骺完全融合，患者发育及脊柱发育停止。

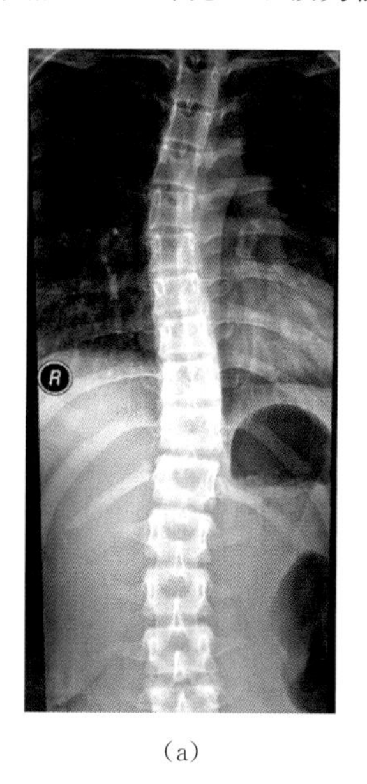

（a）

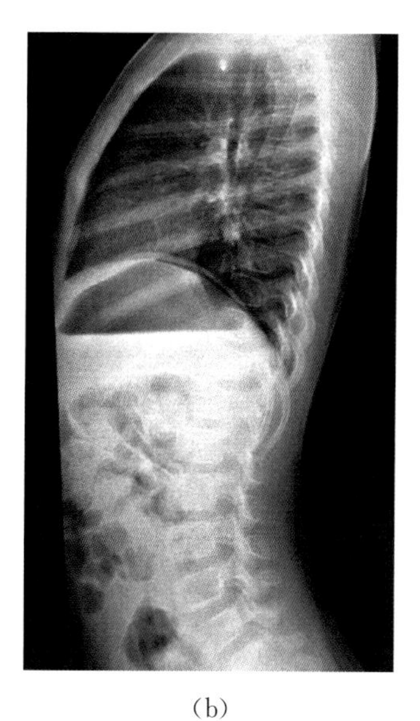

（b）

图 99－1　脊柱侧弯的 X 表现

（a）正位　（b）侧位（脊柱全长片）

CT 检查可以清晰地显示脊柱的三维畸形及椎体结构上的改变。MRI 扫描利于显示脊柱畸形椎管内脊髓是否存在病变。通过 X 线、CT、MRI 检查综合分析脊柱畸形，为治疗提供不可缺少的资料。

4. 治疗原则和进展

（1）保守治疗：脊柱侧弯对于患者生理及心理均造成明显的影响，而且部分患者发现后会有进一步的进展，所以早期发现早期治疗是主要治疗方向。合适治疗方法的选择主要取决于医生对患者侧弯的自然进展的了解，以及患者的年龄、发育情况(月经初潮、骨龄成熟度)和侧弯的角度与类型，经过长期研究结果表明前述是影响脊柱侧弯进展的主要危险因素。保守治疗(非手术疗法)最有效的方法是支具治疗。支具治疗目的是：控制弯曲、预防进展、延缓或避免手术。适应于Cobb角20°～45°，月经初潮后2年以内，Risser sigh 4级以内的患者。支具治疗有效率为68%，没有应用支具治疗的患者70%会进展。可供选择的支具有密尔沃基支具(Milwaukee brace)，固定范围包括颈、胸、腰、骶部，适用于侧弯顶椎在T8以上的患者，优点是固定与矫正效果好，缺点是应用不方便，患者不愿接受；波士顿支具(Boston brace)，固定范围包括胸、腰、骶部，该支具适用于侧弯顶椎T8或T8以下的患者，该支具穿戴方便，患者容易接受。支具穿戴时间：24 h/日，4～6个月复查一次，摄片，调节支具，穿戴至生长结束(至少月经初潮后2年，Risser sigh 4级)。对于先天性脊柱侧弯、胸椎直背畸形较为严重的患者慎行支具治疗。因为先天性脊柱侧弯支具矫正效果差，严重的胸椎直背，甚而前凸，应用支具后会加重心肺功能的影响。

(2) 手术治疗：特发性脊柱侧弯患者的治疗不但应考虑到畸形程度及特点，还应包括患者发育成熟情况，以及相应的侧弯发展史。对于胸椎侧弯，Cobb角大于50°，即使发育成熟也应手术，因为畸形仍会缓慢地继续进展。对于发育未成熟，伴随进展的脊柱侧弯，Cobb角大于45°，尤其是胸椎后凸减少或消失的患者更适宜手术。医生应该详细了解患者的自然发展过程，从而决定是否手术。手术目的：控制进展，改善外观，从三维角度恢复躯干平衡，融合椎体达到永久性融合，降低远期并发症。手术治疗包括脊柱后路矫形手术和脊柱前路矫形手术。共同的认识是椎弓根螺丝矫正力的稳定性和牢固性是最佳的。特发性脊柱侧弯的手术治疗仍以后路治疗为主，后路手术一直是特发性脊柱侧弯治疗的金标准。

后路手术的优点是手术操作相对容易，手术指征相对广泛。手术过程准确定位和选择融合阶段：切除小关节软骨及部分软骨下骨，其间用碎松质骨材植骨，进行小关节融合，这一步骤是骨融合的关键；安置椎弓根钩，椎板钩，横突钩，椎弓根螺丝等，避免误伤脊髓；充分松解椎板与横突；预弯凹侧棒，尽可能按脊柱正常生理弯曲预制矫形棒，去旋转以恢复脊柱的生理弯曲；安装凸侧棒；植骨：整个暴露的骨面植骨融合，尤其是主弯的凹侧，植骨应充分。

前路手术的优点是三维矫正更好，代偿弯能够更好地恢复，较短的融合节段。脊柱是缩短矫正，减少了神经系统的并发症。但前路手术的不足是手术指征有限，Cobb角大于60°, Bending片矫正小于30°，矫正率小于50%，僵硬型、高胸弯、双主弯不适宜前路矫形。前路手术主要适用于胸腰段脊柱侧弯和腰段脊柱侧弯的患者。近些年对于胸段轻型、柔韧性较好的脊柱侧弯可以通过前路在胸腔镜协助下小切口手术，较大地减少了手术创伤，缩短了术后的恢复时间。

5. 术后处理原则和并发症防治

脊柱手术术后常规生命体征监护，手术中需放置负压引流，术后2～3天拔除。术后1～2周下床。

常见并发症包括：

后路手术：

(1) 术中硬膜囊破裂：减少粗暴操作可以避免损伤。

(2) 神经系统损伤：多在过度矫正时发生，应注意避免。

(3) 脊柱失平衡：产生的原因较多，与矫正融合节段不适有关。

(4) 术后感染：术后早期感染发生率不高，但晚期仍然有较高的感染率，与内固定器件较多、内固定件高耸、术野易留有无效腔有关。

(5) 曲轴现象：应用四代矫正系统产生的曲轴现象较轻。

(6) 假关节形成：应用近代矫正内固定系统会很少发生假关节。

(7) 其他：胃肠功能紊乱，经治疗可以短期内缓解。褥疮：注意术后翻身。

前路手术：需要经胸腔，术后会增加开胸后所带来的并发症，如术后肺炎、肺不张、胸腔积液、肺功能降低等。

脊柱侧弯手术：治疗复杂，并发症相对较多且严重，需有经验的脊柱外科医生团队完成。

6. 随访要点及预后

保守治疗的患儿需门诊定期随访，拍脊柱全长X线片，测量Cobb角，了解支具治疗过程中测完是否有进展，至患儿生长发育成熟。

手术治疗患儿除常规检查外，还需了解内固定情况，心肺功能情况，术后随访时间及频率更加复杂。

六、思考题

1. 特发性脊柱侧弯按年龄分为哪几型？
2. 特发性脊柱侧弯Cobb角定义，中立椎的确定方法，Risser征的定义及分级分别是什么？
3. 特发性脊柱侧弯的保守治疗指征和手术治疗指征分别是什么？

七、推荐阅读文献

1. John A. Herring. Tachdjian's pediatric orthopaedics: from the Texas Scottish Rite Hospital for Children [M]. 5th ed. the United States of America: Elsevier, 2013:206－280.

2. 吉士俊，潘少川，王继孟. 小儿骨科学[M]. 济南：山东科学技术出版社，2001:237－245.

3. 潘少川，王晓东，孙琳. 小儿骨科学. 骨科核心知识[M]. 北京：人民卫生出版社，2006:258－272.

（宋　君　马瑞雪）

案例 100

脊柱后突(Scheuermann 病)

一、病例资料

1. 现病史

患儿,男性,14 岁,因"背部疼痛外观驼背畸形 2 年"来诊。

患儿来诊前 2 年左右,家长发现其出现驼背畸形,偶尔出现背部疼痛,可自行缓解,未行特殊治疗,现驼背外观有加重,为寻求诊治来诊。

2. 既往史

足月顺产第一胎,生后体健,按时接种疫苗,生长发育与同龄儿相同。无手术外伤史。否认家族遗传代谢病史,无传染病接触史。药物无过敏。

3. 体格检查

T 36.5℃, HR 80 次/min,一般情况可,神志清楚,精神反应佳,呼吸平稳,口唇无青紫;皮肤、巩膜无黄染;无脱水貌;胸廓平坦,三凹征阴性,听诊双肺呼吸音清,未闻及啰音,心音有力,律齐,未闻明显杂音;腹部平软,无压痛,未及包块;四肢无畸形;肛门生殖器未见异常。专科查体:未见跛行,站立时头部前倾,脊柱圆背后凸外观,胸椎正常后凸加大,胸椎棘突有轻压痛,胸椎活动受限,胸大肌及腘绳肌紧张。

4. 实验室及影像学检查

血液学检查(一)。

X 线检查(站立位全脊柱侧位片,仰卧位被动过伸侧位片,站立位正位片):椎体广泛性骨质疏松,胸椎椎体可见楔形变,上下面不规则和粗糙,呈分节状,密度增高;椎体内陷切迹。后凸角度测量为 45°。仰卧被动过伸位射片后凸角度纠正 15°。

二、诊治经过

1. 治疗方案

保守治疗为主,根据进展决定是否手术。

2. 治疗经过

结合患儿病史、查体、X 线检查初步诊断脊柱后突畸形(Scheuermann 病),患儿目前情况可以进行卧硬板床、腰背肌功能锻炼及支具背心治疗。定期门诊复查,若出现后突畸形及背痛加重,可手术治疗。

3. 随访

门诊随访,3～6 个月一次。

三、病例分析

1. 病史特点

(1) 患儿,男性,14 岁,因"背部疼痛外观驼背畸形 2 年"来诊。

(2) 既往史(一)。

(3) 体检阳性发现:未见跛行,站立时头部前倾,脊柱圆背后凸外观,胸椎正常后凸加大,胸椎棘突有轻压痛,胸椎活动受限,胸大肌及腘绳肌紧张。

(4) 辅助检查。X 线检查(站立位全脊柱侧位片,仰卧位被动过伸侧位片,站立位正位片):椎体广泛性骨质疏松,胸椎椎体可见楔形变,上下面不规则和粗糙,呈分节状,密度增高;椎体内陷切迹。后凸角度测量为 45°。仰卧被动过伸位射片后凸角度纠正 15°。

2. 诊断及诊断依据

(1) 诊断:脊柱后突畸形(Scheuermann 病)。

(2) 脊柱后突畸形(Scheuermann 病)诊断依据:①患儿年龄 12 岁,背部疼痛外观驼背畸形 2 年来诊。②站立时头部前倾,脊柱圆背后凸外观,胸椎正常后凸加大,胸椎棘突有轻压痛,胸椎活动受限,胸大肌及腘绳肌紧张。③X 线检查:(站立位全脊柱侧位片,仰卧位被动过伸侧位片,站立位正位片):椎体广泛性骨质疏松,胸椎椎体可见楔形变,上下面不规则和粗糙,呈分节状,密度增高;椎体内陷切迹。后凸角度测量为 45°。仰卧被动过伸位射片后凸角度纠正 15°。

3. 鉴别诊断

(1) 痊愈后的脊柱结核:儿童多见,脊柱结核形成的后突呈锐角而不是圆弧背,患儿结核期间常有全身症状。

(2) 姿势性圆背,背部柔软,无肌肉痉挛,X 线片示椎体无改变。

(3) Kummell 病,往往有明显外伤史,病初 X 线片无异常,以后发生腰背痛和驼背畸形,椎体可见楔形变,但一般只累及一个椎体。

(4) 先天性脊柱后突指一个以上椎体发育畸形造成的脊柱矢状面角度变形。可为单纯骨性异常或可合并神经发育缺陷或遗传代谢性疾病。不经治疗畸形会不断加重。治疗方面,小婴儿的进行性先天性脊柱后突常需早期石膏或支具保护,生后 3~4 月即可开始进行相关手术治疗。幼儿及大儿童及少年需根据脊柱稳定情况,是否有神经症状等个体化分次进行手术治疗。

四、处理方案及基本原则

1. 治疗方案

患儿目前情况可以进行卧硬板床、腰背肌功能锻炼及支具背心治疗。定期门诊复查,若出现后突畸形及背痛加重,可手术治疗。

2. 依据

脊柱后突畸形(Scheuermann 病)不经治疗后突畸形将逐步增大,形成永久性驼背。治疗目的在于减轻患者疼痛,抑制驼背畸形。后突 50°以下者可以采用腰背肌功能锻炼,支具治疗。多需坚持治疗到发育成熟病变完全停止发展为止。对于保守治疗后后突仍达 70°,合并不能接受的畸形和疼痛可采用手术治疗。

五、要点与讨论

1. 概述

脊柱后突畸形(Kyphosis)可见于姿势性脱位和结构性异常。姿势性驼背柔韧性好,在脊柱过伸时可以矫正,椎体及椎间盘看不到结构改变,通过功能锻炼可以得到改善。Scheuermann 病又称为少年期椎体骺板骨软骨病,少年驼背。表现为青少年进行性脊柱后突,3 个以上相邻椎体各有 5°以上的楔形变及椎体终板不规则。出现好发于 12～16 岁,多见于早期负荷体力劳动的少年,男性多发,常见于胸椎中段,其次为胸腰椎。Scheuermann 病的病因学理论包括环状骨突的无菌坏死,软骨性椎体终板的力学性能减弱,家族易感性,生长激素水平升高,胶原缺陷,儿童骨质疏松症等。

2. 病理与分型

病变发生于椎体上、下面的骺板或椎间软骨上。病理特点是原发性缺血性坏死和继发性再生和修复。受累椎体的椎间软骨变薄、碎裂,椎间盘髓核疝入,在椎体内形成 Schmorl 结节脊柱胸段向后弯曲,使椎体前方承受的压力大于后方,前方骨骺的坏死影响了前半椎体高度的发育。随着年龄的增加和机体的生长,后半椎体的骨生长正常进行,椎体形成楔形,数个楔形的椎体使胸椎的后凸加大形成驼背。

3. 检查方法的选择

X 线检查:拍片体位要求,站立位全脊柱侧位片,仰卧位被动过伸侧位片,站立位正位片。脊柱椎体广泛性骨质疏松,受累椎体可见楔形变,上下面不规则和粗糙,呈分节状,密度增高;椎体内陷切迹,即 Schmorl 结节。受累部位的椎间隙可变窄。

4. 治疗原则和进展

脊柱后突畸形(Scheuermann 病)的治疗需根据畸形程度及症状决定。后突 50°以下者可以采用腰背肌功能锻炼,支具治疗。多需坚持治疗到发育成熟病变完全停止发展为止。对于保守治疗后后突仍达 70°,合并不能接受的畸形和疼痛可采用手术治疗。推荐的手术方法包括,长节段固定、后突阶段的小关节面切除及后路融合以及阶段性顺序加压。对于弧度超过 75°及椎体楔形变超过 10°的患儿,应增加前路松解及融合术。

5. 术后处理原则和并发症预防

脊柱手术术后常规生命体征监护,手术中需放置负压引流,术后 2～3 天拔除。术后 1～2 周下床。

常见并发症包括:

(1) 后路手术:术中硬膜囊破裂,减少粗暴操作可以避免损伤。

(2) 神经系统损伤,多在过度矫正时发生,应注意避免。

(3) 脊柱失平衡:产生的原因较多,与矫正融合节段不适有关。

(4) 术后感染:术后早期感染发生率不高,但晚期仍然有较高的感染率,与内固定器件较多、内固定件高耸、术野易留有无效腔有关。

(5) 压疮:注意术后翻身。

前路手术需要经胸腔,术后会增加开胸后所带来的并发症,如术后肺炎、肺不张、胸腔积液、肺功能降低等。

脊柱后突畸形手术治疗复杂,并发症相对较多且严重,需有经验的脊柱外科医生团队完成。

6. 随访要点和预后

脊柱后凸畸形定期门诊随访需了解后凸畸形的进展程度,及时予以必要干预。畸形进展迅速,预后不佳。

六、思考题

1. 脊柱后突畸形(Scheuermann 病)的常用辅助检查有哪些?
2. 脊柱后突畸形(Scheuermann 病)的鉴别诊断有哪些?
3. 脊柱后突畸形(Scheuermann 病)的治疗原则是什么?

七、推荐阅读文献

1. John A. Herring. Tachdjian's pediatric orthopaedics: from the Texas Scottish Rite Hospital for Children [M]. 5th ed. the United States of America: Elsevier, 2013:308 - 327.

2. 吉士俊,潘少川,王继孟. 小儿骨科学[M]. 济南:山东科学技术出版社,2001:245 - 250.

3. 潘少川,王晓东,孙琳. 小儿骨科学. 骨科核心知识[M]. 北京:人民卫生出版社,2006:277 - 278.

(宋 君 马瑞雪)

案例 101
发育性髋关节脱位

一、病历资料

病例一

(一) 病例资料

1. 现病史

患儿，女，9 月，因“体检发现双下肢不等长，臀纹不对称”来诊。

患儿于儿童保健科常规体检时被告知臀纹不对称，双下肢不等长，为寻求诊治来诊。

2. 既往史

足月剖宫产第一胎，胎位为臀位，生后体健，按时接种疫苗，生长发育与同龄儿相同。无手术外伤史。否认家族遗传代谢病史，无传染病接触史。药物无过敏。

3. 体格检查

T 36.5℃，HR 100 次/min，一般情况可，神志清楚，精神反应佳，呼吸平稳，口唇无青紫；皮肤、巩膜无黄染；无脱水貌；胸廓平坦，三凹征阴性，听诊双肺呼吸音清，未闻及啰音，心音有力，律齐，未闻明显杂音；腹部平软，无压痛，未及包块；双上肢无畸形，未见明显脊柱侧弯；肛门生殖器未见异常。专科查体：患儿未独立站立，俯卧位臀纹不对称；平卧位左下肢较右下肢短缩约 1.5 cm，轻度外旋；触诊左侧股动脉搏动较右侧减弱；Allis 征(+)；Ortolani 征左侧(+)，右侧(-)；双下肢未见红肿及畸形，各关节活动灵活。

4. 实验室及影像学检查

血液学相关检查(-)。

骨盆正位片：左侧股骨头位于 Perkin 方格的外上象限，右侧股骨头位于 Perkin 方格的内下象限；AI 左侧 35°，右侧 23°。左侧沈通氏线不连续；左侧股骨头骨化中心较右侧发育明显落后。

(二) 诊治经过

1. 治疗方案

双下肢悬吊牵引，内收肌松解，髋关节闭合复位，石膏固定术。

2. 治疗经过

(1) 入院后完善各项检查，同时进行髋关节 MRI 检查，了解髋关节软骨发育情况，结合病史及 X 线检查，患儿可确诊。

(2) 因左侧髋关节明显脱位，术前常规悬吊皮牵引 5～7 天。

(3) 术前向患儿家长交待治疗方案，可能并发症和术后注意事项。

(4) 牵引后择期进行双侧经皮内收肌切断，左侧髋关节闭合复位，石膏固定术。内收肌切口处局部加压包扎。注意防止血肿形成。

3. 随访

术后注意石膏护理，防止石膏压疮，并定期门诊复查，石膏固定 3 个月，支具固定 3 个月。术后早期每1.5个月随访一次，随患儿生长可逐渐延长随访时间间隔，可 3、6、12 个月至患儿成年。

(三) 病例分析

1. 病史特点

(1) 患儿，女，9 月，因“体检发现双下肢不等长，臀纹不对称”来诊。

(2) 患儿臀位，剖宫产史。

(3) 体检阳性发现：患儿未独立站立，俯卧位臀纹不对称；平卧位左下肢较右下肢短缩约 1.5 cm，轻度外旋；触诊左侧股动脉搏动较右侧减弱；Allis 征(+)；Ortolani 征左侧(+)，右侧(-)。

(4) 辅助检查：骨盆正位片：左侧股骨头位于 Perkin 方格的外上象限，右侧股骨头位于 Perkin 方格的内下象限；AI 左侧 35°，右侧 23°。左侧沈通氏线不连续；左侧股骨头骨化中心较右侧发育明显落后。

2. 诊断及诊断依据

(1) 诊断：发育性髋关节脱位(左侧)。

(2) 发育性髋关节脱位(左侧)诊断依据：①患儿，女，9 月，因“体检发现双下肢不等长，臀纹不对称”来诊。②患儿臀位，剖宫产史。③患儿未独立站立，俯卧位臀纹不对称；平卧位左下肢较右下肢短缩约 1.5 cm，轻度外旋；触诊左侧股动脉搏动较右侧减弱；Allis 征(+)；Ortolani 征左侧(+)，右侧(-)。④辅助检查：骨盆正位片：左侧股骨头位于 Perkin 方格的外上象限，右侧股骨头位于 Perkin 方格的内下象限；AI 左侧 35°，右侧 23°。左侧沈通氏线不连续；左侧股骨头骨化中心较右侧发育明显落后。

3. 鉴别诊断

(1) 先天性髋内翻：症状和体征与发育性髋关节发育不良相似，但 X 线片股骨颈干角减小，常常小于 110°，股骨颈近端、股骨头内下方有一三角形骨块，大转子高位，可确诊。CT 和 MRI 能够更清晰地显示这一特征性的病理改变。

(2) 病理性髋关节脱位：有新生儿期或婴儿期髋部感染史，多为婴儿急性股骨近端骨髓炎或化脓性髋关节炎的后遗畸形。X 线片可见股骨头颈缺如、消失等改变，可资鉴别。CT 和 MRI 能够显示髋臼破坏、股骨头和颈残缺畸形。MRI 还可以显示关节软骨的破坏、缺损和周围组织挛缩等畸形。

(3) 麻痹性或痉挛性髋关节脱位：前者以急性灰质炎后遗症为代表，部分肢体瘫痪，肌肉萎缩，肌力降低，尤以臀肌肌力减弱明显。X 线片多为髋关节半脱位。后者多为痉挛性脑性瘫痪患儿，有明显的上神经元损伤表现。这类髋关节脱位，常在 8 岁以后逐渐发生，除继发性的髋关节脱位外，多有原发病变的症状和体征，易鉴别。

(4) 先天性多发性关节挛缩症合并髋关节脱位：多为畸形性髋关节脱位，双侧髋关节均脱位，双足呈外旋位，双侧膝关节伸直状，屈曲受限，X 线片呈典型髋关节脱位改变。

(四) 处理方案及基本原则

1. 治疗方案

患儿年龄为9月，属于可以相对保守治疗的年龄。需积极进行内收肌松解、髋关节闭合复位、石膏固定术。常规术前准备外，因脱位达Ⅲ度，需给予皮肤牵引治疗5～7天，再行手术治疗。术后注意石膏护理，定期复查。

2. 依据

发育性髋关节发育不良根据患儿年龄选择不同的治疗方案。患儿在6个月以下者常采用Pavlik吊带治疗；年龄在6～18个月通常采用闭合复位石膏固定术治疗；患儿学会行走之后一般年龄大于18月，常采用髋关节切开复位，骨盆截骨，股骨截骨等方式进行手术治疗。对特殊的患儿还可有针对性的制订进行个体化治疗方案。患儿年龄9月，常规进行闭合复位石膏固定术治疗。

病例二

(一) 病例资料

1. 现病史

患儿，女，4岁，因“发现走路摇摆2年余”来诊。

患儿足月顺产第一胎，生后快2岁学会走路，当时走路不稳，曾就诊于当地医院，考虑“缺钙”，未行特殊治疗。现患儿学会走路2年余，行走时左右摇摆步态。为寻求诊治来诊。

2. 既往史

足月顺产第一胎，生后体健，按时接种疫苗，生长发育与同龄儿相同。无手术外伤史。否认家族遗传代谢病史，无传染病接触史。药物无过敏。

3. 体格检查

T 36.5℃，HR 85次/min，一般情况可，神志清楚，精神反应佳，呼吸平稳，口唇无青紫；皮肤、巩膜无黄染；无脱水貌；胸廓平坦，三凹征阴性，听诊双肺呼吸音清，未闻及啰音，心音有力，律齐，未闻明显杂音；腹部平软，无压痛，未及包块；双上肢无畸形，未见明显脊柱侧弯；肛门生殖器未见异常。专科查体：已独立行走，行走时左右摇摆呈“鸭步”状态，腰椎前凸臀后凸。双下肢等长，Allis征(－)；Ortolani征双侧(＋)。大转子位于Nelaton线上方：左3 cm，右3 cm；Trendelenburg征双侧(＋)。双下肢未见红肿及畸形，各关节活动灵活。

4. 实验室及影像学检查

血液学检查(－)。

骨盆正位片：双侧股骨头位于Perkin方格的外上象限；AI左侧40°，右侧43°。双侧侧沈通氏线不连续；双侧股骨头骨化中心发育明显落后。

(二) 诊治经过

1. 治疗方案

患儿年龄4岁，双侧髋关节脱位，需行髋关节切开复位，骨盆截骨，股骨短缩旋转截骨术。双侧手术分别进行。

2. 治疗经过

(1) 入院后完善术前检查，并行双髋关节CT及MRI检查，了解髋关节前倾角，髋臼的三维立体结构及髋关节软骨发育情况，为决定手术方案提供完整的影像学资料，同时血液学相关检查，确定血型、备血积极行术前准备。

(2) 术前谈话：术前与家长沟通，告知手术方式、手术风险及术后并发症，并告知术后康复建议。

(3) 完善术前准备后行手术治疗。患儿双侧发育性髋关节脱位，双侧均有手术指征，但手术需分次进行，两次手术间隔一般 6 月左右。依据术前检查确定治疗方案此次手术行右髋关节切开复位，Salter 骨盆截骨，股骨近端短缩旋转截骨术。术中需输血，术后髋人字石膏固定。监护生命体征，加强支持治疗。

3. 随访

患儿出院后每 1～1.5 个月门诊随访，根据截骨愈合情况拆除石膏，床上功能锻炼，术后 3 月逐步下床行走。两次手术相隔半年左右。术后经过顺利，患儿定期随访至生长发育成熟。

(三) 病例分析

1. 病史特点

(1) 患儿，女，4 岁，因“发现走路摇摆 2 年余”来诊。

(2) 既往史(—)。

(3) 体检阳性发现：已独立行走，行走时左右摇摆呈“鸭步”状态，腰椎前凸臀后凸。双下肢等长，Allis 征(—)；Ortolani 征双侧(+)。大转子位于 Nelaton 线上方：左 3 cm，右 3 cm；Trendelenburg 征双侧(+)。

(4) 辅助检查：骨盆正位片：双侧股骨头位于 Perkin 方格的外上象限；AI 左侧 40°，右侧 43°。双侧侧沈通氏线不连续；双侧股骨头骨化中心发育明显落后。双髋关节三维 CT：双侧髋关节脱位，双股骨颈前倾角明显增大。

2. 诊断及诊断依据

(1) 诊断：发育性髋关节脱位(双侧)。

(2) 发育性髋关节脱位(双侧)诊断依据：①患儿存在走路摇摆病史 2 年。②已独立行走，行走时左右摇摆呈“鸭步”状态，腰椎前凸臀后凸。双下肢等长，Allis 征(—)；Ortolani 征双侧(+)。大转子位于 Nelaton 线上方：左 3 cm，右 3 cm；Trendelenburg 征双侧(+)。③骨盆正位片：双侧股骨头位于 Perkin 方格的外上象限；AI 左侧 40°，右侧 43°。双侧侧沈通氏线不连续；双侧股骨头骨化中心发育明显落后。双髋关节三维 CT：双侧髋关节脱位，双股骨颈前倾角明显增大。

3. 鉴别诊断

(1) 先天性髋内翻：症状和体征与发育性髋关节发育不良相似，但 X 线片股骨颈干角减小，常常小于 110°，股骨颈近端、股骨头内下方有一三角形骨块，大转子高位，可确诊。CT 和 MRI 能够更清晰地显示这一特征性的病理改变。

(2) 病理性髋关节脱位：有新生儿期或婴儿期髋部感染史，多为婴儿急性股骨近端骨髓炎或化脓性髋关节炎的后遗畸形。X 线片可见股骨头颈缺如、消失等改变，可资鉴别。CT 和 MRI 能够显示髋臼破坏、股骨头和颈残缺畸形。MRI 还可以显示关节软骨的破坏、缺损和周围组织挛缩等畸形。

(3) 麻痹性或痉挛性髋关节脱位：前者以急性灰质炎后遗症为代表，部分肢体瘫痪，肌肉萎缩，肌力降低，尤以臀肌肌力减弱明显。X 线片多为髋关节半脱位。后者多为痉挛性脑性瘫痪患儿，有明显的上神经元损伤表现。这类髋关节脱位，常在 8 岁以后逐渐发生，除继发性的髋关节脱位外，多有原发病变的症状和体征，易鉴别。

(4) 先天性多发性关节挛缩症合并髋关节脱位：多为畸形性髋关节脱位，双侧髋关节均脱位，双足呈外旋位，双侧膝关节伸直状，屈曲受限，X 线呈典型髋关节脱位改变。

(四) 处理方案及基本原则

1. 治疗方案

患儿年龄已 4 岁，错过保守治疗时机，现需行髋关节切开复位、骨盆截骨、股骨短缩旋转截骨术。因手术大、失血多，术前准备需备血，其他按常规进行术前准备。

2. 依据

目前发育性髋关节脱位治疗是有年龄要求的，患儿年龄 4 岁，已错过保守治疗时间。需手术治疗。

二、要点与讨论

1. 概述

发育性髋关节发育不良(developmental dysplasia of the hip，DDH)是小儿最常见的四肢畸形之一，是指发生在出生前及出生后股骨头和髋臼在发育和(或)解剖关系中出现异常的一系列髋关节病症。它可以是非常轻微的髋臼发育不良，也可以是导致成人期严重丧失关节功能的髋关节病变。

发育性髋关节发育不良的发病率约占存活新生儿的 0.1%～0.15%。世界上许多医疗中心进行的广泛调查发现，不同种族、不同地区差别很大，白种人的发病率最高，黄种人次之，黑种人最低。

DDH 的病因学因素为多因素，涉及遗传和宫内环境等诸多方面。与 DDH 相关的危险因素包括：①臀位产；②有相关家族史；③女性；④羊水过少；⑤伴有其他畸形，如肌性斜颈、马蹄内翻足或其他下肢畸形。解剖学方面，维持髋关节稳定性的解剖学因素是髋臼直径、深度和股骨头的比例；髋臼深度与圆韧带长度的比例；以及髋关节周围的肌肉、韧带和关节囊是否正常。研究表明，自怀孕 16 周起胎儿髋臼的发育明显落后于股骨头的发育，圆韧带长度生长速率远远高于髋臼深度，至婴儿出生时髋臼深度相对变浅，从而使髋关节活动度增大，有利于胎儿娩出，而不利于髋关节稳定，成为本病病因学的解剖缺陷。

2. 病理与分型

1) 病理

发育性髋关节发育不良是一个逐渐进展的疾病，不同年龄段有不同的解剖方面的改变，多数情况下早期是可以逆转的。它包括骨骼和软组织两方面变化。

2) 骨骼改变

髋关节发育异常是最重要的病理改变，这些病理改变包括骨盆、髋臼、股骨头、股骨颈，甚至骨盆及脊柱的改变。

(1) 髋臼：髋臼的发育有一个动态变化的过程，即胚胎期髋臼较深呈球窝状，而接近分娩时则变浅，多数出生后逐渐加深，最终充分覆盖股骨头。少数髋臼出生后进行性倾斜，臼窝逐渐扁平，甚至形成内凸，髋臼内壁增厚，髋臼过度前倾，使股骨头的覆盖减少。臼内壁增厚在 X 线片上表现为泪滴增宽及形态改变。脱位的股骨头刺激使髂翼出现凹陷，关节囊在此处粘连形成假髋臼。

(2) 股骨头：正常股骨头呈球形，脱位后股骨头骨骺出现迟缓，发育较小，随着时间推移股骨头失去球形而不规则。

(3) 股骨颈：股骨颈变短变粗。正常股骨颈前倾角 5°～15°，新生儿此角高达 15°～30°，到 2 岁时逐渐减少至 15°左右。发育性髋关节发育不良时股骨头在髋臼后方，正常肌肉收缩使股骨头向前旋转，前倾角因而增大，甚至超过 60°以上。

(4) 骨盆：单侧的脱位使骨盆倾斜，脊柱出现代偿性弯曲。双侧性脱位使骨盆较垂直，腰椎前凸增加，臀部后突，行走时表现为“鸭步”。

3）软组织改变

髋关节周围的软组织都有变化，有些在很早即存在，另外一些以后才出现。最重要的仍是盂唇、关节囊与肌腱。

（1）盂唇：盂唇在盂缘后上方，常与关节囊、圆韧带连成一片，有时翻入髋臼阻碍复位。盂缘是髋臼软骨边缘周围一层薄薄的纤维软骨，对髋臼正常生长发育是不可或缺的。手术中多数病例发现有盂唇，部分或大部分遮住盂缘，手术时应避免损伤盂缘。

（2）关节囊：脱位时关节囊拉长，髂腰肌经过关节囊前方可使之出现压迹，严重者可引起关节囊狭窄，形成葫芦状，阻碍股骨头复位。有时关节囊被牵长后与髂骨翼产生粘连，将髋臼封闭，形成类似皮鼓状，股骨头更难以复位。

（3）韧带：髋关节脱位后圆韧带被拉长，增生肥厚，形成占位，成为关节复位的主要障碍物。有时与关节囊粘连而消失。圆韧带有中心动脉供应股骨头中心区，但脱位后此动脉大多有栓塞。髋臼横韧带常常也增厚且内翻，使下关节囊呈沙漏样缩窄，阻碍股骨头中心性复位。

（4）肌肉与筋膜：随着股骨头向上移位，髋关节周围的肌肉及筋膜如臀肌、阔筋膜张肌、内收肌群、髂腰肌等均有程度不同的挛缩，这些均应在治疗过程中加以解决。

4）分型

发育性髋关节发育不良由于其病变程度的不同，常分为三型：

（1）髋臼发育不良：又称为不稳定髋关节。新生婴儿髋关节不稳定的发生率较高约在 0.1%～3.5%，X 线片常以髋臼指数增大为特征，并随生长发育而逐渐稳定。如果采用髋关节外展位而随之自愈；少数持续存在髋臼发育不良，在年长后出现症状，需手术治疗。

（2）髋关节半脱位：股骨头和髋臼发育较差，股骨头向外上方移位，但未完全脱离髋臼，保留部分关节面接触。X 线片可见股骨头向外移位、髋臼指数增大至 30°以上，但腹股沟前方仍可摸及股骨头。髋关节半脱位不一定是髋臼发育不良的结果，也不是髋关节脱位的必然过渡阶段，它可长期存在，成为一独立类型。

（3）髋关节脱位：此型最为常见，股骨头已明显脱离髋臼，多数向外、上移位，原始关节面无接触。关节造影中盂唇嵌入关节中，使髋臼与股骨头隔离，股骨头无法进入髋臼。随着年龄的增大，出现很多继发性的变化，使治疗更困难。

根据股骨头脱位的高低分为三度：股骨头虽向外方脱位，但位于髋臼同一水平为Ⅰ度；股骨头向外、上方脱位，相当于髋臼外上缘水平为Ⅱ度；股骨头向后外上方完全脱位，位于髂骨翼为Ⅲ度；有学者提出对于股骨头高位脱位，达骶髂关节水平的应列为Ⅳ度。

极少数患儿出生前即发生脱位，生后有关节活动受限，不能手法复位；多为双侧髋关节脱位，双膝关节伸直位僵硬，不能屈曲，双手双足极度外旋位，单独割裂出来，称为畸形性髋关节脱位。多见于先天性多发性关节挛缩症，需手术治疗，但治疗难度大，疗效往往不理想。

3. 检查方法的选择

髋关节脱位主要确诊靠影像学检查。

（1）超声检查：超声波具有穿透软骨的特性，没有射线的损伤，特别适宜在股骨头骨骺尚未出现骨化的新生儿和小婴儿中施行检查，已经成为诊断新生儿和小婴儿发育性髋关节发育不良和评估疗效的首选方法。常用 Graf 法（见表 101－1）。

表 101－1 超声波髋关节检查简明 Graft 分类及诊断标准

分类	α角	β角	诊断标准
Ⅰ	＞60°	＜55°	正常髋关节

（续表）

分类	α角	β角	诊断标准
Ⅱ	43°～60°	55°～77°	髋关节发育不成熟或髋臼发育不良
Ⅲ	43°～50°	＞77°	髋关节半脱位
Ⅳ	＜43°	测不出	髋关节脱位

（2）X线检查法：一般对于6月以上婴儿及儿童，X线检查不仅可以明确是否脱位、脱位高低、髋臼股骨头发育情况作出评价，还有助于诊断和治疗。

① 新生儿和小婴儿的X线表现：

A. Von-Rosen（外展内旋位）摄片法：婴儿仰卧位，双下肢外展45°，尽力内旋摄片。正常时股骨干纵轴延长线经髋臼外缘相交于第5腰椎与第1骶椎平面之间。但脱位时该线则经髂前上棘相交于第5腰椎平面以上。

B. 骨盆平片测量法：在骨盆前后位X线片上，两侧髋臼Y形软骨中心连线称为Hilgenreiner线，简称H线，由髋臼外缘向H线做一垂线称为P线，将髋关节划分为四个象限，称为Perkin象限。在正常髋关节，股骨干骺端内侧缘位于Perkin内下象限。股骨上端距H线之距离为上方间隙，正常9.5 mm；股骨上端鸟嘴距坐骨支外缘距离为内侧间隙，正常4.3 mm。上方间隙＜8.5 mm，内侧间隙＞5.1 mm，应怀疑发育性髋关节发育不良，若加上髋臼指数＞30°，或上方间隙＜7.5 mm，内侧间隙＞6.1 mm，可诊断发育性髋关节发育不良。由于新生儿期股骨近端尚未骨化，髋臼大部分为软骨，需要仔细阅片研判。

② 婴幼儿和儿童的X线表现（见图101-1）：

A. Perkin象限：在正常髋关节，股骨头骨骺位于Perkin内下象限内。若在外下象限为半脱位，在外上象限为全脱位。

B. 髋臼指数（acetabular index，AI）：从髋臼外缘向髋臼中心连线与H线相交所形成的夹角，称为髋臼指数或髋臼角。正常新生儿平均27.5°，6个月时平均23.5°，2岁时降至20°，正常上限为30°；12岁后基本恒定于15°左右。髋关节脱位时则明显增大，多数在30°以上。

C. Shenton线：正常闭孔上缘弧形线与股骨颈内侧弧形线相连在一个抛物线上，髋关节脱位时此线中断或消失。

D. 中心边缘角（center edge angle，CE角）：股骨头中心点与H线的垂线，髋臼外缘与股骨头中心点的连线所形成的夹角，对较大儿童的髋臼发育不良或半脱位有诊断价值。正常情况下，6～13岁＞20°，≥14岁CE角＞25°。CE角为0°时，髋关节呈半脱位；髋关节全脱位时，此角翻转。

E. 髋臼泪点像：在骨盆X线片上髋臼泪点由髋臼外侧壁、小骨盆内侧壁和下方的髋臼切迹弧线组成。正常髋关节的泪点一般在6～24个月出现。髋臼泪点分为U形和V形，前者多见于正常髋关节，后者提示髋关节发育不良，预后较差。

F. Sharp角：髋臼Y形软骨闭合后，判断髋臼发育的指标。两侧泪点的连线与泪点和髋臼外缘连线所形成的夹角，男＜45°，女＜48°。它不是诊断指标，主要是随访判定髋臼发育情况的指标。

G. 臼头指数（acetabular head index，AHI）：检查髋臼对股骨头覆盖情况的指标。即股骨头内缘到髋臼外缘距离（A）比股骨头最大横径（B），AHI＝A/B×100，其正常范围为84～85。

H. 股骨颈前倾角的测量：在骨盆正位片上测得颈干角的余角α角，再在屈膝屈髋90°，外展外旋位，大腿外侧与X线机台接触的髋关节侧位片，形成的上述夹角为β角。根据Ogata股骨颈前倾角换算表求出前倾角的大小。CT测量股骨颈前倾角即简便又准确，将股骨内外髁中点连线与股骨颈纵轴线重叠后的夹角即为股骨颈的前倾角。正常新生儿在20°～30°，由于髋关节的正常应力，随年龄增大股骨颈前倾角逐渐减小，至成人的 10°～15°。

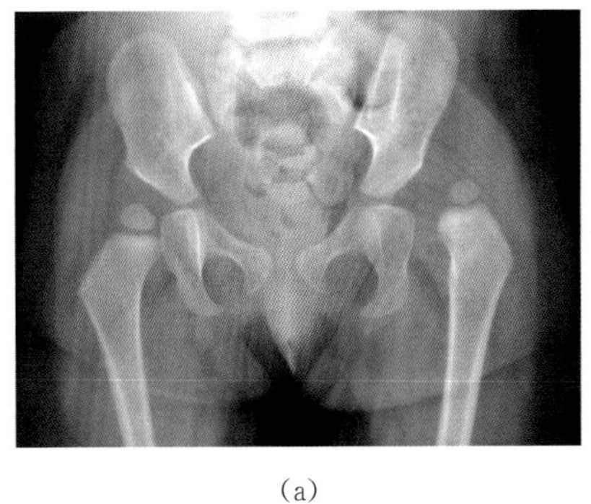
(a)

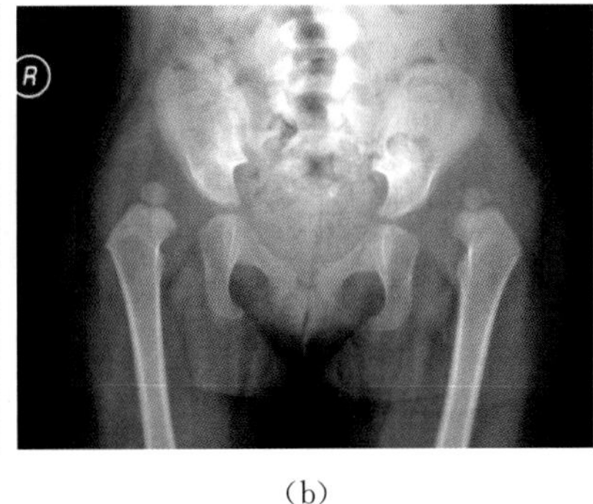
(b)

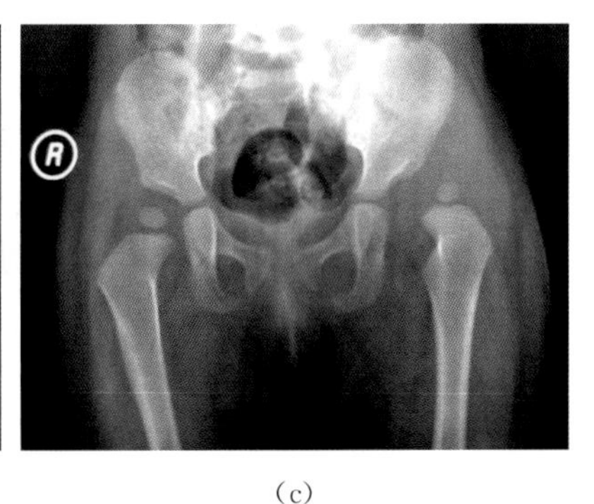
(c)

图 101 - 1　典型的髋关节脱位和髋关节发育不良 X 线片

(a) 左侧髋关节脱位Ⅰ度，右侧髋关节发育不良　(b) 双侧髋关节脱位，Ⅱ度　(c) 左侧髋关节脱位，Ⅰ度

(3) 关节造影：正常髋关节的盂唇游离缘呈瑞利的棘状，位于股骨头上方。而关节囊伸展成圆形穹顶状。髋关节脱位时，关节囊受牵拉向外上方伸展，关节囊中部受髂腰肌腱压迫呈沙漏状。当髋关节充分复位后，盂缘在股骨头上方平展，边缘锐利；复位不充分时，盂唇圆顿或内翻，并嵌顿于头臼之间，关节内常显现圆韧带影。常可作为髋关节闭合复位时观察复位情况的一项手段。

(4) CT 检查：CT 能够在三维空间，观察髋臼和股骨头在冠状面、矢状面和横断面的变化。尤其是 3D - CT 可清晰地显示髋臼和股骨头以及周围组织的各种病理改变，如股骨颈前倾角、颈干角、髋臼前倾角等。作为术前评估和术后评价方法均优于其他检查方法，并能进行手术模拟，为制订个性化治疗方案提供帮助。

(5) 磁共振检查(MRI)：MRI 无辐射，可三维成像，能够显示 X 线片和 CT 所不能显示的关节盂唇、髋臼和股骨头的软骨形态，以及关节囊、韧带、周围肌肉等软组织。

4. 治疗原则和进展

发育性髋关节发育不良的治疗原则是：在不影响或少影响股骨头骨骺血供的情况下，获得并维持股骨头在髋臼中的同心圆复位，刺激髋臼发育并达到髋臼对股骨头满意的覆盖，使脱位或发育不良的髋关节朝着尽可能正常的解剖关系生长和发育。即“头臼”同心。

早期诊断、早期治疗至关重要。治疗开始的年龄越小，治疗效果越好。在绝大多数病例，出生后 3 个月内便得到早期诊断可以使非手术治疗获得完全的成功，因此出生后 3 个月内是发育性髋关节发育不良的最佳治疗时期。

发育性髋关节发育不良的治疗主要分为保守治疗和手术治疗两大类。治疗方法的选择与患儿的年龄、病变轻重、脱位程度、是否行走负重等多方面因素有关。

(1) 非手术疗法：非手术疗法适应于 18 个月以下患儿。其理论基础是 Harris 定律，即头臼同心是髋关节发育的基本条件。年龄越小，发育越快，且在一定的时间内髋关节可以恢复至正常状态。为取得理想复位，复位后维持髋关节的稳定性至关重要。非手术疗法应遵循原则：选择一个维持髋关节稳定的姿势；根据年龄的不同，选择不同的固定方式；复位后维持一定的时间，促使髋臼和股骨头发育。

① Pavlik 挽具：Pavlik 挽具治疗是非手术治疗中使用最为广泛的方法，被称为“软性治疗”，是 6 个月以下新生儿及小婴儿发育性髋关节发育不良的首选治疗方法。其治疗原理是利用肢体的自身重量达到并维持股骨头复位。这种方法主要适合于 6 个月以下婴儿、髋臼发育不良、半脱位以及 Ortolani 征阳性的全脱位的治疗。对于 Barlow 试验阳性者也应进行治疗。总疗程一般需要 3～6 个月时间。停用挽具后，应拍片观察复位和髋臼发育情况，复位后臼顶弧度出现标志着髋臼塑形的开始。

② 牵引复位：适合于 6 个月以下、Ⅲ度脱位、内收肌挛缩较重的患儿。其原理是通过持续牵引，逐

渐外展髋关节，而使股骨头自然复位。牵引复位最大的优点是股骨头逐渐获得复位，避免缺血坏死发生。

③ 手法复位：适合于6～18个月婴幼儿的治疗。复位前行双下肢皮牵引1周左右，全麻下先行内收肌切断，再轻柔手法复位。复位后在安全角内采用人类体位石膏固定。安全角是指手法复位时，髋关节屈曲位极度外展复位后，逐渐内收至股骨头再脱位的角度。安全角有助于预防股骨头缺血坏死。石膏固定一般需要维持至少3个月以获得髋关节的稳定，以后可以用外展支具或石膏维持治疗半年或更长时间。

(2) 手术治疗：发育性髋关节发育不良的手术治疗通常包含两个方面：一是切开复位，去除妨碍复位的软组织结构，实现股骨头中心性复位；二是通过骨盆和股骨截骨等方法矫正髋臼和股骨近端的畸形。髋臼畸形的矫治手术分为两类，一类是重建型矫形手术，包括髂骨截骨术、髋臼成形术、游离髋臼截骨术等，其中Salter髂骨截骨术和Pemberton髋臼成形术是目前开展最普遍的重建型骨盆截骨术；另一类是姑息性手术。股骨近端畸形主要通过股骨截骨术矫正。

① 切开复位术：对闭合复位失败者，则有切开复位的手术指征。切开复位主要根据病理改变而不完全是根据患儿的年龄。手术要点是切断髂腰肌，T形切开关节囊，显露股骨头和真臼，切除圆韧带和真臼内任何填充物。如果盂唇肥大，则在盂唇的外上方做数个放射状T形切开，并切断髋臼横韧带，以扩大真臼，实现股骨头中心性复位。牢固缝合关节囊，增加髋关节的稳定性。

② Salter骨盆截骨术：适用于18个月～6岁髋关节脱位或半脱位已经复位者，或与切开复位手术联合实施。术前切断内收肌。术中经坐骨大孔至髂前上、下棘之间作骨盆完全性截骨，以耻骨联合作为铰链，将髋臼向前下方和外下方旋转，以增加股骨头前侧和外上方髋臼的覆盖。Salter髂骨截骨术可以增加股骨头20°～25°的外侧覆盖和15°～20°的前方覆盖，因而严重的髋臼发育不良如髋臼指数大于45°者，以及股骨头未得到中心性复位者是该手术的禁忌证。

③ Pemberton髋臼成形术：也称作为髋关节囊周围截骨术，适合于18个月以上、髋臼Y形软骨仍柔软可作为铰链的髋臼发育不良患儿，通常女12岁、男14岁以下，也适合于髋关节脱位或半脱位已经复位，抑或在切开复位同时行截骨手术。Pemberton手术的截骨线从髂前下棘稍上方向后下方截断全层髂骨，其后侧止于髋臼Y形软骨，并以此为铰链向前外侧旋转髋臼顶壁，以减少髋臼顶壁的倾斜度，增加髋臼对股骨头的覆盖。由于手术改变了髋臼的形态和容积，从而导致了股骨头和髋臼不匹配，髋臼需要进一步塑形。

④ 股骨截骨术：包括股骨短缩截骨、去旋转截骨和内翻截骨，以矫正股骨近端畸形，常与切开复位、骨盆截骨术联合实施。切开复位和股骨短缩截骨，抑或同时作骨盆截骨联合手术，是公认的治疗3岁以上年长儿童髋关节脱位首选方法，有效降低股骨头缺血坏死的发生率。在股骨短缩截骨的同时去旋转，则可矫正异常增大的前倾角，若股骨颈干角增大，还需同时内翻截骨矫正。股骨截骨去旋转有发生髋关节后脱位的危险，应特别注意。

⑤ 姑息性手术：只有当股骨头不能中心性复位，髋关节半脱位出现早期骨关节炎伴有疼痛，而且因严重的髋臼发育不良，以致其他骨盆截骨术不能矫正，年龄在10岁以上的患儿，才考虑实施姑息性手术。Chiari骨盆内移截骨术和Staheli髋臼延伸术是目前最常采用的术式。

5. 术后处理原则和并发症防治

保守治疗患儿在复位后需定期随访，及时发现是否出现半脱位、再脱位及股骨头坏死等并发症，及时予以相应治疗。对于手术患儿术后早期需加强支持治疗，注意石膏护理，术后拆石膏后早期床上功能锻炼，防止关节僵硬等并发症。

发育性髋关节脱位常见的并发症包括：股骨头缺血性坏死，术后再脱位、半脱位、残余髋臼发育不良，术后关节运动受限和关节僵硬等。

股骨头缺血坏死通常是医源性的，系机械性压力引起。复位中尽量在麻醉下轻柔手法复位，避免暴力复位,复位前可行充分的牵引及内收肌切断,克服软组织挛缩的影响,固定过程中采用人类体位,术后合并半脱位者常因关节间置物引起,需手术清除。

术后关节再脱位常因关节囊紧缩不理想、前倾角过大、头臼不对称等因素引起,手术切开复位中,均应予以考虑,尽量避免。

关节运动受限和僵硬在关节手术后常见,且年龄越大发病率越高,术后拆石膏后宜早期床上进行功能锻炼,还可用 CPM 机进行被动活动,必要时可行关节授动术,但关节授动术有引发病理性骨折、股骨头滑脱的风险,需谨慎。

6. 随访要点及预后

发育性髋关节脱位无论是保守治疗还是手术治疗,随访的关键是检查脱位的髋关节是否已经复位并保持复位的位置,可通过 X 线、CT 和 MRI 检查获得相应的影响学资料。发育性髋关节脱位越早发现越早治疗预后越好。大年龄患儿术后并发症相对较多,部分髋关节脱位及髋关节发育不良患儿成年后不可避免需进行关节置换手术。

三、思考题

1. 发育性髋关节脱位的病因有哪些?
2. 发育性髋关节脱位的辅助检查方法及各指标的临床意义有哪些?
3. 发育性髋关节脱位治疗的原则及常见并发症有哪些?
4. 发育性髋关节脱位手术治疗常用手术方式名称及各术式适应证有哪些?

四、推荐阅读文献

1. John A. Herring. Tachdjian's pediatric orthopaedics: from the Texas Scottish Rite Hospital for Children [M]. 5th ed. the United States of America: Elsevier, 2013:483 - 579.
2. 吉士俊,潘少川,王继孟.小儿骨科学[M].济南:山东科学技术出版社,2001:142 - 160.
3. 潘少川,王晓东,孙琳.小儿骨科学.骨科核心知识[M].北京:人民卫生出版社,2006:219 - 231.
4. 施诚仁,金先庆,李仲智.小儿外科学[M].北京:人民卫生出版社,2009:445 - 454.

(宋 君 马瑞雪)

案例 102

马蹄内翻足

一、病例资料

1. 现病史

患儿，女，4 岁，因“左侧马蹄内翻足 4 年，再发左足马蹄、高弓、内收畸形 1 年余”就诊。

患儿 2007 年 8 月出生，生后即有左足马蹄、内翻、高弓、内收畸形，当地医院诊断为“左侧马蹄内翻足”，予以按摩，穿戴矫形鞋等治疗，效果不理想。2008 年 9 月于当地儿童医院行“马蹄内翻足后内侧松解术”，术后左足外形恢复良好，行走功能不受限。近 1 年来，患儿左足再次出现马蹄、高弓、内收畸形(见图 102－1、图 102－2)，伴行走步态异常，为求进一步诊治，遂于我院门诊就诊。

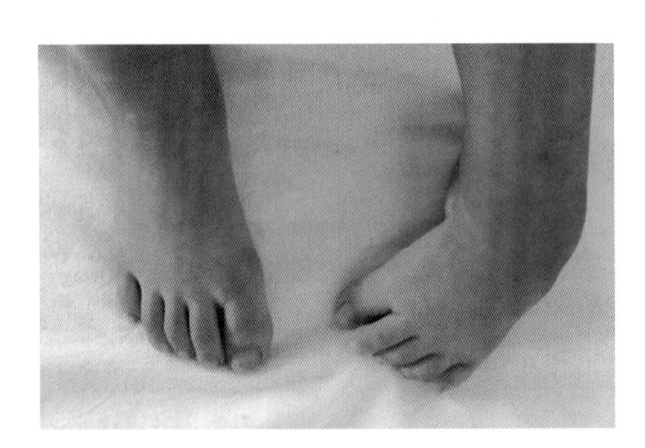

图 102－1　正位观显示足内翻、内收畸形

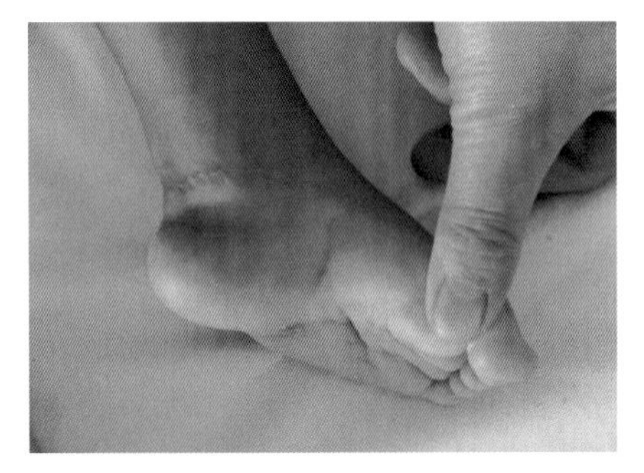

图 102－2　侧位观显示手术瘢痕，足马蹄、高弓畸形

2. 既往史

G_1P_1，足月顺产，孕周 37^{+4} 周，24 周产前四维超生发现左足内翻畸形。母亲否认孕期高血压、糖尿病病史，否认患儿出生时合并其他先天性畸形。母亲否认孕期饮酒、吸烟嗜好。否认家族遗传史。

3. 体格检查

T 37℃，HR 90 次/min，一般情况可，神志清楚，精神反应佳，呼吸正常，口唇无青紫；胸廓无畸形，听诊双肺呼吸音清，未闻及啰音，心音有力，律齐，未闻明显杂音；腹平，无腹壁静脉显露；脊柱无畸形，髋关节活动不受限，左踝后内侧可见弧形愈合手术瘢痕，长约 4 cm，左足僵硬、马蹄、内翻、高弓、内收畸形明显，右足未见异常；肛门生殖器未见异常。

4. 实验室及影像学检查

二、诊治经过

1. 治疗方案

初步诊断为左侧马蹄内翻足畸形复发。选择 Ponseti 方法治疗左侧马蹄内翻足畸形复发。

2. 治疗经过

(1) 经过 12 次手法及长腿管型石膏矫正后(1 次/周),左足内翻、内收、高弓畸形矫正(见图 102-3、图 102-4),残留马蹄畸形(见图 102-5)。

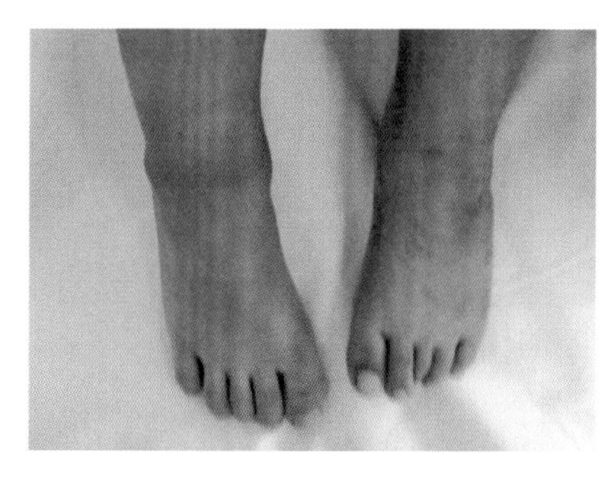

图 102-3 正位观示左足内翻、内收畸形予以矫正

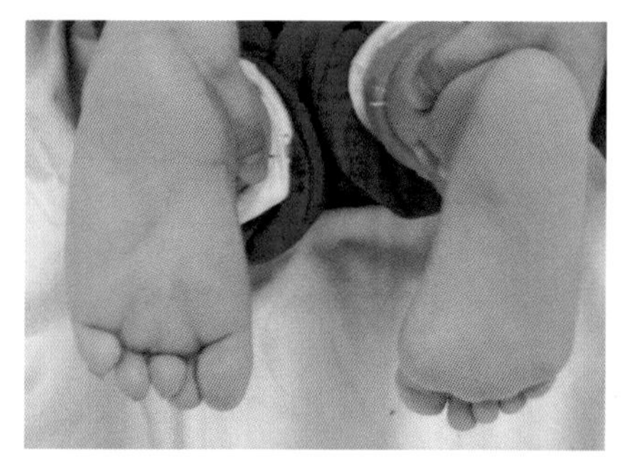

图 102-4 足底观示左足外形良好,未见足外侧缘弧形改变

(2) 之后行左侧经皮跟腱切断术纠正残留马蹄畸形(见图 102-6),最后一次长腿管型石膏拆除后佩戴带连杆的足外展支具,术后 6 个月复查,因支具佩戴时间不足 10 h/d,左足外侧缘弧形改变,考虑马蹄内翻足畸形复发(见图 102-7)。

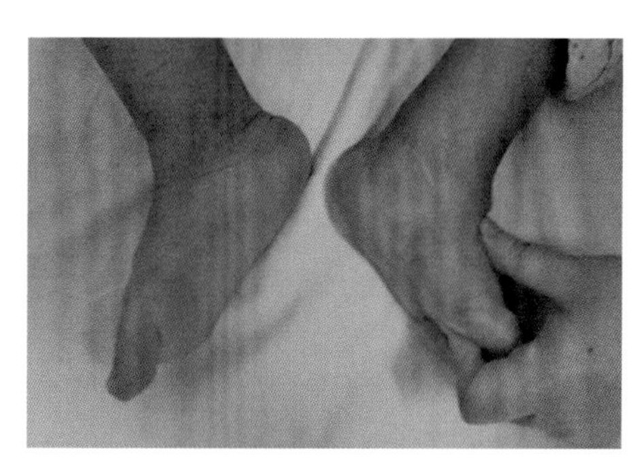

图 102-5 侧位观示左足残留马蹄畸形

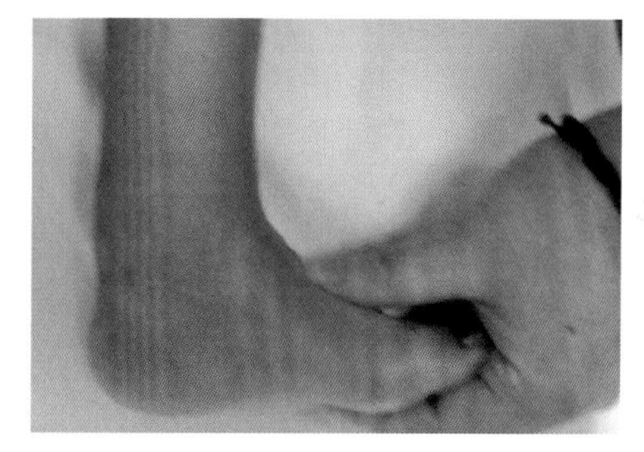

图 102-6 示经皮跟腱切断术后,马蹄畸形矫正

(3) 再次 Ponseti 手法及石膏矫形 2 次,纠正左足外形(见图 102-8),嘱严格按照支具佩戴方案。结束后 1 年随访,左足外形及活动良好(见图 102-9、图 102-10),行走功能不受限。

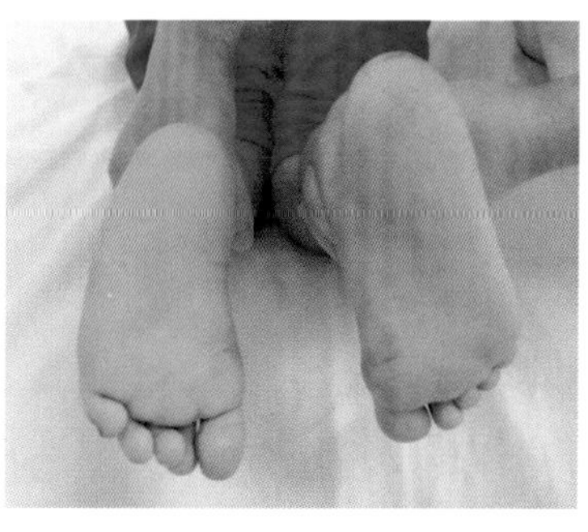

图 102-7 左足外侧缘弧形改变

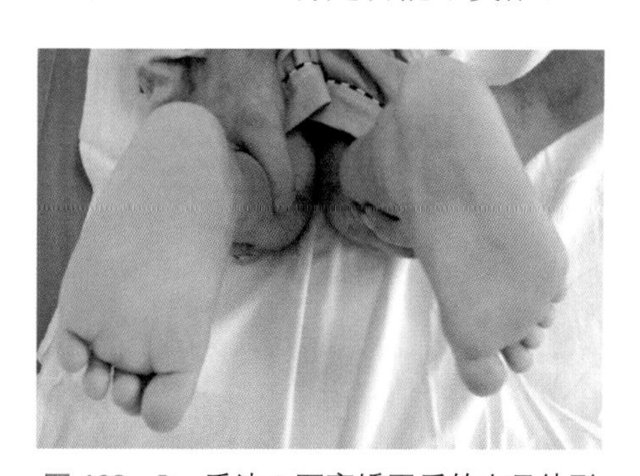

图 102-8 手法+石膏矫正后的左足外形

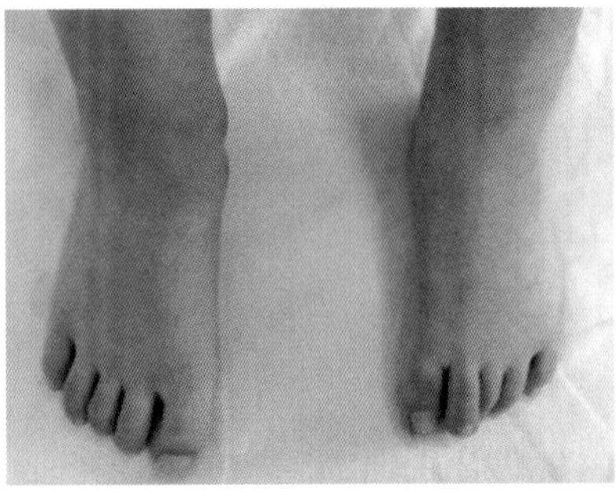

图 102－9 治疗结束后 1 年随访，正位观未见左足内收畸形改变

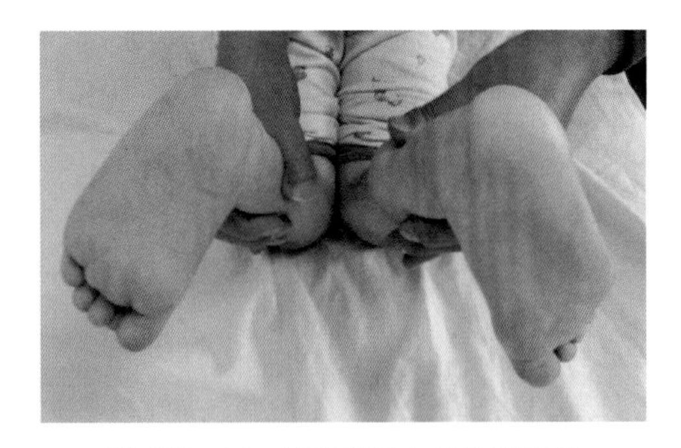

图 102－10 足底观示左足外形良好

3. 随访

继续随访 2～3 年，未见再复发，行走基本正常。

三、病例分析

1. 病史特点

(1) 患儿，女，4 岁，因“左侧马蹄内翻足 4 年，再发左足马蹄、内翻、高弓、内收畸形 1 年余”就诊。

(2) 1 岁时曾于当地儿童医院行“左侧马蹄内翻足后内侧松解术”，足月顺产，孕周 37^{+4} 周，24 周产前四维超生发现左足内翻畸形。否认患儿出生时合并其他先天性畸形。母亲否认孕期饮酒、吸烟嗜好。否认家族遗传史。

(3) 体检：脊柱无畸形，双侧髋关节活动不受限，左踝后内侧见弧形已愈合手术瘢痕，长约 4 cm，左足僵硬、马蹄、内翻、高弓、内收畸形明显，右足未见异常。

2. 诊断及诊断依据

(1) 诊断：左侧马蹄内翻足畸形复发。

(2) 诊断依据：①患儿出生后即有左侧马蹄内翻足，1 周岁于当地儿童医院行左侧马蹄内翻足后内侧松解术。②体检发现左踝后内侧见已愈合手术瘢痕，长约 4 cm。③左足典型畸形：马蹄、内翻、内收、高弓。

3. 鉴别诊断

马蹄内翻足的诊断包括典型体征和患儿诊疗经过；注意询问家族史，如其他亲属患病情况、孕周、是否初产、孕妇孕期有无出现其他病症及吸烟饮酒嗜好、孕期产前超声检查、患儿宫内胎体位等。典型的马蹄内翻足根据特征性的马蹄、内翻、高弓、内收畸形，很容易做出诊断，而对于轻微的马蹄内翻足有时难以诊断，需要密切随访观察。临床上该疾病有时需与足跖内收畸形鉴别。足跖内收畸形，仅仅表现前足内收畸形，其病理在于跖跗关节水平，且治疗上在于手法矫正跖跗关节的畸形。

四、治疗方案及基本原则

1. 处理方案

治疗方案：Ponseti 方法治疗左侧马蹄内翻足畸形复发。

2. 依据

患儿，女，4 岁，出生后即有左侧马蹄内翻足，未合并其他畸形及综合征。既往 1 周岁时行左侧马蹄内翻足的后内侧松解术，术后畸形再次复发。目前，对于马蹄内翻足的治疗，普遍认为应首先选择非手术方法治疗，Ponseti 方法是被广泛接受的非手术治疗方法。按照 Ponseti 方法的建议，对畸形复发病例应再次重复 Ponseti 方法治疗；此外，该患儿既往已行左马蹄内翻足后内侧松解手术治疗，目前左足僵硬，按照已报道的相关研究显示，若再次手术治疗可能会加重左足僵硬程度及疼痛。因此，选择 Ponseti 方法治疗该例的马蹄内翻足畸形复发。

五、要点与讨论

1. 概述

先天性马蹄内翻足(congenital clubfoot)是指一系列足部畸形的总体表现，包括前足的内收，后足内翻、马蹄，高弓畸形(见图 102－11)，是儿童最常见的骨骼肌肉系统的畸形，全世界的平均发病率约为 1/1 000。发病率具有明显的种族、区域、性别差异。据报道，中国的马蹄内翻足的发病率最低，约为0.39/1 000，而玻利尼西亚人发病率最高约为 6.8/1 000，男性多于女性(约 2∶1)，且半数及以上病例表现为双侧马蹄内翻足。目前，该疾病的发病机制仍不明确，可能与遗传、骨骼异常、神经肌肉异常、软组织异常、血管发育异常、宫内发育阻滞等因素有关。高危因素包括男性、孕妇初产、孕期母亲吸烟、咖啡或饮酒过量等。

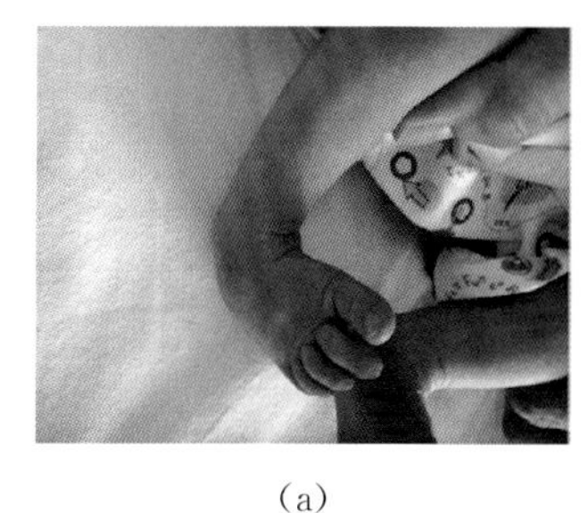
(a)
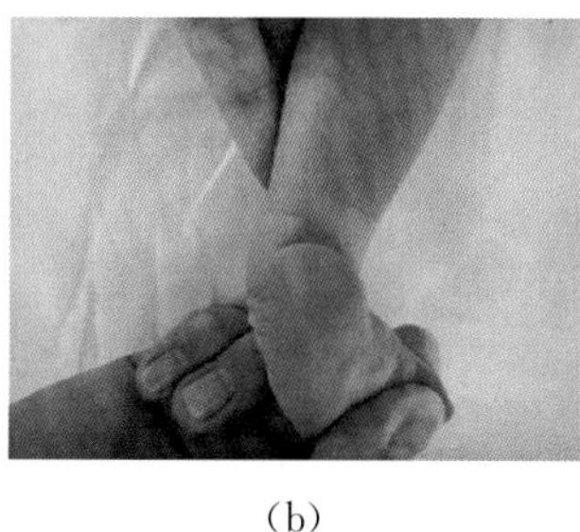
(b)
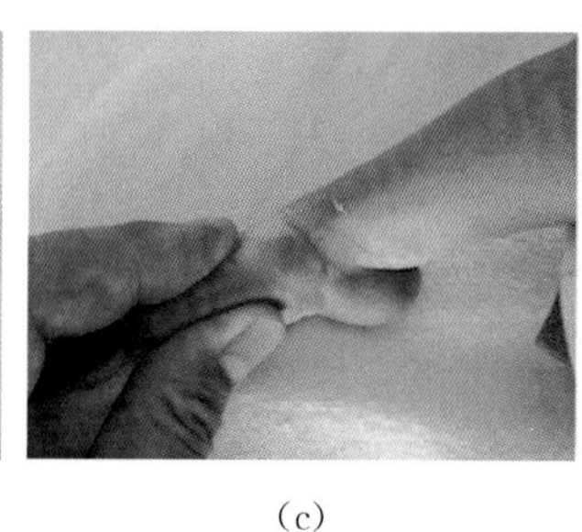
(c)
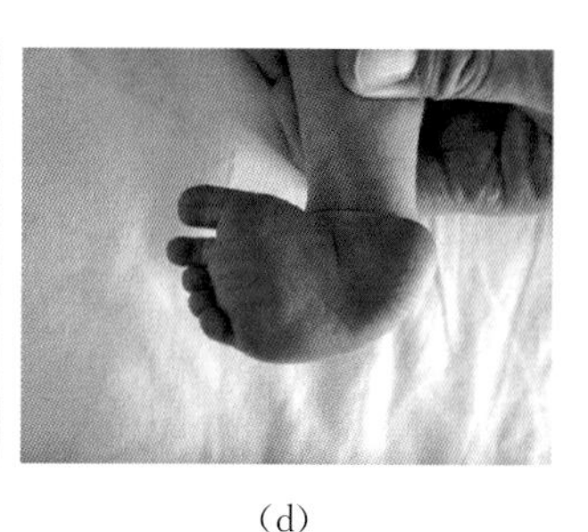
(d)

图 102－11　马蹄内翻足各部分畸形典型表现

(a) 示前足的内收　(b) 示后足内翻　(c) 示马蹄畸形　(d) 示高弓畸形

2. 病理解剖与分类

马蹄内翻足畸形是发生在足踝部的三维畸形，最主要的病理解剖改变发生在距骨。表现为四种典型的畸形：马蹄、内翻、高弓、内收畸形。距骨呈严重跖屈位，且颈部向内、跖屈方向偏转。舟骨向内、后侧移位，与距骨头的内侧面形成关节。跟骨的前部直接位于距骨头下方(见图 102－12)，导致整个跟骨的内翻及部分马蹄畸形。骰骨也向内侧移位，直接位于跟骨头的前方。三块楔骨在舟骨的前方向下、向内侧移位。舟骨、骰骨、楔骨以及跖骨不同程度的内侧移位导致前足的内收畸形(见图 102－13)。高弓

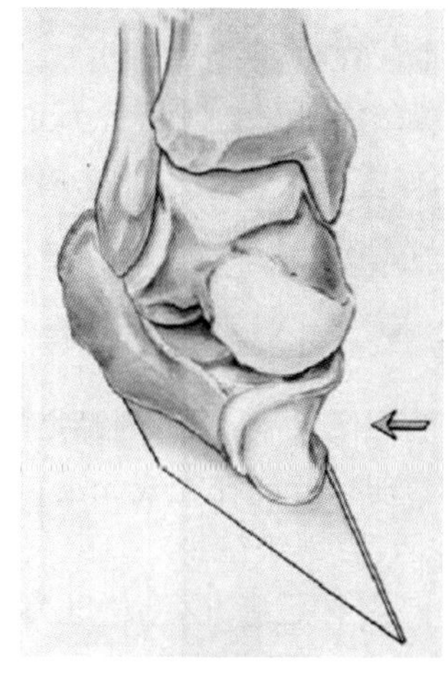

图 102－12　跟骨的前部直接位于距骨头下方

(引自 Ponseti I V, Smoley E N. The classic: congenital club foot: the results of treatment. 1963. Clin Orthop Relat Res. 2009;467:1133－45.)

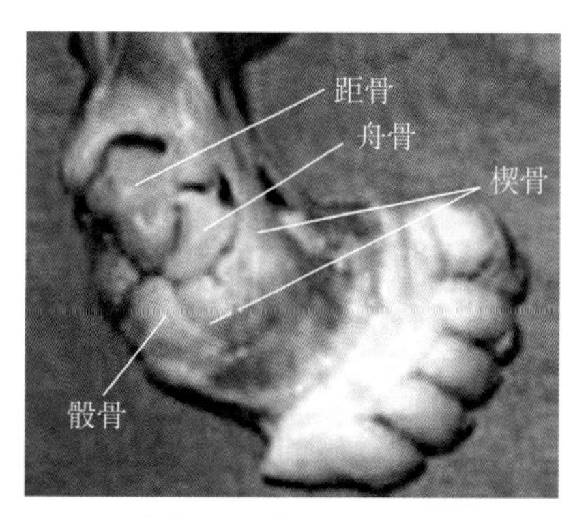

图 102－13　马蹄内翻足畸形，足跗骨的畸形和跗骨之间的关系

(引自 Ponseti I V, Campos J. Observations on pathogenesis and treatment of congenital clubfoot. Clin Orthop Relat Res. 1972; 84:50－60.)

畸形的产生是由于三块楔骨轻微向下移位以及第一跖骨跖屈程度大于第五跖骨。Ponseti 方法手法矫正畸形的过程：首先一只手拇指置于距骨头颈的外侧部位固定距骨，另一只手食指和中指抬高第一列（第一跖骨所在的列）将前足旋后矫正高弓畸形，然后外展前足矫正内收及内翻畸形直至畸形得到完全矫正，Ponseti 方法手法矫正畸形过程中跗骨间关系的变化如图 102－14 所示。

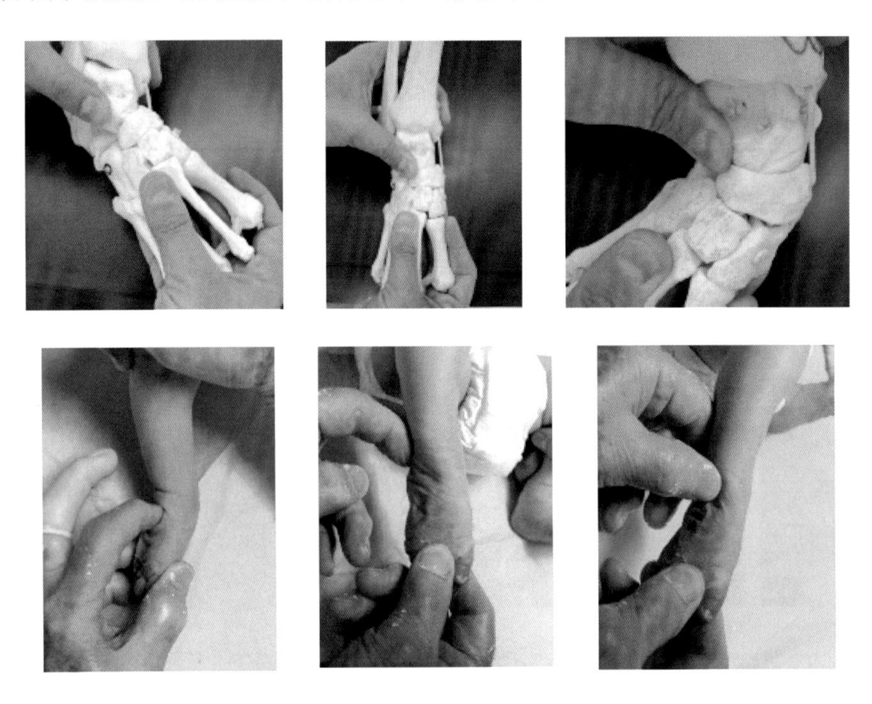

图 102－14　Ponseti 方法手法矫正畸形过程中跗骨间关系变化

（美国 Iowa 大学骨科 Jose Morcuende 教授惠赠）

马蹄内翻足按照病因和对治疗的反应分为四种类型：特发型、姿势型、神经型和综合征型。

（1）特发型：临床上最为常见，通常不能自行恢复正常。按照 Ponseti 方法建议，该类型需要出生后（7～10 天）即开始治疗，长期的随访结果显示良好的足部形态和功能。

（2）姿势型：与特发型不同，患足通常比较柔软，随着时间的推移，可逐渐恢复正常，多考虑是继发于宫内挤压的结果，因此，该类型的马蹄内翻足往往不需要治疗，密切随访是首选的方法。

（3）神经型：通常伴随其他神经源性疾病如脊柱裂、脊髓栓系综合征等。由于该类型的马蹄内翻足是继发于神经异常引起的，其预后往往取决于神经异常的预后，难以判断。在畸形矫正方面 Ponseti 方法仍然是首选的治疗方法，可能需要多次的手法及石膏矫正，畸形矫正后，复发概率较大，多建议患儿康复科就诊。

（4）综合征型：马蹄内翻足畸形可能是综合征表现的一部分，如多关节挛缩等。在畸形矫正方面非手术治疗（如 Ponseti 方法）仍然是首选的治疗方法，治疗上多较困难，预后往往取决疾病本身的情况，而非马蹄内翻足畸形。

3. 检查方法的选择

产前三维或四维超声检查可发现患足的内翻畸形，但有一定的假阳性率，马蹄内翻足的最终诊断目前是根据出生后患足典型的畸形特征：马蹄、内翻、高弓、内收。检查时，需要在光线充足、安静的环境下进行，患儿脱去鞋、裤、袜，检查者按照 Pirani 评分的要求，检查后足（后跟皱褶、空足跟、马蹄）、中足（足内侧皱褶、外侧缘弧形、距骨头覆盖）的评分情况并拍照记录。马蹄内翻足患儿（新生儿）合并髋关节发育不良（developmental dysplasia of the hip，DDH）的概率明显增加，需要常规行双侧髋关节超声检查。由于新生儿期足跗骨多为软骨，一般不需要常规行足部 X 线摄片检查，有报道采用超声检查协助诊断和治疗评估。

4. 治疗原则和要点

在过去 20 年间，对于马蹄内翻足的治疗方式逐渐由传统的、以广泛软组织松解为特征的外科手术方法转变为以手法和石膏矫形为特征的非手术治疗方法。

1）非手术治疗

目前，Ponseti 方法成为当今世界被广泛接受的治疗马蹄内翻足的非手术治疗方法。Ponseti 方法基于对马蹄内翻足病理、解剖和生物力学的独特认识，主要体现在：

（1）马蹄内翻足是发生在足踝部的三维畸形，包括冠状面的后足内翻，矢状面马蹄畸形，水平面的前足内收畸形。

（2）中足和足跟的运动存在耦合关系，通过一个外展动作（抬高足第一列以距骨头颈的外侧为支点做外展），前足和后足的畸形同时得到纠正。

（3）组织（包括骨和软组织）受到有控制的机械机械应力后发生再生和重塑的反应。

Ponseti 方法包括两个阶段：畸形矫正期和支具维持期。

（1）畸形矫正期：采用手法和石膏矫形，逐渐矫正马蹄内翻足畸形，一般需要经过 4～6 次手法及长腿管型石膏固定，若残余马蹄畸形或患足背屈＜15°，则需要行经皮跟腱切断术（PAT）进行矫正，之后长腿管型石膏固定 3 周以利跟腱愈合。

（2）支具维持期：患儿最后一次石膏拆除后，需要立即穿戴带连杆的足外展支具。支具佩戴方案为前 3 个月佩戴不少于 23 h/d，之后（16～18）h/d 直到患儿 2 岁，接着是（14～16）h/d 直到患儿 4 周岁结束。患儿满 4 周岁治疗结束后，行步态分析检查，了解患儿行走的过程中的时空参数、运动学、动力学参数及下肢行走的肌电情况。对于畸形复发的病例，应再次采用 Ponseti 方法治疗，仍可取得良好的治疗效果。若患儿已经在行走期，且行走过程中存在持续的后足内翻及前足的旋后畸形（动态畸形），可考虑在纠正静态的畸形后行胫前肌腱转移术获得良好的功能。

Ponseti 方法实施要点及注意事项：

（1）早期治疗：患儿出生后 4～5 天即可开始进行 Ponseti 方法治疗。

（2）手法操作：前足旋后纠正高弓畸形，拇指应该位于距骨头颈部的外侧，逐渐外展纠正内收、内翻畸形（见图 102－15），第一次手法操作及石膏固定重在矫正患足高弓畸形（非常重要）。

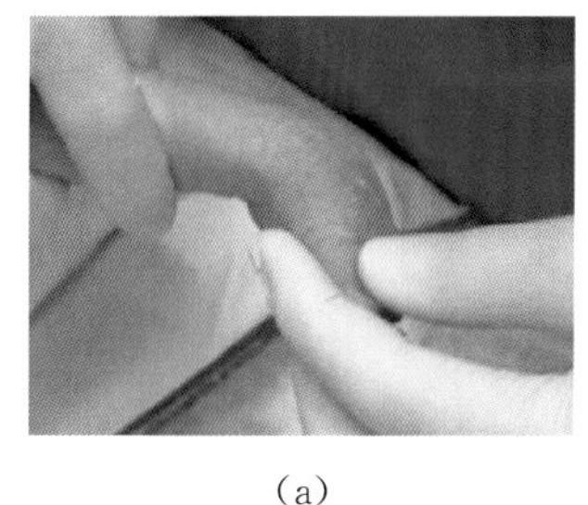
(a)

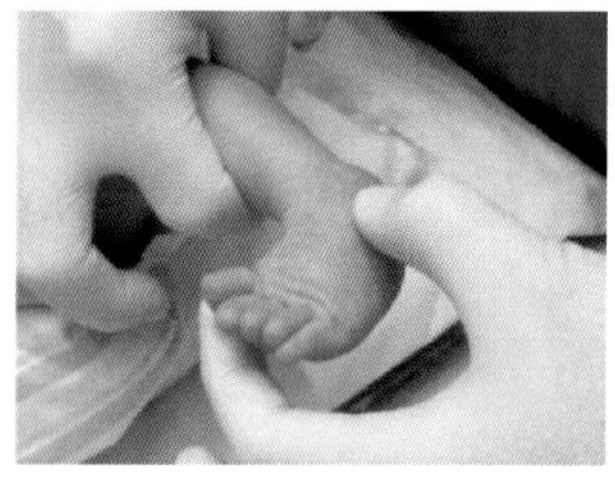
(b)

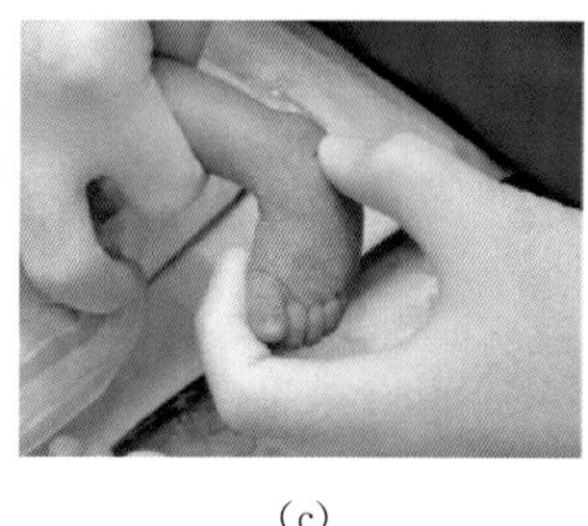
(c)

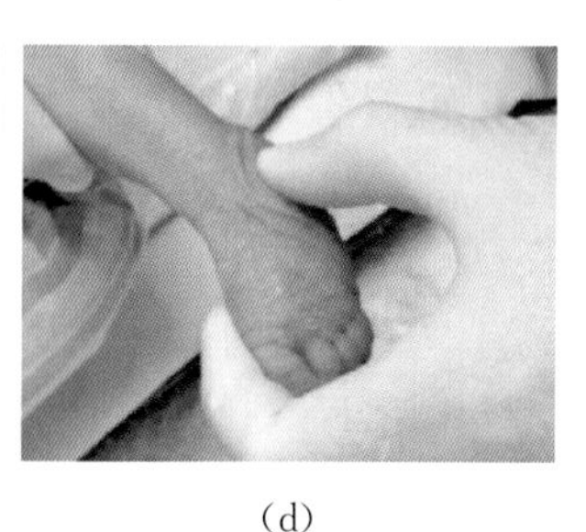
(d)

图 102－15　Ponseti 方法治疗马蹄内翻足具体手法操作过程

(a) 前足旋后矫正高弓畸形　(b) 拇指位于距骨头颈部的外侧　(c) 逐渐外展矫正内收、内翻畸形　(d) 手法完成后的足位置

（3）长腿管型石膏应塑形良好，特别是足底、足跟和内外踝部分，且屈膝 90°位固定。

（4）经皮跟腱切断指征：患足高弓、内翻、内收矫正后，残留跖屈畸形（背屈小于 15°）。

（5）畸形矫正后需立即佩戴带连杆的足外展支具（见图 102－16）。

2）手术治疗

传统的外科手术治疗，包括后内侧松解术和后内外侧松解术等，越来越不作为主要的治疗方式。20 世纪 70 年代，以 Turco 术式为代表的广泛软组织松解术矫正马蹄内翻足畸形的方法开始盛行，20 世纪 80～90 年代，以广泛软组织松解术为特征的治疗模式达到顶峰，并出现多种术式演变。虽然广泛软组织松解术可获得良好的畸形矫正，然而长期随访所显示的相关并发症很多，包括：踝关节及距下关节僵

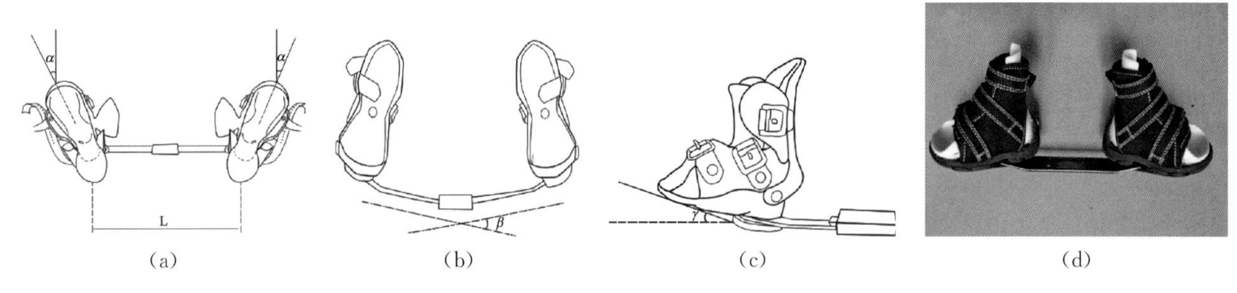

图 102-16 足外展支具基本构型要求

(a) 示患足外展 $\alpha=60°$，正常足外展 $\alpha=30°$，连杆(L)与肩同宽 (b) 示维持双足外翻 $\beta=5\sim10°$ (c) 示背屈 $\gamma\geqslant15°$ (d) 临床常用的足外展支具举例

硬、骨性关节炎、无力、疼痛及残余畸形等。自 20 世纪 90 年代中期以来，随着 Ponseti 方法良好的远期随访结果为人们所认识，该方法逐渐获得广泛接受，近年来已经成为先天性马蹄内翻足治疗的“金标准”，强调早发现、早治疗，在预防由于马蹄内翻足所致残疾方面做出积极贡献。传统手术明显减少，甚至对于传统手术后畸形复发的病例，也可以采用 Ponseti 方法治疗取得良好的疗效。对于大年龄、僵硬的马蹄内翻足畸形，也可以考虑采用 Ilizarov 方法(外固定矫形装置)纠正畸形。无论如何，尽量减少对关节的干扰和对软组织的损伤已经成为当今马蹄内翻足治疗的重要理念。

5. 术后处理原则和并发症防治

Ponseti 方法不仅仅是一项技术，更是一种理念，需要在理解足踝部病理解剖和足跗骨间动态耦合关系的基础上，利用组织(主要指软组织和软骨)对应力作用的再生和重塑反应实施治疗。马蹄内翻足的治疗结果与 Ponseti 方法实施过程中的细节把握密切相关，因此，加强 Ponseti 方法专业人员的培训是临床质量控制的重要课题。目前的研究表明，患儿及家长对支具佩戴的依从性差与畸形复发高度相关，严格遵循支具佩戴方案对预防畸形复发非常重要。支具的依从性是预防畸形复发的关键因素。保证支具的依从性，需要通过家长教育落实家长对支具的重要性有充分的认识。

6. 随访要点与预后

经 Ponseti 方法治疗，患儿可获得能踏平、功能良好、无痛且具有良好的外形及活动度，不需要穿矫形鞋的足。为减少甚至消除由于马蹄内翻足所导致的残疾，应从减少甚至消除延误治疗的病例入手，而要减少甚至消除延误治疗的病例，就需要早发现、早治疗，即在新生儿阶段开始治疗，采用 Ponseti 方法实施治疗。随访的关键在于是否坚持支具佩戴及观察有无复发。

六、思考题

1. 马蹄内翻足的病理解剖及分类有哪些？
2. 实施 Ponseti 方法的要点及注意事项有哪些？
3. 马蹄内翻足畸形复发的原因及处理方式有哪些？

七、推荐阅读文献

1. Staheli L. Clubfoot: Ponseti management [M]. Global Help. 2009;27:1-31.

2. Ponseti I V, Ponseti I. Congenital clubfoot: fundamentals of treatment [M]. Oxford University Press New York, 1996. 1-140.

3. 侯树勋. 骨科学[M]. 北京：人民卫生出版社，2015:1061-1069.

4. 胡蕴玉. 现代骨科基础与临床[M]. 北京：人民卫生出版社，2006:438-460.

（赵 黎）

案例 103
膝内翻和膝外翻

一、病例资料

1. 现病史

患儿，女性，6 岁，因“双下肢 O 型腿外观 3 年，逐渐加重”来诊。

患儿来院前 3 年左右家长无明显诱因发现其站立行走时双膝关节间距与同龄儿相比有增宽，双下肢不能完全并拢，未予重视，未行特殊治疗，三年来，患儿双膝间距逐步增宽，双下肢明显 O 型改变，为寻求诊治来诊。

2. 既往史

G_2P_2，生后体健，按时接种疫苗，生长发育与同龄儿相同。无手术外伤史。否认家族遗传代谢病史，无传染病接触史。药物无过敏。患儿有一哥哥，身体健康，双下肢外观发育正常。

3. 体格检查

T 36.5℃，HR 90 次/min，一般情况可，神志清楚，精神反应佳，呼吸平稳，口唇无青紫；皮肤、巩膜无黄染；无脱水貌；胸廓平坦，三凹征阴性，听诊双肺呼吸音清，未闻及啰音，心音有力，律齐，未闻明显杂音；腹部平软，无压痛，未及包块；四肢无畸形，未见明显脊柱侧弯；肛门生殖器未见异常。专科查体：站立位双膝关节不能并拢，未见明显跛行，双膝外侧轻度向外侧突出，平卧位双下肢等长，双下肢 O 型腿外观，双踝关节并拢膝关节间距 11 cm，双髋、双膝、双踝关节主动被动活动范围正常，活动时无疼痛。

4. 实验室及影像学检查

常规血液学检查及钙、磷、碱性磷酸酶在正常范围。

双下肢 X 线片：膝踝关节平面向内侧倾斜，股骨、胫骨内侧骨皮质增厚，硬化，骨骺、骺板及干骺端表现正常，胫骨中上 1/3 向内成角。

二、诊治经过

1. 治疗方案

双胫骨近端外侧骨骺阻滞术。

2. 治疗经过

(1) 入院后完善术前常规检查及术前准备：术前一日行术前准备。

(2) 术前谈话：术前与家长沟通，告知手术方式、手术风险及术后并发症，并告知术后康复训练。手术为骨骺阻滞术，需通过患儿生长发育逐步矫正畸形，并非一蹴而就。

(3) 手术治疗:双侧胫骨近端外侧骨骺阻滞术。术中注意导针位置及钢板置入位置,同时操作避免损伤骨骺。术后注意伤口护理,可早期离床活动。

3. 随访

术后早期每1.5个月复查一次,后期可3～6个月复查一次,观察骨骺阻滞效果,决定取内固定时间。

三、病例分析

1. 病史特点

(1) 患儿,女性,6岁,因"双下肢O型腿外观3年,逐渐加重"来诊。

(2) 既往史(—)。

(3) 体检阳性发现:站立位双膝关节不能并拢,未见明显跛行,双膝外侧轻度向外侧突出,平卧位双下肢等长,双下肢O型腿外观,双踝关节并拢膝关节间距11 cm,双下肢各关节活动灵活。

(4) 辅助检查:常规血液学检查及钙、磷、碱性磷酸酶在正常范围。双下肢X线:膝踝关节平面向内侧倾斜,股骨、胫骨内侧骨皮质增厚,硬化,骨骺、骺板及干骺端表现正常,胫骨中上1/3向内成角。

2. 诊断及诊断依据

(1) 诊断:膝内翻畸形(双侧,重度)。

(2) 膝内翻畸形(双侧,重度)诊断依据:①双下肢O型腿外观3年,逐渐加重。②站立位双膝关节不能并拢,未见明显跛行,双膝外侧轻度向外侧突出,平卧位双下肢等长,双下肢O型腿外观,双踝关节并拢膝关节间距11 cm,双下肢各关节活动灵活。③血液学检查(—)。④双下肢X线:膝踝关节平面向内侧倾斜,股骨、胫骨内侧骨皮质增厚,硬化,骨骺、骺板及干骺端表现正常,胫骨中上1/3向内成角。

3. 鉴别诊断

膝内翻畸形:区分生理性膝内翻畸形需与下列疾病相鉴别:

(1) 胫内翻畸形(Blount病):儿童下肢病理性膝内翻的常见原因之一,特点为胫骨近端干骺端的内侧骨皮质锐性的向内成角,胫骨近端外侧的骨皮质几乎仍保持平直。胫内翻是近侧干骺端-骨干角通常大于11°。常有阳性家族史。不能自发矫正。

(2) 各种类型的佝偻病:通常代谢性骨病为全身性疾病,结合血液学检查不难确诊,畸形程度可能较重,在内科治疗的同时可以骨科手术干预。

(3) 有外伤或感染造成的骨骺损伤引起的成角畸形。通常有前驱病史,且通常为单侧发病,影像学表现典型,容易鉴别。

(4) 骨发育不良类疾病:干骺端发育不良,软骨发育不良,侏儒症等。临床表现特异,且多有全身表现,易于鉴别。

四、处理方案及基本原则

1. 治疗方案

患儿年龄6岁,仍处于生长发育阶段,矫正下肢成角畸形可以通过骨骺阻滞的防法,对患儿创伤小,随生长发育逐步纠正畸形。目前常采用"8"字钢板骨骺阻滞术。因患儿为膝内翻畸形,"8"字钢板置于胫骨近端外侧骨骺,矫正畸形。术后常规切口护理,患儿可早期下床活动。

2. 依据

目前治疗下肢成角畸形主要采取骨骺阻滞技术,是一种微创的治疗方法,但此项技术的一个先决条件是患儿必须存在 1 年以上的生长潜力，使成角畸形随生长逐步纠正。如果患儿已生长发育成熟则需采用截骨矫形的方法治疗下肢成角畸形。

五、要点与讨论

1. 概述

膝内、外翻(genu varum and genu valgum)畸形在婴幼儿及儿童与青少年当中较为常见，多数是为生理性的下肢发育异常。新生儿存在明显膝内翻，2 岁左右恢复正常轴线，以后又开始逐渐出现外翻成角，至 7 岁逐渐趋向变直，接近成年人水平。大多数膝内翻、膝外翻是发育性改变，少数为婴幼儿期佝偻病所致。病理性膝内、外翻畸形多来自于佝偻病、外伤、炎症、Blount 病、骨骺发育不良或软骨病变等。

2. 病理与分型

生理性膝内外翻畸形通常是下肢力线的改变，骨质本身没有特殊的病变。

关于成角畸形分类需要明确的概念：内翻是指肢体远端部分向内与身体中线成角，外翻是指成角远端肢体远离身体中线。

成角畸形的分度：膝内翻畸形根据膝关节间距的大小、膝外翻畸形根据踝关节间距的大小，通常可分为：轻度，0～5 cm；中度，5～10 cm；重度，大于 10 cm。

3. 检查方法的选择

膝内外翻畸形主要是通过下肢 X 线片进行检查，通常可以拍摄双下肢全长正侧位及负重位下双下肢全长正侧位片，了解成角畸形的程度，是否存在其他骨质病变、骨骺是否早闭等可进行鉴别诊断。对怀疑有各种类型佝偻病的患儿还需进行血液钙、磷、碱性磷酸酶及维生素 D 的检测。

4. 治疗原则和进展

治疗原则：有下列情况者需要手术治疗：单侧发病、严重膝内、外翻(膝间距、踝间距大于 10 cm)畸形，包括佝偻病、外伤、炎症、Blount 病、骨骺发育不良或软骨病变等。

目前常用的治疗方法是："8"字钢板固定术治疗膝内、外翻畸形，通过骺板一侧"8"字钢板固定，可以达到导向生长(guided growth)、矫正畸形的目的。此技术创伤小，随生长发育逐渐达到畸形的矫正。"8"字钢板治疗膝内、外翻畸形要求患儿未发育成熟，至少还有超过 12 个月以上的生长发育潜力。如果患者已经发育成熟，则不适于"8"字板治疗，而应该采用胫骨近端或股骨远端截骨矫形术。截骨矫正时，截骨部位的选择极为重要，膝外翻畸形截骨部位多数位于股骨远端；膝内翻截骨部位多数应在胫骨近端。截骨方法多采用 V 形或楔形截骨术，以恢复下肢正常的力线。

5. 术后处理原则和并发症防治

骨骺阻滞相对截骨矫形手术创伤小、患儿痛苦小，无须进行外固定，术后早期可以下床活动。术后需定期复查 X 线片及定期检查，了解畸形矫正情况和钢板螺钉固定情况，畸形矫正后可行内固定取出。若患儿畸形未完全纠正或有复发，理论上在内固定取出半年左右仍可再次使用骨骺阻滞技术。截骨矫形术创伤相对较大，术后需外固定，存在骨不连、畸形愈合的风险，目前多用于骨骼发育成熟的患儿。

6. 随访要点及预后

畸形不严重的患儿可保守治疗进行观察，每 3～6 个月复查一次。畸形严重进行骨骺阻滞的患儿早期可 1.5 个月复查一次，后期可 3～6 个月复查一次，观察骨骺阻滞效果，并决定取内固定时间。截骨矫形患儿术后 1～1.5 月复查，观察截骨愈合情况，决定去除外固定时间。单纯的膝内外翻患儿经过治疗，预后良好。由内分泌或骨软骨发育不良等基础疾病引起的膝内外翻畸形治疗相对复杂，预后影响因素较多，可能出现预后不佳。

六、思考题

1. 膝内外翻的定义是什么?
2. 膝内外翻的分度包括哪些?
3. 膝内外翻的治疗原则有哪些?

七、推荐阅读文献

1. John A. Herring. Tachdjian's pediatric orthopaedics: from the Texas Scottish Rite Hospital for Children [M]. 5th ed. the United States of America: Elsevier, 2013:713－738.

2. 吉士俊,潘少川,王继孟.小儿骨科学[M].济南:山东科学技术出版社,2001:420－426.

3. 潘少川,王晓东,孙琳.小儿骨科学.骨科核心知识[M].北京:人民卫生出版社,2006:196－200.

(宋　君　马瑞雪)

案例 104
臀肌挛缩症

一、病例资料

1. 现病史

患儿,男性,7 岁,因“发现步态异常 5 年”来诊。

患儿来诊前 5 年,学会行走后,家长逐渐发现其步态与正常儿童不同,行走时“外八字”步态,轻度跳跃状,下蹲时双下肢不能并拢,随年龄增长症状逐渐加重,为寻求诊治来诊。

2. 既往史

足月顺产第一胎,按时接种疫苗,生长发育与同龄儿相同。无手术外伤史。否认家族遗传代谢病史,无传染病接触史。药物无过敏。患儿自幼体弱多病,婴幼儿阶段有反复臀部肌肉注射史。

3. 体格检查

T 36.5℃, HR 90 次/min,一般情况可,神志清楚,精神反应佳,呼吸平稳,口唇无青紫;皮肤、巩膜无黄染;无脱水貌;胸廓平坦,三凹征阴性,听诊双肺呼吸音清,未闻及啰音,心音有力,律齐,未闻明显杂音;腹部平软,无压痛,未及包块;四肢无畸形,未见明显脊柱侧弯;肛门生殖器未见异常。专科查体:体态偏瘦,行走时双下肢呈外展外旋状,为“外八字”步态;站立式双下肢外旋,不能完全靠拢,双侧臀部尖削,为“尖臀”外观;坐位时双下肢“二郎腿试验”阳性;下蹲时双下肢“划圈征”阳性;平卧位双下肢等长,被动屈髋时双侧“弹跳征”阳性;双侧“交腿试验”阳性。双侧臀部触及硬性索条。无明显压痛。

4. 实验室及影像学检查

血液学检查(一)。

骨盆正位片:骨质无异常改变,双侧颈干角略偏大。

二、诊治经过

1. 治疗方案

手术治疗,双侧臀肌松解术。

2. 治疗经过

(1) 入院完善术前常规检查及术前准备。

(2) 术前谈话:术前与家长沟通,告知手术方式、手术风险及术后并发症,并告知术后康复训练。

(3) 手术治疗:术式采用双侧臀肌松解术。术中彻底松解臀肌挛缩的束带是治疗本病的根本方法。非手术治疗无效。双侧手术可同时进行,仰卧位麻醉后,手术体位改为侧卧位,松解挛缩组织后术中即检查屈髋、内收、内旋及交腿试验，如松解不彻底需继续松解紧张组织，直至效果满意为止。一侧手术结束可临时加压包扎。改变体位进行对侧手术。切口内可留置负压引流管，术后1～2天拔除，换药。术后可将双膝关节并拢束缚，术后3天可开始下床进行功能锻炼。

3. 随访

早期随访注意切口愈合情况，并指导功能锻炼。正规功能锻炼后预后较好。

三、病例分析

1. 病史特点

(1) 患儿，男性，7岁，因"发现步态异常5年"来诊。

(2) 既往史中患儿自幼体弱多病，婴幼儿阶段有反复臀部肌肉注射史。

(3) 体检阳性发现：体态偏瘦，行走时双下肢呈外展外旋状，为"外八字"步态；站立式双下肢外旋，不能完全靠拢，双侧臀部尖削，为"尖臀"外观；坐位时双下肢"二郎腿试验"阳性；下蹲时双下肢"划圈征"阳性；平卧位双下肢等长，被动屈髋时双侧"弹跳征"阳性；双侧"交腿试验"阳性。双侧臀部触及硬性索条。无明显压痛。

(4) 辅助检查：血液学检查(－)，骨盆正位片：骨质无异常改变，双侧颈干角略偏大。

2. 诊断及诊断依据

(1) 诊断：臀肌挛缩症(双侧)。

(2) 臀肌挛缩症(双侧)诊断依据：①患儿婴幼儿阶段有反复臀部肌肉注射史。②随年龄增长出现步态异常，查体可见体态偏瘦，行走时双下肢呈外展外旋状，为"外八字"步态；站立式双下肢外旋，不能完全靠拢，双侧臀部尖削，为"尖臀"外观；坐位时双下肢"二郎腿试验"阳性；下蹲时双下肢"划圈征"阳性；平卧位双下肢等长，被动屈髋时双侧"弹跳征"阳性；双侧"交腿试验"阳性。双侧臀部触及硬性索条。无明显压痛。均属典型的臀肌挛缩症体征。③骨盆正位片：骨质无异常改变，双侧颈干角略偏大。

3. 鉴别诊断

双侧诊断多无困难，单侧者须与股骨头坏死、暂时性滑膜炎等引起的步态异常相鉴别。

四、处理方案及基本原则

1. 治疗方案

结合患儿病史、体检，诊断明确，有手术指征。行双侧臀肌松解术。双侧可一次手术完成。术中需彻底松解挛缩的组织，同时进行屈髋、内收、内旋及交腿试验，直至达到理想效果。切口内可留置负压引流管，术后1～2天拔除，换药。术后可将双膝关节并拢束缚，术后3天可开始下床进行功能锻炼。

2. 依据

手术治疗是臀肌挛缩症唯一的治疗方案，保守治疗无效。因臀部肌肉注射后出现纤维化改变，术中必须松解彻底，术后配合功能锻炼，预后良好。

五、要点与讨论

1. 概述

臀肌挛缩(gluteal muscle contracture)是由多种原因引起的臀肌及其筋膜的变性、挛缩，进而引起髋关节功能障碍，表现出特有步态和体征的临床综合征。

确切的病因尚不完全清楚。常见的病因包括：

（1）肌肉注射因素，主要的病因学说。

（2）儿童易感因素。

（3）其他：有报道与遗传因素、免疫功能异常及发育性髋关节脱位蛙式位固定后、臀肌筋膜室综合征后出现臀肌挛缩症有关。

2. 病理与分型

在臀大肌、臀中肌、严重者臀小肌等部分肌肉组织发生纤维瘢痕化。累及范围大小不等，小者呈束条，范围大的呈片状瘢痕化。挛缩方向与臀肌纤维走向一致。组织学观察为肌纤维变性，纤维瘢痕化。

3. 检查方法的选择

X线骨盆正位片：CE角减小，颈干角增大，髋臼对于股骨头的覆盖下降。MRI检查有助于客观指标的诊断。

4. 治疗原则和进展

手术松解挛缩的组织是有效的治疗方法。臀肌挛缩一经确诊应及时手术，保守治疗无效。手术时应注意，切口不能过小，能达到清楚暴露臀中、小肌止点、梨状肌和后关节囊等结构，操作方便；术中同时检查屈髋、内收、内旋及交腿试验，术中松解要彻底，止血应细致；并保护好坐骨神经；术后应留置引流。

5. 术后处理原则和并发症预防

一般不需外固定，根据引流量1～2天拔除引流管，术后可将双膝关节并拢束缚，术后3天可开始下床进行功能锻炼。一般均可获得满意结果。术后需注意切口感染、血肿形成、切口裂开等并发症，术中止血要彻底，同时放置引流管引流渗出血液。定期换药，年龄稍小儿童注意避免切口的粪便污染。因患儿术后需进行功能锻炼，切口张力较高，术中可采用稍粗的缝线并进行结节缝合，适当延长拆线时间，防止切口裂开。

6. 随访要点及预后

臀肌挛缩症术后早期复查主要观察切口愈合情况，并指导早期功能锻炼。尽量避免发生臀肌挛缩症的病因，手术治疗后预后良好。

六、思考题

1. 臀肌挛缩症的术后可能并发症有哪些？
2. 臀肌挛缩症的病理特点有哪些？
3. 臀肌挛缩症手术方式及术中注意事项有哪些？

七、推荐阅读文献

1. 吉士俊，潘少川，王继孟. 小儿骨科学[M]. 济南：山东科学技术出版社，2001：377－380.
2. 蔡威，孙宁，魏光辉. 小儿外科学（第5版）[M]. 北京：人民卫生出版社，2014. 501－502.
3. 胥少汀，葛宝丰，徐印坎. 实用骨科学（第3版）[M]. 北京：人民军医出版社，2010. 1838－1839.

（宋　君　马瑞雪）

案例 105
腘窝囊肿

一、病例资料

1. 现病史

患儿，男，4 岁。因“发现右侧腘窝处包块 5 天”来诊。

患儿来诊前 5 天家长给患儿洗澡时发现右腘窝处包块，患儿无明显自觉症状，运动无影响，为寻求诊治来我院门诊。

2. 既往史

足月顺产第一胎，生后体健，按时接种疫苗，生长发育与同龄儿相同。无手术外伤史。否认家族遗传代谢病史，无传染病接触史。药物无过敏。

3. 体格检查

T 36.5℃，HR 90 次/min，一般情况可，神志清楚，精神反应佳，呼吸平稳，口唇无青紫；皮肤、巩膜无黄染；无脱水貌；胸廓平坦，三凹征阴性，听诊双肺呼吸音清，未闻及啰音，心音有力，律齐，未闻明显杂音；腹部平软，无压痛，未及包块；四肢无畸形，未见明显脊柱侧弯；肛门生殖器未见异常。专科查体：行走自如未见跛行，双下肢外观未见畸形，站立伸膝位右侧腘窝处可见偏内侧局部隆起，表面皮肤正常，无红肿，未见静脉显露，触诊肿物直径约 3 cm，边界尚清，鼻样硬，局部压痛(－)，伸膝时肿物明显，屈膝时肿物触诊不清。右膝关节屈伸活动无受限，活动时无疼痛。左下肢查体(－)。

4. 实验室及影像学检查

血液学检查(－)。

超声检查：右腘窝处囊性肿物，有包膜，边界清，约有 3 cm×3 cm，未及明显血流信号。

二、诊治经过

1. 治疗方案

良性病变，有自愈倾向，可暂时观察。

2. 治疗经过

腘窝囊肿为良性，有自愈性，告知患儿和家长目前发现时间较短，囊肿不大且无症状，可以暂时观察，无须治疗。若囊肿增大引起疼痛等症状，才考虑手术。

3. 随访

腘窝囊肿患儿可 3～6 月随访一次，观察局部包块是否增大，是否出现疼痛等局部症状，决定进一步治疗方案。

三、病例分析

1. 病史特点

(1) 患儿,男,4 岁。因“发现右侧腘窝处包块 5 天”来诊。

(2) 既往史(一)。

(3) 体检阳性发现:站立伸膝位右侧腘窝处可见偏内侧局部隆起,表面皮肤正常,无红肿,未见静脉显露,触诊肿物直径约 3 cm,边界尚清,鼻样硬,局部压痛(一),伸膝时肿物明显,屈膝时肿物触诊不清。

(4) 辅助检查:超声检查:右腘窝处囊性肿物,有包膜,边界清,约有 3 cm×3 cm,未及明显血流信号。

2. 诊断及诊断依据

(1) 诊断:腘窝囊肿(右)。

(2) 腘窝囊肿(右)诊断依据:①发现右侧腘窝处包块 5 天。②无跛行,站立伸膝位右侧腘窝处可见偏内侧局部隆起,表面皮肤正常,无红肿,未见静脉显露,触诊肿物直径约 3 cm,边界尚清,鼻样硬,局部压痛(一),伸膝时肿物明显,屈膝时肿物触诊不清。③超声检查:右腘窝处囊性肿物,有包膜,边界清,约有 3 cm×3 cm,未及明显血流信号。

3. 鉴别诊断

腘窝囊肿需于膝关节后方脂肪瘤、血管瘤、血管畸形、软组织感染或局部肿瘤相鉴别。鉴别诊断可以通过患儿病史查体及 X 线、超声或 MRI 完成。

四、处理方案及基本原则

1. 治疗方案

腘窝囊肿大部分仅需观察保守,一般不需手术治疗。注意观察是否有增大及局部症状。

2. 依据

腘窝囊肿属膝关节周围的良性病变,可自愈,诊断可行穿刺证实,但穿刺并非治疗手段,穿刺后往往囊肿还会复发,一般数年后自愈。除有症状的引起疼痛的囊肿,一般不需手术切除,切除后也有复发的风险。

五、要点与讨论

1. 概述

腘窝囊肿也称 Baker 囊肿,是腘窝内滑液囊肿的总称。发生在儿童的腘窝囊肿与成人不同,多不与关节相通,也与关节内缺陷无关。

2. 病理与分型

大体病理改变分为三型:

(1) 纤维型:常为分叶状,厚约 1～2 mm,囊壁界限清楚而坚实,内壁光滑而发亮。

(2) 绒毛型:壁厚 2～5 mm,囊壁界限不清,内壁不光滑有绒毛形成。

(3) 纤维素性渗出型:壁厚增至 10 mm,内壁粗糙,附有纤维素渗出物。显微镜下可分为四类:①纤维囊肿,壁厚 1～2 mm,含有大量透明纤维组织,内壁衬以内皮细胞,可见圆形米粒体,很少见到炎性反应;②滑膜囊肿,囊壁纤维成分少,含有孤立的岛状透明蛋白,而很少见到软骨和骨组织;③炎性囊肿,囊壁为纤维组织,有炎性细胞浸润,内壁覆盖纤维素性渗出物,可找到小块软骨组织;④移行囊肿,介于纤维型和滑膜型之间,囊壁可见到巨细胞、泡沫细胞和含铁血黄素。

3. 检查方法的选择

超声检查可以很好地显示囊肿,一般无需行 MRI 检查。

4. 治疗原则和进展

腘窝囊肿大部分仅需观察保守,一般不需手术治疗。注意观察是否有增大及局部症状。可向患儿家长解释病情。腘窝囊肿为良性病变,有自愈倾向,一般需数年。可通过穿刺确诊,但易复发,除局部增大明显伴有疼痛等其他症状外,一般不需手术治疗。手术切除后仍有复发的风险。

5. 术后处理原则和并发症防治

需要手术的患儿仅占全部腘窝囊肿患儿的很小部分。术后通常可以短期加以制动,床上功能锻炼,2 周后正常活动。常见并发症为局部复发,手术中需结扎或缝扎囊肿根部,并将囊肿切除彻底。

6. 随访要点及预后

腘窝囊肿随访主要观察局部包块的大小和是否出现疼痛症状。因其有自愈性,通常无需手术,可自行消退,预后良好,手术治疗患儿有复发的风险。

六、思考题

1. 腘窝囊肿的临床检查方法有哪些?
2. 腘窝囊肿的病理分型有哪些?
3. 腘窝囊肿的治疗原则是什么?

七、推荐阅读文献

1. 吉士俊,潘少川,王继孟.小儿骨科学[M].济南:山东科学技术出版社,2001:399-401.
2. 潘少川.实用小儿骨科学(第 2 版)[M].北京:人民卫生出版社,2007:153.

（宋　君　马瑞雪）

案例 106
多指(趾)畸形

一、病例资料

1. 现病史

患儿,男,1 岁,因“发现右手拇指桡侧多指畸形生后至今”来诊。

患儿出生后家长即发现其右手拇指桡侧多指,曾就诊因年龄过小未行手术治疗,现患儿 1 岁,为寻求诊治再次来诊。

2. 既往史

足月顺产第二胎,生后体健,按时接种疫苗,生长发育与同龄儿相同。无手术外伤史。否认家族遗传代谢病史,无传染病接触史。药物无过敏。患儿有一姐姐,体健。

3. 体格检查

T 36.5℃, HR 80 次/min,一般情况可,神志清楚,精神反应佳,呼吸平稳,口唇无青紫;皮肤、巩膜无黄染;无脱水貌;胸廓对称,三凹征阴性,听诊双肺呼吸音清,未闻及啰音,心音有力,律齐,未闻明显杂音;腹部平软,无压痛,未及包块;四肢无畸形;肛门生殖器未见异常。专科查体:患儿双手发育基本成对称,右手拇指桡侧可见一多指,有指甲,多指基底部位于拇指掌指关节水平;主指有轻度尺偏,指间关节活动较对侧轻度受限;多指无明显自主活动,右手其余各指发育良好,活动良好。

4. 实验室及影像学检查

血液学检查(一)。

X 线检查:(双手拇指正侧位)右手拇指桡侧可见多余两节指骨,第一掌骨远端增粗。右手拇指多指畸形。左手拇指 X 线正常。

二、诊治经过

1. 治疗方案

手术治疗,进行多指切除,掌指关节成形术。

2. 治疗经过

(1) 入院后完善各项术前检查,无手术禁忌,术前一天行术前准备。

(2) 术前谈话:术前与家长沟通,告知手术方式、手术风险及术后并发症,并告知术后康复训练。

(3) 手术当天:患儿在联合麻醉下行右拇指多指切除,掌指关节成形术。结合术前 X 线片。患儿多指基底部与第一掌骨形成关节,手术中多指切除同时需修整第一掌骨远端关节面,并行掌指关节成形术。术后常规伤口护理,定期换药,术后2天可出院,于门诊定期复查。

3. 随访

早期随访主要观察切口愈合情况,指导关节功能锻炼。术后半年至一年,观察是否出现拇指的偏斜畸形,若有骨性畸形,患儿年龄稍长后可择期行截骨术治疗纠正。

三、病例分析

1. 病史特点

(1) 患儿,男,1岁,因“发现右手拇指桡侧多指畸形生后至今”来诊。

(2) 既往史(—)。

(3) 体检阳性发现:右手拇指桡侧可见一多指,有指甲,多指基底部位于拇指掌指关节水平;主指有轻度尺偏,指间关节活动较对侧轻度受限;多指无明显自主活动。

(4) 辅助检查:X线检查(双手拇指正侧位)右手拇指桡侧可见多余两节指骨,第一掌骨远端增粗。右手拇指多指畸形。左手拇指X线正常。

2. 诊断及诊断依据

(1) 诊断:多指(右拇指,Ⅳ型)。

(2) 多指(右拇指,桡侧,Ⅳ型)诊断依据:①患儿因右拇多指来诊。②右手拇指桡侧可见一多指,有指甲,多指基底部位于拇指掌指关节水平;主指有轻度尺偏,指间关节活动较对侧轻度受限;多指无明显自主活动。③X线检查:右手拇指桡侧可见多余两节指骨,第一掌骨远端增粗。右手拇指多指畸形。

3. 鉴别诊断

单纯多指诊断明确。

在临床工作中诊断时需注意综合征型多指的其他合并畸形表现:血液系统疾病(fanconi贫血,TAR综合征);先天性心脏病(holt-oram综合征);颅面畸形(nager综合征);先天性脊柱侧凸(VATER,Goldenhar综合征;Klippel-Feil综合征)等。以免造成漏诊。

四、处理方案及基本原则

1. 治疗方案

患儿目前年龄1岁,多指类型为Ⅳ型,为适合手术的年龄。可行多指切除掌指关节成形术,术中多指切除同时修整第一掌骨远端关节面,使之与主指相适应,同时适当紧缩掌指关节桡侧关节囊,纠正主指的尺偏畸形。术后伤口常规护理,2周后拆线。

2. 依据

多指手术的手术方案和手术时间的选择是根据多指的类型决定的,除简单的皮赘样多指手术年龄可以适当提前至一岁以内,一般手术年龄选择在1~1.5岁左右,对于复杂的多指和需要做截骨矫形的多指年龄可选择在学龄前。

五、要点与讨论

1. 概述

多指畸形(polydactyly)是最多见的先天性手畸形,表现为一个或多个指全部或部分的重复性,许多综合征中也伴有多指。拇指发病率占总数的90%,其次是小指多指,而中间指多指少见。一般认为由环境因素和遗传因素综合所致。

2. 病理与分型

多指分为综合征型和非综合征型;还可按受累指发生的位置将非综合征型分为轴前多指(桡侧)和轴后多指(尺侧)两大类。

轴前多指按 Wassel 法分为七型:Ⅰ型,末节指骨分叉型;Ⅱ型,末节指骨复指型;Ⅲ型,近节指骨分叉型;Ⅳ型,近节指骨复指型;Ⅴ型,掌骨分叉型;Ⅵ型,掌骨复指型;Ⅶ型,三节指骨型。如图 106-1 所示。

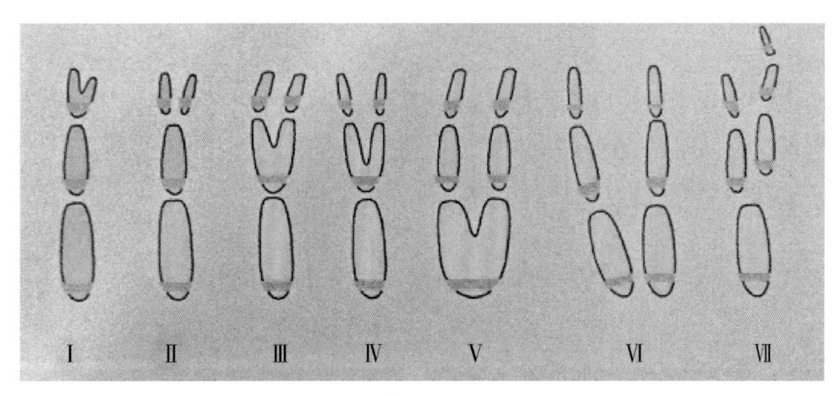

图 106-1 轴前多指的 Wassel 法分型

3. 检查方法的选择

多指可通过 X 线检查了解骨骼畸形情况,确定手术方案。

4. 治疗原则和进展

绝大部分多指需手术治疗。需根据多指的外形、位置、结构及与正常手指的关系,结合术前 X 线片,进行全面考虑,决定多指切除的部位和手术方式。赘生拇指可以生后早期手术,恢复手的外形。对于拇指近节指骨型或掌骨型多指,手术应选择在 12～18 个月后进行。

多指根据不同分型的手术要点:

(1) Wassel Ⅰ型和Ⅱ型多指:轻度的畸形不需要治疗。不对称的畸形切除较小的拇指,转移侧副韧带,将伸肌至于保留拇指的中央。对称性重复拇指治疗较困难,可以楔形切除两拇指中央部分的指骨和指甲,将剩余部分合拢缝合。

(2) Wassel Ⅲ型和Ⅳ拇指:保留优势拇指,切除较小拇指。两只大小相同则保留尺侧拇指及尺侧副韧带利于对捏。Ⅳ型要常规检查掌骨头关节面,与切除拇指对应的关节面需要切除。如果进行了韧带重建可用克氏针固定。

(3) Wassel Ⅴ型和Ⅵ多指:治疗原则与上述相同,但要注重手内在肌的重建及虎口的重建。

(4) 三节拇指畸形:三节拇指的治疗可分为若干部分,最终治疗有赖于三节拇指的分型及是否合并其他异常。其治疗方面包括:手指长度和角度,多余的指间关节,拇食指间的虎口间隙情况及拇指是否有对掌功能。手指长度和角度:导致手指偏斜的小中间骨需要手术切除,并进行韧带重建。最好在 1 岁时进行。多余指间关节:不能单纯切除多余的较大的楔形骨,易导致关节不稳,需截短异常指骨并切除一侧多余的关节。虎口间隙:与拇指发育不良的虎口间隙手术方法相同。拇指对掌功能:可行屈指浅肌和小指对掌肌重建拇指对掌功能。

5. 术后处理原则和并发症防治

处理原则:手术根据术中情况进行局部整形,必要时克氏针固定,术后需注意针道护理和石膏护理。保持切口清洁干燥,术后定期换药;切口愈合后进行功能锻炼。

并发症防治:

(1) 重建拇指小于正常拇指:因多指往往发育纤细,较正常侧发育差,手术中可向保留的拇指转移足够的指腹组织。

(2) 关节成角畸形、关节不稳定、肌腱活动不平衡:仔细考虑导致这些异常的原因,治疗时需恢复关节面间的平行状态,重建关节稳定性,以及恢复肌腱的正常力线。

(3) 瘢痕挛缩:术中注意设计切口,防止线性瘢痕的形成。

(4) 关节活动障碍和持续不稳定:可行肌腱松解,必要时进行韧带重建或关节融合。

(5) 术后掌指关节增大:常由于Ⅳ型多指切除中未切除足够的关节面所致;再次手术切开关节囊,切除多余的关节面可改善,术中注意保护侧副韧带并重新缝合。

6. 随访要点和预后

多指术后早期随访主要观察切口愈合情况,并指导功能锻炼,后期观察是否出现拇指的偏斜畸形,必要时需以手术矫形。多指是最常见的先天性手部畸形。根据外观,诊断明确。但治疗方案需依据多指的分型和临床表现并结合影像学资料综合考虑,制定个性化的手术方案,以达到良好的治疗效果。

六、思考题

1. 多指畸形的 Wassel 分型包括哪些?
2. 多指畸形的手术原则和手术要点有哪些?
3. 多指畸形的常见并发症有哪些?

七、推荐阅读文献

1. John A. Herring. Tachdjian's pediatric orthopaedics: from the Texas Scottish Rite Hospital for Children [M]. 5th ed. the United States of America: Elsevier, 2013:413 - 423.

2. 田光磊,蒋协元,陈山林.格林手外科手术学(第 6 版)[M].北京:人民军医出版社,2012:1281 - 1294.

3. Peter M. Waters, Donald S. Bae. Pediatric Hand and Upper Limb Surgery: A Practical Guild [M]. Philadelphia: LWW, 26 - 49.

(宋 君 马瑞雪)

案例 107

并指(趾)畸形

一、病例资料

1. 现病史

患儿,男,2 岁,因"发现右手中环指间皮肤相连生后至今"来诊。

患儿出生后家长即发现其右手中环指间皮肤相连,中环指呈并指畸形,生后未行特殊治疗,今为寻求治疗来诊。

2. 既往史

足月顺产第一胎,生后体健,按时接种疫苗,生长发育与同龄儿相同。无手术外伤史。否认家族遗传代谢病史,无传染病接触史。药物无过敏。

3. 体格检查

T 36.5℃, HR 75 次/min,一般情况可,神志清楚,精神反应佳,呼吸平稳,口唇无青紫;皮肤、巩膜无黄染;无脱水貌;胸廓对称,三凹征阴性,听诊双肺呼吸音清,未闻及啰音,心音有力,律齐,未闻明显杂音;腹部平软,无压痛,未及包块;四肢无畸形;肛门生殖器未见异常。专科查体:双手发育基本对称,右手中环指间有软组织相连,右手各指无明显屈曲及成角畸形。中环指屈伸活动范围正常,无活动受限,各手指血运良好。

4. 实验室及影像学检查

血液学检查(一)。

X 线检查:右手各指骨发育正常,关节对位正常,中环指间有软组织影。

二、诊治经过

1. 治疗方案

手术治疗,进行并指分离整形植皮术。

2. 治疗经过

(1) 入院后完善各项术前检查,无手术禁忌,术前一天行术前准备。

(2) 术前谈话:术前与家长沟通,告知手术方式、手术风险及术后并发症,并告知术后康复训练。

(3) 手术当天:患儿在联合麻醉下行右手中环指并指分离,自体取皮植皮术。术中设计并指分离切口,避免跨关节的线性瘢痕,皮肤缺损区可行下腹部或腹股沟区自体取皮、游离植皮术。植皮后可根据术者手术习惯进行打包加压包扎或单纯加压包扎。术后 2 周左右拆除打包缝线。

3. 随访

术后2周随访进行打包切口拆线，观察植皮成活情况。长期随访观察是否有瘢痕形成及瘢痕挛缩发生。

三、病例分析

1. 病史特点

(1) 患儿，男，2岁，因"发现右手中环指间皮肤相连生后至今"来诊。

(2) 既往史(一)。

(3) 体检阳性发现：双手发育基本对称，右手中环指间有软组织相连，右手各指无明显屈曲及成角畸形。中环指屈伸活动范围正常，无活动受限，各手指血运良好。

(4) 辅助检查：X线检查：右手各指骨发育正常，关节对位正常，中环指间有软组织影。

2. 诊断及诊断依据

(1) 诊断：并指畸形(右，中环指，皮肤并指)。

(2) 并指畸形(右，中环指，皮肤并指)诊断依据：①发现右手中环指间皮肤相连生后至今。②双手发育基本对称，右手中环指间有软组织相连，右手各指无明显屈曲及成角畸形。中环指屈伸活动范围正常，无活动受限，各手指血运良好。③ X线检查：右手各指骨发育正常，关节对位正常，中环指间有软组织影。

3. 鉴别诊断

无论是单纯并指还是复合并指，根据外观及X线并指均可明确诊断。

需注意鉴别几种特殊类型的并指：

(1) 交叉并指：是束带综合征的一个重要特征，在手指并联部位的近端常有缝隙。

(2) Apert综合征：双侧冠状颅缝早闭，中面部发育不良，严重的手足并指(趾)畸形。

(3) 短指并指：可以散发也可为Poland综合征的临床表现之一。

(4) Poland综合征：胸大肌肋骨头发育不良，示、中、环指短指，手发育短小，手指并指。

(5) 营养不良性大疱表皮松解症：此症形成的并指非先天性并指，而是由于发疱性病变引起的鳞状上皮瘢痕化的后果。

四、处理方案及基本原则

1. 治疗方法

患儿现已2岁，且通过查体确定并指为单纯性皮肤并指，可行手术治疗。手术采用右手中环指并指分离，自体取皮植皮术。术中设计并指分离切口，避免跨关节的线性瘢痕，皮肤缺损区可行下腹部或腹股沟区自体取皮、游离植皮术。

2. 依据

并指畸形的手术方案及手术时间的确定也与患儿年龄及并指的类型有关。目前接受的治疗方案是生后18月左右进行手术，若手指远端有骨性连接在生后生长过程中出现偏斜畸形可适当提早手术时间。

五、要点与讨论

1. 概述

并指畸形(syndactyly)是常见的手部先天性畸形之一，是人群中较常见的遗传缺陷，大多数为常染色体显性遗传。先天性并指是指相邻手指的软组织或骨(或这两者同时存在)发生的病理性融合。通常是由正常手指分化和指蹼间隙形成不良引起。在正常的发育过程中,手指是由胚胎上肢的桨状手板末梢的中胚层细胞定向聚集发育而来。手指间的间隙通过由远到近最终达正常指蹼的可调控的细胞凋亡过程形成。胚胎第四周时上肢肢芽的末端开始出现手指轮廓,第 8 周时手指分化完成,在 7～8 周时,胚胎如发生局部凋亡停滞(掌板分化障碍所致),就会出现并指畸形。

2. 病理与分型

病变手指可以合并指甲、指神经血管束、骨骼和肌腱系统的异常。并联手指的皮肤往往不足以覆盖每一个独立的手指。深部异常的深筋膜包括一层连续、增厚的指侧方筋膜,从正常指蹼位置延续至手指并联部分全长。

根据并指涉及手指的范围分为部分并指和完全型并指。

根据并指病变涉及的组织结构:如果只涉及软组织,称为简单型并指;如果伴有指骨间融合称为复合并指。

并指以中指和环指两者之间最为常见。

3. 检查方法的选择

通过临床表现诊断并指往往不难,但术前需了解骨骼是否有畸形或骨骼畸形的情况,需术前拍摄手部 X 线片了解骨骼情况。

4. 治疗原则和进展

1) 治疗原则

生后 18 月手术效果较为理想,若骨性偏斜及畸形进行性加重,可提早进行手术。学龄前完成所有外科治疗。多发并指需分次手术,每次手术只能在同一手指的一侧进行分离。分次手术一般至少间隔 3 月。

2) 手术要点

(1) 指蹼重建:并指基底部双等腰三角形皮瓣或矩形皮瓣。

(2) 并指分离和皮肤覆盖:锯齿状皮肤切口,三角形皮瓣覆盖关节部位,缝合后的皮肤缺损需全厚皮瓣覆盖。

(3) 甲襞的处理:完全性并指尤其是远节指骨融合时需重建甲襞。需切取指腹处的皮瓣和皮下组织瓣分别覆盖外露的指骨,皮下组织瓣上再行游离植皮。

简单型并指预后良好,复杂性并指治疗效果取决于术前的畸形情况,特殊类型并指除需手部手术外,常需配合其他整形手术。

5. 术后处理原则和并发症防治

(1) 手术植皮处根据术者个人习惯可行打包加压包扎或单纯加压包扎,打包加压伤口一般术后 2 周拆线打包缝线,观察植皮成活情况。术后患肢可石膏固定。

(2) 并发症防治。①早期并发症:血运障碍、感染、伤口裂开及移植物坏死。术中注意切口缝合时张力,无菌操作,术中止血确切,防止植皮下方渗出等。②晚期并发症:指蹼瘢痕挛缩、关节屈曲畸形、甲畸形等。需再次进行瘢痕松解、重新植皮或 Z 字延长。

6. 随访要点和预后

早期随访主要观察植皮成活情况。切口完全愈合后需随访是否出现指蹼增生、瘢痕增生或瘢痕挛缩、关节畸形、指甲畸形。必要时予以再次手术治疗。并指畸形的预后主要与并指的类型,手术方案的选择有关。单纯性并指的预后较好。

六、思考题

1. 并指畸形的分类原则及类型有哪些?

2. 并指畸形手术时机的选择和手术要点有哪些？

3. 并指畸形术后早期和晚期并发症有哪些？

七、推荐阅读文献

1. John A. Herring. Tachdjian's pediatric orthopaedics: from the Texas Scottish Rite Hospital for Children [M]. 5th ed. the United States of America: Elsevier, 2013:423 - 437.

2. 田光磊，蒋协元，陈山林. 格林手外科手术学(第 6 版)[M]. 北京：人民军医出版社，2012:1203 - 1216.

3. Peter M. Waters, Donald S. Bae. Pediatric Hand and Upper Limb Surgery: A Practical Guild [M]. Philadelphia: LWW, 12 - 25.

小贴士：足部的多趾畸形，无论多趾位于足的内侧还是外侧，常引起足部的增宽影响穿鞋或产生摩擦，通常需要手术治疗，进行多趾切除，恢复足部的正常宽度。单纯的足部的并趾畸形相对少见，通常为多趾合并并趾，尤以小趾侧多见，因足部特殊的组织结构，临床经验并趾分离后出现瘢痕增生及挛缩的风险较大，故多仅进行多趾切除，不建议单纯小趾侧并趾的并趾分离植皮复杂手术。若并趾出现在足踇趾侧，可考虑并趾分离手术，以免影响足踇趾侧的功能。

（宋　君　马瑞雪）

案例 108

肢体不等长

一、病例资料

1. 现病史

患儿，男性，8 岁，因“外伤致右膝部骨折后 4 年，发现双下肢不等长 2 年”来诊。

患儿来诊前 4 年，遭遇车祸伤致右膝周围多发骨折，于当地医院就诊，保守治疗石膏固定后“痊愈”，患儿逐步恢复活动，随患儿生长，近两年患儿家长发现患儿出现跛行，逐渐加重，当地医院检查发现双下肢不等长，差距约 3 cm，为寻求诊治来诊。

2. 既往史

足月顺产第一胎，生后体健，按时接种疫苗，生长发育与同龄儿相同。无手术史。否认家族遗传代谢病史，无传染病接触史。药物无过敏。患儿四岁时遭遇车祸，致右膝多发骨折，于当地医院保守治疗。

3. 体格检查

T 36.5℃，HR 80 次/min，一般情况可，神志清楚，精神反应佳，呼吸平稳，口唇无青紫；皮肤、巩膜无黄染；无脱水貌；胸廓对称，三凹征阴性，听诊双肺呼吸音清，未闻及啰音，心音有力，律齐，未闻明显杂音；腹部平软，无压痛，未及包块；双上肢发育对称，未见外观畸形，双下肢检查详见专科检查；肛门生殖器未见异常。专科查体：站立位骨盆轻度向右倾斜，右下肢跛行，平卧位右下肢未见明显增粗、纤细及静脉显露，左下肢外观正常，双足发育对称、等大；双下肢未触及包块及压痛；左膝关节、双髋关节主动、被动活动范围正常，右膝关节伸直良好，屈曲约 100°；右下肢较左侧短缩 4 cm，下肢真性长度测量：右股骨较左股骨短缩 3.5 cm，右胫骨较左侧胫骨短缩 0.5 cm；双下肢血运良好、足趾活动良好，双下肢腱反射正常。

4. 实验室及影像学检查

血液学检查(一)。

X 线检查：(双下肢全长正侧位 X 线片：包括骨盆至足部)右股骨远端可见形态异常，考虑外伤后改变，右股骨远端骺板形态不规则，骺板宽度变窄，右股骨较左股骨短缩 3.5 cm；双下肢未见明显骨质异常。关节对位良好。

CT：(右膝关节 CT＋三维重建)：右股骨远端骺板形态失常，中央部分已闭合。

二、诊治经过

1. 治疗方案

手术治疗：长侧肢体的骨骺阻滞术。

2. 治疗经过

(1) 入院后结合患儿病史明确诊断,确定患儿双下肢不等长的原因,结合患儿右膝外伤骨折病史及影像学资料,考虑为外伤引起右股骨远端骨骺损伤导致右股骨远端骨骺早闭,是引起右下肢短缩的原因。术前常规相关检查,并制订手术方案。

(2) 术前谈话:术前与家长沟通,告知手术方式、手术风险及术后并发症,并告知术后康复训练。患儿为骨骺损伤所致肢体不等长,损伤处生长潜力消失,此次手术后随患儿生长,仍有再发不等长的可能,患儿可能面临多次手术。家长需了解病情。

(3) 手术治疗:患儿行左股骨远端双侧"8"字钢板骨骺阻滞术。手术目的是减缓左股骨远端肢体的生长速度,使肢体逐步达到等长,恢复骨盆平衡。

3. 随访

术后常规切口护理,患儿疼痛减轻后可早期下床活动,定期门诊复查。复查频率一般3～6月一次。了解肢体不等长的恢复情况。

三、病例分析

1. 病史特点

(1) 患儿,男性,8岁,因"外伤致右膝部骨折后4年,发现双下肢不等长2年"来诊。

(2) 患儿四岁时遭遇车祸,致右膝多发骨折,于当地医院保守治疗。

(3) 体检阳性发现:站立位骨盆轻度向右倾斜,右下肢跛行,平卧位右下肢未见明显增粗、纤细及静脉显露,左下肢外观正常,双足发育对称、等大;双下肢未触及包块及压痛;左膝关节、双髋关节主动、被动活动范围正常,右膝关节伸直良好,屈曲约100°;右下肢较左侧短缩4 cm,下肢真性长度测量:右股骨较左股骨短缩3.5 cm,右胫骨较左侧胫骨短缩0.5 cm。

(4) 辅助检查:

X线检查(双下肢全长正侧位X线片,包括骨盆至足部):右股骨远端可见形态异常,考虑外伤后改变,右股骨远端骺板形态不规则,骺板宽度变窄,右股骨较左股骨短缩3.5 cm;双下肢未见明显骨质异常。关节对位良好。

CT:(右膝关节CT+3D):右股骨远端骺板形态失常,中央部分已闭合。

2. 诊断及诊断依据

(1) 诊断:双下肢不等长(右侧股骨短缩),骨骺早闭(右股骨远端,外伤性)。

(2) 双下肢不等长(右侧短缩),骨骺早闭(右股骨远端,外伤性)诊断依据:①外伤致右膝部骨折后4年,发现双下肢不等长2年。②站立位骨盆轻度向右倾斜,右下肢跛行,平卧位右下肢未见明显增粗、纤细及静脉显露,左下肢外观正常,双足发育对称、等大;双下肢未触及包块及压痛;左膝关节、双髋关节主动、被动活动范围正常,右膝关节伸直良好,屈曲约100°;右下肢较左侧短缩4 cm,下肢真性长度测量:右股骨较左股骨短缩3.5 cm,右胫骨较左侧胫骨短缩0.5 cm。③X线检查(双下肢全长正侧位X线片,包括骨盆至足部):右股骨远端可见形态异常,考虑外伤后改变,右股骨远端骺板形态不规则,骺板宽度变窄,右股骨较左股骨短缩3.5 cm;双下肢未见明显骨质异常。关节对位良好。④CT:(右膝关节CT+3D):右股骨远端骺板形态失常,中央部分已闭合。

3. 鉴别诊断

肢体不等长临床表现特异,不难做出诊断。但是引起肢体不等长的病因复杂多样,在临床中需加以区别。

四、处理方案及基本原则

1. 治疗方案

患儿目前 8 岁，右下肢短缩的原因是外伤所致的股骨远端骨骺早闭，且 CT 提示为中央型骨骺早闭。目前肢体差距 4 cm，考虑手术治疗。结合患儿年龄、病因、生长潜力，目前采用左股骨远端双侧 8 字钢板骨骺阻滞术。术后常规切口护理，患儿疼痛减轻后可早期下床活动，定期门诊复查。

2. 依据

肢体不等长是一类疾病的总称，造成肢体不等长的原因也很复杂。治疗方案的确定需根据患儿的病因、严重程度、生长潜力，同时要充分考虑心理、社会等多发面的因素及手术可能带来的并发症，综合考虑。此患儿采用的健侧骨骺阻滞术是目前治疗下肢不等长或成角畸形的常用的相对微创的治疗方案。其需通过患儿的生长逐步纠正畸形。还可以间隔一段时间多次使用。带来的代价是患儿最终身高会受到一定影响。

五、要点与讨论

1. 概述

肢体不等长(Limb Length Discrepancy)是指单一或多个骨短缩或生长过度。其原因多样，可能为结构性的也可能为功能性的。功能性的肢体不等长多继发于关节挛缩，看起来肢体明显长短不齐。结构性的肢体不等长可发生在肢体和骨盆的任何部分，超过 1 cm 以上的不等长有临床意义。

肢体不等长的病因繁多。先天性肌肉骨骼发育不良、骨发育性疾患与肿瘤、引起破坏骨骺的骨关节感染、创伤(骨骺早闭、对位不良、软组织烧伤烫伤后的关节挛缩)、由神经肌肉病变引起的不对称性麻痹等原因均可引起生长停滞导致肢体短缩。骨骼肌肉先天性异常(半侧肢体肥大、伴或不伴发血管畸形的局限性肥大)、发育性或肿瘤导致的骨骼和软组织异常、由于炎症导致骺板和干骺端血运增加、创伤后的刺激生长等原因可引起肢体过长。

2. 病理与分型

长骨的纵向生长均在其骺板软骨部位，骨骺、骺板部位的发育异常、肿瘤、炎症、血运异常均可引起骨纵向生长的障碍，引起肢体的不等长。

肢体不等长可分为：生长停滞导致的肢体短缩和生长过度(刺激生长)导致的肢体过长。

3. 检查方法的选择

X 线检查：可拍片测量肢体不等长并确定有无并发症或关节疾病。X 线检查需包括肢体全长。同时需确定骨龄、骨骼的成熟度。

CT、MRI：对于怀疑骺板损伤、骨肿瘤等病因引起的肢体不等长，在确定病变类型、病变部位时可采用 CT 或 MRI 检查。

4. 治疗原则和进展

上肢的肢体不等长需要治疗的病例较少。下肢的肢体不等长治疗的目的是使下肢等长恢复骨盆水平，同时不增加并发症的发生率和过多地降低身高。

肢体不等长的治疗方式需依据短缩的程度制定合理的治疗计划。在治疗前需评估和预计患儿的骨龄、骨骼成熟后的身高，计算发育成熟后肢体不等长的差距并确定患儿可接受的最矮身高。需要明确肢体不等长的治疗的目的是使肢体长度的差异小于 1.5 cm，长的肢体术后仍长。

治疗的方式包括：

(1) 鞋底垫高：介于 2～3 cm 的肢体不等长可采用垫高鞋底治疗。

(2) 骨骺阻滞术：是目前矫正 2～5 cm 肢体不等长的有效方法，通常在股骨远端或胫骨近端或两部位同时进行，包括骨骺破坏手术和 U 形钉、“8”字钢板骨骺阻滞术。去除生长板的骨骺阻滞手术在术前需计算骨骺阻滞的合适年龄，确定成熟后肢体不等长的长度。对于不能确定骨骺阻滞恰当年龄的患儿可以采用 U 形钉、“8”字钢板骨骺阻滞术，在生长过程中根据阻滞的程度和效果在恰当的时间间隔后可进行多次手术。

确定骨骺阻滞时间有五种计算方法：①简单方法：有助于评估先天性肢体不等长成熟后不等长的程度，基于假设生长受限程度是始终如一的；②Moseley 直线图法(见图 108－1)；为图标式，优点是平均计算了骨龄。③数学算数法；此法利用了平均生长速率和日历年龄，是进行远期手术计划的方法。④Paley乘数表法(见图 108－2)；可预测最终的肢体不等长，并确定骨骺阻滞的时间，需分步计算。⑤Mosca法：结合了数学计算法和乘数表法。

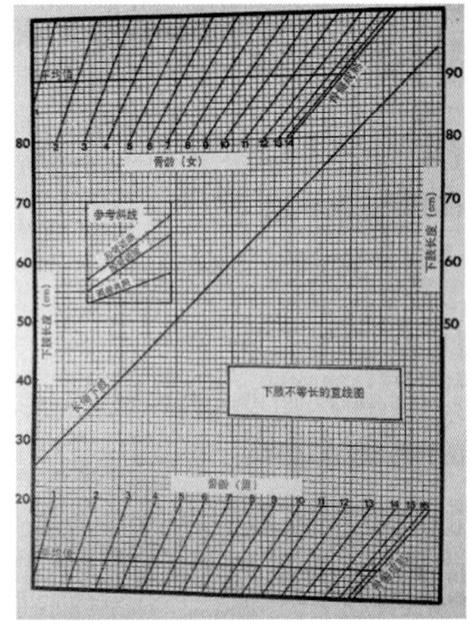

图 108－1 Moseley 直线图

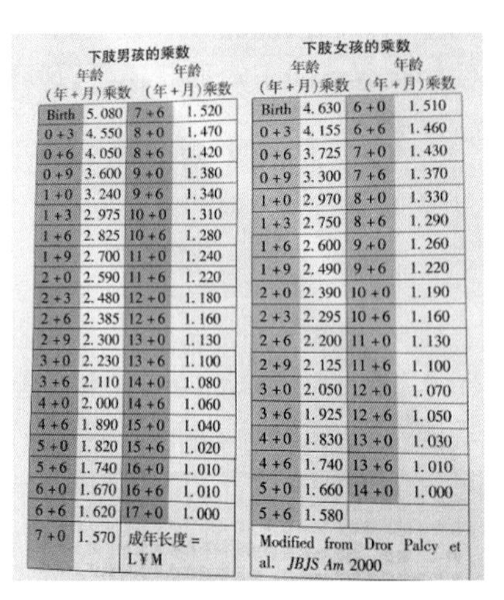

下肢男孩的乘数

年龄(年＋月)	乘数	年龄(年＋月)	乘数
Birth	5.080	7＋6	1.520
0＋3	4.550	8＋0	1.470
0＋6	4.050	8＋6	1.420
0＋9	3.600	9＋0	1.380
1＋0	3.240	9＋6	1.340
1＋3	2.975	10＋0	1.310
1＋6	2.825	10＋6	1.280
1＋9	2.700	11＋0	1.240
2＋0	2.590	11＋6	1.220
2＋3	2.480	12＋0	1.180
2＋6	2.385	12＋6	1.160
2＋9	2.300	13＋0	1.130
3＋0	2.230	13＋6	1.100
3＋6	2.110	14＋0	1.080
4＋0	2.000	14＋6	1.060
4＋6	1.890	15＋0	1.040
5＋0	1.820	15＋6	1.020
5＋6	1.740	16＋0	1.010
6＋0	1.670	16＋6	1.010
6＋6	1.620	17＋0	1.000
7＋0	1.570	成年长度＝L¥M	

下肢女孩的乘数

年龄(年＋月)	乘数	年龄(年＋月)	乘数
Birth	4.630	6＋0	1.510
0＋3	4.155	6＋6	1.460
0＋6	3.725	7＋0	1.430
0＋9	3.300	7＋6	1.370
1＋0	2.970	8＋0	1.330
1＋3	2.750	8＋6	1.290
1＋6	2.600	9＋0	1.260
1＋9	2.490	9＋6	1.220
2＋0	2.390	10＋0	1.190
2＋3	2.295	10＋6	1.160
2＋6	2.200	11＋0	1.130
2＋9	2.125	11＋6	1.100
3＋0	2.050	12＋0	1.070
3＋6	1.925	12＋6	1.050
4＋0	1.830	13＋0	1.030
4＋6	1.740	13＋6	1.010
5＋0	1.660	14＋0	1.000
5＋6	1.580		

Modified from Dror Paley et al. *JBJS Am* 2000

图 108－2 Paley 乘数表

(3) 骨短缩术：对于超过能采用骨骺阻滞年龄的患儿相对安全有效。目前标准的方法为闭合短缩术，截骨处髓内固定。

(4) 肢体延长术：对短缩的肢体进行延长，可采用通过骨盆、股骨或胫骨截骨植骨的急性延长、骨骺牵张延长、Ilizarov 环形外固定支架、单臂外固定支架、髓内可延长装置进行。

5. 术后处理原则和并发症防治

骨骺阻滞术后常规加压包扎，可行膝关节支具固定，在支具保护下不负重活动，6～8 周恢复活动。应用外固定支架进行肢体延长的患儿术后需注意针道护理，同时学会肢体延长的外固定调节方法，每天 1 mm，分 4 次进行，认真做好记录，并定时复查 X 线片，了解新骨形成情况。

并发症的防治：

(1) 骨骺阻滞术后并发症：①切口感染和血肿形成：术中注意无菌操作，可减少切口感染缝线；术中切口处加压包扎，可减少血肿形成的危险。②融合失败：罕见，多由手术平面不准确所致，术中骨骺破坏时需在 C 形臂下进行，尽量追求手术平面的准确性。③不对称融合：可导致膝关节出现内翻或外翻畸形。术后需密切随访，早期发现可再次对开放的骺板进行融合。

(2) 肢体延长术可能并发症：①急性延长术可能面临急性的股神经或坐骨神经损伤，股动脉闭塞，反射性交感性营养不良，术中延长截骨部位出现的骨折，延迟愈合和不愈合。此种延长方式需注意延长的最长长度，防治过分牵拉。②外固定支架延长可能的并发症包括：手术中可能出现神经血管损伤、骨折、感染、骨筋膜室综合征；在延长过程中可能出现突发的高血压、设备的故障、针松动失效、针道感染、骨髓炎、过早愈合、骨形成不良、外固定装置取出后出现骨折、肢体长度短缩、延长过程中的轴线改变、疼痛、软组织瘢痕、肌肉紧张引起的关节僵硬、关节挛缩甚至关节脱位。外固定肢体延长过程中需密切观察异常情况是否发生,及时予以对症治疗。必要时停止延长避免严重并发症的发生。

6. 随访要点和预后

肢体延长的随访要点与手术治疗方案有关。骨骺阻滞术后早期需观察切口愈合情况,随阻滞时间的延长,观察骨骺阻滞是否平衡,阻滞螺钉是否张开及阻滞效果(不等长肢体的长度差)。对于进行外固定肢体延长的患儿,早期需注意针道是否出现感染,内固定是否松动,开始进行肢体延长后需密切随访X线,观察骨痂形成情况,决定延长速率是否合适。肢体不等长通常治疗的目的是改善不等长的程度,减少不等长造成的并发症。预后与引起不等长的原因有关。

六、思考题

1. 肢体不等长的分类和常见原因有哪些?
2. 肢体不等长诊断时需考虑的问题和主要检查方法有哪些?
3. 肢体不等长治疗原则和手术方式是什么?

七、推荐阅读文献

1. John A. Herring. Tachdjian's pediatric orthopaedics: from the Texas Scottish Rite Hospital for Children [M]. 5th ed. the United States of America: Elsevier, 2013:884 - 928.

2. Stuart L. Weinstein, John M. Flynn. Lovell and Winter's Pediatric Orthopaedics [M]. 7th ed. Philadelphia, USA, 2014:1341 - 1387.

3. 潘少川. 实用小儿骨科学(第 2 版)[M]. 北京:人民卫生出版社,2007:96 - 100.

4. 吉士俊,潘少川,王继孟. 小儿骨科学[M]. 济南:山东科学技术出版社,2001:256 - 277.

(宋　君　马瑞雪)

案例 109

先天性胫骨假关节

一、病例资料

1. 现病史

患儿，男，3 岁，因“右小腿远端骨折后不愈合局部前弓弯曲畸形 2 年”来诊。

患儿入院前两年左右一次轻微外伤导致右小腿中下段骨折，伤后当地医院保守治疗，随访中发现骨折处出现不愈合，骨折断端逐渐变细，小腿出现前弓畸形，患儿不能行走，为寻求诊治来诊。

2. 既往史

足月顺产第一胎，生后体健，按时接种疫苗，生长发育与同龄儿相同。无手术史。否认家族遗传代谢病史，无传染病接触史。药物无过敏。患儿一岁时轻微外伤导致右小腿骨折后出现骨不连及局部畸形。

3. 体格检查

T 36.5℃，HR 80 次/min，一般情况可，神志清楚，精神反应佳，呼吸平稳，口唇无青紫；皮肤、巩膜无黄染；无脱水貌；胸廓对称，三凹征阴性，听诊双肺呼吸音清，未闻及啰音，心音有力，律齐，未闻明显杂音；腹部平软，无压痛，未及包块；双上肢及左下肢无畸形；肛门生殖器未见异常。专科查体：患儿周身可见牛奶咖啡斑，右小腿畸形弯曲短缩无法正常行走。平卧位右小腿外观畸形，小腿纤细，小腿下 1/3 呈前弓畸形，局部可见反常活动，局部压痛不明显，右足呈马蹄位，右小腿较左侧短缩约 4 cm，双侧大腿发育对称，各足趾的血运感觉正常。

4. 实验室及影像学检查

血液学检查(一)。

X 线检查：(双胫腓骨正侧位片，左侧为对比)右胫骨中下 1/3 处可见假关节形成，假关节两端呈锥形，中央骨质吸收消失，骨细长，骨皮质变薄。侧位可见胫骨向前弯曲畸形。腓骨下 1/3 弯曲。左胫腓骨正侧位片未见异常。

二、治疗经过

1. 治疗方案

手术治疗，进行病灶部位的切除、自体髂骨植骨，髓内钉固定，同时 Ilizarov 支架外固定术。

2. 治疗经过

(1) 入院后完善术前常规检查及术前准备，手术中需取自体骨植骨，术前加拍骨盆正位片：术前一日行术前准备，并备血。

（2）术前谈话：术前与家长沟通，告知手术方式、手术风险及术后并发症，并告知术后康复训练。胫骨假关节手术效果不理想，不愈合和多次手术概率很高，术中需进行髓内固定和外固定，手术费用高，如果多次术后仍出现骨不连，最终可能面临截肢的可能。术前需详细向患儿家长交待病情及治疗手术方案，让家长充分了解疾病规律及可能出现的并发症。

（3）手术治疗：目前胫骨假关节常用手术方案为：病灶部位的切除、自体髂骨植骨，髓内钉固定，同时 Ilizarov 支架外固定，可使胫骨近端延长同时病灶部位加压帮助愈合。手术创伤较大，根据术中失血情况适当进行输血治疗。术后常规监护生命体征，加强支持治疗，观察肢端血运，注意针道护理。

3. 随访

术后早期随访切口和针道情况，定期（每 1～2 月）复查 X 线片，了解假关节处愈合情况。

三、病例分析

1. 病史特点

（1）患儿，男，3 岁，因“右小腿远端骨折后不愈合局部前弓弯曲畸形 2 年”来诊。

（2）患儿生后体健，家长未发现明显异常，一岁时轻微外伤导致右小腿骨折后出现骨不连及局部畸形。

（3）体检阳性发现：患儿周身可见牛奶咖啡斑，右小腿畸形弯曲短缩无法正常行走。平卧位右小腿外观畸形，小腿纤细，小腿下 1/3 呈前弓畸形，局部可见反常活动，局部压痛不明显，右足呈马蹄位，右小腿较左侧短缩约 4 cm，双侧大腿发育对称，各足趾的血运感觉正常。

（4）辅助检查：X 线检查：（双胫腓骨正侧位片，左侧为对比）右胫骨中下 1/3 处可见假关节形成，假关节两端呈锥形，中央骨质吸收消失，骨细长，骨皮质变薄。侧位可见胫骨向前弯曲畸形。腓骨下 1/3 弯曲。左胫腓骨正侧位片未见异常。

2. 诊断及诊断依据

（1）诊断：胫骨假关节（右侧），神经纤维瘤病？

（2）诊断依据：①右小腿远端骨折后不愈合局部前弓弯曲畸形 2 年。②查体周身牛奶咖啡斑，提示患儿胫骨假关节病因为神经纤维瘤病引起病变可能性大。③右小腿畸形弯曲短缩无法正常行走。平卧位右小腿外观畸形，小腿纤细，小腿下 1/3 呈前弓畸形，局部可见反常活动，局部压痛不明显，右足呈马蹄位，右小腿较左侧短缩约 4 cm，双侧大腿发育对称，各足趾的血运感觉正常。④X 线检查：（双胫腓骨正侧位片，左侧为对比）右胫骨中下 1/3 处可见假关节形成，假关节两端呈锥形，中央骨质吸收消失，骨细长，骨皮质变薄。侧位可见胫骨向前弯曲畸形。腓骨下 1/3 弯曲。左胫腓骨正侧位片未见异常。

3. 鉴别诊断

此病属临床少见畸形，有特殊的临床表现，通常可以确诊，但需考虑同时合并神经纤维瘤病的患儿存在其他相关表现。

四、处理方案及基本原则

1. 治疗方案

患儿年龄已 3 岁，达到手术年龄，目前常用的手术方案为病灶部位的切除、自体髂骨植骨，髓内钉固定，同时 Ilizarov 支架外固定。外固定支架可以对病变部位加压，辅助其愈合，若肢体短缩明显还可在胫骨近端截骨同时进行肢体延长,减少肢体短缩的程度。术中采用多种方法,属综合治疗。术后常规监护生命体征,加强支持治疗,观察肢端血运,注意针道护理。

2. 依据

目前国际上公认的胫骨假关节手术治疗的最早年龄可达 2 岁,患儿目前 3 岁,此年龄阶段已可适应手术治疗。同时进行病灶清除,自体植骨、髓内及髓外固定,属综合治疗,使胫骨假关节的愈合率明显提高。

五、要点与讨论

1. 概述

先天性胫骨假关节(congenital pseudarthrosis of the tibia, CPT)是一种少见的小儿肢体畸形,一侧多发,双侧罕见。腓骨可以同时受累。病因不明,曾有多种学说如宫内压迫、血运障碍、先天性缺损、纤维性囊性骨炎等,但都缺乏充足的证据。近年来一般认为此病的发生与神经纤维瘤病、骨纤维结构不良和局部血循环障碍有关。约有 50%的患儿同时罹患神经纤维瘤病。

其主要特征是:出生时即有胫骨中下段缺损,形成假关节,或出生时伴有先天性胫骨前弓畸形,因外伤后骨折不愈合或由于认识不足进行单纯截骨矫形术后不愈合形成假关节。临床上治疗方法较多,治疗后常会出现骨延迟愈合、再骨折、肢体短缩等并发症。少数病例最终或一开始就选择截肢。因治疗复杂困难、复发率高,效果不理想,是骨科领域一个十分棘手的疾病。

2. 病理与分型

组织学特点是较成熟的结缔组织侵入骨皮质,假关节周围有广泛致密的纤维组织和增厚的骨膜。

分类和病理变化:Boyd 将先天性胫骨假关节分为六型。

Ⅰ型假关节:在出生时即出现胫骨向前弯曲和胫骨缺损,也可以有其他先天性畸形,这些畸形影响假关节的治疗。

Ⅱ型假关节:在出生时有胫骨向前弯曲伴沙漏样狭窄。2 岁前常常发生自发骨折或轻微外伤后骨折,这就是所谓的高危胫骨,胫骨变细变圆和硬化,髓腔消失。这种类型最常见,通常合并有神经纤维瘤病,而且预后较差。生长期间通常反复发生骨折,但随着年龄增加,骨折发生频率减少,一般来说,骨骼成熟后不再发生骨折。

Ⅲ型假关节:通常于胫骨中下 1/3 交界处,发生先天性骨囊肿,胫骨向前弯曲可先于骨折或于骨折后发生,治疗后再骨折比Ⅱ型少见。

Ⅳ型假关节:发生在典型部位的硬化节段,胫骨没有变细,髓腔部分或完全消失。在胫骨皮质骨发生“不全”骨折或“应力”骨折后,并逐渐扩展到硬化骨。如果发生完全骨折,骨折线增宽,则变成为假关节。一般来说,这一类型预后良好,尤其在“不全”骨折发展到完全骨折之前得到治疗更为合适。

Ⅴ型胫骨假关节:伴有腓骨发育不良,可发生腓骨假关节或胫骨假关节,或两者同时发生假关节。如果病变限于腓骨,则预后良好。如果假关节累及胫骨,预后与Ⅱ型胫骨假关节相似。

Ⅵ型假关节:是骨内神经纤维瘤或施万细胞瘤所致的一种罕见类型,其预后取决于骨内病变的侵袭程度和治疗手法。

3. 检查方法的选择

通过 X 线检查即可确诊(见图 109-1),并可进行疾病的分型。

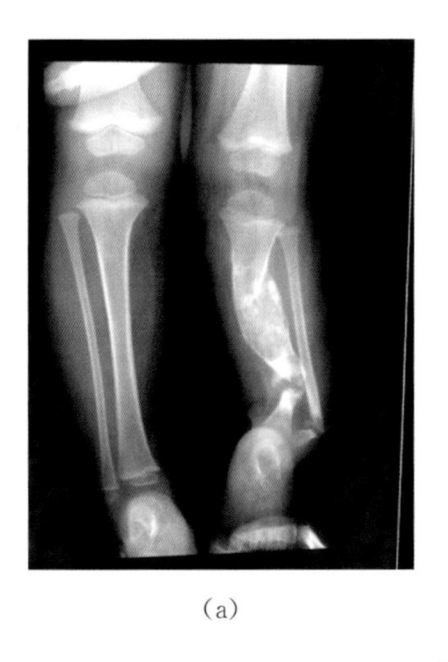
(a)

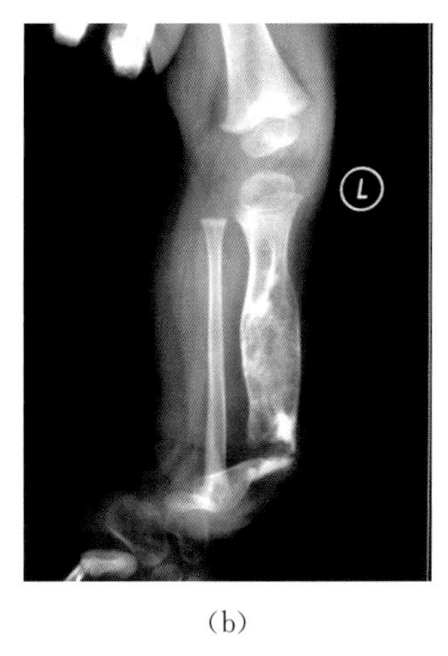

(b)

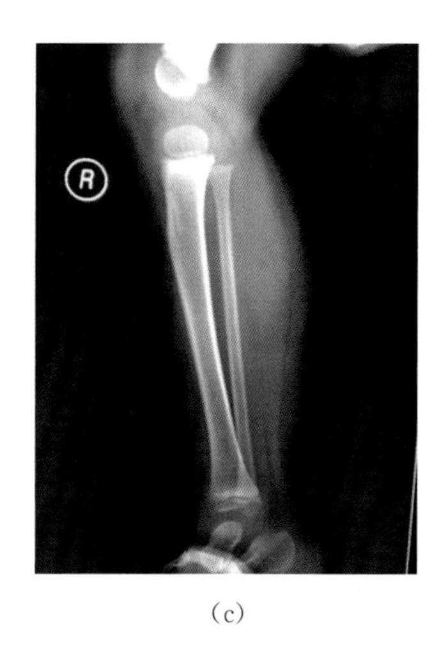

(c)

图 109－1 左侧胫骨假关节 X 线片

(a) 双胫骨正位片提示病变位于左胫骨中部 (b) 左胫骨侧位片 (c) 右胫骨侧位片

4. 治疗原则和进展

(1) 治疗原则是预防假关节发生，避免形成肢体畸形：①在未出现骨折之前使用支具保护；②如果濒临出现骨折注意腓骨的支撑作用；③出现骨折后可以选择长的髓内钉固定结合使用 rhB-MP－2, Ilizarov 外固定架治疗，带血管的腓骨游离移植或几者结合应用；④如果需要处理肢体长度的不平衡和踝关节外翻畸形需分次进行。

(2) 非手术治疗：在未出现骨折或假关节前应长期佩戴膝、踝、足支具保护，至骨发育成熟。对于髓腔内有囊肿的胫骨假关节(Ⅲ型)，建议采用预防性囊肿刮除和自体髂骨植骨，术后采用石膏固定，直到植骨愈合为止。然后用短腿支具保护直到骨骼成熟。如已发生假关节，宜手术治疗。

(3) 手术治疗：假关节治疗的难点是成功率低，平均愈合率低于 50%，平均手术次数 3 次以上，经过治疗骨质愈合后再骨折发生率接近 50%，踝关节外翻畸形十分常见，肢体短缩几乎发生在所有的病例。最严重的并发症就是手术失败，截肢往往是其最终结局。有学者提出三次手术仍失败者，肢体短缩明显，双下肢相差超过 5 cm，假关节远端有严重的足畸形，肢体无负重功能者均可以考虑截肢。截肢后安装假肢可以获得良好的行走功能，对患者生活和心理都是有益的。所以在手术治疗前，对于手术是否能够成功应有一个判断，应向家属清楚地告知该病的严重性，以取得家属对于该病的了解和认同。

合适的手术治疗年龄争论较多。目前趋向认为，可以早期治疗，甚至 2 岁即可以手术治疗。因为手术做得愈迟，小腿发育愈差，小腿愈短，畸形愈严重，足愈小。若能在年幼时获得连接，在支具保护下负重，可使下肢发育更好。

(4) 手术原则：将假关节周围的病变组织彻底切除，将假关节上下骨端的硬化骨切除，开通髓腔，创建正常的新鲜骨折断端；进行自体髂骨植骨或带血管蒂的腓骨移植；有效的髓内固定和可靠的外固定或外固定架固定。

5. 手术后处理原则和并发症防治

术后需密切观察患肢血运及肿胀情况，注意环形外固定架的针道护理，防止伤口感染，同时加强患儿支持治疗。

术后并发症及预防：

(1) 术后切口内出血和血肿形成：预防措施包括术中止血彻底，结扎血管确实。

(2) 切口感染：切口局部红肿及少量渗液，有压痛或波动，术后体温上升。应早期拆除部分缝线，引流换药。

(3) 假关节不愈合:需多次手术治疗,或同时联合多种术式综合治疗,必要时需截肢后安装假肢,以获得良好地行走效果。

6. 随访要点和预后

术后早期需随访切口愈合情况,防止针道感染,后期需定期随访X线片。胫骨假关节手术复杂,治疗效果不肯定,可能面临截肢的风险,预后欠佳。

六、思考题

1. 先天性胫骨假关节常用的手术方案有哪些?
2. 先天性胫骨假关节的分型有哪些?
3. 先天性胫骨假关节的治疗原则有哪些?

七、推荐阅读文献

1. John A. Herring. Tachdjian's pediatric orthopaedics: from the Texas Scottish Rite Hospital for Children [M]. 5th ed. the United States of America: Elsevier, 2013:741-760.

2. Stuart L. Weinstein, John M. Flynn. Lovell and Winter's Pediatric Orthopaedics [M]. 7th ed. Philadelphia, USA, 2014:1313-1340.

3. 潘少川. 实用小儿骨科学(第2版)[M]. 北京:人民卫生出版社,2007:156-157.

4. 吉士俊,潘少川,王继孟. 小儿骨科学[M]. 济南:山东科学技术出版社,2001:173-177.

(宋 君 马瑞雪)

案例 110

瘢痕挛缩

一、病例特点

1. 现病史

患儿，男性，2 岁，因“右手食指、中指跑步机皮带压伤及烫伤后 8 月局部瘢痕形成伴挛缩 6 月”来诊。

患儿入院前 8 个月在家中玩耍时不慎将右手伸入跑步机中，当时右手食指、中指软组织出现摩擦损伤及烫伤尤以掌侧软组织损伤严重，食中指掌侧出现皮肤缺损，伤后曾积极就诊于当地医院换药等对症治疗，换药治疗一月创面逐渐愈合后家长未予特殊注意，近半年来患儿右手食指中指掌侧逐渐出现瘢痕增生及手指屈曲，主动伸直受限，为寻求诊治来诊。

2. 既往史

足月顺产第一胎，生后体健，按时接种疫苗，生长发育与同龄儿相同。无手术史。否认家族遗传代谢病史，无传染病接触史。药物无过敏。8 月前有右手外伤史。

3. 体格检查

T 36.5℃，HR 90 次/min，一般情况可，神志清楚，精神反应佳，呼吸平稳，口唇无青紫；皮肤、巩膜无黄染；无脱水貌；胸廓平坦，三凹征阴性，听诊双肺呼吸音清，未闻及啰音，心音有力，律齐，未闻明显杂音；腹部平软，无压痛，未及包块；四肢无畸形，未见明显脊柱侧弯；肛门生殖器未见异常。专科查体：右手食指中指掌背侧均可见外伤后瘢痕外观，背侧瘢痕较轻，掌侧可见明显瘢痕增生及挛缩，触之质硬、无弹性，食中指近远节指间关节均呈屈曲状，不能主动和被动伸直，被动伸直时掌侧瘢痕牵拉。手指远端血运好。右手其余各指及左手查体未见异常。

4. 实验室及影像学检查

血液学检查(一)。

X 线检查：右手食中指屈曲状，未见手部关节脱位及骨质破坏。

二、治疗经过

1. 治疗方案

手术治疗，进行瘢痕切除自体取皮植皮术。

2. 治疗经过

(1) 入院后完善术前常规检查及术前准备：术前一日行术前准备。

(2) 术前谈话：术前与家长沟通，告知手术方式、手术风险及术后并发症，并告知术后康复训练。患儿手指瘢痕挛缩，需行瘢痕切除，自体取皮植皮术。告知患儿家长伤口均需瘢痕愈合，即使植皮治疗仍有再发瘢痕挛缩的风险。

(3) 手术治疗：手术在止血带控制下进行，首先切除掌侧增生挛缩的瘢痕组织，使手指能够完全伸直，术中需放松止血带，密切观察患儿手指远端血运，掌侧皮肤缺损处需行自体取皮植皮术，自体取皮常采用下腹部或腹股沟全厚皮肤。植皮处打包加压包扎，患肢石膏托外固定。术后 2 周拆线，观察植皮成活情况。

3. 随访

术后 2 周随访观察切口愈合及植皮成活情况。术后长期随访是否再次出现瘢痕挛缩及局部瘢痕增生等。

三、病例分析

1. 病史特点

(1) 患儿，男性，2 岁，因“右手食指、中指跑步机皮带压伤及烫伤后 8 月局部瘢痕形成伴挛缩 6 月”来诊。

(2) 8 月前右手食中指被跑步机压伤。

(3) 体检阳性发现：右手食指中指掌背侧均可见外伤后瘢痕外观，背侧瘢痕较轻，掌侧可见明显瘢痕增生及挛缩，触之质硬、无弹性，食中指近远节指间关节均呈屈曲状，不能主动和被动伸直，被动伸直时掌侧瘢痕牵拉。手指远端血运好。

(4) 辅助检查：X 线检查：右手食中指屈曲状，未见手部关节脱位及骨质破坏。

2. 诊断及诊断依据

(1) 诊断：瘢痕挛缩(右手，食中指，掌侧)。

(2) 诊断依据：①患儿有明确的手部摩擦伤及烫伤病史，伤后长期换药伤口愈合。②右手食指中指掌背侧均可见外伤后瘢痕外观，背侧瘢痕较轻，掌侧可见明显瘢痕增生及挛缩，触之质硬、无弹性，食中指近远节指间关节均呈屈曲状，不能主动和被动伸直，被动伸直时掌侧瘢痕牵拉。手指远端血运好。③X线检查：右手食中指屈曲状，未见手部关节脱位及骨质破坏。

3. 鉴别诊断

通过明确的外伤史，临床表现通常可以确诊。发生在手部的瘢痕挛缩需与先天性手指的屈曲挛缩畸形相鉴别。先天性手指的屈曲挛缩畸形生后即可有手指伸直受限的变现，小年龄组患儿即可有指间关节脱位的表现。手指被动伸直受限，屈曲畸形通常发生在近节指间关节。

四、处理方案及基本原则

1. 治疗方案

患儿受伤后 8 月，局部瘢痕已稳定、软化，可行瘢痕切除松解，多 Z 字皮瓣整形或自体取皮植皮术。对于纤细的线性跨关节瘢痕，可行瘢痕切除多 Z 字皮瓣整形，对于瘢痕切除后存在皮肤缺损，需行自体取皮植皮术。术中需注意患儿患指手指远端的血运情况，自体游离植皮需行打包加压包扎，术后两周拆除打包缝线，观察植皮成活情况。术后还需适当配合康复训练及物理治疗，防止瘢痕再次增生。

2. 依据

任何原因引起的关节周围瘢痕均可能引起关节活动受限，尤其是伤口或创面曾经出现感染时常会出现瘢痕的增生；另一种瘢痕增生可能也会与患者的特殊体质有关。伤口或创面愈合也是瘢痕纤维组织的增生，临床上对瘢痕的处理一般在伤后半年，瘢痕软化稳定后进行。瘢痕挛缩造成功能和严重的外观的异常需要手术治疗。

五、要点与讨论

1. 概述

瘢痕挛缩是一种临床常见的表现。瘢痕是各种伤口愈合的最终方式，通常可由创伤（擦伤、切割伤）、烧伤、感染、手术等原因引起。当瘢痕出现增生、挛缩时会引起局部外观变化和功能障碍，常需手术治疗，是骨科和整形科临床工作中常见问题。

2. 病理和分型

瘢痕是肉芽组织成熟转化为老化阶段的纤维结缔组织。肉眼：局部呈收缩状态，局部苍白或灰白色半透明，质硬韧缺乏弹性；镜下：瘢痕组织由大量平行或交错的胶原纤维束组成，纤维束呈均质性红染，即玻璃样变，纤维细胞稀少，核细长而深染，小血管稀少。

瘢痕的分类：浅表性瘢痕、增生性瘢痕、萎缩性瘢痕、挛缩性瘢痕、凹陷性瘢痕、瘢痕疙瘩、瘢痕癌变。

3. 检查方法的选择

可行受累部位的 X 线检查，病史时间较长者需除外继发性关节脱位等骨组织改变。

4. 治疗原则和进展

瘢痕组织一般在伤后半年左右稳定，所以瘢痕挛缩整形手术通常在伤后半年进行。时间过久可能引起关节的继发性改变和软组织的过度挛缩。通常可以进行瘢痕切除，Z 字或多 Z 字皮瓣整形；有皮肤缺损的需行自体取皮全厚皮瓣游离植皮术；复杂的创面根据情况进行植皮或转移皮瓣多种方法的联合治疗。

术中避免损伤肌腱的腱鞘和神经血管；避免形成新的线性瘢痕；手部的手术切口和植皮操作需符合手外科手术切口原则。

5. 术后处理原则和并发症防治

术后需密切观察肢端血运情况，植皮术后 10～14 天可以打开加压包扎或打包包扎敷料，观察植皮成活情况，拆线后可以配合功能锻炼和物理治疗，减少和防止再次出现瘢痕增生的可能。

并发症的防治：

(1) 切口感染和坏死：术中注意无菌操作，瘢痕切除后注意保护皮瓣边缘血运，注意术中勿损伤主要供血血管。

(2) 再次形成线性瘢痕：术中注意切口设计，手部切口注意手外科切口设计原则，避免再次出现线性瘢痕。

6. 随访要点和预后

术后 2 周随访观察切口愈合及植皮成活情况。术后长期随访是否再次出现瘢痕挛缩及局部瘢痕增生等。瘢痕挛缩术后一般预后良好。

六、思考题

1. 瘢痕挛缩的治疗原则是什么？
2. 瘢痕挛缩的可能并发症有哪些？

七、推荐阅读文献

1. John A. Herring. Tachdjian's pediatric orthopaedics: from the Texas Scottish Rite Hospital for Children [M]. 5th ed. The United States of America, Elsevier, 2013:381 - 382.

2. 韦加宁. 韦加宁手外科手术图谱[M]. 北京：人民卫生出版社，2003:153 - 168.

（宋 君 马瑞雪）

案例 111

骨软骨瘤

一、病例资料

1. 现病史

患儿，男，9 岁，因“发现右膝关节内侧骨性肿物半年伴膝关节活动时局部疼痛 2 月”来诊。

患儿来诊前半年左右无明显诱因发现右膝关节内侧胫骨近端局部凸起，质硬，局部无疼痛、无关节活动受限，曾于当地医院拍片检查，考虑骨软骨瘤可能，因患儿无其他不适，嘱观察病情变化。近两个月来局部肿物有增大，伴有屈伸膝关节时局部疼痛，为寻求诊治来我院就诊。

2. 既往史

足月顺产第一胎，生后体健，按时接种疫苗，生长发育与同龄儿相同。无手术外伤史。否认家族遗传代谢病史，无传染病接触史。药物无过敏。

3. 体格检查

T 36.5℃，HR 90 次/min，一般情况可，神志清楚，精神反应佳，呼吸平稳，口唇无青紫；皮肤、巩膜无黄染；无脱水貌；胸廓平坦，三凹征阴性，听诊双肺呼吸音清，未闻及啰音，心音有力，律齐，未闻明显杂音；腹部平软，无压痛，未及包块；四肢无畸形，未见明显脊柱侧弯；肛门生殖器未见异常。专科查体：行走自如，未见跛行，平卧位双下肢等长，外观未见明显畸形，右膝关节内侧胫骨近端局部可见隆起，皮肤无红肿及破溃，局部无静脉怒张，隆起处轻度压痛，边界触诊不清，触诊骨样硬，不可移动，右膝关节活动范围正常，屈伸膝关节时隆起处有疼痛。右足趾血运良好。左下肢查体未见异常。患儿周身长骨未触及其他骨性包块。

4. 实验室及影像学检查

血液学检查(一)

X 线检查(右膝关节正侧位)右胫骨近端内侧干骺端骨性凸起，基底较宽，未见明显骨膜反应。

二、诊治经过

(1) 入院初步诊断：骨软骨瘤(右胫骨近端内侧)。

(2) 入院后完善术前常规检查及术前准备：术前一日行术前准备。

(3) 术前谈话：术前与家长沟通，告知手术方式、手术风险及术后并发症，并告知术后康复训练。

(4) 手术治疗：行右胫骨近端骨软骨瘤切除术。术中注意切除彻底，连同骨膜、滑囊、软骨帽、骨肿瘤本身全部切除。但因此患儿肿瘤基底部较宽，术中必要时需行透视检查，防止损伤骺板。切除之肿瘤组织需送病理检查。术后常规切口护理，术后 2 周拆线。

三、病例分析

1. 病史特点

(1) 患儿，男，9 岁，因"发现右膝关节内侧骨性肿物半年伴膝关节活动时局部疼痛 2 月"入院。

(2) 既往史(—)

(3) 体检阳性发现：行走自如，未见跛行，平卧位双下肢等长，外观未见明显畸形，右膝关节内侧胫骨近端局部可见隆起，皮肤无红肿及破溃，局部无静脉怒张，隆起处轻度压痛，边界触诊不清，触诊骨样硬，不可移动，右膝关节活动范围正常，屈伸膝关节时隆起处有疼痛。右足趾血运良好。

(4) 辅助检查：X 线检查(右膝关节正侧位)右胫骨近端内侧干骺端骨性凸起，基底较宽，未见明显骨膜反应。

2. 诊断及诊断依据

(1) 诊断：骨软骨瘤(右胫骨近端内侧)

(2) 骨软骨瘤(右胫骨近端内侧)诊断依据：①发现右膝关节内侧骨性肿物半年伴膝关节活动时局部疼痛 2 月；②右膝关节内侧胫骨近端局部可见隆起，皮肤无红肿及破溃，局部无静脉怒张，隆起处轻度压痛，边界触诊不清，触诊骨样硬，不可移动，右膝关节活动范围正常，屈伸膝关节时隆起处有疼痛。③X线检查(右膝关节正侧位)右胫骨近端内侧干骺端骨性凸起，基底较宽，未见明显骨膜反应。

3. 鉴别诊断

无论是单发的骨软骨瘤还是多发骨软骨瘤临床表现有其特点，根据临床表现及 X 线、CT 可明确诊断。当其恶变时需与恶性骨肿瘤相鉴别。

四、处理方案及基本原则

1. 治疗方案

对于有症状的骨软骨瘤常采用肿瘤切除术手术治疗。术中注意切除彻底，连同骨膜、滑囊、软骨帽、骨肿瘤本身全部切除。但因此患儿肿瘤基底部较宽，术中需防止损伤骺板。

2. 依据

无任何症状的骨软骨瘤患儿发育成熟后肿瘤也会停止生长，无需治疗。手术一般只对有症状的病例进行。手术治疗的指征是：①随着肿瘤的增大对周围组织有压迫症状；②肿瘤本身发生病理性骨折；③合并滑囊炎局部肿瘤不适；④发育已停止，肿瘤继续增大者；⑤有恶变先兆者。

五、要点与讨论

1. 概述

骨软骨瘤又称骨软骨性外生骨疣，有单发性和多发性两种，多发者有遗传倾向和恶变倾向，又称骨干续连症。单发的骨软骨瘤是最常见的良性骨肿瘤。

2. 病理与分型

骨软骨瘤瘤体由骨组织和软骨帽组成，瘤体自近骺板的干骺端呈垂直方向生长，以软骨内骨化形式生长，为软骨源性肿瘤。

根据肿瘤发生数量可分为单发骨软骨瘤和多发骨软骨瘤。

3. 检查方法的选择

此病通过X线片可得到诊断，对肿瘤范围过大，形态不规则者可行CT＋3D检查，获得更多的肿瘤信息(见图111-1)。X线片典型表现为长骨干骺端与长骨垂直的骨性突起，基底部可宽可窄，形成半球形、分叶状、带蒂的条状、圆锥形、结节状等不同外观。肿瘤顶端的软骨帽和纤维膜在X线片不显影，故X线片显示的骨软骨瘤较实际小。骨软骨瘤有一定的恶变倾向，当X线片显示厚的软骨帽内伴有钙化、骨化，尤其显示大量棉絮状钙化、骨化影和肿瘤骨质破坏时是恶变的征象。

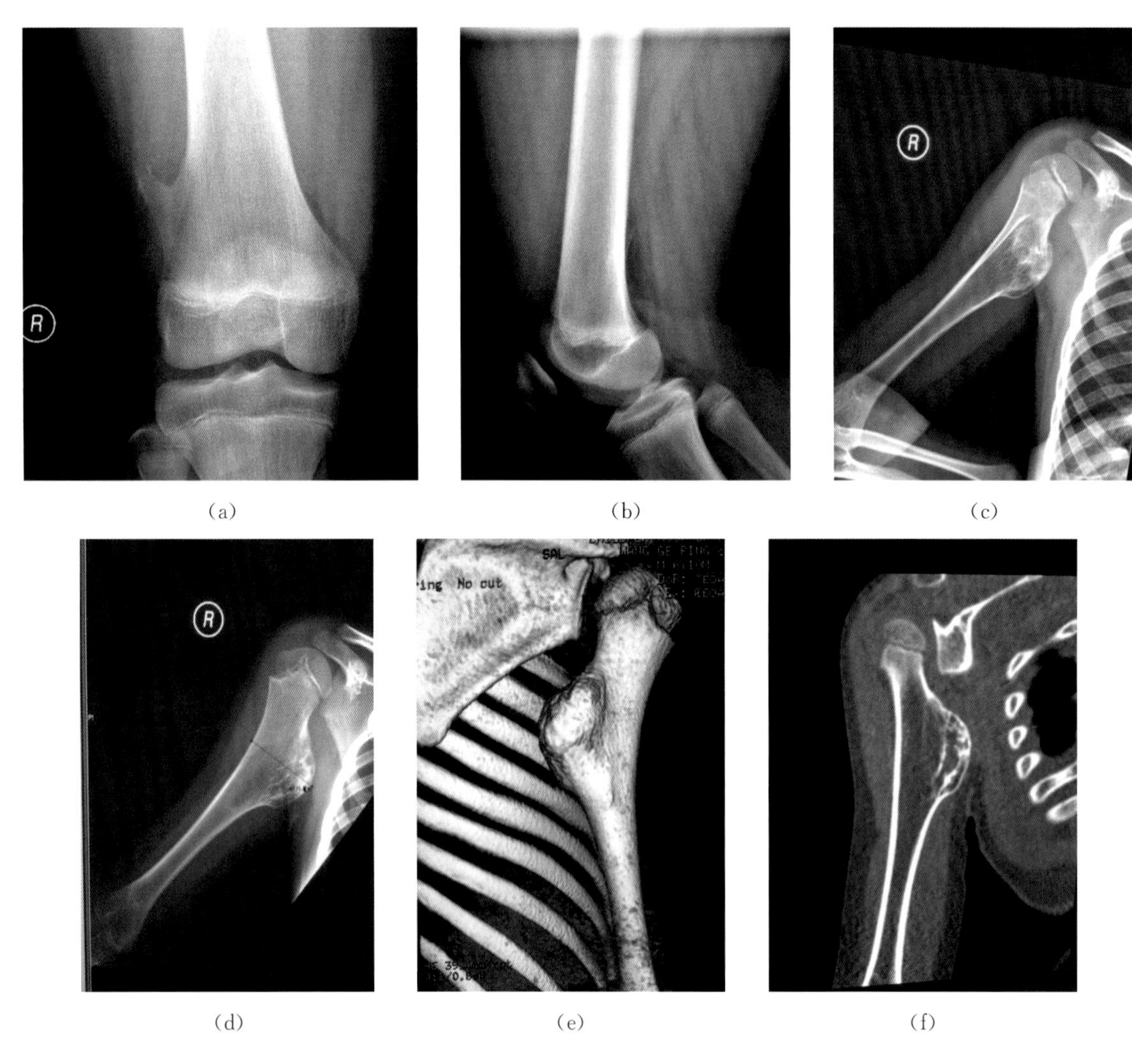

(a) (b) (c)
(d) (e) (f)

图111-1 不同部位骨软骨瘤的影像学改变

(a)、(b) 右股骨远端外侧骨软骨瘤 (c)、(d) 右肱骨近端骨软骨瘤 (e)、(f) 右肱骨近端骨软骨瘤的三维和二位CT表现

4. 治疗原则和进展

治疗原则：无症状的骨软骨瘤随患儿生长发育成熟后肿瘤也停止生长，密切观察即可，无需过早手术治疗。

骨软骨瘤手术切除的适应证包括：①随着肿瘤的增大对周围组织有压迫症状；②肿瘤本身发生病理性骨折；③合并滑囊炎局部肿瘤不适；④发育已停止，肿瘤继续增大者；⑤有恶变先兆者。

手术中注意事项即：术中需切除彻底，连同骨膜、滑囊、软骨帽、骨肿瘤本身全部切除，且肿瘤往往生长在干骺端，基底部多靠近骺板，故术中需防止损伤骺板。

对于多发骨软骨瘤造成的关节畸形，处理原则包括：膝关节的成角畸形可用半侧骨骺阻滞的方法加以治疗；肢体不等长：可用骨骺固定术达到双侧肢体的对称；腕部畸形：对成年人的随访发现疼痛不重，功能障碍较轻，治疗时主要考虑外观的影响；踝部畸形：由于腓骨远端生长的延迟可能造成踝外翻畸形，长期对功能影响较大，故需在儿童晚期或青少年期即应予以治疗，可采用的术式包括：肿瘤切除＋胫骨远端的楔形截骨，胫骨远端骨骺阻滞等，畸形通常较为复杂，需采取个体化的治疗方案。

5. 术后处理和并发症防治

术后常规切口护理，防止出现切口感染。注意运动幅度及力度，防止病理性骨折。术中同时需要注意避免骨骺损伤。

6. 随访要点及预后

术后常规随访切口愈合情况，可每半年至 1 年复查 X 线片，了解肿瘤是否复发。单发性骨软骨瘤手术后预后良好。多发性骨软骨瘤常伴随关节畸形，可能面临多次手术切除及矫形治疗。骨软骨瘤为良性骨肿瘤，整体预后满意。

六、思考题

1. 单发骨软骨瘤的主要临床表现有哪些？
2. 多发骨软骨瘤造成关节畸形的处理原则是什么？
3. 单发骨软骨瘤的治疗原则是什么？

七、推荐阅读文献

1. John A. Herring. Tachdjian's pediatric orthopaedics: from the Texas Scottish Rite Hospital for Children [M]. 5th ed. the United States of America: Elsevier, 2013:1098 - 1105.
2. 潘少川. 实用小儿骨科学(第 2 版)[M]. 北京：人民卫生出版社，2007:374.
3. 吉士俊，潘少川，王继孟. 小儿骨科学[M]. 济南：山东科学技术出版社，2001:613 - 615.

（宋　君　马瑞雪）

案例 112

大脑性瘫痪后遗症

一、病例资料

1. 现病史

患儿，男，5 岁，因"出生后运动发育落后，发现步态异常 2 年余"来诊。

患儿有早产史，出生时有窒息，曾于新生儿科住院治疗。随生长发育家长发现其翻身、坐、爬等动作均较同龄儿明显落后，语言发育尚属正常。患儿一岁左右曾就诊于内科，考虑"大脑性瘫痪"可能，嘱于康复科就诊进行康复训练，经康复训练后患儿 2 岁半时家长辅助下可以行走，但步态僵硬，不稳。现患儿 5 岁仍有明显步态异常就诊我院骨科寻求进一步治疗。

2. 既往史

早月、顺产、第一胎，出生时有窒息史，生后按时接种疫苗，生长与同龄儿相同。运动发育落后，无手术外伤史。否认家族遗传代谢病史，无传染病接触史。药物无过敏。

3. 体格检查

T 36.5℃，HR 90 次/min，一般情况可，神志清楚，精神反应佳，呼吸平稳，口唇无青紫；皮肤、巩膜无黄染；无脱水貌；胸廓平坦，三凹征阴性，听诊双肺呼吸音清，未闻及啰音，心音有力，律齐，未闻明显杂音；腹部平软，无压痛，未及包块；四肢无畸形，未见明显脊柱侧弯；肛门生殖器未见异常。专科查体：患儿可独立站立，站立时双下肢呈交叉状，膝髋关节屈曲，行走时不稳，明显剪刀步态，双足跟不能着地；平卧位双下肢等长，双髋关节可伸直、双膝关节轻度屈曲、可以被动伸直；双侧跟腱紧张，双足呈马蹄足畸形；双侧内收肌紧张，双髋关节外展受限。查体时可感觉双下肢张力增高。双侧膝、踝反射亢进，双巴氏征(＋)。患儿双上肢活动尚灵活，手指精细活动可。

4. 实验室及影像学检查

血液学检查(－)。

X 线检查(骨盆正位片)：双侧颈干角增大，双侧股骨头包容欠佳。

二、诊治经过

1. 治疗方案

双下肢肌力平衡术：此患儿进行内收肌松解，跟腱延长术。

2. 治疗经过

(1) 入院后完善相关术前检查，无手术禁忌证，术前一天进行术前准备。根据患儿查体情况，综合考虑患儿全身因素，制订手术方案。

（2）术前谈话：术前与家长沟通，告知手术方式、手术风险及术后并发症，并告知术后康复训练。患儿诊断明确，目前进行双下肢手术治疗，希望能改善患儿步态，但术后仍需坚持进行康复锻炼，以达到良好的预后效果。

（3）手术治疗：全麻下行双侧内收肌切断，双侧经皮跟腱延长术。术后双踝关节过背伸 10°，双膝关节伸直位双下肢长腿石膏管型固定 6 周。尽量保持双下肢外展位。

3. 随访

术后石膏固定，术后 6 周拆石膏，继续佩戴支具至成年，同时坚持进行康复训练。拆石膏后每半年至一年随访一次。

三、病例分析

1. 病史特点

（1）患儿，男，5 岁，因“出生后运动发育落后，发现步态异常 2 年余”来诊。

（2）患儿出生时有早产史并有生后窒息史，生后当时曾于新生儿科住院治疗。

（3）体检阳性发现：患儿可独立站立，站立时双下肢呈交叉状，膝髋关节屈曲，行走时不稳，明显剪刀步态，双足跟不能着地；平卧位双下肢等长，双髋关节可伸直、双膝关节轻度屈曲、可以被动伸直；双侧跟腱紧张，双足呈马蹄足畸形；双侧内收肌紧张，双髋关节外展受限。查体时可感觉双下肢张力增高。双侧膝、踝反射亢进，双巴氏征（+）。患儿双上肢活动尚灵活，手指精细活动可。

（4）辅助检查：X 线检查（骨盆正位片）双侧颈干角增大，双侧股骨头包容欠佳。

2. 诊断及诊断依据

（1）诊断：大脑性瘫痪后遗症（痉挛型，双下肢瘫）。

（2）诊断依据：①患儿出生时有早产及明显生后窒息史。②患儿出生后运动发育较同龄儿明显落后，虽经康复训练后能够行走，但步态异常。③体检：患儿可独立站立，站立时双下肢呈交叉状，膝髋关节屈曲，行走时不稳，明显剪刀步态，双足跟不能着地；平卧位双下肢等长，双髋关节可伸直、双膝关节轻度屈曲、可以被动伸直；双侧跟腱紧张，双足呈马蹄足畸形；双侧内收肌紧张，双髋关节外展受限。查体时可感觉双下肢张力增高。双侧膝、踝反射亢进，双巴氏征（+）。患儿双上肢活动尚灵活，手指精细活动可。④X 线检查（骨盆正位片）双侧颈干角增大，双侧股骨头包容欠佳。

3. 鉴别诊断

脑瘫应与类似表现的进行性发展的疾病，如：进行性退变性神经疾病、某些遗传性综合征（家族性痉挛性截瘫和先天性共济失调）以及代谢性疾病（如精氨酸酶缺乏症、Lesch-Nyhan 综合征、Pelizareus-Merzbacher 病、异染性白细胞萎缩和先天性甲状腺功能减退症）相鉴别。

四、处理方案及基本原则

1. 治疗方案

结合患儿病史及查体，目前考虑进行双下肢手术治疗，拟行双侧内收肌切断，双侧经皮跟腱延长术。术后长腿管型石膏固定，保持双膝关节伸直及踝关节过背伸 10°。术后注意石膏护理，防止石膏压疮。术后 6 周拆石膏佩戴支具并继续进行康复训练。

2. 依据

结合患儿早产及生后窒息，运动发育落后的病史，患儿诊断明确。术前已坚持进行康复训练，目前年龄五岁可行手术治疗。痉挛型脑瘫后遗症早期治疗主要以康复训练为主，手术治疗通常在学龄前完成，过早地进行手术术后随着患儿生长仍有较高的复发风险。手术仅能解决脑瘫的部分问题，术后仍需配合康复训练，支具等物理治疗，以达到良好地治疗效果。

五、要点与讨论

1. 概述

脑性瘫痪(cerebral palsy)又称静止性脑病，是指未成熟的中枢神经系统受到损伤引起的运动和姿势异常，是一种非进行性中枢神经系统疾患，产生一组以肢体运动功能障碍为主的临床综合征。但大多数患儿肌肉骨骼系统的病理是进行性发展的，临床表现为多样、复杂的姿势和感觉运动障碍。孕期母体的感染、炎症、母亲滥用药物及药物成瘾、患儿的先天发育异常；出生时的窒息、早产、生产时损伤、出生时低体重；生后中枢神经系统感染、中枢神经系统缺血缺氧损伤均是脑瘫的危险因素，是常见的病因。

2. 病理与分型

大多数脑瘫婴幼儿脑组织有病理改变，而临床表现与脑部病变之间缺乏相关性。局灶性和弥漫性病变见于大脑皮层、基底节和脑干，致病因素包括缺血缺氧性损害、发育不全、神经胶质过多症和退行性改变。MRI 可以显示出脑部的异常改变，包括可见于早产儿的脑室旁白质软化以及足月产儿的各种异常改变。在椎体外系脑瘫患儿可以看到壳核和丘脑改变。

脑性瘫痪属于上神经元疾病，临床主要表现为肌肉痉挛、腱反射亢进、病理反射阳性。有的患儿出现肌力减弱、运动控制能力差、感觉异常等。患儿出生时并无肢体畸形，但因缺乏生理运动负荷和牵拉应力的刺激，骨骼肌纵向生长严重滞后及松弛机制缺乏，导致骨骼肌的生长滞后于骨骼生长，从而出现肢体畸形、关节不稳定和退行性改变。因此，肌张力异常和运动功能障碍是脑瘫患儿的主要特征。

脑瘫的分型尚不统一，根据运动障碍特征可分为痉挛型、手足徐动型、共济失调型、强直型、迟缓型和混合型；其中痉挛型多见。根据脑瘫累及身体范围可分为单瘫、偏瘫、双下肢瘫、三肢瘫、四肢瘫等。

3. 检查方法的选择

通常无血液学检查的阳性表现。可进行头部 CT、MRI 及脑电图检查了解脑组织的病变和受累情况，并可进行颅内疾病的鉴别诊断。通常对脑瘫的患儿行手术治疗前可进行骨盆正位片，膝、踝关节正侧位片及足部 X 线检查，了解关节病变和受累情况。步态分析有助于预测患儿预后和制订治疗措施。

4. 治疗原则和进展

脑瘫总的治疗原则：脑瘫病情复杂多样，脑部病变持久不可逆，骨骼肌肉系统的继发性病变会随着生长发育逐渐加重，直到骨骼发育成熟。治疗中需优先考虑患儿的语言沟通能力、日常生活能力和活动能力。治疗的目的是帮助患儿融入社会和最大限度地发挥患儿晚年时的生活能力。治疗中涉及心理教育、语言训练、康复治疗、矫形器具、手术治疗等，因此脑瘫的治疗必须是综合治疗，同时应考虑到患儿自身代偿能力能得到最大的发挥。然后才考虑手术治疗，根据病情，适当有限手术干预，并应防止过度矫正。

1) 非手术治疗

主要是缓解肌肉的痉挛。

(1) 苯酚注射：在闭孔神经内缓解髋内收肌痉挛。

(2) 肉毒素：是神经毒素，注入骨骼肌以后产生肌肉麻痹，有助于改善关节周围的肌力平衡，从而改善关节的活动范围。常用于足趾负重、剪刀步态和蹲伏步态的患儿。具有可逆性，作用时间 3～6 个月。

(3) 巴氯酚鞘内注射：适用于重度广泛痉挛的脑瘫患儿。对于上肢和下肢广泛痉挛的重症患儿，效果非常满意。但约有 20%的患者发生鞘内置管并发症。

2) 手术治疗

手术治疗原则是适用于痉挛性脑瘫。患儿的智力良好，智商 70%以上，能配合术后康复训练，术前有一定的随意运动功能，术后能平衡肌肉力量和稳定关节。术前应充分了解痉挛肌和拮抗肌肌力。手术年龄：下肢应大于 5 岁，上肢应大于 7 岁，骨性手术在 12～14 岁以上，同时，术后能继续康复训练和支具治疗。但必须指出，手术只是纠正负重力线、平衡肌力，减轻肌肉痉挛和挛缩，仅仅是全部治疗中的一个环节。脑瘫患儿病情复杂多变，应根据个体的不同情况制订合适的治疗方案。同时，矫形手术的效果很大程度上取决于术后患儿的康复训练。

（1）下肢畸形的治疗。①髋关节畸形：该畸形在脑性瘫痪中仅次于踝部畸形，临床表现为髋关节屈曲、内收、内旋畸形导致的剪刀步态。手术是松解大腿内收肌和内侧屈膝肌。长期而严重的患儿宜做内收肌切断术。如存在髋关节脱位或半脱位，手术矫正应慎行，因为可能导致关节僵硬或再脱位。需根据患儿髋关节情况综合考虑是否进行骨盆截骨术、股骨近端内翻截骨术等。如伴有下肢明显内旋，应将股骨行反旋转截骨术。②膝部畸形：发生原因是屈膝肌力过强，而股四头肌力量减退。但应区分屈膝畸形是原发的，还是继发于马蹄足或屈髋畸形，对此，矫正膝屈曲畸形之前，应先纠正髋屈曲、内旋、内收和足下垂。方法是在大腿的后下方做切口，松解股二头肌腱膜，以达到延长肌腱的目的。同时延长半腱肌和半膜肌。术中不延长股薄肌，以防膝反屈畸形。术后长腿管形石膏固定 4～6 周。部分病例可以考虑股骨远端前方骺板“8”字钢板阻滞术，以矫正膝关节屈曲畸形。③足踝畸形：脑瘫患儿引起的足部畸形最常见。早期出现的马蹄足畸形，在睡眠时多消失。随后因腓肠肌出现痉挛则畸形经常存在。治疗前应区别畸形是因腓肠肌挛缩还是比目鱼肌挛缩引起，或两者同时存在。若被动屈曲患儿的膝关节时，畸形得到矫正，则说明是腓肠肌挛缩；相反，则为比目鱼肌挛缩。常用的方法是跟腱延长，石膏固定踝关节 90°。马蹄足常伴有内翻或外翻畸形。伴内翻的可切断胫后肌腱或肌腱转移；伴足外翻的需延长腓骨长、短肌，以平衡足内外翻的肌力或行肌腱转移术平衡肌力。

（2）上肢和手部畸形的治疗。①肘关节屈曲挛缩：可行肱二头肌肌腱延长及筋膜多平面松解术，必要时需松解肘关节囊。术中应保护好血管、神经，避免损伤。②前臂旋前挛缩畸形：可将旋前圆肌止点连带骨膜切断转位至桡骨外侧相对应的止点固定，并充分松解骨间膜，术后前臂旋后位石膏固定。③腕关节和手指屈曲畸形：这是上肢痉挛性麻痹最常见的畸形，且常合并前臂旋前、肘关节屈曲和拇指内收畸形。可行桡侧腕屈肌和指屈肌延长术，如腕关节掌屈尺偏畸形可行尺侧腕屈肌移位术。

（3）脊神经后根切断术：选择性脊神经后根切断术是治疗痉挛性脑瘫的一种有效方法，同时亦造成肌力减弱。因此，应严格掌握手术适应证：患儿应在 5 岁以上；单纯性痉挛；术后能配合功能训练；具有独步行走和下蹲起立功能的患儿；无固定畸形。术后能改善髋、膝和踝关节的功能。部分患儿术后还需进行矫形手术。矫形手术应在选择性脊神经后根切断术后 1～2 年进行。

（4）脊柱侧弯及后凸矫形手术。合并脊柱侧弯的脑瘫患儿早期可通过密切随访和支具治疗获得一定的效果。手术治疗需要遵循的原则是：术前纠正营养不良；侧弯小于 70°者后路融合，侧弯严重者前路松解后再进行后路器械固定和融合；平衡脊柱有助于骨盆双侧等高，可防止发生褥疮；纠正矢状面畸形有助于坐姿的稳定；融合范围要超过原有主弧，减少畸形复发的概率；内固定牢靠，可早期恢复活动。

5. 术后处理原则和并发症预防

术后需注意切口出血、渗出情况，较深加大的切口内术中需注意止血，切口处加压包扎。多数矫形手术术后均需石膏固定，注意石膏护理，防止骨突部位的石膏压疮。术后拆石膏后继续佩戴支具是防止畸形复发的一项重要治疗措施。术后需继续坚持康复训练至生长发育成熟，减少畸形复发的风险。

并发症预防：切口感染、淤血：术中注意无菌操作，切口内肌肉断端仔细止血；石膏压疮：在骨性凸起部位加用棉垫保护，防止压疮。

6. 随访要点和预后

肌力平衡术等软组织手术术后常需石膏固定，一般固定时间 6 周左右，术后需随访石膏固定情况，是否有石膏压疮等。拆石膏后指导支具使用，半年至一年复查一次直至成人，畸形不再复发为止。骨性手术和脊柱手术按常规复查，由专科医师完成。脑性瘫痪的预后与其临床分型及患儿智力是否有影响有关。

六、思考题

1. 脑瘫的常见病因有哪些?
2. 脑瘫的临床分型有哪些?
3. 脑瘫的治疗原则有哪些?

七、推荐阅读文献

1. John A. Herring. Tachdjian's pediatric orthopaedics: from the Texas Scottish Rite Hospital for Children [M]. 5th ed. the United States of America: Elsevier, 2013:e3 - e127.

2. 潘少川.实用小儿骨科学(第2版)[M].北京:人民卫生出版社,2007:392 - 403.

3. 吉士俊,潘少川,王继孟.小儿骨科学[M].济南:山东科学技术出版社,2001:325 - 359.

4. 潘少川,王晓东,孙琳.小儿骨科学.骨科核心知识[M].北京:人民卫生出版社,2006:410 - 445.

(宋　君　马瑞雪)

常用医学缩略语

一、临床常用缩略语

T	体温	Sig	乙状结肠镜检查术
P	脉搏	CG	膀胱造影
HR	心率	CAG	心血管造影，脑血管造影
R	呼吸	IVC	下腔静脉
BP	血压	RP	逆行肾盂造影
BBT	基础体温	RUG	逆行尿路造影
Wt	体重	UG	尿路造影
Ht	身长，身高	PTC	经皮肝穿刺胆管造影
AC	腹围	GA	胃液分析
CVP	中心静脉压	LNP	淋巴结穿刺
VE	阴道内诊	LP	肝穿刺，腰穿刺
ECG	心电图	Ca	癌
EEG	脑电图	LMP	末次月经
EGG	胃电图	PMB	绝经后出血
EMG	肌电图	PPH	产后出血
LS	腹腔镜手术	HSG	子宫输卵管造影术
MRI	磁共振成像	CS	剖宫产术
UCG	超声心动图	AID	异质(人工)授精
UT	超声检测	AIH	配偶间的人工授精
SEG	脑声波图	EPS	前列腺按摩液
BC	血液培养	DC	更换敷料
Bx	活组织检查	ROS	拆线
Cys	膀胱镜检查	KUB	尿路平片
ESO	食管镜检查	BB	乳房活检

二、实验室检查常用缩略语(1)

类别	缩略语		中文
自动血液分析仪检测项目	WBC		白细胞计数
	RBC		红细胞计数
	Hb		血红蛋白浓度
	HCT		红细胞比容
	MCV		红细胞平均体积
	MCHC		红细胞平均血红蛋白浓度
	MCH		红细胞平均血红蛋白量
	RDW		红细胞分布宽度
	PLT		血小板计数
	MPV		血小板平均体积
	LY		淋巴细胞百分率
	MO		单核细胞百分率
	N		中性粒细胞百分率
	$LY_{\#}$		淋巴细胞绝对值
	$MO_{\#}$		单核细胞绝对值
	$N_{\#}$		中性粒细胞绝对值
DC 白细胞分类计数	GR 粒细胞	N	中性粒细胞
		E	嗜酸性粒细胞
		B	嗜碱性粒细胞
	LY		淋巴细胞
	MO		单核细胞
Rt 常规检查	B		血
	U		尿
	S		粪
	EOS		嗜酸性粒细胞直接计数
	Ret		网织红细胞计数
	ESR		红细胞沉降率
	MP		疟原虫
	Mf		微丝蚴
	LEC		红斑狼疮细胞
	BG		血型
	BT		出血时间
	CT		凝血时间
	PT		凝血酶原时间
	PTR		凝血酶原时间比值

类别	缩略语	中文
	APTT	部分活化凝血活酶时间
	CRT	血块收缩时间
	TT	凝血酶时间
	3P 试验	血浆鱼精蛋白副凝固试验
	ELT	优球蛋白溶解时间
	FDP	纤维蛋白(原)降解产物
	HbEP	血红蛋白电泳
	ROFT	红细胞渗透脆性试验
尿液分析仪检查项目	pH	酸碱度
	SG	比重
	PRO	蛋白质
	GLU	葡萄糖
	KET	酮体
	UBG	尿胆原
	BIL	胆红素
	NIT	亚硝酸盐
	WBC	白细胞
	RBC/BLD	红细胞/隐血
	Vc，VitC	维生素 C
尿沉渣显微镜检查	GC	颗粒管型
	HC	透明管型
	WC	蜡状管型
	PC	脓细胞管型
	UAMY	尿淀粉酶
	EPG	粪便虫卵计数
	OBT	粪便隐血试验
	OCT	催产素激惹试验
	LFT	肝功能检查
	TB	总胆红素
	DB	结合胆红素，直接胆红素
	IB	未结合胆红素，间接胆红素
	TBA	总胆汁酸
	II	黄疸指数
	CCFT	脑磷脂胆固醇絮状试验

三、实验室检查常用缩略语(2)

RFT	肾功能试验	β-LP	β-脂蛋白
BUN	尿素氮	ALT	丙氨酸氨基转移酶
SCr	血肌酐	AST	天门冬氨酸氨基转移酶
BUA	血尿酸	γ-GT	γ-谷氨酰转肽酶
Ccr	内生肌酐清除率	ALP/AKP	碱性磷酸酶
UCL	尿素清除率	ACP	酸性磷酸酶
NPN	非蛋白氮	ChE	胆碱酯酶
PFT	肺功能试验	LDH	乳酸脱氢酶
TP	总蛋白	AMY，AMS	淀粉酶
ALB	白蛋白	LPS	脂肪酶，脂多糖
GLB	球蛋白	LZM	溶菌酶
A/G	白蛋白球蛋白比值	CK	肌酸激酶
Fib	纤维蛋白原	RF	类风湿因子
SPE	血清蛋白电泳	ANA	抗核抗体
HbAlc	糖化血红蛋白	ASO	抗链球菌溶血素“O”
FBG	空腹血糖	C_3	血清补体 C_3
OGTT	口服葡萄糖耐量试验	C_4	血清补体 C_4
BS	血糖	RPR	梅毒螺旋体筛查试验
HL	乳酸	TPPA	梅毒螺旋体确证试验
PA	丙酮酸	WT	华氏反应
KB	酮体	KT	康氏反应
β-HB	β-羟丁酸	NG	淋球菌
TL	总脂	CT	沙眼衣原体
TC	总胆固醇	CP	肺炎衣原体
TG	甘油三酯	UU	解脲脲原体
FFA	游离脂肪酸	HPV	人乳头状瘤病毒
FC	游离胆固醇	HSV	单纯疱疹病毒
PL，PHL	磷脂	MPn	肺炎支原体
HDL-C	高密度脂蛋白胆固醇	TP	梅毒螺旋体
LDL-C	低密度脂蛋白胆固醇	HIV	人类免疫缺陷病毒
LPE	脂蛋白电泳		

四、实验室检查常用缩略语(3)

Hp	幽门螺杆菌	CEA	癌胚抗原
AFP	甲胎蛋白	PSA	前列腺特异抗原

（续表）

TGF	肿瘤生长因子	HLA	组织相容性抗原
PRL	催乳素	CO_2CP	二氧化碳结合力
LH	促黄体生成素	$PaCO_2$	二氧化碳分压
FSH	促卵泡激素	TCO_2	二氧化碳总量
TSTO，T	睾酮	SB	标准碳酸氢盐
E_2	雌二醇	AB	实际碳酸氢盐
PRGE，P	孕酮	BB	缓冲碱
HPL	胎盘泌乳素	BE	碱剩余
TT_4	总甲状腺素	PaO_2	氧分压
PTH	甲状旁腺激素	SaO_2	氧饱和度
ALD	醛固酮	AG	阴离子间隙
RI	胰岛素	BM-DC	骨髓细胞分类
Apo	载脂蛋白	CSF	脑脊液
EPO	促红细胞生成素	Ig(A，G，M，D，E)	免疫球蛋白
GH	生长激素	PA	前白蛋白

五、处方常用缩略语

ac	饭前	qn	每晚一次
am	上午	qod	隔日一次
aj	空腹时	sos	需要时(限用一次)
bid	1天二次	st	立即
cm	明晨	tid	1天三次
dol urg	剧痛时	prn	必要时(可多次)
hn	今晚	pc	饭后
hs	临睡前	aa	各
int. cib	饭间	ad us ext	外用
qm	每晨一次	ad us int	内服
q10 min	每10分钟一次	co	复方的
pm	下午	dil	稀释的
qd	每天一次	dos	剂量
qh	每小时一次	D. S.	给予，标记
q4h	每4小时一次	g	克
q6h	每6小时一次	ivgtt	静脉滴注
q8h	每8小时一次	id	皮内注射
q12h	每12小时一次	ih	皮下注射

六、部分常用药品名缩写

青霉素	PEN
氨苄青霉素	AMP
阿莫西林	AMO，AMX，AML
甲氧西林(新青Ⅰ)	MET
苯唑西林(新青Ⅱ)	OXA
羧苄西林	CAR
替卡西林	TIC
哌拉西林	PIP
阿帕西林	APA
阿洛西林	AZL
美洛西林	MEZ
美西林	MEC
第一代头孢菌素：	
头孢噻吩(先锋Ⅰ)	CEP
头孢噻啶(先锋Ⅱ)	CER
头孢来星(先锋Ⅲ)	CEG
头孢氨苄(先锋Ⅳ)	CEX
头孢唑啉(先锋Ⅴ)	CFZ
头孢拉定(先锋Ⅵ)	RAD
头孢乙腈(先锋Ⅶ)	CEC，CAC
头孢匹林(先锋Ⅷ)	HAP，CP
头孢硫脒(先锋18)	CSU
头孢羟氨苄	CFR，FAD
头孢沙定	CXD
头孢曲秦	CFT
第二代头孢菌素：	
头孢呋辛	CFX，CXM
头孢呋辛酯	CXO
头孢孟多	CFM，FAM
头孢磺啶	CFS
头孢替安	CTM
头孢克洛	CEC
第三代头孢菌素：	
头孢噻肟	CTX
头孢唑肟	CZX
头孢曲松	CRO，CTR
头孢他啶	CAZ
头孢哌酮	CFP，CPZ
头孢甲肟	CMX
头孢匹胺	CPM
头孢克肟	CFM
头孢泊肟	CPD
第四代头孢菌素：	
头孢匹罗	CPO
头孢吡肟	FEP
其　他：	
头孢西丁	FOX
头孢美唑	CMZ
头孢替坦	CTT
头孢拉宗	CE
拉氧头孢	MOX
舒巴坦	SUL
克拉维酸	CLAV
氨曲南	ATM
亚胺培南	IMI，IMP
他唑巴坦	TAZ
链霉素	STR
卡那霉素	KAN
阿米卡星	AMK
庆大霉素	GEN
妥布霉素	TOB
奈替米星	NET
西索米星	SIS
地贝卡星	DBK
异帕米星	ISP，ISE
新霉素	NEO
大观霉素	SPE，STP
红霉素	ERY
螺旋霉素	SPI，SPM

（续表）

罗红霉素	ROX	四环素	TET，TCY
阿奇霉素	AZI，AZM	多西环素(强力霉素)	DOX
交沙霉素	JOS	米诺环素(美满霉素)	MIN，MNO
氯霉素	CMP	环丙沙星	CIP，COFX，CPLX
林可霉素	LIN	培氟沙星	PEF，PEFX
克林霉素	CLI	依诺沙星	ENO，ENX，ENOX
甲硝唑	MNZ	芦氟沙星	RUFX
替硝唑	TNZ	氨氟沙星	AMFX
利福平	RFP	妥苏沙星	TFLX
甲哌利福素	RFP	加替沙星	GTFX
利福定	RFD	洛美沙星	LOM，LFLX
异烟肼	INH	新三代喹诺酮类抗菌药：	
乙胺丁醇	EMB	氟罗沙星	FLE
吡嗪酰胺	PZA	左氧氟沙星	LEV，LVX，LVFX
磷霉素	FOS	司帕沙星	SPX，SPFX
褐霉素	FD	司巴沙星	SPA
对氨基水杨酸	PAS	短效磺胺药：	
杆菌肽	BAC	磺胺二甲嘧啶	SMZ
万古霉素	VAN	磺胺异噁唑	SIZ
壁霉素	TEC	磺胺二甲异嘧啶	SIMZ
原始霉素	PTN	中效磺胺药：	
曲古霉素	TSA	磺胺嘧啶	SD，SDI
丰加霉素	TMC	磺胺甲噁唑	SMZ
卷须霉素	CPM	磺胺苯唑	SPP
粘杆菌素	COM	长效磺胺药：	
争光霉素	BLM	磺胺邻二甲氧嘧啶	SDM
第一代喹诺酮类抗菌药：		磺胺对甲氧嘧啶	SMD
萘啶酸	NAL	磺胺间甲氧嘧啶	SMM
恶喹酸	OXO	磺胺甲氧嗪	SMP，SMPZ
西诺沙星	CIN	磺胺二甲氧嗪	SDM
第二代喹诺酮类抗菌药：		甲氧苄胺嘧啶	TMP
吡哌酸	PPA		
第三代喹诺酮类抗菌药：		两性霉素 B	AMB
诺氟沙星	NOR，NFLX	制霉菌素	NYS
氧氟沙星	OFL，OFX，OFLX	咪康唑	MIC

（续表）

益康唑	ECO	利巴韦林	RBV
酮康唑	KET	干扰素	IFN
氟康唑	FCZ，FLU	胸腺肽	XXT
伊曲康唑	ICZ，ITC	肌酐	HXR
阿昔洛韦	ACV	γ-氨酪酸(γ-氨基丁酸)	GABA
更昔洛韦	GCV	乙烯雌酚	DES
泛昔洛韦	FCV	6-氨基己酸	EACA
伐昔洛韦	VCV	破伤风抗毒素	TAT